PRATIQUE DE LA CHIRURGIE

DES

VOIES URINAIRES

PAR

LE Dr DELEFOSSE

PROFESSEUR LIBRE DE PATHOLOGIE DES VOIES URINAIRES

Avec 133 figures intercalées dans le texte

Être utile.

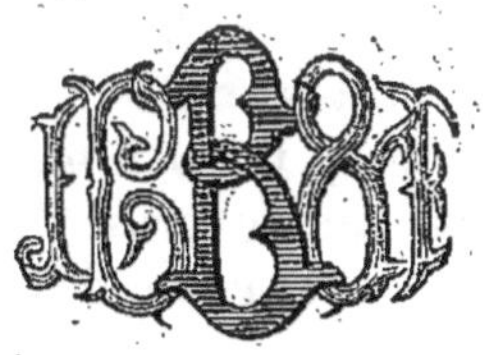

PARIS

LIBRAIRIE J.-B. BAILLIÈRE ET FILS

Rue Hautefeuille, 19, près du boulevard Saint-Germain

1878

Tous droits réservés

CHIRURGIE JOURNALIÈRE

DES

HOPITAUX DE PARIS

RÉPERTOIRE DE THÉRAPEUTIQUE CHIRURGICALE

Par le Dr P. GILLETTE
Chirurgien des Hôpitaux

1 vol. in-8 de XVI-772 pages, avec 662 figures. Cartonné.... 12 fr.

Habitué, depuis de longues années, à suivre, dans les hôpitaux de Paris, le mouvement de la thérapeutique chirurgicale, nous avons pensé qu'il y aurait un véritable intérêt à ne pas laisser perdre le fruit de l'expérience des maîtres, et à recueillir leurs enseignements pour les praticiens à qui il n'est plus donné de suivre les visites au lit des malades ni d'assister aux opérations d'amphithéâtre.

Sous ce titre de *Chirurgie journalière des hôpitaux de Paris*, ce ne sont pas les cas rares que nous avons cherché à mettre en lumière, mais plutôt les faits qui se rencontrent dans la pratique de chaque jour ; sans vouloir nous astreindre à un plan méthodique, nous avons saisi, au hasard, les occasions qui se présentaient et qui nous offraient tantôt une opération nouvelle, tantôt des méthodes et des procédés plus perfectionnés.

Ce livre représente le mouvement de la chirurgie contemporaine, il fixe l'état de la science et de la pratique, et sous une forme nouvelle constitue presque un *Traité de pathologie chirurgicale et de médecine opératoire*.

L'auteur a voulu, avant tout, faire une œuvre utile, qui mette le chirurgien au courant de la pratique journalière de la chirurgie dans les hôpitaux de Paris : il a aussi pensé aux élèves qui ont souvent le désir de connaître l'opinion du juge qui doit prononcer sur leur nomination dans un concours ou leur admission dans un examen.

PRATIQUE DE LA CHIRURGIE

DES

VOIES URINAIRES

PAR

LE Dr DELEFOSSE

PROFESSEUR LIBRE DE PATHOLOGIE DES VOIES URINAIRES

Être utile.

Avec 133 figures intercalées dans le texte

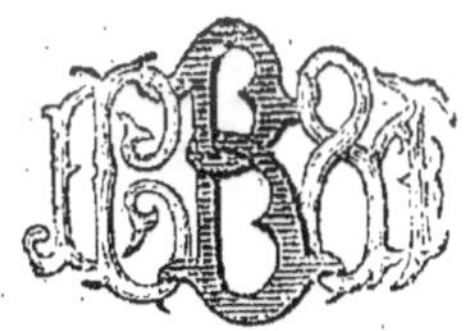

PARIS

LIBRAIRIE J.-B. BAILLIÈRE ET FILS

Rue Hautefeuille, 19, près du boulevard Saint-Germain

1878

A LA MÉMOIRE

DU

Dr GAUDMONT

MON MAÎTRE DANS LA CHIRURGIE

DES VOIES URINAIRES

LIBRAIRIE J.-B. BAILLIÈRE ET FILS, 19, RUE HAUTEFEUILLE

ARSENAL

DE LA

CHIRURGIE CONTEMPORAINE

DESCRIPTION, MODE D'EMPLOI ET APPRÉCIATION

DES APPAREILS ET INSTRUMENTS

En usage pour

LE DIAGNOSTIC ET LE TRAITEMENT DES MALADIES CHIRURGICALES

L'ORTHOPÉDIE, LA PROTHÈSE

LES OPÉRATIONS SIMPLES, GÉNÉRALES, SPÉCIALES

ET OBSTÉTRICALES

PAR

G. GAUJOT
Professeur à l'École du Val-de-Grâce

E. SPILLMANN
Professeur agrégé à l'École du Val-de-Grâce

2 vol. in-8, avec 1,855 figures.............. 32 fr.

La main du chirurgien ne saurait se passer absolument du concours des agents mécaniques ; or, si l'on veut apprendre à bien se servir de ces derniers, il faut nécessairement les étudier. C'est là ce que nous avons tenté. Nous avons d'abord exposé, décrit aussi exactement et aussi complétement qu'il nous a été possible, en citant toujours scrupuleusement les sources auxquelles nous avons puisé ; mais en même temps nous nous sommes fait appréciateur, dans la mesure de nos lumières et de notre compétence. Aussi bien verra-t-on par le soin avec lequel notre jugement est formulé sur chaque chose, que l'usage de tous les appareils ou instruments, dont nous avons cru devoir donner la description, est loin d'être toujours recommandé par nous sans réserve.

L'ouvrage entier forme deux volumes ; il comprend deux parties : 1° l'une qui traite des *Appareils* ; 2° l'autre des *Instruments*.

La première partie est divisée en trois sections dans lesquelles sont rangés : 1° tous les *appareils employés pour pratiquer les pansements et les opérations simples* ; 2° les *appareils d'orthopédie* ; 3° les *appareils de prothèse*.

La seconde partie se divise en : 1° *Instruments employés pour la pratique de la petite chirurgie* ; 2° *instruments et appareils pour les opérations générales* ; 3° *instruments et appareils pour les opérations spéciales*.

PRATIQUE DE LA CHIRURGIE

DES

VOIES URINAIRES

3144-77. CORBEIL. — Typ. et stér. de CRÉTÉ.

PRÉFACE

Notre but, en écrivant ce livre, a été de mettre entre les mains du praticien tout ce qu'il lui est indispensable de connaître sur la chirurgie des voies urinaires.

Nous nous sommes, en cette matière, particulièrement attaché au diagnostic et au traitement.

Voici le plan que nous avons adopté dans cet ouvrage.

Dans la première partie, nous commençons par donner sommairement toutes les notions anatomiques qu'il est essentiel d'avoir présentes à l'esprit si l'on veut bien comprendre le mécanisme de l'introduction des instruments, soit dans le canal à l'état sain, soit dans le canal à l'état pathologique. — Nous nous occupons ensuite du cathétérisme envisagé sous toutes ses formes avec les trois espèces de sondes les plus employées (sonde droite, sonde courbe, sonde coudée), soit rigides, soit flexible s.

Le tact et la subtilité des perceptions obtenues par des doigts exercés servent de base au manuel opératoire en ce qui concerne les opérations à pratiquer dans l'intérieur des organes. Autrement en effet, comment procéder avec prudence et sûreté à une opération quelconque dans l'intérieur de l'urèthre ou de la vessie ?

Dans la seconde partie, nous traitons *des opérations* pratiquées *sur l'urèthre*, en comprenant sous cette dénomination la partie du canal urinaire qui s'étend du méat externe au ligament de Carcassonne ou aponévrose moyenne du périnée.

Dans la troisième partie, nous nous occupons *des opérations* pratiquées *sur le col de la vessie*, en comprenant sous cette dénomination la partie du canal qui s'étend du ligament de Carcassonne au méat interne de la vessie (portions musculeuse et prostatique des anatomistes).

Dans la quatrième partie, nous étudions *les opérations* pratiquées *dans la vessie*.

La cinquième partie est consacrée aux *troubles fonctionnels de la miction*, et la sixième partie aux *opérations pratiquées chez la femme.*

Cette division, qui est celle que nous suivons dans nos cours à l'École pratique, comprend tous les cas chirurgicaux qui peuvent se présenter dans les maladies des voies urinaires.

Nous n'avons décrit que les instruments reconnus utiles et consacrés par l'expérience. A quoi bon mentionner des inventions tombées dans l'oubli?

Convaincu de l'utilité des figures dans un livre traitant de médecine opératoire, nous nous sommes efforcé de faire représenter les instruments les plus intéressants et surtout les positions les plus usitées.

Ce livre est le résultat de huit années d'enseignement et de pratique quotidienne avec le Dr Caudmont, notre bien regretté maître, sous les auspices et la direction duquel nous avons étudié et appris ce que nous savons sur les affections des voies urinaires et sur les opérations qu'elles exigent. Qu'il nous soit permis de payer ici à sa mémoire un faible tribut de notre reconnaissance en rappelant quelles furent la probité médicale et la fermeté des convictions du Dr Caudmont dans l'exercice de son art; quelles furent aussi la sûreté de son diagnostic et l'habileté de sa main !

Dr DELEFOSSE.

Paris, 14 décembre 1877.

PRATIQUE

DE

LA CHIRURGIE

DES VOIES URINAIRES

PREMIÈRE PARTIE

ANATOMIE CHIRURGICALE DU CANAL URINAIRE ET CATHÉTÉRISME

CHAPITRE PREMIER

ANATOMIE CHIRURGICALE DU CANAL URINAIRE

1° DIVISIONS DU CANAL URINAIRE. — Si l'on examine la verge, à l'état de flaccidité et saine, le sujet étant dans une position horizontale, on observe que toute la partie extérieure au bassin est mobile : cette mobilité, très-grande au gland, diminue à mesure que l'on se rapproche du pubis : si, par la pensée et le souvenir de l'anatomie normale, nous suivons le canal dans l'intérieur du bassin jusqu'à la vessie, nous nous rendons compte que cette partie intra-pubienne est fixe. Par conséquent, au point de vue chirurgical, on peut diviser le canal en deux parties principales :

1° L'une *extérieure* ou *extra-pubienne* qui peut prendre presque toutes les directions suivant la volonté de l'opérateur et se mouler pour ainsi dire sur la sonde; d'où la possibilité de faire prendre à la sonde la direction que l'on voudra sans s'occuper trop du canal ;

2° L'autre, *intérieure* ou *intra-pubienne*, qui est au contraire relativement fixe et dans laquelle il faut diriger l'instrument suivant une direction déterminée ; ici c'est la sonde qui se moule sur le canal.

La première partie mobile, s'étendant du méat au ligament de Carcassonne, comprend les portions spongieuse et bulbeuse ; la deuxième partie fixe, s'étendant du ligament de Carcassonne au méat interne de la vessie, comprend les portions musculeuse et prostatique.

On a dit que les mots *fixe* et *mobile* ne pouvaient pas être employés, car la portion prostatique n'est pas fixe, puisque, dans l'engorgement sénile, le canal est porté en haut et en avant et augmenté de longueur.

Toutes ces distinctions sont relatives : il faut, dans le cas qui nous occupe, les ramener au point de vue de l'introduction des instruments, et il est évident qu'il y a, dans le canal urinaire, une partie à laquelle on peut faire prendre la direction de la sonde, et une autre, au contraire, où la sonde doit prendre la direction du canal.

Si l'on examine cette première partie très attentivement, on reconnaît que la mobilité n'est pas la même dans toute sa longueur ; que la portion bulbeuse retenue par le ligament suspenseur et par les attaches de l'aponévrose superficielle est moins mobile que la portion spongieuse proprement dite, d'où une subdivision de la partie mobile : 1° une portion complétement mobile allant du méat externe à l'angle péno-scrotal ; 2° une portion demi-mobile allant de l'angle péno-scrotal à l'aponévrose moyenne du périnée.

| Partie mobile s'étendant du méat externe à l'aponévrose moyenne........ | complétement mobile | du méat externe à l'angle péno-scrotal. | Portion spongieuse. |
| | demi-mobile | de l'angle péno-scrotal à l'aponévrose moyenne. | Portion bulbeuse. |

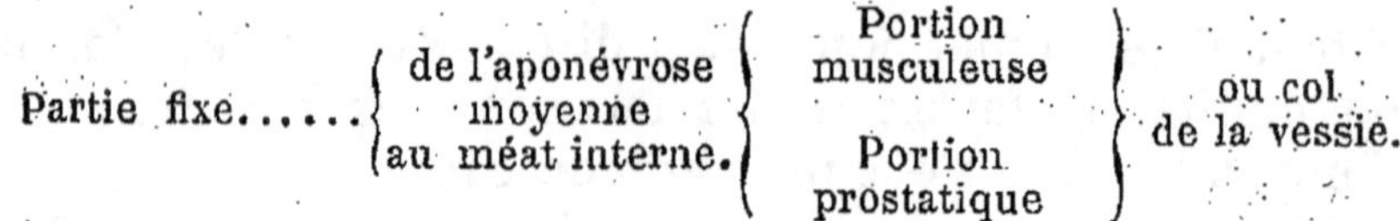

$$\text{Partie fixe......} \begin{cases} \text{de l'aponévrose} \\ \text{moyenne} \\ \text{au méat interne.} \end{cases} \begin{cases} \text{Portion} \\ \text{musculeuse} \\ \\ \text{Portion} \\ \text{prostatique} \end{cases} \begin{cases} \text{ou col} \\ \text{de la vessie.} \end{cases}$$

2° DIRECTIONS. — Si l'on examine la verge dans les mêmes conditions que précédemment, c'est-à-dire à

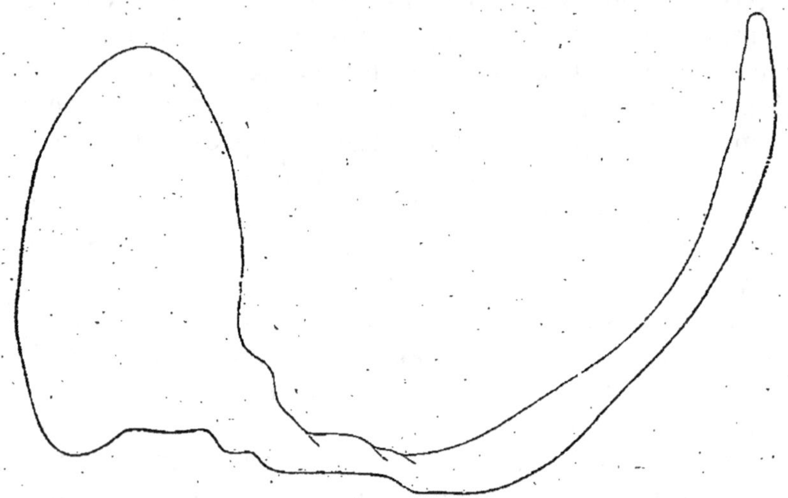

Fig. 1. — Diagramme de l'urèthre à l'état normal (*réduction d'un moule en plâtre*).

l'état de flaccidité et le sujet étant couché, on reconnaît au canal trois directions : une première du méat externe à l'angle péno-scrotal, une deuxième de l'angle péno-scrotal à l'aponévrose moyenne, une troisième de l'aponévrose moyenne au méat interne ; d'où deux courbures à ouverture différente, la première regardant en bas, la deuxième en haut, ce qui avait engagé J.-L. Petit à faire faire des sondes ayant la forme d'un S pour les laisser à demeure dans le canal.

La première courbure s'effaçant soit par l'érection, soit par la traction, il n'est pas nécessaire de s'en occuper.

La deuxième permanente mérite toute l'attention du

·chirurgien au point de vue du cathétérisme ; on peut la considérer comme formée de deux surfaces (fig. 2) courbes

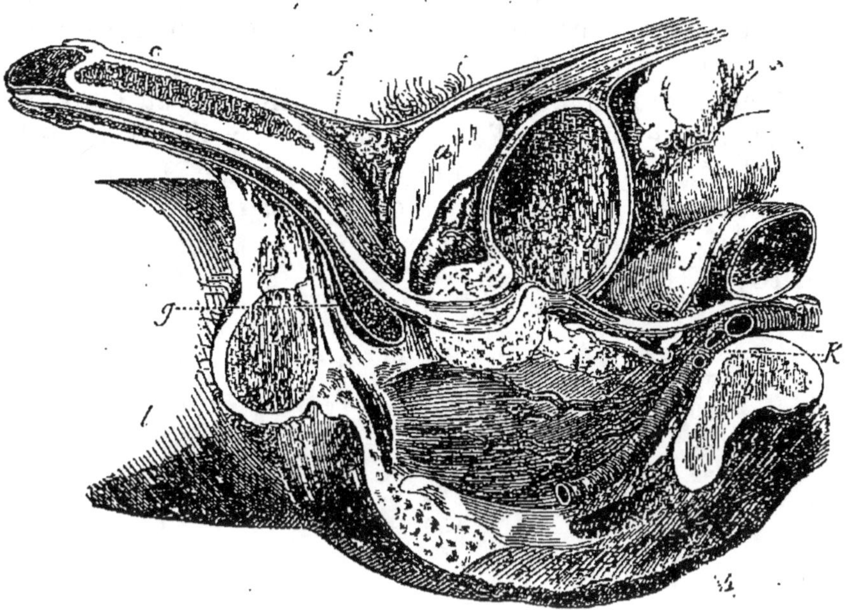

Fig. 2. — Coupe représentant l'urèthre et ses annexes (*).

inclinées : l'une extérieure d'une courbure très-peu prononcée allant de haut en bas et d'avant en arrière, surface qui peut être élevée ou abaissée suivant la longueur

(*) La portion antérieure de ce canal n'est pas complétement relevée ; l'urèthre représente donc à peu près un S. — *a*, est un côté
de la symphyse du pubis ; *b*, est la surface articulaire du sacrum qui
se joint à l'iliaque ; *c*, ·pénis ; *d*, coupe de la vessie ; *ee*, prostate ;
f, portion spongieuse de l'urèthre ; *g*, bulbe. On voit au-dessous de ce
bulbe une courte portion de l'urèthre ; c'est la portion dite musculeuse, celle qu'on ouvre pour l'introduction des instruments destinés
à débrider la prostate dans les tailles appelées prostatiques ; *h*, vésicule séminale ; on voit plus haut le point du canal déférent ; *i*, testicule ; *j*, rectum. En suivant cet intestin jusqu'à l'anus, on voit ses
rapports avec la vessie, avec la prostate ; et ce qui est très-important,
les rapports de la fin de cet intestin avec la portion musculeuse de
l'urèthre ; *k*, artères et veines iliaques ; *l*, cuisse droite.

du ligament suspenseur de la verge ; l'autre intérieure allant de bas en haut et d'avant en arrière, et subissant des modifications de position par suite des altérations séniles de la prostate, ou la contraction du muscle de Wilson (fig. 3).

Leur ligne de jonction est à 1 centimètre et demi environ au-dessous de l'angle du pubis, à l'endroit où le canal pénètre dans l'aponévrose moyenne. La hauteur du pubis est variable dans les divers âges de la vie chez les deux sexes. Voici le résultat des recherches de Leroy d'Étiolles.

	Hommes.	Femmes.
12 ans.	31 mill.	31 mill.
14 —	33 —	33 —
20 —	36 —	35 —
28 —	40 —	36 —
34 —	42 —	36 —
45 —	45 —	38 —
60 —	50 —	43 —
70 à 80	50 —	50 —

On comprend que le pubis, en se développant, déprime la portion correspondante de l'urèthre et le ligament sous-pubien, et augmente de cette manière la courbure du canal.

Si l'on fait passer un plan médian, il déterminera par son intersection avec les deux surfaces que nous venons d'indiquer théoriquement, une courbe dont on a cherché le rayon ; chaque auteur a donné ses dimensions ; il est évident qu'elle est très-variable, car des trois points principaux de cette courbe, l'attache du ligament suspenseur, l'entrée du canal dans l'aponévrose moyenne, et le méat interne, il n'y a guère que celui du milieu qui soit pour ainsi dire fixe.

Chéz l'adulte le point indiqué par le méat interne est relativement fixe ; d'un autre côté, on peut, en abaissant le ligament suspenseur avec la main, mettre la première surface dans la direction de la partie fixe du canal, il n'y a donc à nous occuper sérieusement que de la courbure du canal comprise entre l'aponévrose moyenne et le méat interne, chez l'adulte bien entendu. Nous admettrons

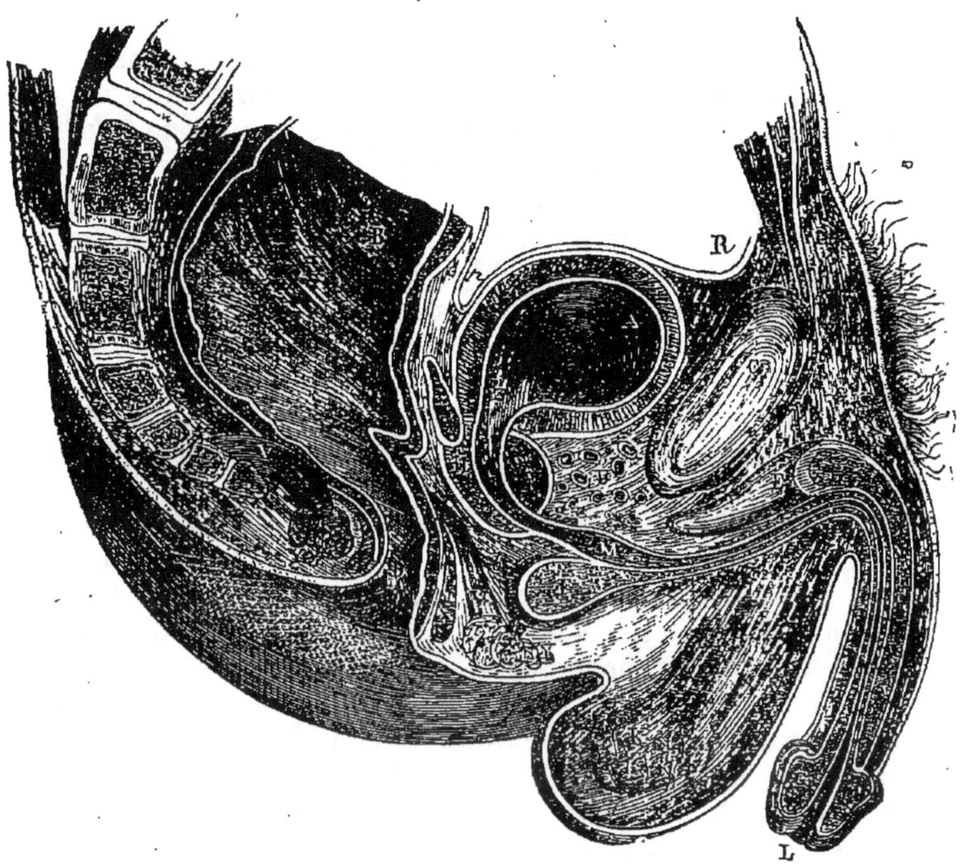

Fig. 3. — Courbures de l'urèthre.

A, vessie ; B, rectum ; C, symphyse des pubis ; D, ampoule anale ; E, corps caverneux ; F, bulbe de l'urèthre ; G, tissu spongieux du gland ; H, prostate ; I, vésicule séminale ; K, scrotum et testicule ; L, fosse naviculaire et méat de l'urèthre ; M, dilatation bulbaire du canal de l'urèthre ; N, cinquième vertèbre lombaire ; O, coccyx ; R, repli vésical supérieur du péritoine ; S, muscle pyramidal ; T, muscle droit ; U, plexus veineux de Santorini ; V, muscle releveur de l'anus ; X, muscle sphincter interne ; Y, muscle sphincter externe ; Z, col de la vessie. — a, muscle transverse superficiel du périnée ; b, muscle profond du périnée ; d, fibres musculaires entourant la portion membraneuse de l'urèthre ; e, muscle bulbo-caverneux ; f, tissu fibreux en avant du col de la vessie ; g, tunique musculeuse de la vessie ; p, cul-de-sac recto-vaginal (Legendre *Anat. Chirurg.* Paris, 1858).

les mesures données par M. Caudmont : une sonde courbe

devra avoir un manche de 20 à 22 centimètres, et son bec formera un quart de cercle inscrit dans un angle droit résultant du prolongement du manche et de la tangente à l'extrémité du bec.

Donc, d'une manière générale, nous dirons qu'on peut imprimer au canal toute espèce de direction dans sa partie mobile; que sa partie fixe représente une surface courbe inclinée de bas en haut et d'avant en arrière, étendue depuis l'arcade du pubis jusqu'au méat interne, et que cette surface inclinée est plus ou moins projetée en avant, plus ou moins oblique suivant l'état des organes qui constituent le col vésical.

Je signalerai encore cependant une légère courbure dans la partie du canal qui du méat externe va, après avoir traversé l'épaisseur du gland, se placer entre les corps caverneux; dans ce trajet on remarque une courbure à concavité postérieure, à la vérité très-peu prononcée, mais qui suffit pour opposer un certain obstacle à l'introduction des bougies, lorsque celles-ci ne sont pas conduites d'une manière méthodique. M. Mercier insiste beaucoup sur cette disposition du canal et en exagère peut-être l'importance.

3° Longueur. — Il est essentiel d'être fixé sur la longueur totale du canal; extérieurement, elle peut être changée par suite de la grosseur du scrotum; les hommes chargés d'embonpoint ont le pénis court; chez les jeunes calculeux, le pénis est allongé au contraire par suite de tractions incessantes sur la verge.

Il résulte des recherches de Malgaigne et de Civiale que la longueur totale du canal varie:

Chez l'adulte, entre 0^m,13 1/2 et 0^m,19, moyenne 0^m,16.

Chez l'enfant, entre 0^m,08 et 0^m,13, moyenne 0^m,10.

Ces mesures supposent la verge dans son état de flaccidité ordinaire.

Les auteurs ne sont pas d'accord sur cette longueur du canal, cela tient à ce qu'ils n'ont pas employé la même méthode de mensuration; d'ailleurs, nous n'avons bien entendu à nous occuper ici que de la mensuration sur le vivant.

Le procédé le plus pratique et le plus sûr consiste à introduire une sonde jusqu'à écoulement d'urine; on retire l'instrument peu à peu et on s'arrête quand il y a cessation de cet écoulement; l'ongle indique le point où se trouve en ce moment le méat sur le manche de la sonde; on enfonce de nouveau l'instrument, l'urine coule; on le retire jusqu'à cessation d'écoulement, on note de nouveau l'endroit du méat sur le manche, pour être sûr de ne s'être pas trompé la première fois. La distance entre ce point et l'œil de la sonde donne la longueur du canal, mais il ne faut pas attacher à cette solution du problème plus d'importance qu'elle ne le mérite, car : 1° ayant tiré la verge pour l'introduction de la sonde, elle reste plus allongée qu'à l'état normal; 2° si on a employé une sonde trop grosse, on refoule au contraire la verge vers le pubis. Cependant, ajoutons que la partie pubienne étant seule tiraillée, et susceptible d'élongation, lorsqu'on est arrivé à la portion musculeuse, on n'a plus que 4 centimètres à parcourir, dans un canal sain, pour arriver dans le réservoir urinaire. Quoique cette longueur totale du canal ne soit pas exactement appréciable, il est bon d'en avoir une idée assez nette pour ne pas perforer ce réservoir; il est arrivé que la vessie, au lieu d'être distendue, s'est trouvée vide, et que le chirurgien, ne croyant pas y être encore parvenu, a poussé l'instrument jusque dans la cavité abdominale. Charles Bell cite le cas d'un apothicaire, Civiale en donne un autre exemple. On peut en tirer, comme déduction, qu'il faut toujours percuter la vessie avant de faire le cathétérisme.

Si nous nous occupons de la longueur de chaque partie du canal, nous voyons que la partie mobile peut avoir une longueur allant de 0^m,11 à 0^m,15, et quelquefois 0^m,16 par l'élongation, la moyenne est de 0^m,12; la partie fixe, de 0^m,04 à 0^m,05, dont 0^m,015 à 0^m,02 pour la portion musculeuse et 0^m,025 à 0^m,03 pour la portion prostatique.

Ces données sont importantes pour savoir dans quelle portion anatomique du canal on est ; mais nous verrons qu'il vaut mieux, pour obtenir ce résultat, se baser sur

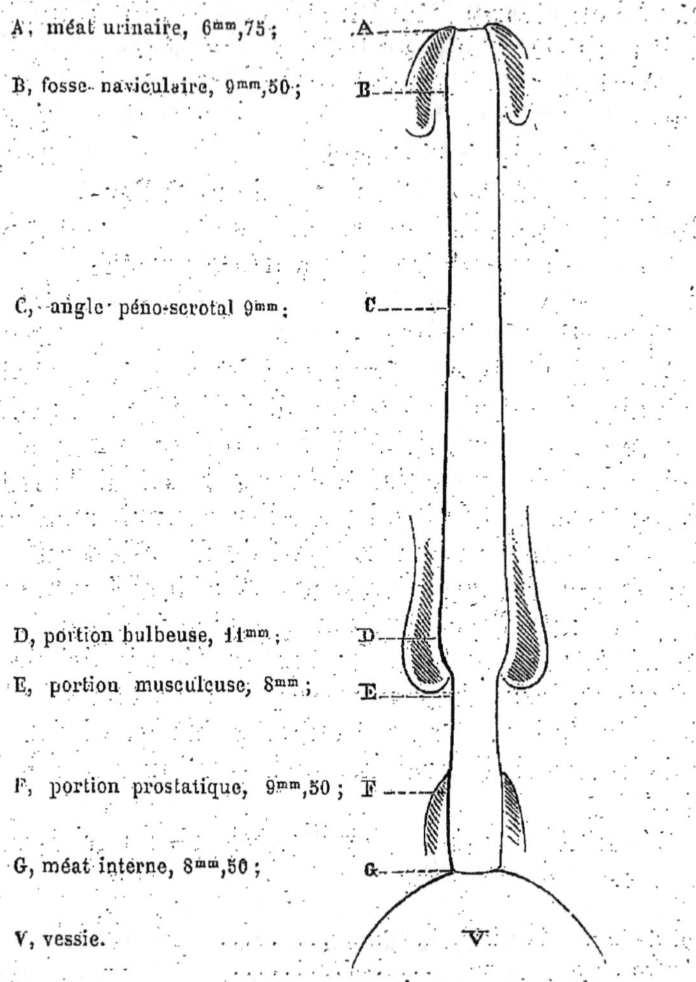

Fig. 4. — Diamètres de l'urèthre.

les sensations que l'on éprouve en conduisant méthodiquement un instrument explorateur dans le canal.

4° DIAMÈTRES (fig. 4). — Le canal présente dans son étendue des diamètres fort variables ; l'âge apporte aussi

1.

son contingent dans ces variétés ; le point le plus rétréci est constitué par le méat urinaire externe, qui a, terme moyen, 006^{mm},75 ; il est indicateur des altérations pathologiques que le canal peut subir dans ses diamètres ; car à l'état normal tout instrument qui a franchi le méat doit pouvoir aller jusque dans la vessie.

L'union des portions bulbeuse et musculeuse .... 7^{mm} 1/$_2$ à 8.

Le méat urinaire interne .... 8^{mm},50.

Le milieu de la portion spongieuse à l'endroit où la verge s'incurve en bas .... 9^{mm}.

La fosse naviculaire et la portion prostatique .... 9^{mm} 1/$_2$.

La portion bulbeuse .... 10^{mm} à 11.

L'entrée de la portion musculeuse est, après le méat urinaire, la portion la plus rétrécie du canal ; Civiale attribue cette disposition à la membrane aponévrotique qui, attachée au pubis, embrasse le canal dans toute sa circonférence et le rend fixe ; il reconnaît aussi une certaine influence au changement de direction que le canal éprouve en cet endroit. Amussat a donné une autre explication : il dit que le tissu spongieux du canal est renfermé entre deux feuillets fibreux, l'un intérieur, l'autre extérieur, lesquels, venant se joindre à la fin de la gouttière du bulbe, forment en ce point une bride fibreuse qui circonscrit l'ouverture de la portion musculeuse et la rétrécit.

Résultat des injections pratiquées par Leroy d'Étiolles.

	60 ans.	30 ans.
Col de la vessie (méat interne)	13 millim.	11 millim.
Centre de la prostate...................	17 —	15 —
Pointe de la prostate....................	10 —	10 —
Commencement de la portion musculeuse.	9 —	8 —
Bulbe	15 —	12 —
Milieu de la portion spongieuse..........	10 —	9 —
Commencement de la portion spongieuse.	11 —	9 —
Méat urinaire.....	7 —	7 —

Il faut surtout considérer ces chiffres par rapport les

uns aux autres : ainsi un rétrécissement de 2 à 3^{mm} peut existe au bulbe sans diminuer la lumière du canal ; la portion musculeuse, quoique plus grande que le méat, est au contraire très-petite par rapport à la portion bulbeuse; il en résulte un cul-de-sac naturel qui donne lieu souvent à la production à de fausses routes ; la prostate a aussi une excavation au centre; elle n'a d'importance que par rapport à la lithotritie, eu égard à l'arrêt des fragments qui ont lieu en ce point.

En résumé, le canal se compose d'une suite alternée de parties rétrécies et de parties dilatées qu'il faut connaître, pour ne pas les confondre avec des altérations pathologiques, lorsqu'on introduit un instrument dans sa cavité.

A l'état normal les parois du canal sont accolées l'une à l'autre et la fente qui en résulte a une forme différente suivant qu'on porte l'examen sur une partie ou sur une autre : « Quand on dit cavité, on entend la ligne de séparation des parois. » (Jarjavay).

Voici les formes données par Jarjavay, après congélation du sujet (fig. 5, 6, 7 et 8).

Entre le méat interne et le vérumontanum — croissant à convexité antéro-supérieure, et sur le milieu duquel s'élève une petite ligne verticale.

Dans la portion musculeuse, — croissant à cavité supérieure.

Dans la portion spongieuse (entre le gland et l'angle péno-scrotal) — fente horizontale.

Au gland (milieu du gland) — fente perpendiculaire.

Au méat externe — fente verticale.

M. Caudmont donne au méat interne une forme de croissant à concavité postérieure ; la forme triangulaire est considérée par lui comme pathologique.

5° DILATABILITÉ. — Cette question est encore très-importante : la dilatabilité du canal dépend de celle des organes qui l'entourent ; le méat urinaire entouré de tissu fibreux, formant un anneau complet, ne l'est pas du tout. La partie située à hauteur de l'angle péno-scrotal est peu dilatable ; aussi le malade éprouve-t-il de la douleur en

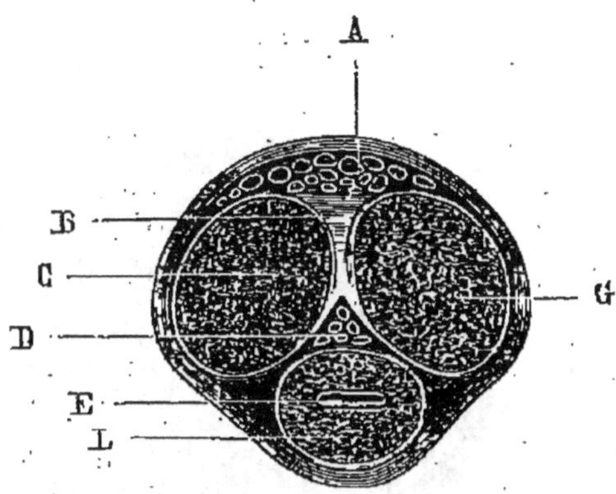

Fig. 5. — Coupe du pénis pratiquée au milieu de l'espace qui sépare l'angle prépubien de la base du gland.

A, veines dorsales de la verge ; B, cloison des corps caverneux ; C, corps caverneux ; D, plexus veineux, situé au-dessus de l'urèthre ; E, urèthre représentant une fente transversale ; L, tissu spongieux de l'urèthre.

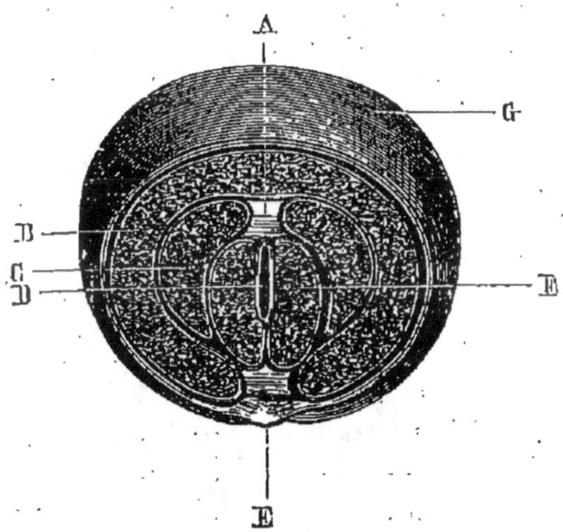

Fig. 6. — Coupe transversale et perpendiculaire du pénis pratiquée au milieu du gland.

A, prolongement fibreux des corps caverneux dans le gland ; B, faisceaux vasculaires superficiels du gland ; C, prolongement des corps caverneux, dans le gland ; D, canal représentant une fente verticale ; E, coupe du frein ; F, tissu spongieux de l'urèthre ; G, téguments.

cet endroit dans le cathétérisme quand l'instrument le

remplit trop exactement. La portion musculeuse est très-

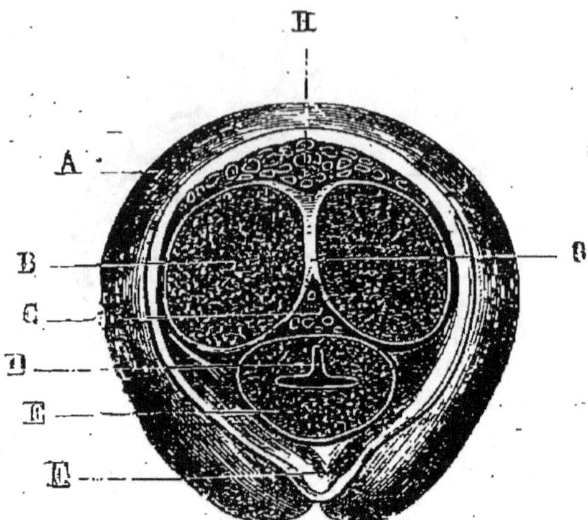

Fig. 7. — Coupe perpendiculaire du pénis immédiatement en arrière
de la couronne.

A, téguments; B, corps caverneux droit ; C, coupe du plexus situé entre l'urèthre et les corps caverneux ; D, forme en ⊥ renversé du canal ; E, tissu de l'u-
rèthre; F, repli muqueux qui forme le frein du prépuce; G, cloison des corps
caverneux; H, coupe des plexus situés au-dessus des corps caverneux.

dilatable; il s'y arrête quelquefois des calculs surpre-

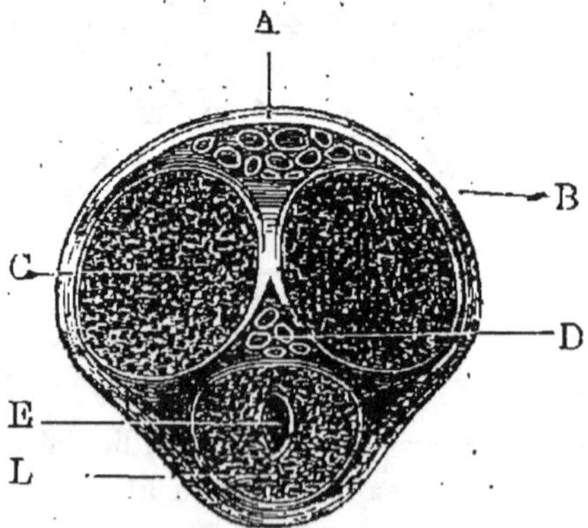

Fig. 8. — Coupe du pénis pratiquée en avant du pubis.

A, veines dorsales de la verge; B, tissu cellulaire ; C, corps caverneux; E, urèthre;
L, tissu spongieux de l'urèthre ; D, plexus veineux situés au-dessus de l'urèthre.

nants par leur grosseur ; on les sent en introduisant le

doigt dans le rectum séparé seulement par du tissu cellulaire de cette partie du canal. Suivant les nouvelles recherches du professeur Dolbeau, le méat interne est aussi très-dilatable : cependant on ne peut, sans déchirure, amener la dilatation au delà de $0^m,02$; il perd de son élasticité à mesure qu'on avance en âge, ce qui rend très-difficile dans ce cas la lithotritie périnéale inventée par ce chirurgien.

6° SENSIBILITÉ ET SENSATIONS DU SUJET. — La sensibilité est très-grande dans la fosse naviculaire : elle peut occasionner une syncope, lorsque l'instrument s'y engage ; peu considérable après, elle reparaît à l'angle péno-scrotal, pour les causes indiquées plus haut ; elle est peu marquée au bulbe ; une nouvelle sensation se produit à l'entrée de la portion musculeuse, le malade accuse l'envie d'uriner lorsqu'un instrument arrive sur cette portion ; pendant tout le temps qu'il la traverse, le malade a la sensation de l'urine qui sort. Nouvelle sensibilité au méat interne.

Ces sensations sont très-faibles à l'état normal et s'exagèrent à l'état pathologique.

Cette sensibilité jouit de la propriété de s'émousser au contact des instruments introduits d'une manière méthodique.

7° CONTRACTILITÉ. — Une autre propriété du canal, c'est de se contracter plus ou moins énergiquement ; il se resserre sur lui-même à l'état de vacuité et exerce une action expulsive, quelquefois attractive, sur les corps liquides ou solides qui pénètrent dans son intérieur.

Lorsqu'on introduit une sonde dans le canal, on sent un resserrement des parois qui gêne beaucoup l'exploration, détruit la netteté des sensations transmises à la main de l'opérateur et a justifié l'emploi de bougies exploratrices spéciales actuellement employées dans le diagnostic des affections uréthrales. Ce resserrement d'ailleurs n'est pas continu. La contractilité augmente lorsque les parois passant à l'état morbide sont plus épaisses et plus denses.

8° OBSTACLES NATURELS DU CANAL A L'INTRODUCTION DES INSTRUMENTS DANS SON INTÉRIEUR. — En examinant la surface de la muqueuse uréthrale, on aperçoit de petites ouvertures de glandes, des replis, des excavations qui, restant dans les limites normales, n'apportent aucun obstacle à l'introduction des instruments. Cependant il

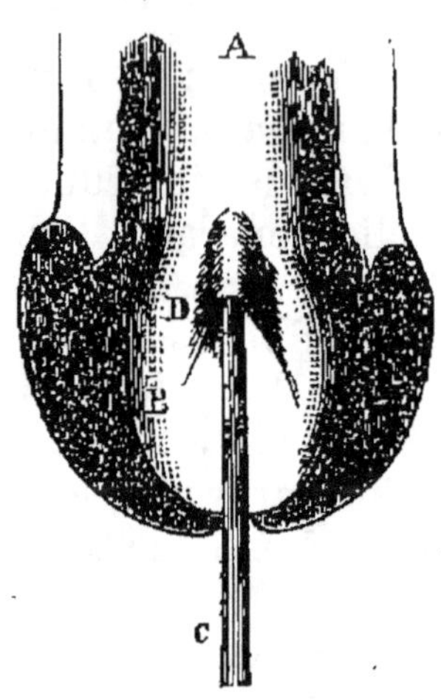

Fig. 9. — Valvule de Guérin.

A, paroi supérieure du canal de l'urèthre ; B, commencement du pli valvulaire ; C, sonde dans la valvule ; D, embouchure de la valvule.

existe quelques cavités ou des élévations naturelles permanentes qui peuvent occasionner des difficultés pour le cathétérisme ; nous allons les indiquer sommairement.

Valvule de Guérin (fig. 9). — C'est une excavation située sur la paroi antérieure du canal à 1 cent. $^1/_2$ environ du méat externe ; elle arrête souvent le bec des sondes et c'est pour cela qu'il est recommandé de toujours le diriger vers la paroi postérieure dans la partie du canal correspondant au gland.

Lacunes de Morgagni. — Ce sont de petits sinus situés sur les parois antérieure et postérieure du canal dans la portion spongieuse ; leurs ouvertures peuvent être dirigées vers le méat, et dans ce cas elles forment des culs-de-sac qui arrêtent l'extrémité fine des bougies ou des sondes : elles peuvent être tournées vers la vessie, et alors l'urine les gonfle en s'introduisant entre leurs parois, ce qui est quelquefois cause de rétention d'urine.

Cul-de-sac du bulbe. — Dans l'état normal, la portion musculeuse ayant un diamètre plus étroit que celui de

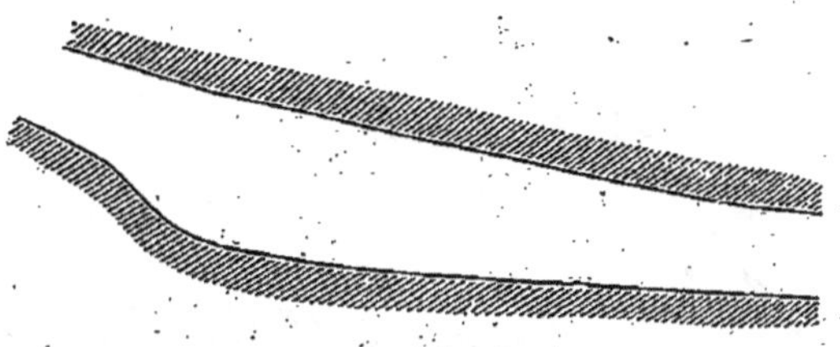

Fig. 10. — État normal du canal au bulbe. (Schéma.)

la portion bulbeuse, leurs parois postérieures sont reliées par un plan incliné, sur lequel glisse l'extrémité des instruments : la hauteur de ce plan varie de 2 à 6 millimètres ; dans le cas de contracture ou de spasme du col de la vessie, ce plan incliné devient vertical, l'ouverture

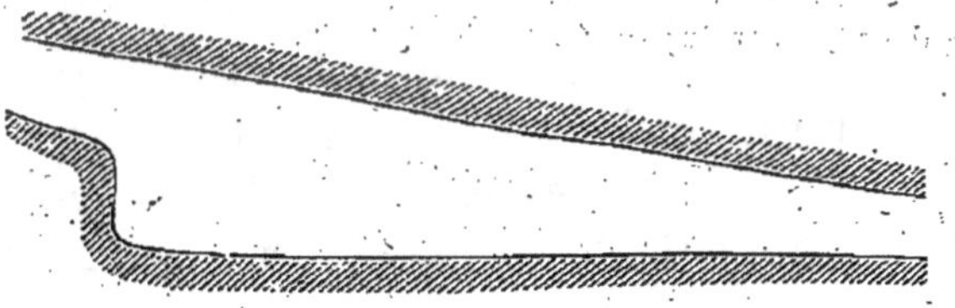

Fig. 11. — Cul-de-sac par suite de la contracture du muscle de Wilson.

de la portion musculeuse est portée plus en haut et il y a au-dessous de cette ouverture un cul-de-sac où s'engage très-facilement le bec des instruments (fig. 10, 11, 12).

Vérumontanum. — M. Caudmont (1) dit qu'il n'a jamais

(1) Caudmont, *Mémoire sur la structure du Vérumontanum.*

trouvé son ouverture béante, et qu'il lui semble difficile qu'une sonde puisse s'engager dans son intérieur.

Luette vésicale. — A l'état normal, la paroi postérieure forme un plan incliné qui conduit directement l'urine dans la portion prostatique ; quelquefois cependant il peut devenir vertical et même incliné en sens inverse, ce qui donne lieu à un cul-de-sac uréthral ; c'est un état pathologique.

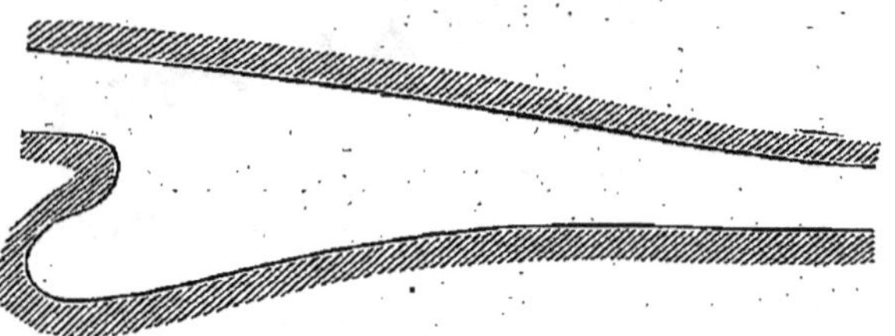

Fig. 12. — Cul-de-sac plus prononcé.

9° RAPPORTS DU CANAL AVEC QUELQUES ORGANES EXTÉRIEU.S AU POINT DE VUE CHIRURGICAL. — Le canal est situé dans le pénis et dans le périnée.

Ligament suspenseur de la verge. — Il joue un rôle très-important dans l'abaissement du pavillon de la sonde entre les jambes du sujet ; en règle générale, il doit toujours être déprimé avec la main quand on fait parcourir à un instrument le col de la vessie.

Muscles bulbo-caverneux. — Ils englobent le bulbe comme une calotte concentrique ; par leur tension, ils effacent le cul-de-sac du bulbe, et forment en cet endroit un plan dur et résistant qui permet de conduire le bec de la sonde dans la portion musculeuse ; ils chassent les sondes hors du canal.

Bulbe. — La distance qui sépare le bulbe de l'anus est très-importante à connaître : elle varie suivant la turgescence du bulbe et l'âge du sujet ; à l'état de flaccidité, elle est de 16 à 20 millimètres (Jarjavay) : elle est moins grande chez le vieillard par suite du renflement considérable du bulbe ; quelquefois la courbure du rectum est prononcée et ne laisse qu'un centimètre de distance.

Muscles ischio-caverneux. — Ces muscles s'écartent lorsqu'ils vont prendre attache aux ischions ; ils laissent donc un intervalle triangulaire qui est comblé par la paroi supérieure du canal ; lorsqu'on appuie le bec de la sonde sur cette paroi, on sent un défaut de résistance qui peut nous guider pour conduire le bec dans la portion musculeuse, comme l'indique M. Mercier pour les cas de cathétérisme difficile : il faut ajouter que ce défaut de résistance a aussi un grand inconvénient, car il donne une grande facilité à la formation de fausses routes, lorsqu'on bascule trop tôt croyant que le bec de la sonde est derrière le pubis.

Muscle de Wilson. — Nous avons vu qu'en se contractant, il relève la lumière du canal et forme un cul-de-sac à la paroi postérieure de la portion bulbeuse.

CHAPITRE II

CATHÉTÉRISME

Le cathétérisme est une opération qui consiste à conduire à travers le canal de l'urèthre des instruments constitués par des tiges de nature, de forme, de volume et de longueur variables, dans le but d'arriver soit à un point déterminé de la longueur du canal, soit à la cavité vésicale elle-même. Il est évident que, pour introduire un instrument jusqu'au bulbe, par exemple, la manœuvre sera toujours la même, qu'on ait l'intention de s'arrêter en cet endroit ou d'aller plus loin : dans le premier cas on accomplit les seuls temps de l'opération nécessaires pour arriver au point du canal qu'on ne veut pas dépasser ; dans le second on pratique en outre ceux qui rapprochent l'instrument de la cavité vésicale. Cette définition donnée par M. Caudmont dans ses cours est plus générale que les définitions adoptées ; elle a l'avantage de faire mieux comprendre toute l'importance qu'on doit mettre à bien connaître les manœuvres du cathétérisme, puisque toute opération sur l'urèthre, sur le col de la vessie, doit commencer par un cathétérisme.

Les procédés ayant pour but de rétablir le cours des urines par les voies naturelles reposent sur le cathétérisme ; il est donc très-important d'étudier cette opération dans un canal à l'état normal.

On a défini le cathétérisme tantôt :

1° Par le manuel opératoire que l'on employait : d'où cathétérisme par-dessus le ventre ; par-dessous le ventre ou tour de maître ; dans l'aine ;

2° Par le but que l'on se proposait : d'où cathétérisme explorateur ; cathétérisme évacuateur ; ce qui n'a aucune importance ; car, dans tous les cas, la manière de conduire l'instrument est la même ;

3° Enfin, et c'est la définition que nous accepterons, par l'instrument employé : dans ce cas, le procédé opératoire doit être modifié suivant la forme de l'instrument : d'où cathétérisme rectiligne, rigide ou flexible (sonde d'Amussat) ; cathétérisme curviligne, rigide ou flexible (sonde courbe) ; cathétérisme coudé, rigide ou flexible (sonde de Mercier).

L'introduction de la tige droite est le genre de cathétérisme le plus employé, les autres ne sont que des modifications de celui-ci. En effet, un instrument courbe, c'est une tige droite, d'une longueur limitée, portée par un long manche, uni avec lui par un arc de cercle ; même réflexion pour l'instrument coudé.

ARTICLE PREMIER

Des positions.

1° POSITION DU MALADE. — Le malade peut être debout ou couché. Parlons de suite de la position debout, comme

étant la moins fréquente à faire prendre; à moins que,
dans quelques cas de rétrécissements difficiles à franchir,
on ne veuille obtenir la syncope, comme le faisait
Philipps.

Il faut que le malade soit solide sur ses jambes, le
corps bien appuyé dessus et les reins soutenus : telles
sont les trois conditions essentielles : la première s'obtient en écartant les talons de 20 à 22 centimètres, les
pointes des pieds légèrement en dehors ainsi que les genoux; les talons doivent être à une distance suffisante
du mur pour que les fesses ne touchent que légèrement
ce dernier : les reins doivent s'adosser au mur, mais non
pas y prendre un point d'appui : en résumé, la position

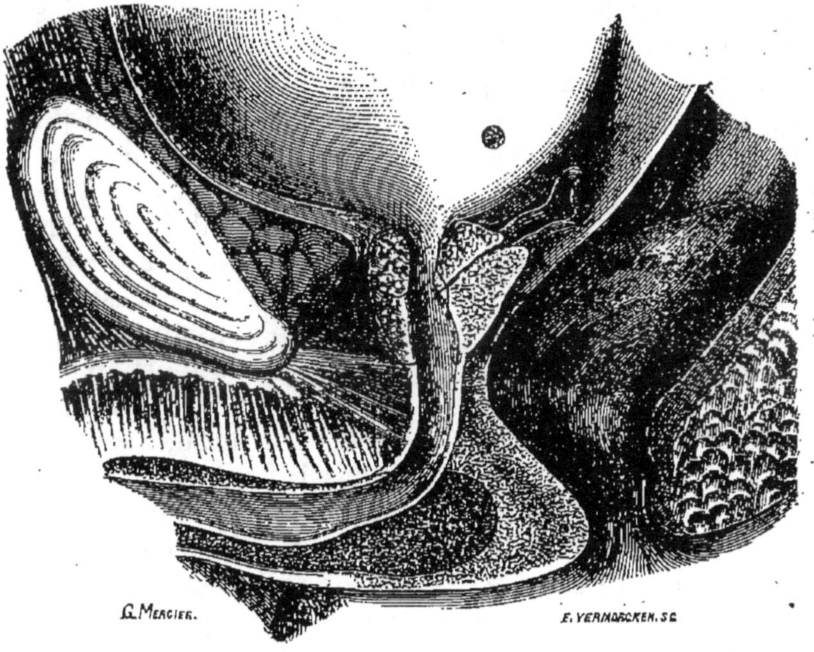

Fig. 13. — Direction du canal (portion fixe) le sujet debout.

de l'homme qui urine debout, les reins légèrement appuyés : de même que, dans cette position, l'homme qui
veut uriner prend naturellement celle qui relâche le plus
les muscles du bassin et du périnée, il faut la faire pren-

dre au malade, en évitant un point d'appui quelconque. Nous verrons plus tard la manière de sonder dans cette position ; mais il est nécessaire de se rappeler que, dans cette attitude, le pubis est presque horizontal, et que, pour pénétrer dans la vessie, il faut que le manche de la sonde soit parallèle aux cuisses (fig. 13).

Occupons-nous surtout de la position du décubitus dorsal, qui est celle que l'on doit faire prendre le plus souvent possible.

Le malade est placé sur le bord de son lit de manière à rapprocher son corps le plus possible de l'opérateur ; la tête est légèrement fléchie sur le thorax, les épaules basses, les mains jointes sur la poitrine, le bassin soulevé par un coussin, les cuisses et les jambes reposant sur le lit, non pas par les talons, mais par la face externe des jambes ; les membres inférieurs sont écartés et les talons placés de manière à ne pas pouvoir prendre de points d'appui ; il faut en un mot faire prendre une position qui relâche tous les muscles et empêche le malade de s'appuyer avec les parties du corps qui pourraient lui permettre des efforts de résistance. On a dit qu'il était suffisant de mettre un coussin dans le cas d'embonpoint, c'est une exclusion qu'il ne faut pas adopter ; il est nécessaire de prendre toujours cette précaution ; le coussin qui sera placé sous le siége du malade joue un rôle important ; il faut qu'il soit dur, sa grosseur dépend soit de la mollesse du lit, soit de l'âge de l'opéré ; si le lit est mou, il y aura un creux à l'endroit où repose le bassin ; si le malade est âgé, il faut craindre un engorgement sénile de la prostate qui exigera un abaissement considérable du pavillon entre les jambes du malade : il est donc nécessaire de calculer la grosseur du coussin de manière à ce que le bassin soit assez élevé pour permettre l'abaissement suffisant du pavillon, et qu'on ait la place d'une cuvette entre les jambes sans gêner ce mouvement. Ce coussin peut se faire très-facilement ; on prend une descente de lit que l'on roule serré, on la place dans le creux obtenu en pliant un oreiller en deux et l'on maintient le tout avec une serviette

pliée en cravate et placée de telle sorte que le nœud cor-
responde à la jonction des deux bords de l'oreiller. J'insiste sur ces détails, car nous verrons à l'article *Lithotritie*,
que, comme le dit avec raison M. Caudmont, « un bon
« coussin et le malade bien placé, c'est la moitié de l'o-
« pération. »

Le chirurgien aura soin que le bassin du sujet ne soit
ni trop haut ni trop bas par rapport à lui ; car, dans le
premier cas, il est moins libre de ses mouvements, et est

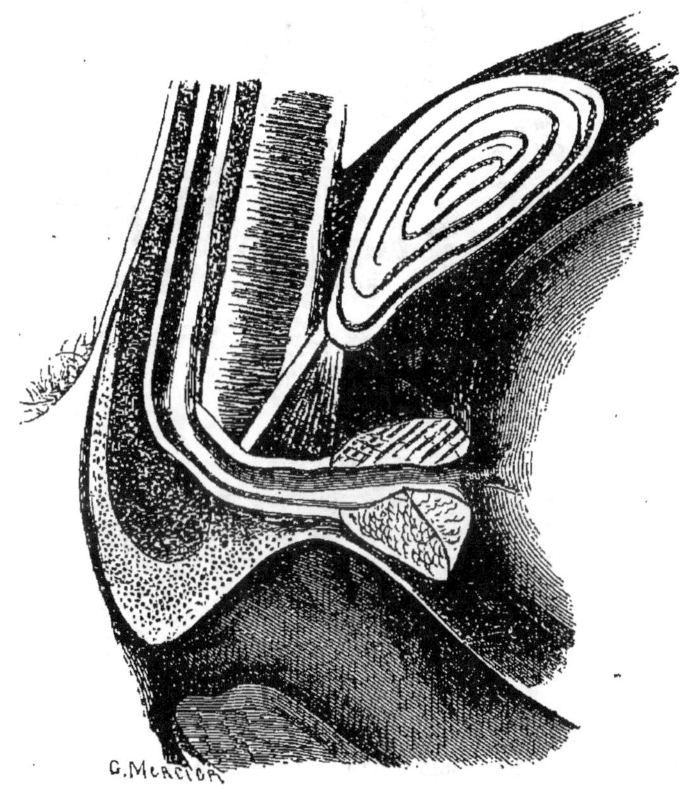

Fig. 14. — Direction du canal (portion fixe), le sujet étant couché.

obligé d'opérer étant sur la pointe des pieds ; dans le
second, il se trouve forcé de baisser la tête, ce qui con-
gestionne vite le cerveau (fig. 14).

Il y a encore une troisième position, qui consiste à

placer le malade sur le bord du lit, les jambes écartées
comme pour l'opération de la taille, les pieds sur des chai-
ses ; le chirurgien se place entre les jambes du malade ;

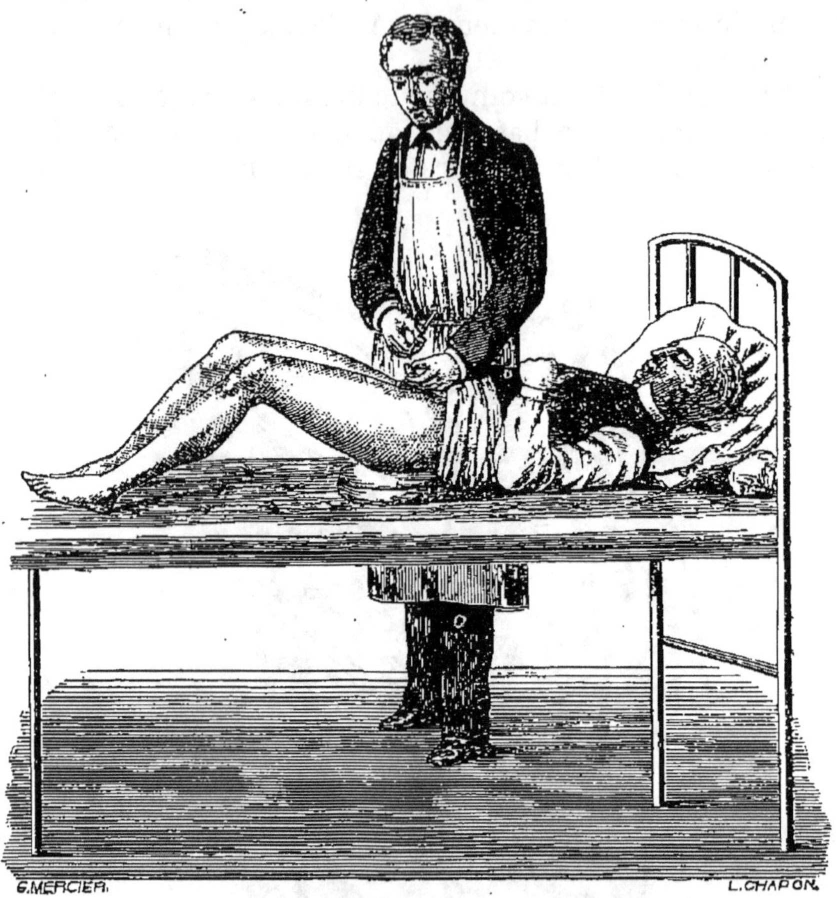

Fig. 15. — Positions du chirurgien et du malade. — Le chirurgien
pratique le cathétérisme avec une sonde courbe flexible.

il est vrai que dans ce cas l'opérateur peut quelquefois
mieux diriger le bec de la sonde, mais il s'agit ici de cas
spéciaux, et alors on fait prendre la position que l'on juge
la plus commode en les essayant toutes, quelquefois les
unes après les autres.

Lorsqu'on a affaire à un malade craintif, nerveux, ou que l'on sonde pour la première fois, il faut essayer de le distraire en engageant la conversation avec lui ; la tension nerveuse, la pusillanimité du malade sont suffisantes pour amener une contraction du col de la vessie et apporter des difficultés considérables à l'introduction des instruments dans la portion musculeuse.

2° POSITION DU CHIRURGIEN. — Le chirurgien se placera à la droite du malade, un peu plus haut que les organes génitaux, de manière à ce que sa main droite puisse tomber vers ces organes perpendiculairement à l'axe du corps (fig. 15) : il s'effacera légèrement de manière à regarder les pieds du malade.

3° MANIÈRE DE PRENDRE LA VERGE. — Appliquer la face dorsale de l'articulation métacarpo-phalangienne de la main gauche sur la symphyse pubienne ; écarter le médius et l'annulaire de cette main ; avec la main droite prendre la verge et l'amener dans cet espace interdigital : puis serrer fortement les corps caverneux et maintenir la verge dans une direction faisant avec la paroi abdominale un angle de 20 à 25° ; enfin avec l'index et le pouce de cette main gauche, abaisser le prépuce et presser la base du gland pour entr'ouvrir les lèvres du méat urinaire. (Caudmont.)

Avant d'entrer dans les détails de l'opération du cathétérisme, je dirai d'une manière générale que le chirurgien doit s'occuper uniquement du bec de son instrument et chercher à le maintenir autant que possible dans l'axe du canal.

ARTICLE DEUXIÈME

Cathétérisme avec les instruments rigides, à l'état normal, le malade étant couché.

1° CATHÉTÉRISME AVEC LA SONDE DROITE (SONDE D'AMUSSAT), OU RECTILIGNE. — La verge étant saisie comme il a été indiqué, le chirurgien prend la sonde de la main droite entre les quatre doigts et le pouce, le bec de l'instrument dirigé en bas et en avant, le manche dans un plan passant par l'axe du corps (fig. 16).

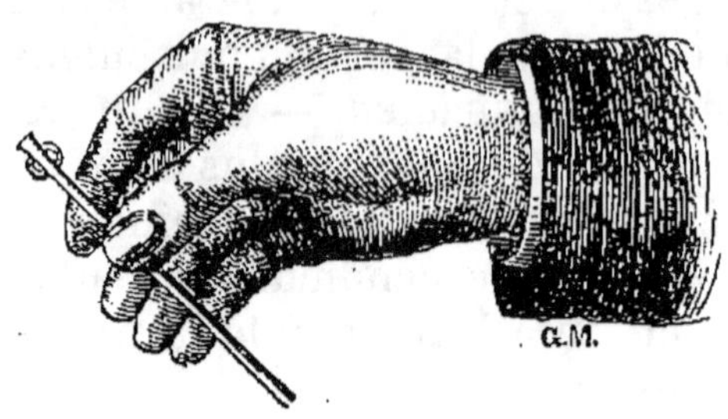

Fig. 16. — Manière de tenir la sonde rigide droite. Direction de cette sonde.

Le premier obstacle à éviter est la fosse naviculaire; on y parvient en introduisant le bec dans le canal suivant la direction indiquée plus haut : il viendra butter contre la paroi inférieure du canal à 2 centimètres environ du méat.

Cet arrêt obtenu, on redresse verticalement l'instrument, la verge est de même tirée verticalement en haut et, pour faire parcourir au bec la partie mobile du canal, il suffit de laisser glisser l'instrument; un nouveau temps d'arrêt indique que l'on est au fond du bulbe (fig. 17).

Pour faire passer le bec de la sonde dans la portion musculeuse et faire basculer l'instrument, il y a deux points importants à observer : 1° éviter que le bec ne soit encapuchonné par le cul-de-sac; 2° relâcher le ligament suspenseur.

On tourne la première difficulté en ayant soin de ne faire basculer le pavillon qu'après avoir relevé le bec de la sonde directement en haut, dans une étendue en rapport avec la profondeur du cul-de-sac bulbaire.

Pour relâcher le ligament suspenseur, on applique la face palmaire des doigts de la main gauche au sommet

du pubis et perpendiculairement à l'axe du corps, puis
on refoule les téguments vers la racine de la verge.

Ces précautions prises, on fait basculer l'instrument en
l'amenant vers les cuisses du malade, jusqu'à sensation de

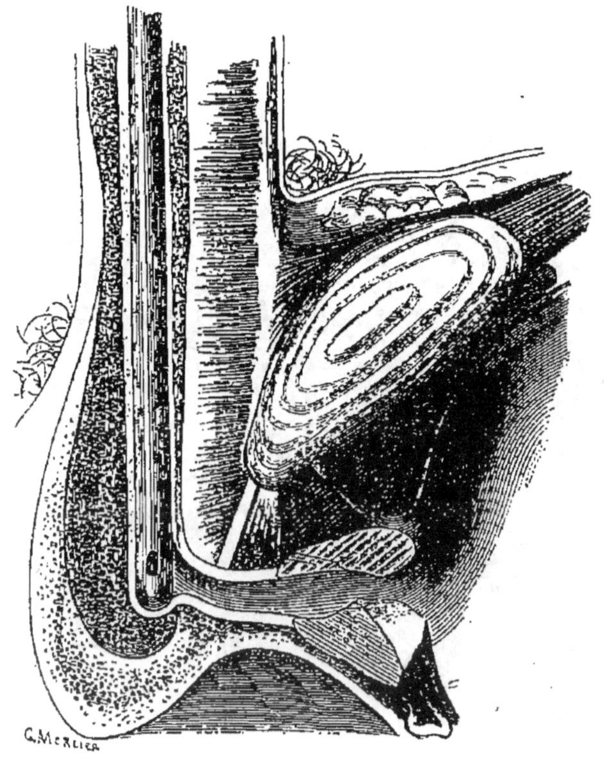

Fig. 17. — Bec de la sonde rigide au fond du bulbe.

résistance vaincue ; le bec de l'instrument se précipite
dans la partie musculeuse ; on pousse l'instrument en
bas et en arrière d'abord, puis, après une sensation de
résistance, en haut et en arrière, en continuant de basculer, et le bec pénètre dans la vessie (fig. 18).

2° CATHÉTÉRISME AVEC LA SONDE COURBE. — Je tiens à
expliquer d'abord pourquoi il est nécessaire, suivant
M. Caudmont, de commencer par la sonde rectiligne dans
l'étude du cathétérisme.

Si par la pensée on peut se représenter une tige

droite parcourant le canal, on voit que, sa longueur ne dépassant pas 2 à 3 centimètres, elle passera facilement sans changer les directions normales du canal; ce serait

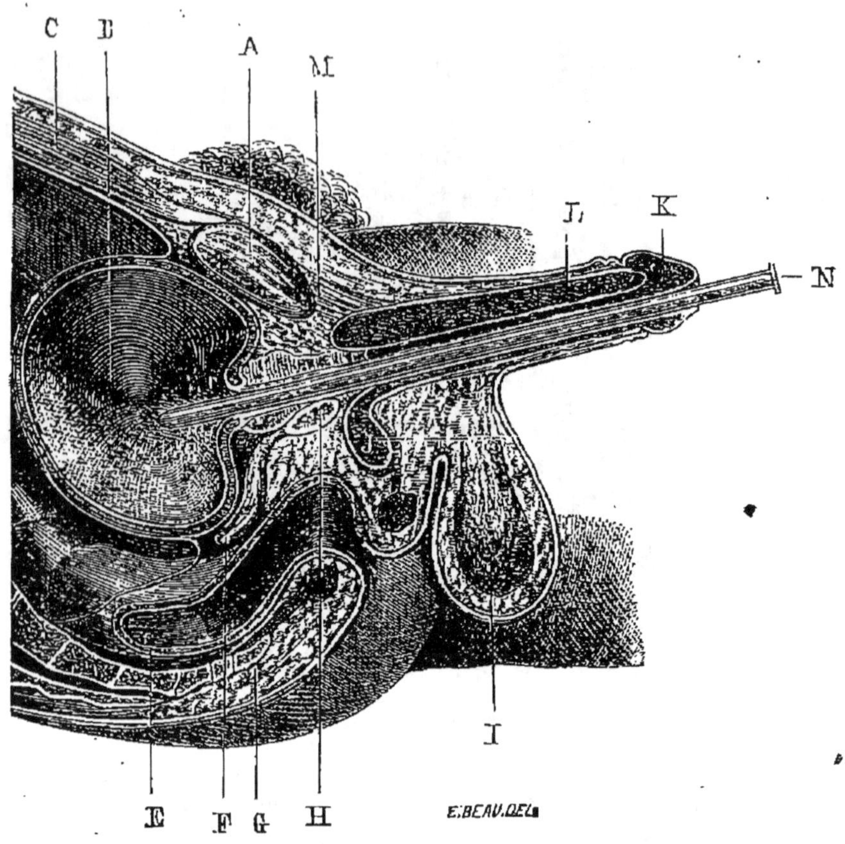

Fig. 18. — Coupe des organes génitaux et de l'urèthre pendant le cathétérisme rectiligne.

A, symphyse; C, muscle grand droit de l'abdomen ; B, vessie ; M, ligament suspenseur de la verge ; L, corps caverneux ; K, tissu spongieux du gland ; E, rectum; F, vésicule séminale; G, pointe du sacrum ; H, prostate; I, cloison des dartos; N, sonde.

donc la meilleure méthode de cathétérisme ; on a cherché à réaliser cette opération idéale par la sonde courbe : en effet, cette sonde peut être considérée comme formée

de deux tiges ; l'une de 2 à 3 centimètres, l'autre de longueur indéterminée, réunies toutes deux par un arc de
cercle. La première sera la tige idéale et représentera le
bec de l'instrument ; la deuxième sera le manche et,
n'étant qu'un accessoire, il n'y a pas à s'en occuper ; donc,
toutes les fois que l'on fera le cathétérisme avec une
sonde courbe, il faudra s'imaginer le faire avec une tige
rigide courte que l'on suivra pas à pas le long du canal.
Ce qui montre la nécessité absolue, pour bien savoir le
cathétérisme avec un instrument courbe, de connaître
d'abord très-bien le cathétérisme avec un instrument
rigide ; tout le monde sait d'ailleurs que, quand le bec
est passé, tout le reste suit très-facilement.

Le cathétérisme avec les instruments droits est assez
difficile sur le vivant, la première et unique tige étant
trop longue oblige le canal à prendre la direction rectiligne. Toutes les directions du canal sont ramenées à la
dernière parcourue. Dans les instruments courbes au
contraire, le bec étant très-court pourra s'adapter facilement à toutes les directions en respectant celle qui est
la moins mobile : le manche n'est que le prolongement
des doigts du chirurgien qui insinue la petite tige jusque
dans la cavité vésicale.

Un bon instrument courbe (fig. 19) devra avoir un bec
dont la courbure devra être inscrite dans un angle droit,
comme nous l'avons déjà indiqué, pag. 7.

Le cathétérisme avec la sonde courbe se fera de la manière suivante :

La verge étant saisie comme il a été indiqué plus haut,
prendre le pavillon entre les quatre doigts et le pouce de
la main droite, le pouce en dessus, les doigts en dessous : placer la main droite en dehors et un peu en dessous de l'épine iliaque antéro-supérieure ; présenter le
bec de l'instrument au bas et en avant (fig. 19).

Pour éviter la fosse naviculaire, il suffit d'engager le
bec de la sonde dans le méat, et d'amener l'extrémité de
la verge avec le pouce et l'index de la main gauche, en
élevant légèrement la main droite.

La fosse naviculaire une fois franchie, pour faire avancer la sonde, il faut d'abord diriger le bec de l'instrument dans la direction du canal, ce qui s'obtient facilement en

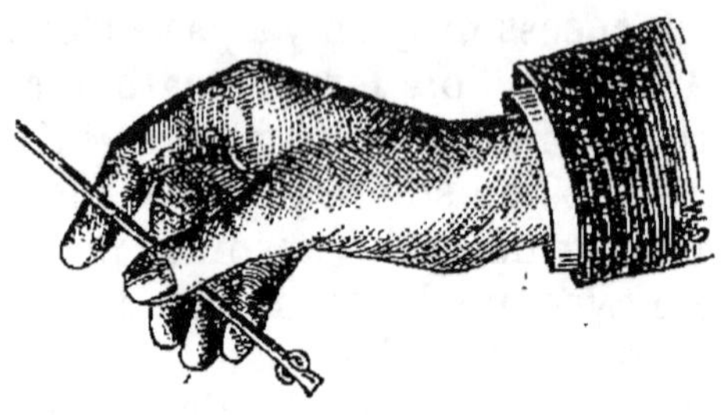

Fig. 19. — Manière de tenir la sonde courbe rigide.

amenant la main droite en dedans de l'épine iliaque, tout en la laissant dans le même plan : un léger mouvement de bascule en relevant et poussant le pavillon et une traction de la verge avec la main gauche sur l'instrument conduisent le bec jusqu'au fond du bulbe.

Arrivée en ce point, la sonde doit être transportée du plan passant par l'aine dans un autre passant par l'axe du corps. On obtiendra ce transport en lâchant la sonde de la main droite et ramenant la main gauche dans la supination forcée ; la verge et l'instrument seront alors dans l'axe du corps.

Pour engager le bec dans la portion musculeuse et le faire arriver dans la vessie, saisir la sonde comme une plume à écrire (fig. 20), tirer assez fortement la verge sur l'instrument et amener la verge et la sonde dans la direction perpendiculaire, sentir le bec s'engager dans la partie musculeuse : il ne reste qu'à porter la main gauche au pubis et faire basculer lentement le pavillon entre les jambes du malade.

3° Cathétérisme avec la sonde courbe rigide, le malade étant debout. — Le malade se place devant le chirurgien, n'ayant pas de point d'appui, les jambes écartées, le corps d'aplomb — : le chirurgien, assis devant le malade, prend la verge de la main gauche, de la

même façon que dans la position couchée ; la sonde
saisie comme une plume à écrire est placée dans le plan
de l'aine gauche : on introduit le bec jusqu'au fond du

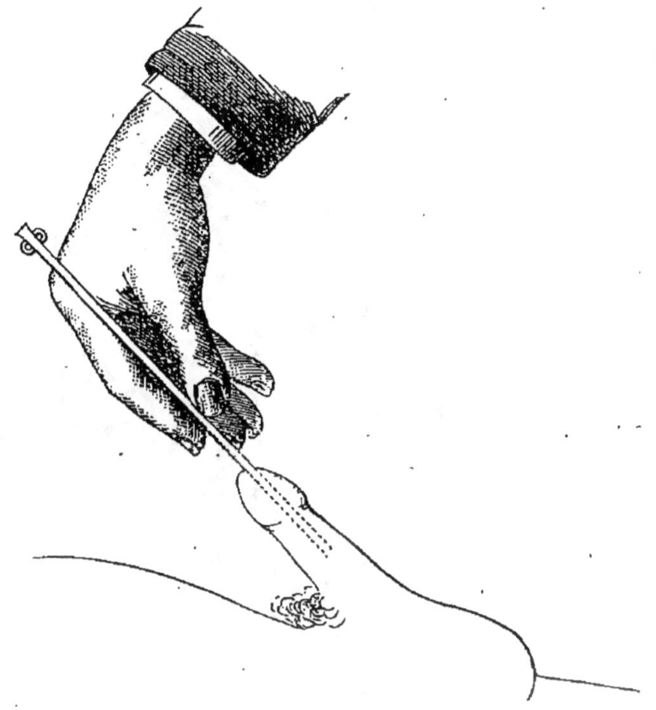

Fig. 20. — Manière de tenir la sonde comme une plume à écrire.

cul-de-sac en poussant légèrement et tirant sur la
verge.

Arrivé à ce point du canal, le chirurgien met la
verge et la sonde dans le plan vertical, tire la verge assez
fortement en la rapprochant de l'abdomen et introduit
le bec dans la portion musculeuse.

Pour faire parvenir la sonde dans la vessie, le chirurgien, lâchant la verge de la main gauche, saisit la
sonde avec les deux mains par les anneaux du pavillon,
et pousse en faisant basculer l'instrument et le dirigeant
du côté du rectum. — Il ne faut pas oublier que l'abaissement doit aller en général, dans un canal sain, jus-

qu'à ce que le manche de l'instrument soit parallèle aux cuisses du malade.

4° CATHÉTÉRISME AVEC LA SONDE COUDÉE. — L'instrument coudé est formé de deux tiges droites qui se réunissent à angle obtus : il tient de l'instrument droit et

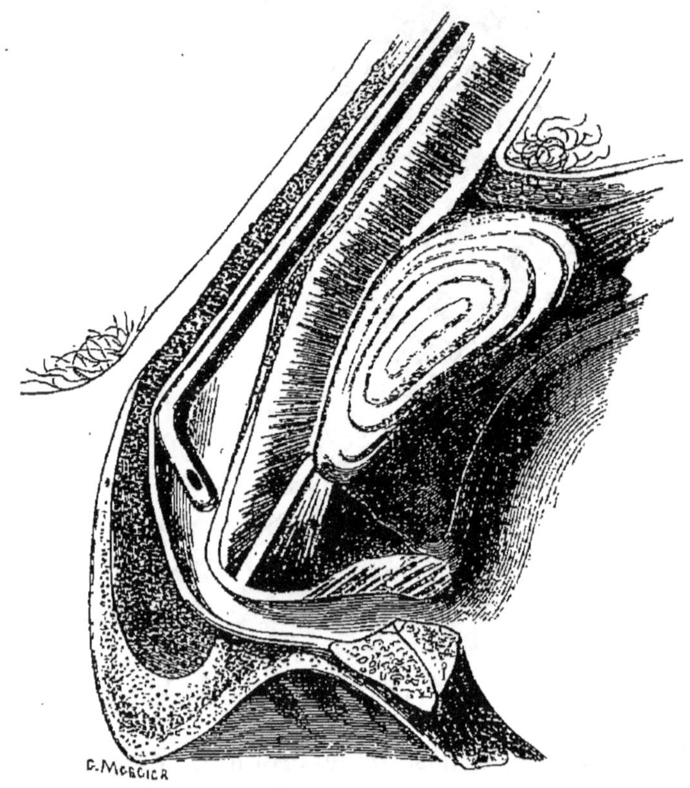

Fig. 21. — Direction du bec de la sonde coudée suivant la paroi supérieure du canal dans la portion spongieuse et en même temps direction de la verge.

de l'instrument courbe. Au lieu de maintenir le plus possible le bec de l'instrument dans l'axe du canal, nous serons obligés ici de le mettre perpendiculairement à l'axe dans le cours de l'opération.

Cet instrument, écartant les parois du canal à leur maximum, a une introduction douloureuse : il ne doit être employé que dans des cas spéciaux, assez nombreux

cependant pour exiger une connaissance approfondie de
ce mode de cathétérisme.

La verge étant saisie toujours de la même façon,
prendre l'instrument de la main droite comme l'instrument courbe, placer cette main en dehors de l'épine

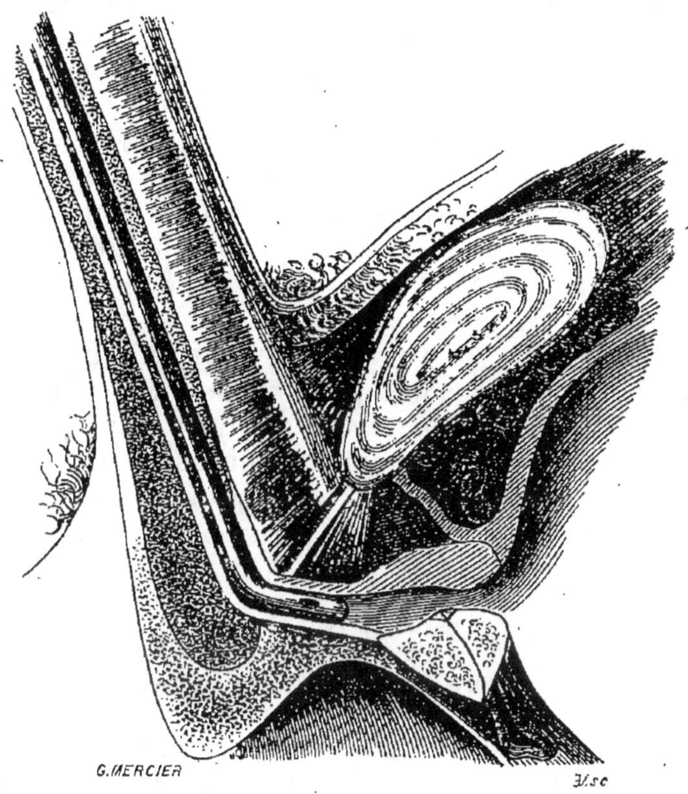

Fig. 22. — Direction du bec de la sonde coudée parvenue dans la
portion musculeuse et en même temps nouvelle direction de la
verge après ce mouvement.

iliaque, mais dans un plan beaucoup plus élevé, de manière à ce que, le bec étant présenté en bas et en avant,
la tige soit oblique de haut en bas et de dehors en dedans.

On évitera la fosse naviculaire en plongeant le bec dans
le canal suivant cette direction et amenant l'extrémité
de la verge sur l'instrument.

Dans le cathétérisme avec cet instrument, il faudra toujours suivre la paroi supérieure du canal pour permettre au bec de se précipiter dans la portion musculeuse ; en effet, si l'on suivait la paroi inférieure, on arriverait dans le fond du cul-de-sac, et le bec de la sonde se coifferait facilement de la muqueuse dans le mouvement de bascule nécessaire pour faire pénétrer l'instrument : on évite ce cul-de-sac en suivant la paroi antérieure (fig. 21).

Une fois la fosse naviculaire franchie, relever légèrement le pavillon pour mettre le bec en contact avec la paroi supérieure, ramener ce pavillon dans l'axe du corps, en passant les doigts de la main droite sur l'instrument de manière à le saisir comme une plume à écrire.

Amener la verge sur l'instrument et faire glisser ce bec en même temps que l'on fait parcourir à la verge et au pavillon un arc de cercle, de telle sorte que, le bec étant engagé dans la portion musculeuse, le manche forme avec la verticale un angle plus ou moins aigu, de manière à ce que le bec soit horizontal (fig. 22).

ARTICLE III

Cathétérisme avec les instruments flexibles.

Les instruments flexibles les plus employés dans le cathétérisme sont la sonde courbe en gomme élastique et la bougie en cire.

1° SONDE COURBE EN GOMME. — La verge étant prise toujours de la même manière, saisir la sonde entre les quatre doigts et le pouce de la main droite, comme la sonde courbe rigide, au voisinage de la courbure, l'instrument dans le plan de l'aine.

Le bec étant plongé dans le canal, reculer les doigts de trois ou quatre centimètres et enfoncer de nouveau jusqu'à ce que les doigts arrivent au méat : à ce moment ramener le tout dans la ligne médiane en employant le même procédé que dans le cathétérisme avec un instrument courbe rigide.

Pour faire pénétrer le bec dans la portion musculeuse et puis dans la vessie : prendre la sonde de la main droite comme une plume à écrire, la pousser directement en même temps que l'on tire fortement la verge et qu'on la ramène vers la paroi abdominale, parallèlement à cette paroi pour ainsi dire, et on pénètre dans la vessie.

Il peut arriver cependant que le bec de la sonde soit arrêté au fond du bulbe et que l'on ne puisse pas l'engager dans la portion musculeuse : alors, prenant la sonde entre le pouce et l'index de la main gauche et maintenant l'instrument et la verge dans la même position, on va, avec l'index et le médius de la main droite, sentir le bec de l'instrument sous le scrotum, au périnée, puis, lâchant la sonde et la verge de la main gauche, on va reprendre l'instrument le plus bas possible avec cette même main, on dégage le bec en retirant un peu l'instrument : en même temps le médius et l'index de la main droite ramènent les téguments en haut et en avant : il ne reste plus qu'à pousser la sonde pour qu'elle s'engage dans la portion musculeuse : le reste du cathétérisme se fait comme je l'ai indiqué plus haut.

2° Bougie en cire. — On l'introduira comme la sonde droite rigide, jusqu'au fond du bulbe ; si elle est arrêtée en cet endroit, ce qui arrive beaucoup plus souvant qu'avec la sonde courbe en gomme, il faut employer le même procédé indiqué plus haut, — on ne doit pas oublier que ce cul-de-sac, très-difficile à franchir par un bec flexible, devra être annulé autant que possible par la traction de la verge, et que, pour réussir dans cette introduction, la verge doit être rapprochée le plus possible de la paroi abdominale.

ARTICLE IV

Règles sur le cathétérisme en général, dans un canal à l'état normal

1° CATHÉTÉRISME PAR LE CHIRURGIEN. — 1° Le chirurgien sera toujours placé à droite du malade dans le cathétérisme, le sujet étant couché.

2° Le chirurgien sera placé en face du malade dans le cathétérisme, le sujet étant debout.

3° On doit faire prendre au malade une position couchée ou debout, telle qu'il ne puisse avoir de point d'appui lui permettant des efforts de contraction.

4° Le chirurgien doit éviter tout ce qui avant ou pendant l'opération peut augmenter la susceptibilité nerveuse du malade.

5° Les instruments doivent toujours être bien graissés ou huilés dans leur longueur, et non pas seulement à la pointe.

6° Dans le cathétérisme, le malade étant couché, il doit toujours avoir un coussin sous le siége : la hauteur de ce coussin sera proportionnée à la mollesse du lit et à l'âge de l'opéré.

7° Les organes génitaux de l'opéré doivent être à hauteur des coudes de l'opérateur, de manière à ce que l'avant-bras droit de ce dernier soit horizontal.

8° La verge sera prise de façon à remplir les deux conditions suivantes :

α Pouvoir tirer sur elle, sans amener seulement les téguments.

β Laisser libre la portion correspondant au canal.

9° Le méat s'ouvre très-facilement en pressant la base du gland.

10° Quelle que soit la position du malade, lorsqu'on se servira d'instruments courbés ou coudés, ils devront être placés dans la direction d'une des aines avant leur introduction (aine droite, sujet couché ; aine gauche, sujet debout).

11° Quelle que soit la position du malade, lorsqu'on se servira d'instruments droits, ils devront être placés dans l'axe du corps avant leur introduction.

12° La verge sera tirée assez fortement, sans excès cependant, tant que le bec de la sonde ne sera pas arrivé au fond du bulbe.

13° Le bec étant dans la portion musculeuse, les tractions deviennent inutiles.

14° Avant de faire basculer l'instrument, bien se rappeler les deux préceptes suivants :

α. S'assurer que le bec est bien engagé dans la portion musculeuse.

β. Relâcher le ligament suspenseur.

On saura que l'on est entré dans la portion musculeuse d'après l'indication suivante : sensation d'obstacle, puis, en continuant de pousser, obstacle vaincu : sensation de préhension comme si l'instrument était pris dans un tube de caoutchouc un peu trop étroit : le bec est saisi par les muscles de cette portion, et si on lâche l'instrument, celui-ci reste maintenu.

La portion musculeuse donne à la main de l'opérateur une sensation de préhension.

Le malade aura une petite douleur et la sensation du besoin d'uriner.

15° S'assurer de l'état de plénitude ou de vacuité de la vessie, par la percussion, avant le cathétérisme.

2° CATHÉTÉRISME PAR LE MALADE. — Il est bon d'apprendre aux malades à se sonder eux-mêmes ; il faut bien leur recommander d'avoir toujours, dans cette opération, la verge près du ventre et de la tirer verticalement en haut : d'enfoncer doucement l'instrument, de ne jamais forcer. — Quelquefois les malades obligés de se sonder eux-mêmes ont un tremblement de la main permanent ou accidentel qui pourrait leur faire craindre de tenter sur eux l'opération du cathétérisme. On leur conseilllera de prendre leurs dispositions de telle sorte qu'évitant de tenir les bras écartés du corps, les coudes appuient sur le lit, donnent aux mains la solidité qui leur manque et détruisent ainsi autant que possible ce tremblement. On ne doit dans ce cas se servir que de sondes en gomme élastique à courbure fixe et sans mandrin à bout olivaire (sonde Caudmont), car avec elles on ne court aucun risque de se blesser. D'ailleurs ce tremblement est quelquefois profitable pour la facilité d'introduction de l'instrument : le chirurgien doit toujours assister aux premières introductions pour guider le malade.

ARTICLE V

Cathétérisme par temps et mouvements.

Cette méthode, que M. Caudmont a enseignée dans ses leçons de médecine opératoire, qui est celle que je démontre à son exemple, a été l'objet de critiques injustes, parce qu'on l'a mal comprise ; elle a été reconnue longue, fastidieuse et demandant une trop grande mémoire ; il me suffira, pour répondre à ces observations, de prendre un exemple tiré du service militaire. Lorsqu'il y a vingt ans on faisait la charge en douze temps, avec les fusils à baguette, il fallait l'apprendre à des individus ignorants, sachant à peine le français : on y arrivait, malgré la difficulté considérable, en suivant une méthode très-simple ; l'officier intelligent l'apprenait d'abord, puis la montrait en la décomposant en un grand nombre de mouvements : quand le conscrit savait faire un mouvement, on passait à un autre : quand il en savait plusieurs, on les groupait, et l'on arrivait ainsi à ce que le soldat, en chargeant son fusil, passait machinalement par tous les temps et mouvements et qu'un homme qui n'avait jamais lu le premier mot de la théorie, manœuvrait aussi bien que l'instructeur. Eh bien, ce que l'on a obtenu de gens bornés, il serait difficile de ne pas l'obtenir de gens instruits et intelligents. Voici donc comment il faut comprendre cette méthode.

L'élève, le livre en main, étudie chaque mouvement sur le cadavre ; quand il a pu apprécier et apprendre chaque temps doucement et méthodiquement, il les groupe, et répète chaque cathétérisme entier plusieurs fois ; il arrive

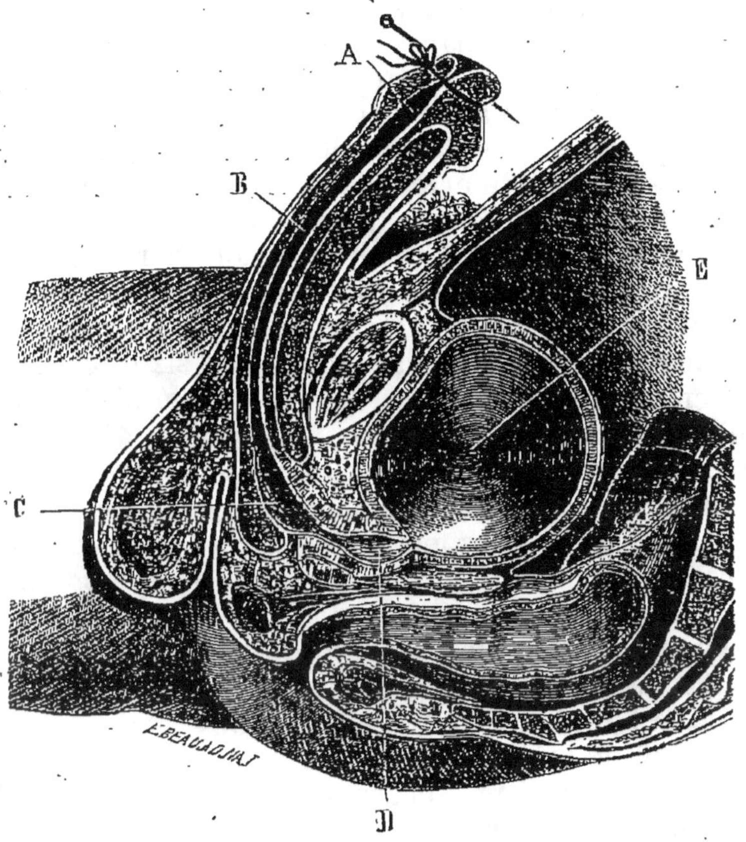

Fig. 23. — Coupe des organes génito-urinaires (la verge étant relevée comme au premier temps du cathétérisme),

A, fosse naviculaire ; B, portion spongieuse du canal ; C, cul-de-sac du bulbe ; D, dilatation prostatique ; E, cavité de la vessie.

facilement qu'à la fin d'une semaine, il l'a dans la main : de sorte que, plus tard, il aura complétement oublié la théorie, ce qui importe peu, mais il aura toujours la pratique ; et quand il sondera un malade, il passera inconsciemment par tous les temps et mouvements :

Il suffit de réfléchir sur cette méthode pour reconnaître combien celui qui l'a inventée avait une science approfondie du cathétérisme. — Tout ici est basé sur le tact des doigts, ce qui est le point le plus important dans ce genre d'opération.

MANUEL OPÉRATOIRE. — *Directions du canal*.

Si, me mettant dans toutes les conditions d'un bon procédé opératoire, j'introduis dans l'urèthre un instrument droit; si, d'autre part, j'opère assez délicatement pour percevoir la sensation de résistance que me transmettra une instrument chaque fois qu'il ne sera plus dans l'axe du canal, je remarque que, pour parcourir oute la longueur de l'urèthre, je dois faire subir à mon instrument six changements de direction (fig. 23).

Dans le procédé opératoire que je vais décrire, je reconnaîtrai donc au canal de l'urèthre six directions différentes, le malade étant supposé couché : je vais les indiquer tout d'abord (fig. 24):

La première direction comprend toute la fosse naviculaire : elle est très-oblique en bas et en avant.

La deuxième se rapproche de la verticale : elle s'étend jusqu'à la pointe du bulbe, ou angle péno-scrotal.

La troisième est verticale : elle occupe toute la pointe du bulbe.

La quatrième est légèrement oblique en bas et en arrière : elle répond au fond du bulbe.

A la cinquième appartient toute la portion musculeuse : elle est un peu plus oblique en bas et en arrière.

Enfin la sixième est formée par la portion prostatique : elle est oblique en haut et en arrière.

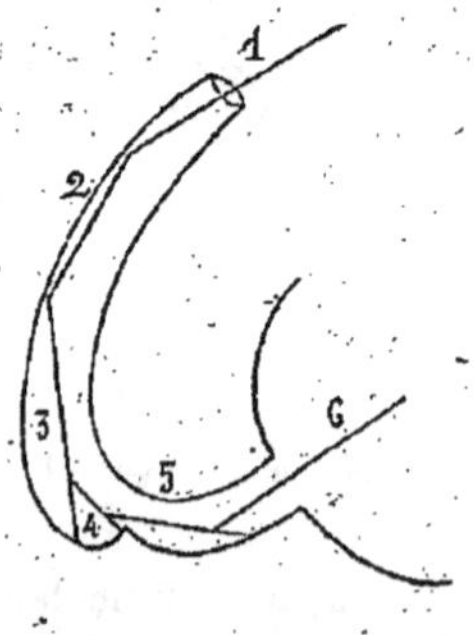

Fig. 24. — Direction du canal d'après Caudmont.

Pour décrire le manuel opératoire et surtout pour le bien faire comprendre et bien retenir, je l'analyse d'abord et j'en fais ensuite la synthèse.

Pour l'analyser, je le divise en *temps* et en *mouvements*.

Cette méthode offre l'avantage incontestable de permettre au chirurgien d'étudier parfaitement le canal de l'urèthre, de savoir ce qu'il fait, de remonter à toute cause d'erreur et d'y remédier.

INSTRUMENTS RIGIDES. — *1° Instruments droits. — Cinq temps et douze mouvements.*

Le premier temps consiste à prendre la verge et à introduire l'instrument jusqu'à la limite inférieure de la fosse naviculaire où je sens une résistance qui m'avertit que je dois changer de direction. Alors mon instrument arrive jusqu'au fond du bulbe. Ce qui constitue le deuxième temps. — Le troisième consiste à se préparer à quitter le fond du bulbe pour pénétrer dans la portion musculeuse. — Dans le quatrième on franchit la portion musculeuse. — Dans le cinquième la portion prostatique, l'orifice uréthro-vésical et l'instrument est arrivé dans la cavité vésicale.

Premier temps. — Deux mouvements.

Premier mouvement, prendre la verge comme il a été décrit plus haut.

Deuxième mouvement, prendre l'instrument de la main droite entre les quatre doigts et le pouce (fig. 16) : présenter le bec de l'instrument en bas et en avant dans le sens de la première direction ; puis plonger l'instrument dans le canal jusqu'à sensation d'un léger obstacle produit par le changement de direction de l'urèthre.

Deuxième temps. — Trois mouvements.

Premier mouvement, redresser l'instrument de manière à lui donner une direction en rapport avec celle de l'urèthre qu'il va parcourir.

Deuxième mouvement, tirer la verge verticalement en haut.

Troisième mouvement, laisser glisser l'instrument jusqu'au fond du bulbe.

Troisième temps. — Trois mouvements.

Premier mouvement, lâcher la verge.

Deuxième mouvement, appliquer la face palmaire des doigts de la main gauche au sommet du pubis et perpendiculairement à l'axe du corps : puis refouler les téguments vers la racine de la verge afin de relâcher le ligament suspenseur.

Troisième mouvement, relever directement en haut le bec de l'instrument de quelques millimètres dans une étendue en rapport avec la profondeur du bulbe.

Quatrième temps. — Deux mouvements.

Premier mouvement, faire basculer l'instrument en l'amenant entre les cuisses du malade, jusqu'à sensation de vide qui se produit devant le bec de l'instrument.

Deuxième mouvement, quand on a cette sensation, pousser l'instrument en bas et en arrière, en conservant le degré d'inclinaison auquel il a été amené, jusqu'à sensation de résistance produite par la nouvelle direction de l'urèthre.

Cinquième temps. — Deux mouvements.

Premier mouvement, continuer de basculer entre les cuisses du malade jusqu'à nouvelle sensation de vide, l'instrument se trouve alors dans la sixième et dernière direction.

Deuxième mouvement, pousser l'instrument en haut et en arrière jusqu'à ce qu'il arrive dans la cavité vésicale.

Dans la synthèse, toute saccade, tout ce qu'il y a de brusque dans la manœuvre doit disparaître. Tous les temps et mouvements doivent s'unir entre eux, se confondre de telle sorte qu'ils ne fassent plus qu'un.

2° Instruments courbes. — Cinq temps. — Quatorze mouvements.

Dans le premier temps, on plonge le bec et la portion voisine ; dans le deuxième temps, on amène la verge sur l'instrument pour le faire pénétrer jusqu'à la pointe du bulbe ; dans le troisième on parvient au fond du bulbe par un léger mouvement de bascule ; dans le quatrième on continue ce mouvement de bascule pour entrer dans la portion musculeuse ; dans le cinquième enfin on bascule davantage et on pénètre enfin dans la cavité vésicale.

Premier temps. — Deux mouvements.

Premier mouvement, prendre la verge comme il a été dit.

Deuxième mouvement, prendre la sonde par le pavillon entre les quatre doigts et le pouce de la main droite, le pouce en dessus et les doigts en dessous (fig. 19) : placer la main droite en dehors et un peu au-dessous de l'épine iliaque antéro-supérieure ; présenter le bec de l'instrument en bas et en avant et le plonger dans la première portion du canal ainsi que la portion voisine en amenant l'extrémité de la verge avec le pouce et l'index de la main gauche, et élever légèrement la main droite.

Deuxième temps. — Trois mouvements.

Premier mouvement, enlever le pouce de la main gauche qui ne peut plus que gêner.

Deuxième mouvement, amener la main droite en dedans de l'épine iliaque, tout en la laissant dans le même plan.

Troisième mouvement, amener la verge sur l'instrument avec la main gauche.

Troisième temps. — Trois mouvements.

Premier mouvement, basculer en relevant légèrement le pavillon de manière à faire arriver le bec jusqu'au fond du bulbe.

Deuxième mouvement, abandonner la sonde à elle-même.

Troisième mouvement, de la main gauche, permettre à la verge allongée de revenir sur elle-même sans toutefois l'abandonner, puis ramener la main gauche dans la supination forcée ; de cette façon, la verge et la sonde sont ramenées dans l'axe du corps et aussi dans le sens de la deuxième direction.

Quatrième temps. — Trois mouvements.

Premier mouvement, saisir la sonde de la main droite comme une plume à écrire et la tenir immobile (fig. 20).

Deuxième mouvement, tirer assez fortement la verge sur la sonde.

Troisième mouvement, amener la verge et la sonde

dans la direction perpendiculaire, alors le bec est engagé dans la portion musculeuse.

Cinquième temps. — Trois mouvements.

Premier mouvement, lâcher la verge.

Deuxième mouvement, la main gauche au pubis.

Troisième mouvement, mouvement de bascule qui fait pénétrer la sonde dans la vessie.

3° *Instruments coudés. — Cinq temps. — Douze mouvements.*

Premier temps. — Deux mouvements.

Premier mouvement, prendre la verge toujours de la même façon.

Deuxième mouvement, prendre l'instrument de la main droite comme l'instrument courbe : placer cette main en dehors de l'épine iliaque, mais dans un plan beaucoup plus élevé, de manière à ce que le bec étant présenté en bas et en avant, la tige soit oblique de haut en bas et de dehors en dedans, plonger le bec de la portion voisine en amenant l'extrémité de la verge sur l'instrument.

Deuxième temps. — Trois mouvements.

Premier mouvement, venir en dedans de l'épine iliaque et enlever le pouce de la main gauche.

Deuxième mouvement, passer l'index de la main droite au-dessus de la tige de l'instrument.

Troisième mouvement, amener la verge sur l'instrument avec la main gauche.

Troisième temps. — Deux mouvements.

Premier mouvement, léger mouvement de bascule afin de mettre le bec perpendiculairement à l'axe du canal.

Deuxième mouvement, passer les autres doigts de la main droite sur l'instrument pour le tenir comme une plume à écrire et tenir sur la ligne médiane.

Quatrième temps. — Un mouvement.

Amener la verge sur l'instrument et faire glisser l'instrument en même temps que l'on met la verge et la tige de l'instrument dans la quatrième direction.

Par cette manœuvre, le bec de l'instrument, longeant la paroi supérieure, se précipite dans la portion musculeuse.

Cinquième temps. — Quatre mouvements.

1° Lâcher la verge.

2° La main gauche au pubis.

3° Basculer.

4° Pousser en bas et en arrière.

INSTRUMENTS FLEXIBLES. — *Sonde en gomme élastique courbe.*

Trois temps. — Six mouvements.

Premier temps. — Deux mouvements.

Premier mouvement, prendre la verge comme ci-dessus.

Deuxième mouvement, prendre la sonde entre les quatre doigts et le pouce de la main droite et au voisinage de la courbure, plonger le bec et la portion voisine (fig. 15).

Deuxième temps. — Deux mouvements.

Premier mouvement, reculer les doigts de la main droite de 3 ou 4 centimètres.

Deuxième mouvement, amener la verge sur la sonde.

Troisième temps. — Deux mouvements.

Premier mouvement, lâcher la sonde et ramener la verge sur la ligne médiane.

Deuxième mouvement, prendre la sonde de la main droite comme une plume à écrire, la pousser directement en même temps que l'on tire fortement la verge et qu'on la ramène vers la paroi abdominale, dans le sens de la première direction, et on pénètre dans la vessie.

DEUXIÈME PARTIE

OPÉRATIONS PRATIQUÉES SUR L'URÈTHRE

(Portion comprise entre le méat externe et l'aponévrose du périnée.)

Pour faire de la bonne chirurgie des voies urinaires, il y a deux conditions indispensables.

1° *Avoir des instruments aussi simples que possible* qui ne transmettent à la main que des sensations simples. — Si les sensations sont complexes, ce qui arrive avec les instruments compliqués, le chirurgien ne peut plus se reconnaître et ne sait pour ainsi dire à laquelle entendre.

Nous ne nous occuperons que des instruments actuellement employés, qui ont pour eux la sanction de l'expérience, et qui remplissent au plus haut degré la condition imposée plus haut, la simplicité.

2° *Développer le sens du tact.* — La chirurgie des voies urinaires n'a pas, pour se guider, un des secours les plus précieux qui existent pour les autres branches de la chirurgie, la vue : tout repose sur le tact des doigts ; il faut donc par tous les moyens possibles développer ce tact, soit par une pratique constante sur le cadavre, soit par des opérations *in anima-vili :* c'est ce qui rend cette partie de la chirurgie si difficile. Tous les chirurgiens peuvent faire une lithotritie ; peu peuvent bien la faire ; aussi tend-elle malheureusement à être abandonnée. Il est donc important que les élèves soient pénétrés de cette vérité : que le tact des doigts est tout dans cette spécialité de la chirurgie et qu'il faut le développer par de longues et patientes études.

3.

La méthode que j'ai suivie pour l'étude de chaque portion du canal de l'urèthre est la suivante :

1° EXPLORATION A L'ÉTAT SAIN.

Moyens de diagnostic : Vue ; palper ; toucher ou cathétérisme.

Instruments à employer.

Sensations à étudier.

2° MALADIES ET MANUEL OPÉRATOIRE.

Les maladies peuvent être comprises dans les quatre lésions suivantes :

Anomalies.

Lésions physiques.

Lésions vitales.

Lésions organiques.

Nous étudierons à propos de chaque maladie :

Moyens de diagnostic : Vue, palper, toucher ou cathétérisme.

Instruments à employer pour le diagnostic.

Sensations à étudier avec ces instruments.

Instruments à employer pour le traitement.

CHAPITRE PREMIER

EXPLORATION DU CANAL DE L'URÈTHRE A L'ÉTAT SAIN.

Moyens de diagnostic : Vue, palper, toucher ou cathétérisme.

Instruments à employer.

Sensations de l'opéré : sensations transmises par l'instrument à la main de l'opérateur.

MOYENS DE DIAGNOSTIC. — Il y en a trois ; ils peuvent apporter ici leur contingent, mais à valeur inégale.

Ce sont la *vue,* le *palper,* le *toucher* ou *exploration proprement dite.*

Vue. — On se sert d'un instrument appelé *endoscope*, inventé par M. Desormeaux (1) : les résultats qu'il donne sont pour ainsi dire nuls : — il n'a de valeur réelle que dans des circonstances dont le nombre est excessivement limité, et encore à la condition d'avoir une main et un œil suffisamment exercés. L'introduction d'une sonde droite et l'élévation rapide de la température sont encore des inconvénients à signaler : « A l'appui de mon dire, je puis vous affirmer que personne, avec l'endoscope, n'a jamais pu reconnaître le vérumontanum ; or, si vous ne pouvez voir le vérumontanum, je pense que de légères altérations pathologiques devront à plus forte raison vous échapper. » (Tompson.)

Palper. — Dans un canal à l'état sain, la pulpe du doigt promenée sur la partie postérieure de la verge ne doit sentir aucune rugosité, ou nodosité.

Exploration par les instruments. — C'est le meilleur moyen de diagnostic et celui qui doit être le plus employé.

Trois instruments.

1° *La sonde de trousse.*

2° *La bougie en cire.*

3° *La bougie à boule.*

La sonde de trousse peut nous renseigner sur l'état du canal, mais les parois venant s'appliquer sur toute la partie de l'instrument engagée, les sensations sont moins nettes et moins précises ; d'un autre côté, l'introduction d'un instrument rigide est toujours douloureuse.

La bougie en cire est un excellent moyen d'exploration, son introduction ne fatigue pas le canal ; elle se plie à toutes les courbures de celui-ci ; en s'échauffant, elle devient très-malléable et presse moins fortement les parois : mais si elle est très-utile dans des circonstances que nous indiquerons, elle donne ici, comme l'ins-

(1) Voy. Désormeaux, Art. Endoscope, *Nouv. Dictionnaire de méd. et de chir. prat.* Paris, 1870, t. XIII, p. 308.

trument précédent, des sensations moins précises. Ajouterai-je que son introduction, dans la portion musculeuse, présente souvent des difficultés pour une main peu exercée.

La bougie à boule est actuellement la plus employée; elle fatigue très-peu l'urèthre, et comme une très-petite partie de l'ensemble, la boule, touche seule les parois en les écartant, on peut avoir non-seulement des sensations très-nettes, mais aussi très-précises sur l'endroit du canal où se produisent ces sensations.

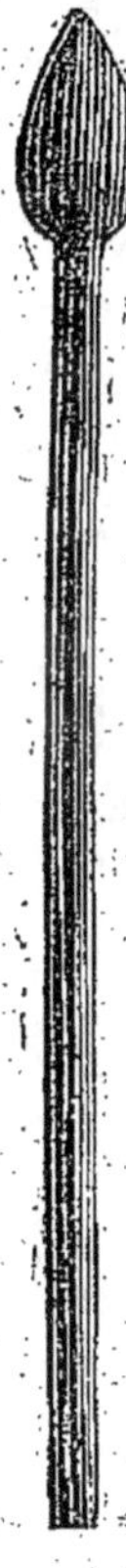

La bougie à boule se compose de deux parties : la *boule*, la *tige* (fig. 25).

La tige est en gomme élastique et a un diamètre de 1 à 2 millimètres. C'est elle qui transmet à la main les sensations produites par la boule : elle doit être très-flexible, de manière à ne pas fatiguer le canal.

La boule ou olive est la partie principale de l'instrument.

Quel diamètre doit-on donner à la boule pour avoir des sensations bien nettes, pour ne pas écarter outre mesure les parois du canal et éviter ainsi de la douleur au malade?

M. Caudmont se sert de bougies à boule de 4 millimètres de diamètre; Philipps préférait celles de 5 millimètres; d'autres chirurgiens donnent 6 à 7 millimètres.

Il est évident qu'un instrument qui franchit le méat doit parcourir tout le canal librement ; mais il n'est pas nécessaire, pour bien avoir les sensations normales, d'écarter outre mesure ses parois, et le chiffre de 4 millimètres nous donnera tous les renseignements désirables en fatiguant l'organe le moins possible.

Fig. 25. — Bougie exploratrice à boule.

MÉCANISME DE L'EXPLORATION. — Le sujet est couché, ou assis ou debout ; il vaut mieux, pour éviter la syncope, qu'il soit couché ou assis. Dans la position couchée, le chirurgien sera à droite de l'opéré; dans les positions assise ou debout, en face de lui.

L'instrument bien huilé et la verge tenue de la main gauche, étudions pas à pas les sensations qu'éprouvent le sujet et le chirurgien pendant que l'olive parcourt le canal.

L'instrument sera poussé lentement, d'une manière continue et sans saccades; la verge médiocrement tirée.

Le méat franchi l'olive arrive dans la fosse naviculaire; le chirurgien a une légère sensation de frottement, mais non dure comme dans les rétrécissements; le sujet accuse souvent une sensibilité telle qu'elle peut amener la syncope; c'est quelquefois une véritable douleur pour le patient, et bien des gens se refusent à laisser enfoncer plus loin l'instrument; il faut donc prévenir de cette sensation les malades que l'on sonde pour la première fois.

L'olive, avançant dans la portion spongieuse, donne une sensation de velours, le sujet ne sent presque rien : — à l'angle péno-scrotal, à l'endroit du rétrécissement naturel, le frottement augmente, et par suite la sensibilité. — Il faut bien connaître ce rétrécissement naturel pour ne pas le confondre avec une lésion organique.

L'olive, continuant d'avancer d'une façon lente et continue, retrouve sa liberté et aucune sensation ni sensibilité spéciale, jusqu'au fond du cul-de-sac du bulbe.

Lorsque l'olive vient buter en cet endroit, elle donne à la main une sensation de résistance, et si, continuant à presser, on lâche ensuite l'instrument, il revient de lui-même vers le méat : pour franchir cet obstacle, il faut tirer assez fortement sur la verge, la ramener près de la paroi abdominale, puis pousser légèrement l'instrument; lorsque l'olive arrive dans la portion musculeuse, on a les sensations suivantes :

Le chirurgien sent quelquefois un petit ressaut très-léger, puis une sensation de préhension très-caractérisée;

le malade indique le besoin d'uriner, la sensibilité est exagérée au point que l'on peut craindre de nouveau une syncope.

Dans cette exploration de la partie du canal qui va du méat au ligament de Carcassonne, il faut toujours faire pénétrer l'olive de l'instrument jusque dans la portion musculeuse ; car la longueur de la portion spongieuse étant variable, comme nous l'avons vu, il faut compter bien plus sur les sensations que sur des mesures pour être sûr d'avoir franchi cette aponévrose.

Si l'on s'était servi d'un instrument rigide, on aurait reconnu que le bec était introduit dans la portion musculeuse en ce que le pavillon ne tombe plus ni à droite ni à gauche; ce qui arrive lorsqu'on le lâche, le bec étant encore dans la portion bulbeuse.

Ces sensations à l'état normal peuvent être exagérées par suite de la crainte ou de l'état nerveux du sujet; il est quelquefois prudent d'émousser cette sensibilité du canal par le passage journalier et de très-peu de durée de bougies en cire molle.

CHAPITRE II

MALADIES ET MANUEL OPÉRATOIRE.

Anomalies : — Phimosis. — Paraphimosis. — Brièveté du frein. — Adhérences du prépuce. — Occlusion de l'urèthre. — Atrésie du méat. — Rétrécissements congénitaux. — Hypospadias. — Épispadias.

Lésions physiques : — Plaies de dehors en dedans. — Contusions de l'urèthre. — Plaies de dedans en dehors. — Fausses routes.

Corps étrangers d'origine interne ou introduits dans l'urèthre.

Lésions vitales. — Nerveuses (spasmes, contracture). Inflammatoires (spongite, uréthrite). Induration de l'urèthre. — Rétrécissements organiques : — traumatiques.

Lésions organiques. — Fistules. — Polypes et végétations. — Cancer et tubercule. — Amputation du pénis.

ARTICLE PREMIER

Anomalies du prépuce et de l'urèthre, du méat au bulbe.

Nous nous occuperons des anomalies qui touchent : 1° le *prépuce ;* — 2° l'*urèthre du méat au bulbe.*

Dans la première catégorie nous trouvons : — le *phimosis*, le *paraphimosis*, — la *brièveté du frein*, — l'*adhérence du prépuce.*

Dans la deuxième catégorie, parmi les vices de conformation, les uns résident au méat, les autres dans le canal. — Nous distinguerons : — l'*occlusion du méat complète ou incomplète ;* — l'*épispadias ;* — l'*hypospadias ;* — le *rétrécissement congénital de l'urèthre ;* — l'*occlusion complète du canal ;* — la *dilatation congénitale de l'urèthre.*

I. — PHIMOSIS.

Le phimosis peut être *accidentel* ou *congénital.*

La plupart des phimosis ou rétrécissements du prépuce sont congénitaux.

Cependant ils peuvent être produits par des inflammations répétées qui indurent et gonflent le prépuce. Quand le phimosis n'est pas congénital, il reconnaît pour cause une inflammation de la membrane muqueuse du prépuce qui, se renouvelant fréquemment en passant à l'état chronique, amène et entretient la rétraction de cette membrane et par suite la difficulté ou l'impossibilité de l'abaisser en arrière du gland pour mettre l'organe à découvert. Les individus possédant un prépuce long et habituellement appliqué sur le gland sont plus exposés que d'autres à contracter cette inflammation et à prendre consécutivement un phimosis. Cette disposition doit s'expliquer par ce fait que dans ce cas la lame interne du prépuce a une structure plus délicate, présente une vascularité plus grande et est lubrifiée d'une manière habituelle par une humeur visqueuse qui provient de la sécrétion des glandes sébacées situées à la base du gland et qui forme souvent dans l'intérieur du prépuce une couche de matière molle et blanchâtre répandant une fort mauvaise odeur.

Nous avons donc deux cas bien distincts à considérer pour l'opération du phimosis :

Le phimosis étant *exempt d'inflammation* au moment de l'opération et le phimosis étant *enflammé* lorsqu'il est nécessaire de l'inciser.

Chaque cas peut lui-même se diviser en deux :

Le phimosis *chez l'enfant* et celui *chez l'adulte* ; le phimosis enflammé *sans aucune autre complication*, et *celui (enflammé) qui appartient à un diabétique* ou qui a un chancre inoculable sous-préputial.

Dans les cas de rétrécissement du prépuce par suite d'infiltration urineuse du pénis, des incisions multiples sur la peau suffisent pour ramener les téguments à l'état normal.

1° *Phimosis congénital.*

1. *Opération chez l'enfant nouveau-né.* — Le prépuce peut être tout à fait imperforé chez le nouveau-né ; dans ces cas il est distendu par l'urine, et il faut l'ouvrir par une petite incision ou par l'excision d'une petite partie de la peau ; de même cette excision devient nécessaire chez le nouveau-né, quand l'ouverture est trop petite et qu'elle ne permet pas à l'urine de s'écouler facilement : on fait aussi la circoncision.

2. *Opération chez l'adulte.* — Un grand nombre de procédés ont été indiqués : nous citerons les plus pratiques, ils se résument dans l'*incision* ou l'*excision*.

Incision. — Dans ce procédé, il y a un point qu'il faut

toujours chercher à obtenir, c'est la réunion des feuillets externe et interne. Pour que ce but soit atteint, dit Roser, et pour qu'on soit assuré que les surfaces saignantes ne se réunissent pas de nouveau ou qu'il ne se forme pas un rétrécissement cicatriciel, on doit observer certaines règles. Il faut que l'incision soit suffisamment grande, qu'elle aille presque près de la couronne du gland, et souvent on est obligé de donner un deuxième coup de bistouri, quand la première incision a été trop petite. Surtout il ne faut pas négliger de couper non-seulement les feuillets cutané et muqueux du prépuce, mais aussi la membrane élastique qui se trouve entre les deux. Très-souvent, après la première incision, il faut prolonger cette dernière sur le feuillet muqueux. Mais une incision même de la longueur indiquée ne met pas toujours à l'abri d'un rétrécissement consécutif. En effet, lorsque le prépuce est induré, gonflé, ou qu'il existe un gonflement considérable du tissu sous-cutané et que par conséquent les feuillets sont fortement écartés, la réunion labiforme entre la partie interne et externe du prépuce divisé est impossible, la contraction cicatricielle dans le sens de la longueur de la plaie et dans l'angle devient prédominante, et de cette façon la maladie peut revenir. Comme la guérison du rétrécissement au moyen de l'incision dépend absolument de la réunion labiforme des deux feuillets préputiaux, la guérison du phimosis sera d'autant plus facile que le prépuce sera moins épais. Il suit de là que, lorsque le prépuce est mince, une incision relativement petite peut être suffisante, et que, lorsque le prépuce est induré et très-épais, l'incision ne peut jamais être trop grande; il ne faut donc pas opérer d'après une méthode unique, mais le procédé doit être choisi d'après les circonstances spéciales.

La suture donne de bons résultats dans ce cas : mais elle est plus douloureuse, et où elle serait le plus utile, c'est-à-dire dans le cas où il y a gonflement inflammatoire du prépuce, elle est peu applicable, la suppuration faisant tomber les fils. Souvent, dans les larges incisions, les deux moitiés du prépuce donnent des masses informes sur les côtés du gland et sont en outre le siége d'un œdème opiniâtre : il faut alors soulever ces deux lambeaux de peau. De cette façon, on enlève presque tout le prépuce.

Voici comment Demarquay conseille de pratiquer l'incision.

Le procédé le plus simple est celui ci : le malade est debout appuyé contre un mur devant l'opérateur qui est assis. Celui-ci saisit le prépuce sur le dos de la verge, avec le pouce et le doigt indicateur de la main gauche; s'il veut faire l'incision sur l'un des côtés du pénis ou du frein, comme Chopart l'a conseillé : il le saisit sur le côté droit s'il veut faire l'incision sur la face antérieure. Il prend le bistouri de la main droite et le tient comme pour couper de dedans en dehors et devant soi : il l'introduit à plat entre le gland et le prépuce avec l'attention d'appuyer le dos de l'instrument contre ce dernier, afin qu'il ne coupe pas en entrant. Lorsque la pointe est parvenue à la couronne du gland, le chirurgien abandonne le prépuce : il saisit la verge entre les trois derniers doigts placés au-dessous, l'indicateur en dessus, et avec le pouce, il tire la peau vers le pubis, afin de mettre au niveau l'une de l'autre les deux lames du prépuce et de pouvoir les couper dans une étendue égale. Il porte le pouce derrière l'endroit où l'incision doit commencer, tourne le bistouri de façon que son tranchant regarde le prépuce, incline fortement le manche, en tendant en même temps la peau ; il pousse la pointe du bistouri qui perce le bouton de cire dont elle est recouverte, et la base du prépuce ; ensuite, en baissant la main qui tient l'instrument et le tirant à soi, il incise le prépuce dans toute sa largeur. Si, malgré la précaution qu'on a prise de tirer la peau en arrière, la membrane interne du prépuce n'est pas incisée dans la même étendue que la peau, on achève de la couper avec des ciseaux ou avec le bistouri dont on garnit de nouveau la pointe d'un bouton de cire, et que l'on porte sur la portion mem-

braneuse qui doit être divisée. Si l'on se sert du bistouri
à gaîne de Blandin, lorsque l'extrémité est parvenue à la
couronne du gland, on retire la gaîne en même temps
que l'on tourne le bistouri, de façon que son tranchant
regarde le prépuce, et l'on termine l'opération comme
il vient d'être dit plus haut. Au moment où le prépuce
est traversé par la pointe du bistouri, le malade achève
lui-même en fuyant : il suffit de tenir l'instrument ferme
et immobile. Lorsque le prépuce n'a pas plus d'étendue
qu'il ne faut pour couvrir le gland, la simple incision de
ce repli suffit : dans le cas contraire, il faut, après avoir
fendu le prépuce, en retrancher de côté et d'autre un
lambeau triangulaire et faire une espèce de circoncision.
Lorsque le filet du gland se prolonge jusqu'à l'orifice de
l'urèthre, il faut le couper. Les adhérences du prépuce
au gland rendent l'opération bien plus difficile.

Après cette opération Boyer conseille de laisser la
plaie découverte pendant quelques instants, pour lui
donner le temps de se dégorger. Ensuite on applique
de la charpie sèche sur chacune des lèvres qui doivent
être tenues écartées : on place sur la charpie une compresse percée d'un trou au milieu pour la sortie de l'urine,
et le tout est assuré avec une petite bande dont les tissus
seront assez serrés pour empêcher le sang de couler.

Nous savons ce qu'il faut penser des sutures ou des
serres-fines. Velpeau les avait conseillées.

Procédé de Roser (fig. 26). — Il fait la division du prépuce par une division en Y, telle qu'elle est représentée
dans la figure ci-dessous : en A, la première incision qui est
très-facile à faire au moyen de ciseaux, dont la branche
mousse est introduite entre le gland et le prépuce. La
plaie devient sur-le-champ béante, et l'on peut ajouter
immédiatement la petite incision en Y sur le feuillet interne du prépuce, telle qu'elle est indiquée en B. Cette
incision s'écarte aussi immédiatement et le petit lambeau situé dans l'angle se retourne en dehors d'une façon qui est très favorable à la réunion et qui empêche
le recollement des surfaces saignantes. C. Ici encore, il

ne faut pas négliger de séparer largement le tissū conjonctif élastique qui se trouve entre la muqueuse et la peau. Lorsque ces couches fibreuses se placent en tra

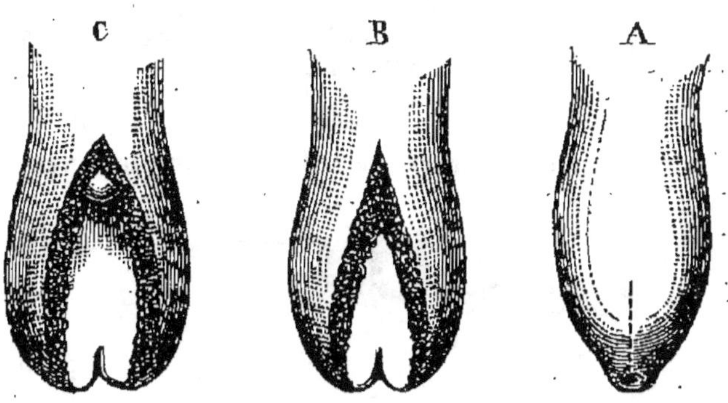

[Fig. 26. — Opération du phimosis (procédé de Roser).

vers dans l'angle de la plaie, on est souvent obligé de les diviser par quelques coups de ciseaux.

Roser compte donc beaucoup sur le petit lambeau qui occupe l'angle de la plaie et qui, tourné en dehors, s'oppose à ce que la plaie s'y ressoude et s'y resserre.

Excision. — L'ablation de tout le prépuce ne doit pas être faite pour un simple rétrécissement du prépuce. Cependant beaucoup de chirurgiens ne font que l'excision, pour éviter toute récidive.

Le procédé le plus employé est celui de Ricord : il est surtout utile quand le prépuce est flasque.

Nous décrirons les procédés de Ricord, de Vidal, de Cassis, et de Langlebert.

Procédé de Ricord avec des pinces modifiées (fig. 27, 28, 29).

Premier temps. — Tracer sur la peau avec de l'encre une ligne qui indique extérieurement la direction de la couronne du gland, en ayant bien soin de ne pas tirer sur le prépuce, car la peau est très-extensible.

Deuxième temps. — Au sommet supérieur de cette courbe, on perce la muqueuse, le tissu élastique intermédiaire et la peau, avec une aiguille longue, pointue, assez forte, et dont la pointe a été munie pour l'introduction d'une boulette de cire. On maintient ainsi ces

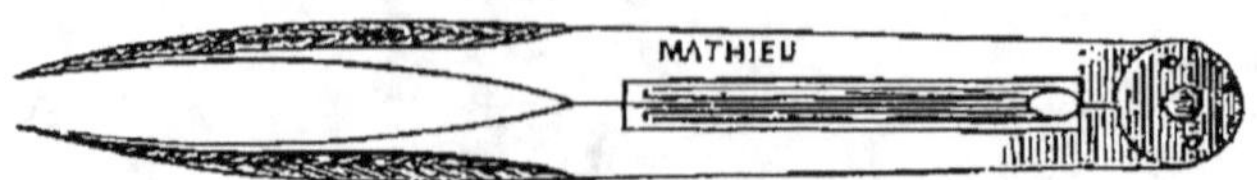

Fig. 27. — Pince à phimosis avec ouverture latérale pour le passage des fils, et une centrale ovalaire, pour le placement du frein de la verge.

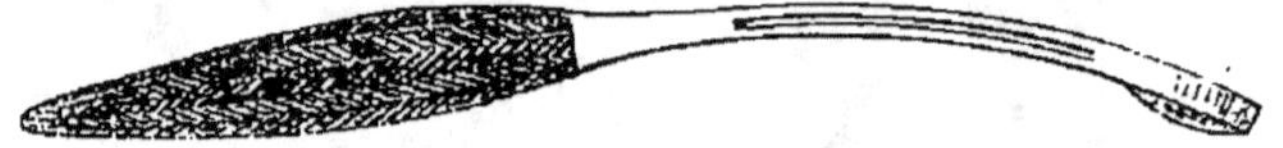

Fig. 28. — Pince à phimosis, vue de profil.

Fig. 29. — Aiguille de la pince à phimosis.

trois parties ensemble : on peut, au lieu d'une seule aiguille, en mettre deux en croix de la forme indiquée (fig. 30.)

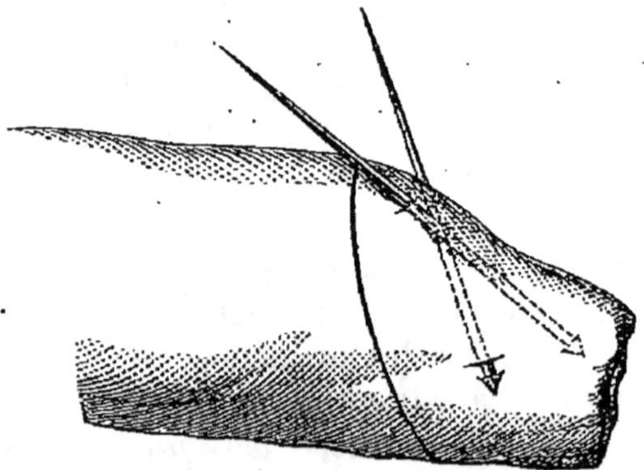

Fig. 30. — Aiguille fixant la muqueuse.

Troisième temps. — Saisir le prépuce avec la pince indiquée figure 27 de manière que les bords correspondent à la ligne tracée à l'encre, la concavité tournée en bas, le frein dans l'échancrure. Un aide tenant cette pince, passer par la fente qui sépare les deux parois de l'instrument des aiguilles munies de fil, qu'on laisse pendre de chaque côté (fig. 31) : pour rendre la préhension de ces fils plus facile et les reconnaître plus vite, on peut n'engager les aiguilles qu'à moitié.

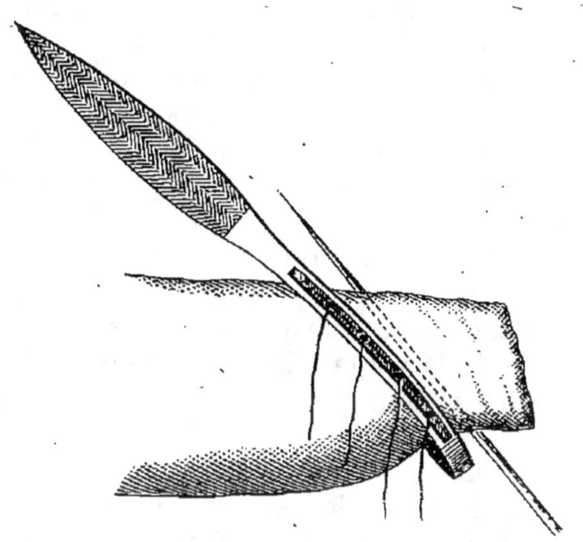

Fig. 31. — Placement de la pince sur la ligne.

Quatrième temps. - L'aide tenant bien la pince, saisir de la main gauche le prépuce que l'on tire fortement et l'incision est faite soit avec un bistouri, soit avec un rasoir en suivant la convexité de la pince. Philipps préférait traverser le prépuce avec un bistouri, couper d'abord la moitié supérieure, puis, renversant le tranchant de l'instrument, achever le temps de l'opération. « Quand on attaque le prépuce directement par en haut ou par en bas, dit-il, l'incision est difficile à exécuter ; la peau très-mobile roule sous le bistouri, et elle ne se laisse pas entamer. » Je n'ai jamais remarqué cet inconvénient surtout avec un bistouri coupant bien.

Cinquième temps. — Enlever la pince, sectionner la muqueuse avec des ciseaux, jusqu'au gland, si l'ouverture est trop étroite ; les fils sont coupés en même temps sur la ligne médiane.

Sixième temps. — Nouer les fils deux à deux, de telle sorte que des deux bouts du fil coupé l'un se noue à droite, l'autre à gauche, et on rapproche ainsi les lèvres de la plaie.

La verge est entourée de compresses trempées dans l'eau froide ou dans une solution de chloral ; les fils sont coupés du quatrième au cinquième jour. Le malade place sa verge dans l'eau froide quand il veut uriner, on peut employer l'eau blanche quand les intervalles des sutures suppurent. La guérison a lieu vers le vingt-cinquième jour.

Procédé de Vidal. — Il consiste dans l'opération suivante : on fait une incision sur un côté du prépuce, un lambeau est saisi avec une pince à pansement dans le sens de l'axe de la verge : la lèvre de la plaie ne dépasse pas les mors de la pince, qui est confiée à un aide. Une autre pince saisit l'autre lambeau (le plus grand), de manière qu'une portion de celle-ci déborde les mors de cette pince ; cette portion est excisée avec des ciseaux. Les pinces, serrant ainsi chacune un lambeau, ont un bord libre et un qui correspond à des points du prépuce non divisé. C'est immédiatement en dehors de ce bord non libre qu'on passe des aiguilles avec fils, trois par lambeaux. Les pinces sont alors enlevées et les points de suture se trouvent passés ; on n'a plus qu'à serrer les fils qui réunissent la membrane muqueuse à la peau. Un dernier point de suture sert à réunir la peau à la muqueuse dans l'angle existant au point de réunion des deux incisions.

Vidal a, dans le procédé de Ricord, remplacé les sutures par des serres-fines : la réunion se faisant très-vite avec les sutures, quelquefois au bout de 24 heures, il résolut de supprimer les douleurs de la suture par ces petits instruments. Pendant que le chirurgien tient une serre-fine et presse sur le grand anneau pour l'ouvrir, l'aide avec deux petites pinces à disséquer, tenues de chaque main, accrochera la peau et la muqueuse pour les rapprocher, et où elles se] toucheront, le chirurgien appliquera la serre-fine, ce qui se fait en cessant brusquement la pression. « Par ma méthode, dit-il, la guérison peut avoir lieu de la vingtième à la vingt-cinquième heure. »

Mais l'application de ces serres-fines est délicate: elles se détachent facilement en cas d'érection.

Procédé de Langlebert. — C'est le procédé de Ricord avec l'anesthésie locale. Au deuxième temps, on enveloppe la verge d'une compresse de toile ; un aide verse lentement de l'éther sulfurique sur la compresse, tandis qu'un autre aide dirige sur le même point le vent d'un bon soufflet. Au bout de deux ou trois minutes, lorsqu'on a usé environ 50 grammes d'éther, la peau du prépuce a perdu sa sensibilité ; puis on enlève la compresse.

Cette anesthésie locale a un inconvénient très-grave ; c'est que les hémorrhagies consécutives sont beaucoup plus fréquentes. A. Guérin donne la préférence au procédé de Vidal sur celui de Ricord depuis l'invention des serres-fines. Cependant comme il trouve l'opération de Vidal pouvant léser l'extrémité du gland, il préfère le mode opératoire qui consiste, l'incision dorsale du prépuce étant faite, à exciser les lèvres de la plaie à l'aide d'une pince de son invention. En opérant de cette dernière manière et en pressant avec les serres-fines de Vidal, l'opération du phimosis est facile et sans inconvénients.

Le docteur G. Gregorelly, d'Iseo, avait à soigner un homme de 30 ans, atteint de phimosis syphilitique. Après de nombreuses tentatives demeurées sans résultat, l'opération allait être pratiquée, lorsqu'on songea à employer l'éponge préparée, pour obtenir la dilatation de l'orifice du prépuce. Un petit cône d'éponge fut introduit entre le prépuce et le gland. Au bout de peu de temps on constata une amélioration très-grande, et il fut bientôt facile de mettre le gland à découvert.

Pour ma part, je trouve que le procédé de Ricord est

encore le meilleur et j'engage à s'en servir dans la généralité des cas, soit avec sa pince, soit avec celle que j'indique et dont on se sert en Égypte.

2° *Phimosis accidentel, enflammé et compliqué.*

Dans ce cas le traitement antiphlogistique réussit souvent tout seul ; mais s'il y a menace de gangrène, il faut opérer de suite. On débridera en introduisant une sonde cannelée entre le gland et le prépuce et incisant de la rainure jusqu'au bord libre.

Si l'on a à craindre un chancre inoculable, il vaut mieux inciser par le galvano-cautère chimique, ou employer l'eau blanche. Cependant, en cas de chancre sous-préputial ou de diabète, il ne faut opérer que dans des cas bien déterminés et pour éviter un mal plus grand, la gangrène du prépuce.

II. PARAPHIMOSIS.

A l'inverse du phimosis, le paraphimosis est plus souvent *accidentel* que *congénital ;* il est généralement *consécutif au phimosis*, cependant il peut être produit directement, par le coït par exemple.

Deux moyens de traitement peuvent être employés : la *réduction* et l'*incision*.

Réduction. — La réduction doit toujours être tentée avant d'avoir recours au bistouri ; on peut essayer aussi, sur le conseil de Langlebert, de faire faire dans le sillon d'étranglement des onctions avec une pommade belladonée, pendant qu'une bandelette de toile imbibée d'eau chaude comprime le gland.

Procédé ordinaire. — *Procédé de Mercier.* — *Procédé d'A. Guérin.* — *Procédé de M. Bardinet.*

La réduction est surtout employée au début de l'étranglement. Le procédé le plus simple consiste à placer les deux extrémités des deux pouces sur le gland et de pousser des deux côtés le prépuce en avant avec les doigts indicateurs et médius.

On emploie le procédé suivant quand le précédent n'a pas réussi : on huile la couronne du gland, on entoure la verge d'un linge fin, on malaxe le gland de manière à faire refluer le sang : puis, saisissant à pleine main la verge au delà de la bride qui forme l'étranglement, on ramène le prépuce en avant, tandis qu'avec les deux pouces on appuie sur les côtés du gland, en le refoulant en arrière (fig. 32).

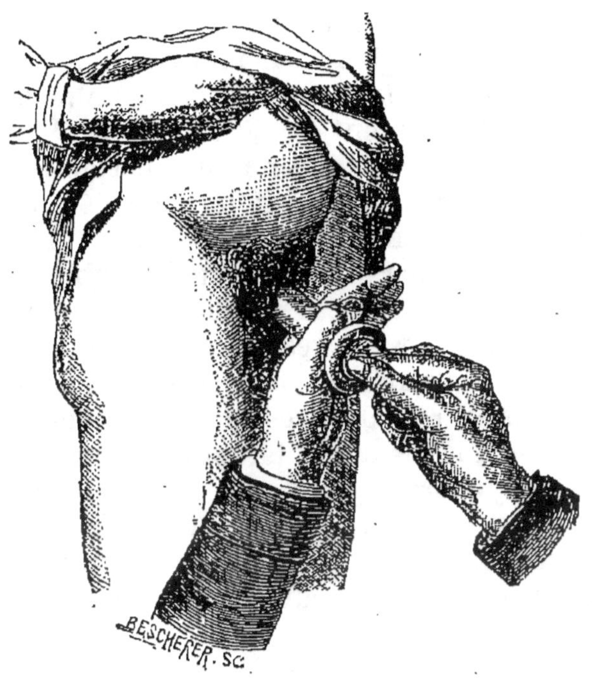

Fig. 32. — Réduction du phimosis.

Quand il n'y a pas d'accident grave à redouter et que l'on peut attendre, on remplace la réduction par la compression d'une bande étroite médiocrement serrée, enroulée sur toute la verge : il faut renouveler souvent le bandage et pincer avec les doigts les parties infiltrées à chaque renouvellement ; la verge est relevée sur le ventre.

Procédé de Mercier. — L'opérateur se place à la droite

du malade ; il applique le médius et l'indicateur de la main droite en long sur la face inférieure de la verge, et la pulpe du pouce sur la face dorsale de la couronne du gland et du bourrelet œdémateux : il presse de manière à les effacer et il engage l'extrémité de l'ongle sur la bride, en refoulant la muqueuse préputiale : en même temps, de la main gauche, il embrasse circulairement le corps de la verge, et les deux doigts étendus par-dessous. Par une pression modérée, il fixe sur l'ongle du pouce droit la bride, qui vient ainsi le recouvrir, et il l'amène sur le gland par une traction simultanée des deux mains. Le gland glisse sur la pulpe du pouce, et passe immédiatement derrière la bride.

Procédé de Guérin. « Depuis un certain nombre d'années, dit-il, j'ai abandonné le procédé auquel on a recours pour ramener le prépuce sur le gland, et je n'ai plus trouvé de paraphimosis irréductible.

« Au lieu d'agir sur le prépuce, j'exécute les tractions sur la peau qui est située en arrière de l'étranglement ; saisissant d'une main toute la verge jusqu'auprès de la racine, sans exercer de pression, je m'efforce de ramener sur le gland la peau qui fait suite au prépuce : les tractions que j'opère repoussant le gland, d'arrière en avant, la peau malade qui se fût déchirée, si au lieu de la pousser, on l'avait attirée, la réduction s'opère. »

Cette méthode de réduction est très-bonne, et donne d'excellents résultats.

Procédé de Bardinet. — J'ai été appelé, ces jours derniers, près d'un jeune homme chez lequel, depuis vingt-quatre heures, — à la suite de manœuvres illicites, — un phimosis congénital s'était transformé en paraphimosis.

Le malade avait essayé de remettre lui-même les choses en état, et n'avait pu y réussir. Le gonflement augmentait, la douleur devenait vive ; il avait bien fallu, confus et repentant (corrigé ?... je n'ose le dire), appeler au secours.

Un de mes confrères, homme de savoir et d'expérience, avait tenté la réduction et n'avait pu l'obtenir.

Je fus appelé avec lui. Le jeune malade se plaignait de souffrir cruellement. L'anneau préputial serrait les corps caverneux, au niveau de leur pointe ; au-dessus de lui, le gland, d'un rouge sombre, et dans un état de turgescence exceptionnelle, débordait... (si parva magnis) comme un chapiteau *renversé* sur un fût de colonne.

Je tentai la réduction par les procédés ordinaires. Les parties malades, enveloppées d'un linge, furent soumises à une compression prolongée ; l'enveloppe de la verge poussée en avant ; le gland comprimé à sa base, et refoulé en arrière. Rien ne cédait.

L'idée me vint alors d'employer un procédé que je n'ai vu ni conseillé ni mis en pratique nulle part. Il consiste à ne pas agir sur l'anneau préputial par sa face externe seulement, mais à l'attaquer, en même temps, par sa face profonde.

C'est là l'idée générale ; les procédés, les moyens d'application sont évidemment très-variables. Je ne puis pas les faire connaître sans entrer, à leur sujet, dans quelques explications ; mais je tâcherai que celles-ci ne soient ni trop longues ni confuses.

Voici d'abord ce que j'ai fait. Entre cet anneau trop étroit et cette couronne du gland trop grosse, je pensai, je l'ai dit, qu'il y aurait avantage à introduire un levier d'une certaine largeur, qui pourrait, tout à la fois : soulever l'anneau, — au lieu de l'enfoncer davantage, comme on le fait inévitablement avec la pression extérieure, et déprimer la couronne du gland, dont la saillie formait l'obstacle à surmonter.

J'opérais à l'improviste, et n'étais pas outillé. Je n'avais pas même une spatule. Quel levier mettre en usage ?

L'idée me vint de demander deux de ces grosses épingles, doublées sur elles-mêmes, dont les femmes se servent pour attacher leurs cheveux. Je trouvai en elles deux leviers présentant la plupart des qualités que je devais réunir : mousses, très-peu volumineux, assez résistants, ayant une largeur en rapport avec l'écartement de leurs branches.

Serait-il possible de glisser ces leviers sous l'anneau du prépuce ? Ce fut plus que possible, malgré la force de la constriction ; ce fut facile.

Ayant choisi la face dorsale de la verge pour point d'attaque, je fléchis le gland sur sa face antérieure, et j'attirai doucement le fourreau en arrière : je vis alors que, s'il était difficile de porter l'anneau préputial en avant, à cause de la tuméfaction du gland, il ne l'était pas, à beaucoup près, autant de le faire glisser en sens opposé vers le pubis. Après l'avoir mis à découvert, je présentai ma première épingle mousse (ai-je besoin de le dire ?) par son extrémité arrondie, et, sans aucune difficulté, je la fis glisser entre l'anneau préputial et le corps du pénis. Non-seulement elle entrait sans peine ; mais je pus la pousser, sans résistance, à une assez grande profondeur.

Encouragé par ce résultat, je plaçai tout aussitôt une deuxième épingle de la même manière. Ces deux leviers bien engagés et solidement fixés, je leur imprimai un mouvement de bascule ayant le triple avantage : d'abaisser la saillie formée par la couronne du gland ; de soulever l'anneau préputial ; et d'établir devant lui un plan incliné (sorte de rail en miniature) sur lequel on pouvait le faire glisser doucement.

Je repris alors les manœuvres classiques. Je ne dirai pas, comme on aime trop à le faire pour les procédés nouveaux, que toute difficulté fut immédiatement vaincue. La constriction était des plus énergiques. Elle résista aux premières manœuvres ; mais enfin, au bout de quelques instants, j'obtenais une réduction complète.

Je n'hésite pas à l'attribuer, et les deux honorables confrères qui m'assistaient l'ont attribuée comme moi, au procédé particulier que j'ai mis en usage. Il n'est donc pas sans intérêt de l'étudier et de dire quelques mots des modifications des perfectionnements dont il peut être susceptible.

On peut se demander, tout d'abord, s'il sera toujours facile de glisser un levier, un instrument quelconque entre l'anneau préputial et le corps du pénis. Qu'on attende l'expérience pour répondre d'une manière générale, je le veux bien; mais je suis tout porté à croire que les choses se passeront comme chez mon malade dans le plus grand nombre des cas.

Qui pourrait s'y opposer? On a parlé d'*adhérences* entre le prépuce et le gland. Je les crois moins fréquentes qu'on a bien voulu le dire. Les muqueuses contiguës ne se collent pas entre elles, on le sait, aussi facilement que les séreuses. Qui ne comprend, d'autre part, que si ces adhérences sont anciennes, elles fixent le prépuce contre le gland, l'empêchent de se porter en arrière, et deviennent précisément un obstacle direct au-développement d'un paraphimosis? Quand le gland apparaît sans exsudation plastique, on peut penser que le prépuce, avec lequel il se trouvait en rapport, en est exempt comme lui. Si ces adhérences sont, au contraire, de formation récente, comme le chirurgien, dans les cas de ce genre, est toujours appelé de bonne heure, elles ne peuvent avoir une grande résistance, et il sera toujours facile de les détruire.

Je ne pense donc pas qu'on ait souvent à craindre de se trouver arrêté par des adhérences anciennes ou récentes. Le chirurgien, dans le plus grand nombre des cas, glissera sans difficulté son instrument sous l'anneau préputial, comme on y glisse à plat la lame d'un bistouri, quand on veut inciser. J'ajoute qu'il pourra l'enfoncer à une assez grande profondeur. Le prépuce, en effet, avant l'accident, s'étendait, avec son ouverture étroite, jusqu'au niveau ou en avant du méat urinaire. Il avait donc toute sa longueur. Dans son mouvement rétrograde, il s'est replié sur lui-même en formant un cul-de-sac; mais ce cul-de-sac a des parois souples, extensibles, et doit facilement céder sous la pression d'un instrument.

Insistons sur ce détail, car il peut autoriser une utile

modification instrumentale. Dans le paraphimosis, ce n'est pas tout le prépuce qui devient cause d'étranglement, c'est son bord libre, son limbe, la partie étroite qui correspond à l'union de la muqueuse et de la peau. On l'a très-justement appelée l'anneau préputial. C'est un anneau, en effet, très-fort, très-résistant dans certains cas, mais, habituellement, d'une faible largeur, et agissant sur une surface étroite, à la manière d'une corde. En arrière de cet anneau, la paroi préputiale retrouve sa souplesse. On comprend que cet anneau puisse être franchi par un crochet mousse, qui se relève en arrière de lui, et permette de l'accrocher pour l'attirer en avant, — comme un doigt glissé sous un poignet de chemise, et recourbé, peut entraîner la manche au dehors.

Quelques mots maintenant sur l'appareil instrumental. Celui que j'ai employé n'est évidemment qu'un encas. Il avait le mérite de se trouver sous ma main. A l'occasion, je l'emploierais encore ; mais il est clair qu'une foule d'objets analogues pourraient le remplacer, même avec avantage. Une spatule, le manche d'une cuiller à café, toute lame métallique à bords mousses, un simple jeton allongé, etc., pourraient facilement être glissés sous l'anneau préputial, le soulever de l'ornière dans laquelle il est enfoncé; déprimer l'arrêt abrupt élevé devant lui par la couronne du gland, et lui présenter un plan incliné sur lequel on le ferait glisser doucement.

On peut ne pas s'en tenir à cet effet de levier. Au lieu d'une lame unique, introduisez une pince à anneaux ; vous aurez, comme dans le cas précédent, un plan incliné; mais, de plus, si vous écartez les deux branches, vous *dilaterez* l'anneau et fixerez, en même temps, l'extrémité la plus large de votre pince dans le prépuce; vous pourrez alors vous en servir pour exercer des tractions et amener celui-ci en avant dans sa position normale.

Au lieu d'une simple pince à pansements, avez-vous un de ces dilatateurs à trois branches recourbées qu'on emploie, après la trachéotomie, pour maintenir béante l'ouverture du tube aérien ? Introduisez-le sous l'anneau préputial : vous agirez plus efficacement encore.

Il est évident enfin que tous les crochets mousses (crochets ronds, crochets plats, élévateurs de la paupière, etc.), pourront être employés avec avantage. Pour les introduire, il faudrait les appliquer sur le dos de la verge et glisser leur bec sous l'anneau constricteur, d'avant en arrière ; on leur ferait alors décrire un demi-cercle en avant, et l'anneau préputial se trouverait solidement saisi. Avec deux crochets, on pourrait arriver à ce triple résultat : dilater l'anneau ; — l'attirer en avant ; déprimer la couronne du gland par-dessus laquelle on veut ramener le prépuce.

Je me résume et je dis : Dans le traitement du paraphimosis, de celui du moins qui résiste, il convient de ne pas s'en tenir désormais aux anciennes manœuvres ; mais de les compléter, en attaquant l'anneau préputial par sa face profonde (1).

Incisions. — Beaucoup de chirurgiens regardent cette opération comme faisant cesser les douleurs et hâtant les résolutions de l'inflammation, mais non comme guérissant par elle-même.

Il arrive souvent que, même après l'incision, la réduction ne s'opère pas, soit par suite du gonflement des parties, soit par suite de l'adhérence du bourrelet préputial aux tissus sous-jacents.

Manuel opératoire. — Le malade est couché : le chirurgien renverse en arrière le bourrelet préputial ; reconnaît la surface mince, tendue, qui forme comme une corde circulaire autour du pénis ; un bistouri est introduit à plat, puis on relève le tranchant du bistouri vers la peau, et on coupe l'anneau complétement et d'un seul coup, l'opération est répétée dans deux ou trois endroits de la circonférence. On peut, ce qui est plus sûr, faire d'abord une petite incision dans le bourrelet antérieur ou postérieur du prépuce, sur la face dorsale

____

(1) Bardinet, *Union médicale.*

du gland, et on prolonge ensuite l'incision avec un petit bistouri boutonné ou à l'aide de la sonde cannelée.

III. Brièveté du frein.

La brièveté du frein rend le coït douloureux et occasionne souvent des hémorrhagies après l'acte de la copulation; d'un autre côté, si le frein ramène le gland trop en bas, il y a empêchement à la génération.

L'opération qui remédie à ces accidents est très-simple: cependant les auteurs ne sont pas d'accord, pour savoir s'il faut couper le frein transversalement ou l'enlever en totalité.

Procédé de Philipps. — « Pour guérir cette difformité, dit-il, il ne faut pas couper le frein, on doit le détacher du gland et l'enlever en totalité. En le coupant transversalement, on produit une cicatrice qui fait renaître la difformité et qui l'augmente quelquefois. » Pour faire cette opération, un aide doit relever le gland, afin de tendre le frein et lui donner toute sa largeur. L'opérateur le prend par la base, avec des pinces à dents de souris, il l'éloigne du gland le plus possible, et il plonge dans sa base, au-dessus des pinces, une petite lame de bistouri qui traverse les tissus.

Alors, en rasant le gland, il détache complétement une languette de peau comprenant le frein dans son épaisseur et ne tenant plus à la verge que par sa base adhérente au prépuce. Il suffit d'un coup de ciseaux pour le détacher entièrement. On applique ensuite un ou deux points de suture ou une ou deux serres-fines, afin d'obtenir une réunion immédiate. Quelques opérateurs se contentent de faire un pansement simple, et ils laissent suppurer la plaie : après la suppuration le tissu de cicatrice est quelquefois si épais et si rétractile, qu'insensiblement il reproduit la difformité : il faut donc toujours chercher à obtenir la réunion immédiate. L'hémorrhagie qui suit cette opération est très-peu abondante : quelques compresses d'eau froide entourant le membre suffisent pour l'arrêter et, pour tout pansement, on applique quelques petites pièces de linge maintenues par un cordonnet.

Procédé ordinaire. — Demarquay le décrit de la façon suivante : Le malade étant assis ou couché sur le bord de son lit, le chirurgien se place à sa droite, découvre le gland, le saisit par les côtés avec le pouce et le doigt indicateur de la main gauche, pendant qu'un aide tend le filet en tirant en bas et un peu en arrière. Le chirurgien enfonce alors dans ce pli, de droite à gauche, un bistouri étroit, dont le dos est tourné en arrière ; et, en faisant agir en même temps l'instrument d'arrière en avant, il coupe toute la partie du frein comprise entre son bord libre et l'endroit où le bistouri a été enfoncé. Il faut avoir soin de raser le gland pour n'y laisser aucune aspérité à la suite de l'opération.

Quelques chirurgiens préfèrent les ciseaux : mais il est à craindre que le frein ne fuie devant eux ; ce qui forcerait à faire l'opération en deux temps : le bistouri vaut donc mieux.

A. Guérin trouve qu'il est plus facile de faire la section du frein de la verge avec des ciseaux qu'avec le bistouri : mais il faut que les lames de cet instrument soient assez serrées pour qu'on ne soit pas obligé de couper en deux fois.

Il ajoute : comme l'instrument dont on se sert pour cette petite opération doit raser le gland, si le chirurgien n'était sûr de sa main, il pourrait passer le frein dans la fente du pavillon d'une sonde cannelée et faire cette section comme celle du filet de la langue.

Dans tous les cas, il ne faut pas que l'incision soit trop profonde, car on s'expose à une hémorrhagie artérielle. — Nussbaum recommande de faire de petites incisions latérales en V à la base du filet coupé, pour rendre la plaie plus complète et la guérison par première intention plus sûre.

Si le frein, inséré trop en avant, écrit Roser, est trop dur et trop large, de sorte qu'une simple incision ne suffirait

pas pour remédier complétement au mal, il faudrait
donner la préférence à une incision en V, dont le sommet serait dirigé en bas; on obtient un Y qu'on fixe
dans cette position par les points de suture.

IV. Adhérences du prépuce.

La plupart sont congénitales; elles sont plus ou moins
complètes, c'est-à-dire que tantôt il n'y a que la couronne du gland qui reste soudée avec le prépuce, tantôt
l'adhérence va jusqu'au milieu du dos du gland, tantôt
jusqu'au bord du méat urinaire: dans ce dernier cas il y
a généralement rétrécissement de ce dernier.

Dieffenbach a attiré l'attention sur une forme particulière d'adhérence entre le gland et le prépuce, dépendant
d'une fusion des deux couches épithéliales opposées, et
qui s'observe souvent chez les petits enfants; il croit
que, si on néglige de séparer ces deux couches, elles peuvent plus tard contracter des adhérences persistantes.
Roser a constamment trouvé l'agglutination épithéliale
chez les enfants qui ont le pénis en forme de massue et
non pointu.

Lorsqu'il n'existe qu'une corde fibreuse entre les deux
surfaces muqueuses, on la divise simplement et l'on in-
terpose un petit linge huilé. Des plis étroits qui ont une
disposition analogue à celle du frein, et qui se trouvent
à la partie inférieure du gland, peuvent être détruits,
comme le frein, par l'incision et la suture. Si les adhérences sont plus larges, la méthode reste la même; mais
il est probable qu'on n'obtiendra jamais un résultat
parfait.

D'ailleurs on a rarement l'occasion d'opérer des adhérences préputiales, elles gênent généralement peu et
c'est pour le rétrécissement du méat que les malades
viennent consulter, les deux anomalies, comme nous
l'avons vu, se rencontrant souvent ensemble.

V. Occlusion du méat.

L'occlusion peut être complète, ou assez considérable pour apporter un obstacle sérieux à la miction. L'occlusion est généralement due à l'accolement des téguments; tantôt il n'y a aucune trace d'ouverture, tantôt il y a ouverture, mais les bords en sont scellés l'un à l'autre.

Procédés opératoires. — On a conseillé la perforation du gland avec un trocart, puis le séjour d'une sonde : ce procédé ne me paraît pas remplir le but que l'on cherche, de faire un canal qui ne revienne pas sur lui-même.

Nous ne pouvons que rapporter divers procédés qui ont obtenu quelques résultats : faire une ponction au méat avec une lancette ou un bistouri étroit : Demarquay recommande les procédés suivants :

Quand les lèvres du méat sont bien divisées et que les bords sont seulement accolés, on les sépare avec un stylet boutonné. S'il n'y a pas trace d'ouverture au bout du gland, on pratique d'abord avec le bistouri une incision au niveau du méat, puis on achève la perforation avec un petit trocart passé dans la direction de l'urèthre. Il faut maintenir la dilatation à l'aide de bougies.

Dans les cas d'occlusion par diaphragme, on peut essayer de détruire la cloison à l'aide d'un instrument mousse : une sonde métallique ou un cathéter pourront être employés.

Lorsqu'il y a simplement rétrécissement du méat, on peut s'en rendre maître plus facilement : cependant l'incision est la seule méthode à employer, car la dilatation n'amène dans ce cas aucun résultat; en outre elle est souvent plus douloureuse dans cette circonstance; car on observe quelquefois à l'angle inférieur du méat rétréci un repli valvulaire qui se renverse en dedans pendant l'introduction de la sonde et qui produit un tiraillement douloureux pendant le cathétérisme.

Procédé opératoire du débridement. — Il arrive quelquefois que par suite de l'étroitesse du méat on ne peut passer

un instrument d'un assez gros diamètre, soit dans le but
de continuer la dilatation d'un rétrécissement, soit pour
faire la lithotritie ; il faut alors débrider ce méat au
moyen d'une petite opération très-simple.

Comme nous le verrons plus tard, le méat étant complétement entouré de tissus fibreux, n'est pas tributaire
de la dilatation, soit temporaire, soit permanente : la
cautérisation est une opération non-seulement inutile,
mais mauvaise en ce sens qu'elle peut amener un rétrécissement plus considérable dans la suite.

En 1823, on ne songeait pas à l'incision, du moins si
l'on en juge par les écrits de Ducamp ; l'invention de la
lithotritie et la pratique de Civiale (1) montrèrent la facilité
et l'innocuité de cette opération, qui peut être faite immédiatement avant l'introduction du lithotriteur et sans
soins consécutifs. Civiale conseille aussi l'incision dans
les cas d'hypospadias empêchant l'introduction des instruments. Il incise le méat tantôt en haut, rarement ;
le plus souvent en bas ; quelquefois en haut et en bas en
même temps.

Dans le cas de rétrécissement du méat, il vaut mieux
couper en bas, l'épaisseur des tissus y étant moindre que
dans un autre point de l'orifice.

On peut se servir soit d'un bistouri à lame étroite et

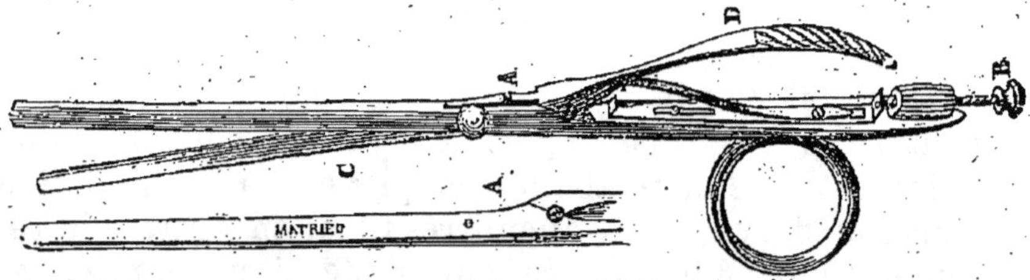

Fig. 33. — Instrument de Civiale.

recourbée, soit de l'instrument imaginé par Civiale, appelé uréthrotome à bascule (fig. 33). Cet instrument se
compose d'une tige conductrice droite dans laquelle une

(1) Civiale, *Traité pratique et historique de la lithotritie*. Paris,
1847, in-8. — *Résultats cliniques de la lithotritie*. Paris, 1865.

DELEFOSSE, Voies urin.   5

lame est cachée. Cette lame fait saillie, lorsqu'on appuie sur un levier à ressort. Une vis que l'on promène sur une partie graduée du levier permet de régler à volonté la profondeur de l'incision.

Manœuvre. — On commence par régler au moyen de la vis l'ouverture ou plutôt l'angle que l'on veut obtenir par l'écartement de la lame et de la tige. Ceci fait, l'instrument est saisi de la main droite, la poignée dans la paume de la main, la bascule en bas, la lame correspondant à la partie inférieure du canal, le dos de l'instrument s'appuyant sur la paroi supérieure. L'instrument est introduit horizontalement, la lame cachée, et à la profondeur de deux centimètres à deux centimètres et demi, — la main gauche tient la verge horizontalement, tendue et maintenue entre le pouce et l'index, — le lithotome et la verge bien placés dans la même direction, on presse doucement le levier en fermant la main, la lame fait saillie dans l'intérieur du canal; il suffit alors d'amener brusquement à soi en ayant bien soin de tirer horizontalement, le dos de l'instrument s'appuyant toujours sur la paroi supérieure du canal (fig. 34).

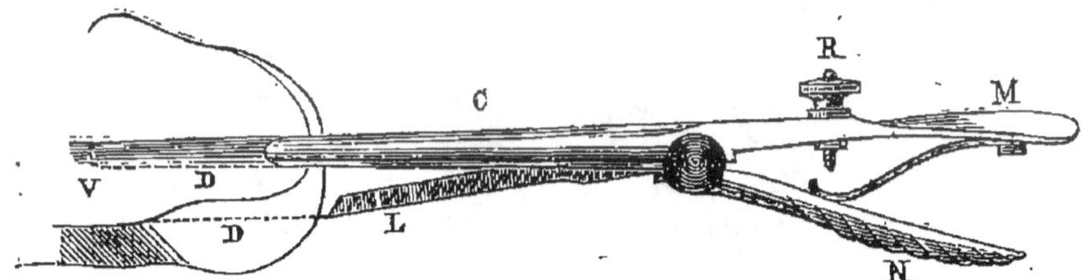

Fig. 34. — Instrument de Civiale, l'incision faite.

Les suites de l'opération sont quelquefois très-minimes ; il faut s'occuper de l'hémorrhagie, et de l'accolement des lèvres de la plaie, — on empêche l'hémorrhagie en faisant tremper la verge dans de l'eau froide, surtout lorsque le malade veut uriner, ce qui lui évite les douleurs produites par l'urine passant sur la plaie; — si l'hémorrhagie ne s'arrête pas après l'emploi de l'eau froide, il faut introduire une grosse sonde dans le canal.

Les lèvres de la plaie ayant une grande tendance à se souder dès le lendemain de l'opération, il faut déchirer les adhérences et oindre les parties de cérat saturné ; — la cautérisation est mauvaise dans ce cas, — on ne doit pas oublier non plus que, les tissus se rétractant, l'ouverture doit être faite un peu plus grande que celle qui sera consécutive à l'incision. — On peut aussi, pour empêcher la cicatrisation des lèvres, passer des bougies d'un numéro assez fort.

« La simple incision ne permet de succès que dans les « cas où l'angle antérieur de l'orifice de l'urèthre n'est « constitué que par un pli mince de la peau. Mais lors-« qu'il s'agit de diviser des bords épais, tuméfiés, ou, ce « qui est pis, composés d'un tissu cicatriciel, il est clair « qu'une simple incision et surtout une petite incision, « ne peut qu'être suivie d'une reproduction du rétrécis-« sement. Dans ces cas le meilleur moyen d'éviter la « récidive est de faire l'incision assez grande et de cher-« cher, au moyen d'une division en Y de la peau exté-« rieure, à insérer un petit lambeau de peau (fig. 35), dans

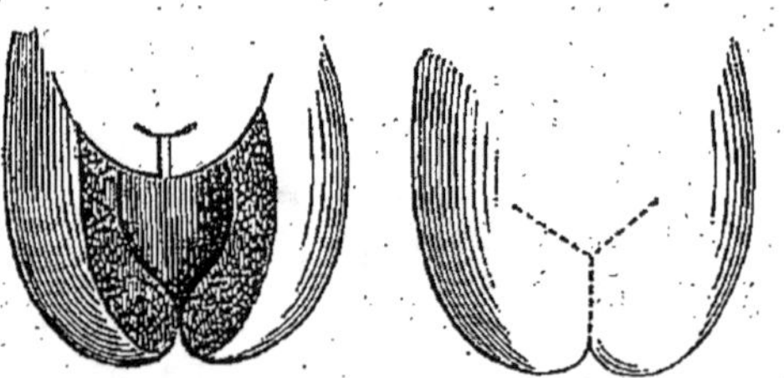

Fig. 35. — Procédé de Roser.

« l'angle du bout de l'urèthre. Il peut être utile en même « temps de border latéralement la peau avec la muqueuse « uréthrale.

« J'ai fait cette dernière opération à plusieurs reprises « et toujours avec un heureux résultat. Elle me paraît « surtout digne d'être recommandée pour les cas où le « prépuce est partout adhérent au gland, où, par consé-« quent, les deux ouvertures, celle du prépuce et celle de

« l'urèthre n'en font qu'une. Les simples incisions ne
« rendent ici aucun service, parce que les lèvres épaisses
« de l'ouverture sont beaucoup trop favorables à la con-
« traction cicatricielle. Les malades finissent par suc-
« comber à l'urémie si l'on ne vient à leur aide.

« Le professeur O. Weber se félicite du succès d'un
« procédé analogue à celui que représente la figure 35 ;
« à savoir, excision d'une partie de la peau extérieure et
« suture entre la muqueuse uréthrale et les bords de la
« plaie cutanée. J'ai également opéré un jour avec succès
« d'après cette dernière méthode. Quand la peau exté-
« rieure située au-dessus de l'orifice de l'urèthre a subi
« une dégénérescence cicatricielle, mais que la mu-
« queuse est intacte, il y a lieu d'accorder la préférence
« à l'incision de la peau calleuse, suivie de la réunion
« des bords de la plaie avec la muqueuse. » (Roser.)

VI. HYPOSPADIAS.

Lorsqu'il siége au gland, comme il n'empêche ni la
faculté d'engendrer ni la miction, l'opération est inutile.

Lorsqu'il dépasse le gland (fig. 36), il rentre dans le cas
des fistules péniennes et alors son traitement, comme
celui de ces fistules, donne beaucoup de mécomptes.

Nous renvoyons donc au traitement des fistules péniennes.

VII. ÉPISPADIAS.

Jusqu'à ces dernières années, cette anomalie était
considérée comme incurable. — Nélaton, et avant lui
Dieffenbach, ont essayé de transformer cette simple
gouttière en un canal : Dieffenbach avivait les bords de
la plaie et les réunissait au-dessus d'une sonde introduite
dans l'urèthre. — Nélaton formait le canal artificiel en
transplantant au-dessus de la gouttière un double lambeau emprunté à la peau de l'abdomen et à la peau du

scrotum : cette méthode d'autoplastie fut suivie avec succès par Jobert de Lamballe, Dolbeau et Follin.

Procédé de Nélaton. — Un lambeau quadrilatère, de la largeur de la verge, et un peu plus long qu'elle, fut

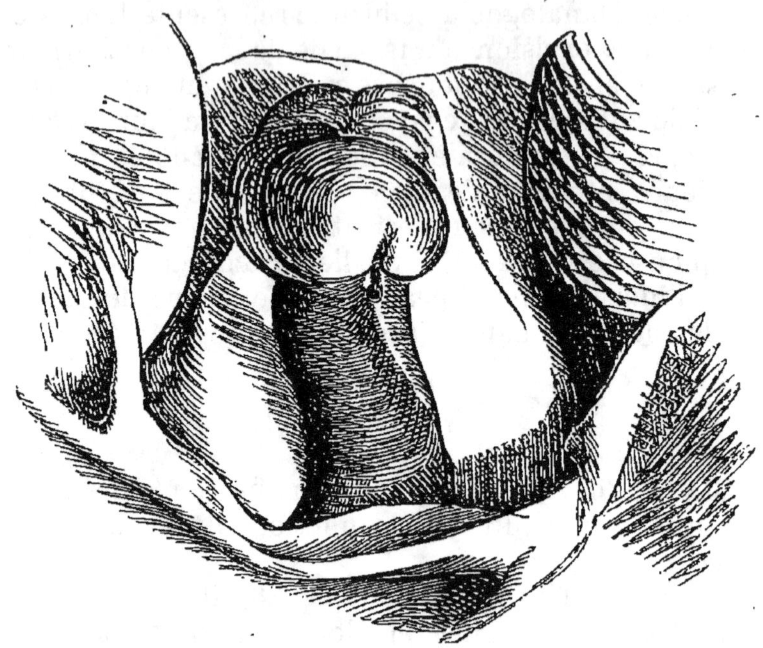

Fig. 36. — Hypospadias.

taillé aux dépens de la peau de l'abdomen, immédiatement au-dessus de l'infundibulum uréthral. Il fut disséqué de manière à ne laisser que sa base au bord inférieur, large pédicule qui correspondait au ligament interpubien. Une fois disséqué, il fut rabattu au-devant de la gouttière uréthrale pour la fermer.

Dans un deuxième temps fut pratiquée sur la face supérieure de la verge, et de chaque côté, à l'union de la peau avec l'urèthre étalé, une incision longitudinale (fig. 37) s'arrêtant en bas tout près du gland, terminant les deux extrémités de cette incision longitudinale par deux autres transversales et très-courtes ; on détacha,

aux dépens de la peau de la verge, deux lambeaux latéraux d'une largeur de un centimètre et demi. C'étaient
deux valves destinées à se refermer sur le lambeau abdo-

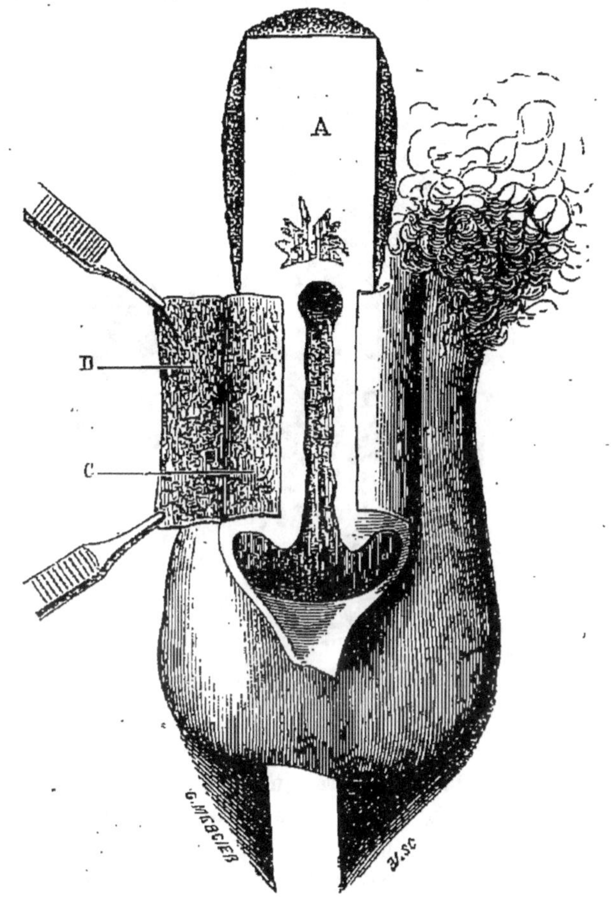

Fig. 37. — Opération pratiquée par Nélaton dans un cas
d'épispadias.

A, lambeau abdominal; — B, lambeau latéral, et laissant à nu — C, la surface
saignante sur laquelle va reposer la partie latérale droite du lambeau abdominal.

minal préalablement abaissé et à le fixer en place : deux
larges surfaces cruentées répondant à d'autres surfaces
larges et cruentées comme elles. Quand ce lambeau

abdominal fut rabattu sur la verge de manière que sa face cutanée répondît, au milieu, à la gouttière uréthrale, de chaque côté, aux surfaces d'où l'on venait de détacher des lambeaux latéraux, la face sanglante de

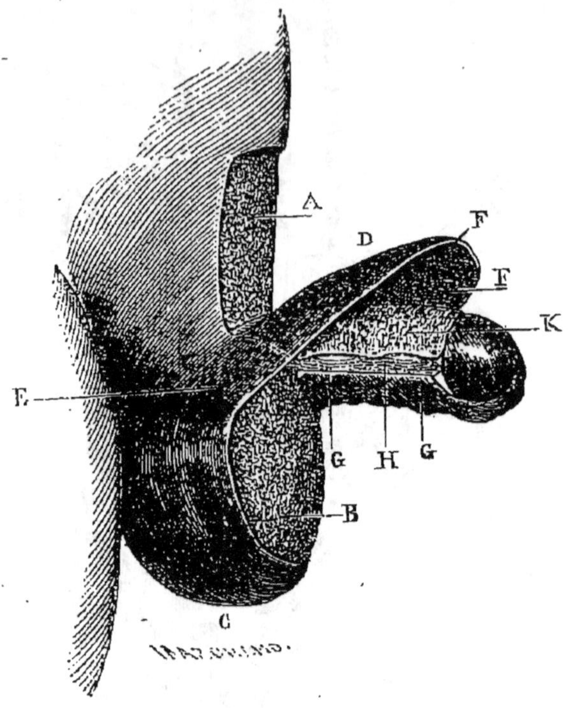

Fig. 38. — Opération pratiquée par Nélaton dans un cas d'épispadias. Deuxième procédé.

A, plaie abdominale; — B, plaie scrotale; — C, scrotum; — D, lambeau scrotal qui vient d'être porté au-dessus de la verge, déjà recouverte elle-même du lambeau abdominal; — E, pédicule gauche du lambeau scrotal; — FF, circonférence antérieure du lambeau scrotal qui va être suturé à G, lèvre inférieure de l'avivement longitudinal, pratiquée sur les côtés de la verge, et dont HH' est la lèvre supérieure; — K, lambeau abdominal rabattu sur la gouttière uréthrale, et dont le bord est, de chaque côté, uni à la lèvre supérieure de ce avivement longitudinal; de ce lambeau on ne voit que la face sanglante, que va cacher tout à l'heure la face sanglante du lambeau scrotal.

ce même lambeau, devenue antérieure, fut à son tour couverte par deux lambeaux latéraux. La largeur de ceux-ci pourtant était insuffisante pour cacher, par leur rapprochement, tout le lambeau abdominal. Afin d'arriver à ce résultat, et d'éviter tout tiraillement des sutures, de chaque côté une incision longitudinale fut pratiquée à la face inférieure de la verge, ce qui permit la locomotion des téguments et amena les deux lambeaux latéraux à un accolement complet et facile. Cette coaptation fut maintenue sur la ligne médiane par trois épingles et, de chaque côté, par deux rouleaux longitudinaux de diachylum, de manière à joindre les effets des sutures entortillées. — On eut un urèthre long de 5 centimètres, dont le méat admettait le doigt, ce dernier fut rétréci par des cautérisations et des incisions consécutives.

Procédé de Demarquay (modification du deuxième procédé de Nélaton). — L'opération se compose de plusieurs temps (1).

1° On passe un fil à travers le prépuce; ce fil sera confié à un aide chargé de tirer la verge en bas et en avant pendant toute la durée de l'opération. Cette précaution est très-utile et ne doit pas être négligée.

2° On fait de chaque côté de la gouttière uréthrale une incision longitudinale à l'union de la peau et de la muqueuse, plutôt un peu en dehors. Ces incisions commencent sur le côté du prépuce et se prolongent jusqu'à la paroi abdominale où elles seront reprises dans un troisième temps. Les deux lèvres de cette incision sont immédiatement disséquées dans l'étendue de 4 à 5 millimètres, en ayant soin de laisser aux tissus leur plus grande épaisseur : on a ainsi une lèvre interne qui se relève vers le canal de l'urèthre, une lèvre externe qui se continue avec les téguments de la verge.

3° On prolonge les deux incisions péniennes sur l'abdomen en remontant à une hauteur de 5 centimètres environ, au niveau des saillies qui limitent de chaque côté la gouttière abdominale; ces deux incisions réunies par une troisième transversale, on dissèque immédiatement un lambeau que l'on fait descendre jusqu'à ce

____

(1) Demarquay, *Maladies chirurgicales du pénis*. Page 623.

que les deux gouttières abdominale et uréthrale puissent être facilement mises en contact. Cette dissection doit être très-complète vers la base, et il faut laisser aux tissus la plus grande épaisseur possible, afin de ne pas compromettre la vitalité. La continuité des incisions péniennes et abdominales est très-utile, en ce qu'elle favorise la création du canal.

4° La suture à points séparés ne permet que difficilement de mettre en contact les surfaces saignantes ; aussi, dans la troisième opération, Dolbeau employa-t-il la suture de Gely.

5° Le lambeau abdominal ainsi réuni de chaque côté, une première incision circonscrivant la base de la verge, puis une deuxième qui entoure le scrotum, permettent de tailler un lambeau qui doit recouvrir le dos du pénis ; pour cela, et après dissection, on fait passer la verge au travers de l'incision qui circonscrit sa base, comme au travers d'une sorte de boutonnière ; alors le lambeau prend sa place, s'applique par sa face cruentée sur la face sanglante du lambeau abdominal, déjà suturé avec les lèvres internes des incisions péniennes.

6° Dans un sixième temps la grande circonférence du lambeau scrotal est unie avec la lèvre externe de l'incision pénienne à droite et à gauche, au moyen de trois points de suture.

7° Une sonde est introduite dans la vessie, et les surfaces sont recouvertes au moyen de linge et de charpie.

VIII. Rétrécissements congénitaux.

Les rétrécissements congénitaux peuvent être ou *valvulaires* ou *annulaires*.

Niés pendant longtemps, ils furent reconnus et décrits par Nélaton, qui en rencontra quatre cas rédigés par Philipps.

Ces rétrécissements sont tributaires de l'urèthrotomie, mais il y a un fait capital à considérer, c'est qu'ils sont généralement très-longs ; quelquefois, ils occupent la plus grande partie de la portion spongieuse ; il est donc dangereux de faire l'uréthrotomie de tout le canal. — Demarquay préfère l'introduction d'une fine tige de laminaria digitata. — Malgré l'avis de l'éminent chirurgien, j'engage à ne jamais introduire ce dilatateur naturel dans l'urèthre, car il peut se gonfler derrière le rétrécissement au point de ne plus pouvoir sortir. — L'uréthrotomie malgré ses accidents, avec une plaie aussi longue, mérite la préférence.

L'oblitération congénitale du canal peut exister.

Quoique les cas sont rares, il s'en est présenté assez cependant pour indiquer la manière dont ils ont été traités. On a employé l'uréthrogénie.

Ricord chez un jeune homme qui avait eu la partie antérieure de l'urèthre détruite par un chancre jusqu'au scrotum, introduisit une large sonde cannelée dans l'orifice qui se trouvait au-devant du scrotum dans un repli de la peau ; il enfonça un stylet en forme de lance par l'orifice uréthral du gland qui existait encore ; puis il le fit glisser avec lenteur entre la peau de cicatrice et le sillon inférieur des corps caverneux jusqu'à ce qu'il eût rencontré le cul-de-sac de la sonde cannelée, il eut ainsi la certitude d'avoir pénétré jusqu'au véritable canal, alors il introduisit, dans ce canal, une petite sonde d'argent qu'il remplaça le cinquième jour par une sonde élastique (Philipps) (1).

Le bistouri très-mince est généralement employé dans ces cas. — Mais, ainsi que le fait remarquer M. Verneuil, il n'existe pas une seule observation concluante d'uréthrogénie par perforation, si ce n'est un fait dû à M. Ripoli. Sans doute les malades ont survécu : pendant un certain temps, ils ont uriné par le nouveau canal : mais combien de temps ce canal est-il resté libre, et à quelle époque a eu lieu l'inévitable récidive ?

____

(1) Philipps, *Traité des maladies des voies urinaires.* Paris, 1860.

ARTICLE II

Lésions physiques.

I. Plaies de dehors en dedans.

A l'exemple de Demarquay (1), nous divisons les plaies en *plaies par instruments tranchants ou piquants; plaies par armes à feu; plaies par arrachement ou morsures d'animaux; plaies contuses.*

1° *Plaies par instruments tranchants ou piquants.* — Dans le cas où la plaie est *superficielle,* il y a peu de chose à faire; si la plaie est *longitudinale,* on rapproche les bords et on les maintient en contact soit par des bandelettes agglutinatives, soit par des serres-fines.

Quand l'artère dorsale est atteinte, il faut la lier, comme a fait Malgaigne dans un cas.

Quand la plaie est plus profonde, elle peut atteindre seulement le canal, ce qui se présente dans les cas de boutonnière, d'uréthrotomie externe, ou le canal et les corps caverneux; dans le premier cas, elle est généralement longitudinale et se guérit facilement; dans le deuxième elle est plus souvent transversale et devient dans ce cas beaucoup plus grave : elle siége ordinairement à la racine de la verge. Le point le plus important est que l'urèthre soit ou non compromis.

L'*hémorrhagie* est le premier accident dont il faut s'occuper : les lotions froides et l'application des moyens astringents peuvent suffire dans les cas de section incomplète : la compression de la verge au moyen de bandelettes de diachylum, une sonde étant introduite dans le canal, vaut encore mieux : enfin dans le cas de section très-considérable, on peut essayer de conserver la partie détachée en la suturant avec la partie du tronc sans s'occuper du canal.

Pour toute lésion et hémorrhagie, comme aussi pour

____

(1) Demarquay, *Maladies chirurgicales du pénis.* Paris, 1876.

tout pansement de pénis, il faut tenir compte de l'érection. Elle provoque des tiraillements sur la plaie et sur les appareils, des déplacements de la peau, mais surtout des hémorrhagies secondaires auxquelles il faut toujours s'attendre.

Nous terminerons ce qui est relatif aux plaies par instruments tranchants en répétant le mot de Richerand : « Fût-il un vieillard, à qui la partie enlevée est inutile, l'individu qui n'a plus l'organe pénien ne recouvre jamais son hilarité : il est donc de la plus haute importance de remédier aussi promptement que possible au traumatisme qui a ainsi atteint le pénis. »

Quand l'urèthre et le pénis ont été piqués, ce qui est très-rare, il n'y a pas beaucoup à s'en occuper — : nous verrons qu'un des moyens pour retirer les aiguilles du canal est de les leur faire traverser de part en part et qu'il n'y a pas d'accidents consécutifs. — Cependant si le corps est plus gros, il y a encore à craindre les hémorrhagies, et quelquefois comme dans les cas précédents des fistules urinaires consécutives. — Enfin, comme dans toutes les plaies, il peut survenir des accidents inflammatoires et des infiltrations d'urine. — Lorsqu'il y a inflammation et oblitération des veines du pénis, surtout celles des corps caverneux, il se développe un état de priapisme. — La flexion du membre en érection se voit surtout comme résultat consécutif des plaies en général portant sur l'urèthre : on a proposé la section des parties ainsi raccourcies, mais il y a généralement récidives.

2° *Plaies par armes à feu.* — Dans ces sortes de plaies, il y a moins à craindre l'hémorrhagie par suite de la mâchure de la plaie par le projectile ; mais il y a souvent des rétentions d'urine, sans que le canal soit touché, par suite du gonflement inflammatoire des parties environnantes.

Comme traitement, Demarquay donne les indications suivantes : conserver de la verge et des autres organes génitaux, la plus grande partie possible ; ne rien enlever de ce qui vit encore, est un précepte que le chirurgien ne doit jamais manquer de suivre dans ces sortes de blessures : des pansements simples, doux, les antiphlogistiques locaux et généraux doivent constituer la base du traitement des plaies par armes à feu. Rarement on trouvera des cas rebelles à cette méthode : la plaie marche rapidement vers la cicatrisation : le trajet fistuleux ne tarde pas à se fermer et, en tant que plaie du pénis, la guérison ne se fait pas longtemps attendre. — Dans les cas où l'urèthre est atteint, il est de rigueur et de règle de pratiquer le cathétérisme et de laisser une sonde à demeure : mais ce n'est pas un moyen infaillible de guérison : car quelquefois on voit la cicatrisation s'arrêter et il devient absolument nécessaire de retirer l'instrument.

3° *Plaies par arrachement et par morsure.* — Ce qui caractérise surtout les plaies du pénis par arrachement, c'est la différence de niveau entre la section du fourreau cutané de la verge, au-devant de la symphyse pubienne, et celle des corps caverneux, sur un plan beaucoup plus antérieur, derrière le gland. Il y a donc dénudation du pénis.

Dans ces genres de plaies, l'hémorrhagie est l'exception : mais il y a souvent gangrène.

Les moyens simples sont ceux qu'il convient d'employer pour mener à bonne fin une mutilation, en apparence affreuse ; l'emploi de la sonde à demeure est en général inutile : comme les plaies sont plus ou moins contuses, il est mauvais de tenter la réunion du bout de la verge divisée ; de même l'autoplastie.

4° *Plaies contuses.* — Si le traumatisme a été modéré, le traitement de la plaie contuse ressemble à celui de la contusion simple.

Dans le cas de douleur, glace et narcotiques, cataplasmes laudanisés.

Dans les cas plus graves, il faut arrêter l'hémorrhagie et surtout éviter la rétention d'urine.

Il arrive quelquefois que, après une chute sur le périnée, il y a écoulement de sang, rétention d'urine ;

faut-il introduire une sonde ? ou attendre ? — Le traitement antiphlogistique seul réussit souvent, et c'est par lui qu'il faut toujours commencer.

J'ai observé le cas suivant : Un garçon de 14 ans, employé chez un bijoutier, allait porter à la Banque des bijoux en dépôt dans la petite boîte en fer-blanc traditionnelle : cette boîte est attachée au cou par une chaînette et s'appuie sur le bas-ventre ; pris d'envie d'uriner, il se mit sur le coin d'une de ces grosses pierres qui sont dans les chantiers des maisons en construction : pendant qu'il urinait, un camarade lui sauta sur le dos, le fit fléchir brusquement et la verge et le périnée furent pris entre la pierre et la boîte pressée par le ventre ; — il y eut immédiatement hémorrhagie assez considérable et perte de connaissance ; le malade guérit en trois semaines par le repos et les bains ; — j'ai soigné plus tard la même personne pour un rétrécissement traumatique à la portion bulbeuse, il est probable que le point de départ de ce rétrécissement était la contusion précédente. — Aucune sonde ne fut passée à cette époque.

On dit bien qu'aussitôt que l'on sera appelé auprès d'un malade affecté d'une plaie de l'urèthre, on introduira une sonde dans la vessie et que cette manœuvre aura pour but : 1° d'arrêter l'hémorrhagie ; 2° d'empêcher l'infiltration d'urine ; 3° de prévenir l'obstruction du canal par le gonflement.

Mais le cathétérisme est loin d'être toujours facile et augmente souvent les dégâts. Par suite de la rupture du canal, les deux bouts chevauchent l'un sur l'autre et leur lumière n'est plus sur le même prolongement ; d'un autre côté, ils sont éloignés l'un de l'autre par suite de leur rétraction.

En règle générale, il vaudra mieux s'abstenir ; mais si l'on est obligé de passer une sonde, on se servira d'un instrument à bout olivaire, en suivant la paroi qu'on suppose être intacte, s'il y en a une : il faut laisser la sonde en place non bouchée pendant deux jours et faire en même temps la suture entrecoupée pour rapprocher les téguments du pénis, — ce rapprochement doit être tenté, même lorsque l'on n'est pas parvenu à introduire la sonde.

On a conseillé d'essayer d'introduire la sonde par le bout vésical de l'urèthre, — c'est encore une opération difficile : car ce bout est rétracté et son orifice très-difficile à trouver.

Les conséquences de ces plaies sont toujours des rétrécissements plus ou moins graves, ou des fistules labiformes permanentes.

5° *Contusions de l'urèthre.* — Dans les cas de contusion, c'est surtout la partie périnéale du canal qui en est le siége : — il est très-facile de s'en rendre compte en observant qu'à l'état de flaccidité, le canal est caché par les corps caverneux, excepté dans l'érection, et ce n'est guère que dans cet état que l'on a observé des contusions de la portion mobile du canal. — Dans sa portion périnéale, au contraire, le canal, quoique situé profondément, est maintenu fixe par ses attaches aponévrotiques, il ne peut fuir devant les chocs ; il est pressé contre le pubis, d'où sa déchirure dans les chutes à califourchon, etc. Les mêmes difficultés se présentent ici pour l'introduction des sondes. Dans tous les cas, il ne faut pas oublier que le principal danger couru par les individus atteints d'une plaie de l'urèthre consiste dans l'infiltration urineuse, et que les lésions les plus graves surviennent à la suite d'une forte contusion du périnée.

Quelle est la meilleure méthode à suivre en pareil cas? Il faut donner à l'urine un libre écoulement en incisant la partie lésée, et faisant de larges ouvertures dans les parties déjà infiltrées.

« La contusion du périnée présente des résultats si différents qu'il est impossible de poser des règles précises au traitement qui doit être employé : chaque cas est accompagné de circonstances qui doivent modifier la manière d'agir du chirurgien, et c'est son expérience qui doit faire un choix dans les ressources qu'il a à sa disposition. Il faut d'abord employer les antiphlogisti-

ques, les émollients et les narcotiques : puis le cathétérisme, dans les situations compliquées, et en dernier lieu
la ponction vésicale. » (Philipps.)

M. Cros a présenté à la Société de chirurgie un mémoire qui a rappelé l'attention sur cette question, sans
cependant amener une solution définitive ; nous pren-
drons quelques extraits à ce travail, d'ailleurs très-intéressant.

Le diagnostic a été établi de la manière suivante par
M. Cros.

1° Dans les cas légers, la miction est pénible et peu
douloureuse, ou momentanément suspendue par un état
spasmodique de peu de durée.

Dans les cas où la rétention d'urine existe, elle n'est
que passagère et diminue assez rapidement.

L'écoulement de sang par le méat peut manquer ou
n'est que très-peu abondant.

Le cathétérisme est toujours possible, mais douloureux ; la plupart du temps même il est facile à pratiquer,
à moins que le canal de l'urèthre ne soit rétréci par des
lésions antérieures. L'introduction de la sonde, même
faite avec les plus grands ménagements et avec des instruments flexibles, peut occasionner un léger suintement
de liquide sanguinolent.

Le périnée n'offre pas de trace de contusion ; il n'est
le siége d'aucune tumeur.

2° Les symptômes des cas du second ordre sont bien
plus accentués.

La miction est pénible, incomplète ; le méat donne
issue à un écoulement de sang assez abondant, et souvent se faisant d'une manière continue.

Le cathétérisme explorateur est encore praticable
dans ces cas, mais il augmente l'hématurie.

Le périnée est le siége d'une tumeur plus ou moins volumineuse, mais sans ecchymose au début.

3° Quant aux cas graves enfin, ce sont ceux dont le
diagnostic est le plus facile à établir.

La rétention d'urine est complète dès le début de l'accident.

Il s'écoule par le méat une grande quantité de sang, et cet écoulement se fait sans interruption.

Le cathétérisme est toujours impossible. Quelques instants après la contusion, une tumeur volumineuse se développe rapidement à la région périnéale.

Comme traitement, M. Gros emploie les moyens suivants :

Pour les deux premiers cas, les indications sont celles que nous avons énoncées précédemment.

Dans les cas graves, il donne la préférence à l'incision sur la ponction et fait l'opération de la manière suivante :

« Le malade étant placé comme pour l'opération de la taille, un cathéter introduit jusqu'à l'obstacle et maintenu verticalement par un aide, on fait sur toute l'étendue de la tumeur sanguine une incision, en se tenant strictement sur la ligne médiane.

Cette incision part généralement de la racine des bourses et s'arrête à 2 centimètres au-devant de l'anus. La peau, le tissu cellulaire divisés, on découvre l'aponévrose superficielle que l'on incise dans la même étendue. On tombe alors dans le foyer sanguin que l'on vide de ses caillots et que l'on éponge avec soin. — Les bords de la plaie bien écartés et maintenus par des érignes, il est surtout facile d'apercevoir le cathéter à nu au niveau de la déchirure, quelquefois il apparaît même complétement à découvert dans l'étendue de 3 à 4 centimètres. Le chirurgien plonge alors le doigt indicateur gauche au fond de l'incision et l'applique autant que possible au niveau de la plaie de l'urèthre.

« Le cathéter est retiré et remplacé par une sonde molle que l'on essaye de faire pénétrer dans la vessie, à l'aide de l'index qui est resté en position. Rarement on réussit de cette façon; il faut aller à la recherche du bout postérieur, et essayer d'introduire par la plaie un stylet dans le réservoir urinaire; c'est ici qu'est le temps le plus important et en même temps le plus difficile de l'opération. Il est nécessaire de ne rien négliger qui puisse mettre sur la voie, car c'est au milieu de tissus contus, déchiquetés, baignés par le sang, que se pratiquent les recherches. On se tient le plus possible sur le plan médian, et, en tâtonnant, on réussit quelquefois. Si le malade n'est pas anesthésié, on lui recommande, ainsi que le conseille M. Gosselin, de faire des efforts pour uriner, le point par où s'écoule l'urine étant, dans quelques circonstances, très-utile pour retrouver l'ouverture du bout vésical. Une fois le stylet dans la vessie, rien n'est plus facile, en s'en servant comme conducteur, que de glisser une sonde en caoutchouc dans le réservoir urinaire. On lui fait après parcourir la portion pénienne du canal d'arrière en avant par le procédé de M. Gosselin. Un long stylet, poussé par le méat jusqu'à la plaie, est suffisant pour remplir l'office de conducteur et faciliter cette dernière manœuvre. Comme la sonde qu'on place dans l'urèthre est destinée à rester à demeure, il est préférable de se servir de suite d'une sonde ouverte aux deux bouts, afin d'en assurer le renouvellement sans difficultés. »

Nous n'avons pas besoin d'ajouter que cette opération, si simple en apparence, est excessivement difficile à pratiquer ; la recherche du bout vésical est d'une difficulté considérable, au milieu de ces tissus pleins de sang et mâchés : en outre un accident grave, l'hémorrhagie, complique souvent l'opération : on est exposé à couper l'artère transverse du bulbe, et dans ce cas on est obligé de lier la honteuse interne si les réfrigérants et le tamponnement ne réussissent pas.

En résumé, l'on voit que les ressources du traitement chirurgical sont multiples : le cathétérisme, la ponction vésicale, l'incision périnéale simple, l'incision périnéale avec recherche immédiate du bout postérieur et application de la sonde à demeure.

Le cathétérisme sera toujours la meilleure méthode quand il pourra être exécuté ; mais, comme nous l'avons vu, non-seulement il est extrêmement difficile et quelquefois même impossible, mais encore il peut produire des dégâts considérables, ou augmenter ceux existants déjà.

MM. Cros et Guyon donnent la préférence exclusive sur les autres méthodes à l'incision périnéale immédiatement suivie de la recherche des deux bouts et du passage d'une sonde à demeure qu'on laisse quatre à cinq jours. M. Notta a recours à l'incision périnéale immédiate sans toucher au canal : il satisfait ainsi aux indications les plus pressantes et laisse au chirurgien le temps de se retourner ; il est vrai que dans ce cas on ne s'occupe en rien de ce qui touche à la reconstitution du canal.

M. Voillemier prescrit au contraire la ponction de la vessie dans les ruptures complètes.

M. Rochard dit qu'il faut pratiquer une incision médiane comprenant toute la longueur du périnée, diviser couche par couche jusqu'à la rupture de l'urèthre, pendant qu'on fait arriver un jet d'eau froide sur la plaie, pour arrêter l'hémorrhagie et entraîner les caillots déjà formés, et introduire ensuite la sonde dans le bout vésical pour laisser écouler l'urine. — On la laisse une semaine.

M. Verneuil emploie l'incision, jamais il ne fait le cathétérisme : il introduit deux bougies, l'une dans le bout antérieur, l'autre dans le bout postérieur de l'urèthre et les anostomose ensuite.

M. Duplay ne fait des incisions que quand il y a infiltration urineuse.

M. Lefort pense qu'il y a des cas où l'on peut employer le cathétérisme et la ponction de la vessie.

M. Trélat pense qu'il faut être très-réservé de l'incision périnéale ; mais il reconnaît qu'elle est préférable à la ponction de la vessie, la cicatrisation des plaies du périnée étant très-rapide.

Giraldès, suivant le procédé de Roux, fait la ponction vésicale, introduit une sonde dans le trocart et fait le cathétérisme rétrograde : cette ponction hypogastrique a été imaginée et mise en usage par Verquin (1).

Les conclusions de la Société sont celles-ci dans les cas de plaie contuse de l'urèthre avec rétention d'urine : il faut assurer le cours de l'urine et prévenir sa stagnation dans la plaie contuse. Le cathétérisme est dangereux ou impossible ; la ponction vésicale et l'incision périnéale simple ont toutes deux leurs avantages, mais toutes deux sont insuffisantes et ne répondent qu'incomplétement à la double indication : il n'est qu'une opération qui remplisse le double but, c'est l'urétrothomie périnéale d'urgence, au moins aussi inoffensive que les opérations précédentes, facilement praticable de bonne heure et parant d'un seul coup à tous les dangers : ceux de la rétention d'urine, ceux de la plaie contuse et ceux des complications lointaines.

II. Plaies de dedans en dehors ou fausses routes.

Les fausses routes sont fréquentes ; elles sont quelquefois graves, quelquefois au contraire laissent le canal indemne.

La portion du canal qu'elles occupent, leur volume, l'instrument qui les a produits, le manuel opératoire employé par le chirurgien, contribuent à les différencier. — Elles seront plus ou moins graves suivant qu'elles intéresseront tel ou tel organe, qu'elles occasionneront plus ou moins de désordres.

Deux catégories bien distinctes doivent être établies dans la classification des fausses routes.

Les unes sont les résultats de *mauvaises manœuvres* dans le canal, et c'est toujours alors un malheur.

Les autres sont *faites sciemment* par le chirurgien pour obvier à une rétention d'urine : ces cas sont très-rares dans la pratique actuelle ; nous les laisserons de côté.

Elles existent rarement avant la courbure du canal :

____

(1) *Société de chirurgie*, séance du 13 décembre 1876.

Civiale (1) en a signalé partant du méat et allant jusqu'à la vessie au milieu des tissus environnants.

C'est spécialement à la courbure qu'on trouve les perforations de l'urèthre; l'anatomie rend compte parfaitement de ce lieu d'élection : changement de direction, de condition, de mobilité, et enfin siége de prédilection des rétrécissements.

Les rétrécissements, les déformations du canal de l'urèthre, les instruments défectueux auxquels on a recours, et la manière vicieuse d'employer ceux qui sont bons, telles sont les causes ordinaires des fausses routes. Plusieurs de ces causes peuvent se trouver réunies et alors la fausse route est pour ainsi dire inévitable.

Les rétrécissements sont plus durs que les parties saines environnantes, d'où la lésion plus fréquente de ces dernières qui cèdent plus facilement. Lorsqu'on employait le cathétérisme forcé, les sondes coniques en métal, les fausses routes étaient encore plus fréquentes. Les bougies de faible diamètre, en baleine, résistantes, donnent invariablement des fausses routes, lorsqu'elles sont dans des mains peu expérimentées et que le rétrécissement est difficile à franchir.

Un autre mode de formation qui est pour ainsi dire inconscient et par l'opéré et pour l'opérateur, c'est l'usage encore établi de laisser des sondes à demeure fixées sur l'obstacle : il y a dans ces cas peu de désordres, c'est plutôt un écartement des fibres qu'une déchirure : la sonde s'engage, mais le malade n'éprouve aucune douleur. Les fausses routes de cette espèce ne sont pas rares; c'est à elles qu'appartiennent beaucoup de perforations anciennes, organisées, qu'on retrouve dans les autopsies.

Dans le cas d'introduction d'instruments, brusque, forcée, il y a des désordres plus considérables et de véritables déchirures de tissus ; mais plus l'instrument est pointu, plus la déchirure est petite et se cicatrise vite.

Dans l'uréthrotomie, l'instrument mal dirigé ou mal

(1) Civiale, *Traité pratique des mal. des voies urinaires*. Paris, 1859.

employé peut donner lieu à des fausses routes. Après l'uréthrotomie, le bec de la sonde que l'on introduit peut s'engager dans l'angle postérieur de la plaie.

Les fausses routes sont presque toujours situées en bas quand elles sont dues à l'action d'un caustique.

La longueur des fausses routes joue un grand rôle pour les accidents consécutifs. Le chirurgien s'arrête quelquefois à temps, et il reconnaît la fausse route avant de s'être engagé profondément dans les tissus ; quelquefois au contraire il perfore le canal, suit un chemin à travers les tissus environnants pour revenir dans le canal.

Le danger des fausses routes est en rapport avec les désordres produits. On peut craindre soit des épanchements d'urine, soit des accidents inflammatoires, soit même la mort quelques heures après le cathétérisme. D'autres fois elles forment un canal dérivatif par où passent les urines : ce trajet s'organise, comme dans l'exemple d'Astruc. — Les fausses routes complètes perforant le rectum peuvent très-bien ne pas être très-graves, s'il n'y a qu'une simple ponction de faite.

Cependant, en thèse générale, les fausses routes complètes, c'est-à-dire celles qui se terminent dans une cavité naturelle, vessie, rectum, ou à la surface externe, sont plus dangereuses que celles incomplètes qui se terminent dans les tissus : ces dernières sont heureusement peu dangereuses par elles-mêmes, quand il n'y a point de complication. Un des effets consécutifs les plus graves des fausses routes, c'est de rendre le cathétérisme ultérieur fort difficile : les embarras deviennent extrêmes s'il y a urgence de sonder le malade avant l'oblitération complète de la voie artificielle.

La paroi inférieure est généralement celle qui est le plus souvent atteinte : la paroi supérieure est perforée presque toujours au-devant du pubis, — outre qu'en cet endroit, le canal n'est plus soutenu par les corps caverneux, il arrive souvent que l'on fait basculer l'instrument trop tôt, d'où fausse route. Les fausses routes latérales sont rares.

Diagnostic. — S'il est important de savoir lorsque l'on fait fausse route, il est aussi utile pour le chirurgien de reconnaître celles qui auraient été faites avant lui, autant pour les éviter que pour qu'on ne les passe pas à son actif.

D'où deux diagnostics importants :

1° Signes de la production d'une fausse route ;

2° Signes des fausses routes formées.

SIGNES DE LA PRODUCTION D'UNE FAUSSE ROUTE. — Y a-t-il un signe pathognomonique de la production d'une fausse route ?

Il est très-difficile de bien reconnaître le moment où se produit la fausse route. La résistance, la sensation qu'éprouve l'opérateur et qui indiquent, dit-on, le passage de la sonde à travers des parties dures, rugueuses, à surface inégale, les mouvements saccadés qui accompagnent la progression de l'instrument, ne sont point des signes certains que la sonde s'engage dans une mauvaise direction. On retrouve des sensations analogues en traversant certaines coarctations longues, dures et résistantes. — La résistance est plus considérable dans le point rétréci que dans les parties environnantes. — Les sensations du malade ne sont que d'un faible secours : le plus souvent, il est distrait par d'autres douleurs, spécialement par les angoisses de la rétention d'urine, et il lui serait difficile de rendre un compte exact de ce qu'il ressent : d'ailleurs le malade éprouve de la douleur quand la sonde entre dans le rétrécissement, on ne peut donc savoir de ce côté à quoi s'en tenir. — La quantité de sang qui s'écoule ne peut rien apprendre davantage : car on voit des malades en perdre à peine quelques gouttes, alors que des désordres considérables ont été produits, tandis que d'autres en rendent abondamment sans que la sonde ait quitté la bonne voie. — La plupart du temps le toucher par le rectum ne donne pas de notions plus précises. Il ne faut donc attacher à ces divers moyens qu'une importance modérée : mais faut-il admettre avec Philipps, par exemple : « que toutes les indications que la théorie établit avec tant de précision ne servent guère dans la pratique ? » Je ne le crois pas : dans la chirurgié des voies urinaires, où malheureusement tout est sensation des doigts, c'est surtout l'ensemble des phénomènes qu'il faut étudier, et surtout aussi s'en rapporter à la délicatesse du tact, qui ne s'acquiert que par beaucoup d'expérience, et dont il est si difficile de rendre compte par écrit. Comment bien expliquer, par exemple, cette sensation différente que donne la pointe de l'instrument, qu'il s'engage dans un rétrécissement ou pénètre sous la muqueuse ; elle est minime souvent, et cependant elle existe : acceptons donc les indications pour ce qu'elles valent, sans les exagérer, mais surtout sans les dédaigner.

Ces signes peuvent être rapportés à cinq principaux :

1° *Déviation de la sonde ;*

2° *Sensation, le bec sous la muqueuse ;*

3° *Hémorrhagie ;*

4° *Urine ne coulant pas, la sonde enfoncée jusqu'au pavillon ;*

5° *Accidents consécutifs.*

1° *Déviation de la sonde.* — Si la fausse route ne se fait pas parallèlement à l'urèthre, on sent et on voit l'instrument dévier de l'axe du corps.

2° *Sensation, le bec sous la muqueuse.* — Lorsque le bec s'engage sous la muqueuse, il y a un sentiment de résistance molle que ne donne pas le rétrécissement ; on n'a pas la sensation de refoulement du rétrécissement ; le bec n'est pas pincé comme dans ce dernier ; il y a dans les deux cas frottement : quelquefois un petit soubresaut indique que l'on s'engage sous la muqueuse.

3° *L'hémorrhagie* n'est pas un signe certain puisqu'elle peut être due à des fongosités uréthrales ou à une autre cause ; cependant c'est un bon élément de diagnostic.

4° *Urine ne coulant pas.* — Les fausses routes peuvent laisser pénétrer la sonde jusqu'au pavillon sans amener d'écoulement d'urine : les yeux de la sonde peuvent être bouchés, ou on n'est pas dans la vessie, ou enfin les yeux de la sonde ont dépassé le niveau du liquide. On les débouche par une injection, on les met au niveau du liquide en retirant légèrement la sonde, ou il y a fausse route.

5° *Accidents consécutifs.* — Il peut arriver que la sonde sortie du canal y revienne en perforant la vessie, dans ce cas l'urine coule, mais les accidents consécutifs très-graves indiquent cette fausse-route, infiltration d'urine, abcès urineux, fistules.

Les fausses routes complètes seront surtout diagnostiquées par les commémoratifs et les accidents consécutifs. Le doigt dans le rectum nous indiquera par où le bec de la sonde passe.

Ces derniers cas sont rares ; les fausses routes qu'actuellement on fait généralement dans la pratique sont incomplètes et par conséquent peuvent quelquefois se cicatriser d'elles-mêmes, surtout si elles ne sont pas profondes. Elles sont produites par des instruments de faible diamètre et durs (bougies en baleine) : comme on ne se sert plus du cathétérisme forcé de Mayor ou de la sonde conique de Boyer, les accidents sont moins considérables ; le trajet suppure et s'oblitère à la longue.

Le malade sent quelquefois lui-même quand la fausse route se fait ; une douleur se produit. Cependant le canal s'émousse par le passage répété des instruments, et des malades se font eux-mêmes des fausses routes en se sondant, sans s'en apercevoir.

En résumé, « en rapprochant ces signes les uns des autres, on leur donne une nouvelle valeur, et leur ensemble ne permet pas de s'abuser sur la nature de l'accident qui a été produit. » (Voillemier.)

SIGNES DES FAUSSES ROUTES FORMÉES. — Passer une sonde dans un canal où des fausses routes viennent d'être faites est souvent une des opérations les plus difficiles de la chirurgie. Il est donc bien important pour l'opérateur de se faire renseigner sur ce qui s'est produit avant son arrivée ; si l'introduction de l'instrument a été difficile ; si l'on est parvenu jusqu'à la vessie ; si l'urine a coulé, s'il y a eu hémorrhagie : il est bon dans tous les cas de commencer par prendre des empreintes, soit avec la bougie à empreinte, soit avec la bougie de cire.

Instruments permettant de diagnostiquer les fausses routes dans la portion spongieuse du canal.

1° *Bougie à empreinte;*
2° *Bougie en cire;*
3° *Sonde ordinaire courbe.*

1° La *bougie à empreinte*, quoique peu employée maintenant, rend cependant des services dans le cas actuel.

Lorsqu'une fausse route existe, on a deux ouvertures sur lesquelles vient buter le bec de la bougie ; l'une sera celle de la fausse route, l'autre celle du rétrécissement ou d'un obstacle naturel (entrée de la portion musculeuse par exemple).

La bougie à empreinte nous donnera donc la figure de ces deux ouvertures, en se moulant sur elles. C'est là son grand mérite ; mais où est située la lésion ? quelle en est l'étendue ? On n'a par elle aucun renseignement à ce sujet ; il est difficile de reconnaître sur la bougie la proéminence correspondant à l'ouverture pathologique et celle due à l'ouverture normale.

Cependant quelques idées peuvent être données à ce sujet :

a. *Diagnostic d'une fausse route au cul-de-sac du bulbe.* — Lorsque l'on introduit une bougie à empreinte jusqu'à l'entrée de la portion musculeuse et qu'on l'y laisse une à deux minutes, on rapporte une empreinte qui représente une pointe effilée précédée d'un renflement inférieur formant un angle obtus avec la partie rétrécie ; et si l'on a soin de retirer cette bougie sans la tourner, on verra que la proéminence existe en haut, qu'elle est arrondie et unique.

Si au contraire nous avons une fausse route au cul-de-sac, il y aura deux ouvertures et l'empreinte donne un renflement inférieur à angle aigu avec la partie rétrécie, à la condition toutefois qu'on ait eu soin de bien tirer sur la verge pour effacer le cul-de-sac.

b. *Diagnostic d'une fausse route et d'un rétrécissement.* — La bougie à empreinte rapporte de même deux proéminences, mais ici la situation supérieure de l'une ne pourra nous servir comme dans le cas précédent : on ne peut se baser que sur la forme de la proéminence. Un rétrécissement donne, par suite du spasme, une empreinte étroite, longue, régulière, cylindrique : au contraire, la fausse route donne une empreinte déchiquetée, irrégulière, peu longue.

2° *Bougies en cire*. — Tout en étant encore utiles, elles renseignent moins bien que les bougies à empreinte ; en effet leur extrémité, au lieu d'être faite comme dans ces dernières, est au contraire effilée et par conséquent peut s'engager tout entière dans l'une ou l'autre ouverture.

Quand elles sont arrêtées, elles se pelotonnent et donnent dans ce cas peu de renseignements. On peut se servir aussi de bougies en gutta-percha de 6 millimètres de diamètre. On trempe le bec dans de l'eau chaude, puis on l'introduit et le laisse pendant deux minutes au moins en appuyant sur l'obstacle.

3° *Sonde ordinaire*. — Les procédés précédents nous ont fourni la preuve d'une fausse route ; il faut maintenant savoir quelle en est la direction, la profondeur, la situation ; c'est la sonde ordinaire courbe qui nous en fournira les moyens, lorsque la fausse route sera assez volumineuse pour permettre l'introduction du bec de la sonde, ce qui se présentera le plus souvent au cul-de-sac du bulbe.

L'instrument arrivé au fond de la portion bulbaire, on ne peut basculer, on ne peut non plus le faire avancer et enfin on ne ressent pas la sensation de préhension donnée par la portion musculeuse emprisonnant le bec. La sonde lâchée tombe à droite ou à gauche : le toucher est utile dans ces circonstances ; le doigt reconnaît le bec de la sonde dans la portion spongieuse au périnée et dans le rectum. Un dernier signe, le plus important de tous, nous donne les renseignements les plus précis : tirant sur la verge avec la main gauche, on pousse le bec avec la main droite jusqu'au fond de la fausse route et on le retire en baissant légèrement cette même main, de manière à ce que le bec de la sonde suive la paroi supérieure de la fausse route : aussitôt celle-ci dépassée, le chirurgien sent un petit soubresaut; dirigeant alors le bec de la sonde de nouveau en haut, pour suivre la paroi supérieure du canal, il repoussera la sonde et pénètrera dans la portion musculeuse.

Les fausses routes de la paroi supérieure entre les corps caverneux au-devant du pubis se diagnostiqueront de la même façon : la sonde introduite dans la fausse route, élever légèrement la main droite pour dégager le bec et, une fois le petit soubresaut senti, suivre la paroi antérieure du canal derrière la fausse route; on peut suivre d'emblée la paroi inférieure. Cette opération est plus difficile que la précédente, car il faut éviter en même temps de tomber dans le cul-de-sac du bulbe.

Moyens d'éviter une fausse route. — L'instrument une fois parvenu dans la vessie, il faut l'y laisser, si l'état de la vessie ou de la prostate le permet; dans le cas contraire, il faut renouveler le cathétérisme en évitant les fausses routes signalées.

Le cul-de-sac du bulbe sera évité avec la sonde de trousse en suivant la paroi supérieure du canal. On pourra employer avec avantage la sonde coudée de Mercier.

Les sondes droites seront très-utiles pour éviter les fausses routes de la paroi antérieure; avec elles on suit généralement la paroi postérieure.

Éviter une fausse route dans un canal atteint de rétrécissement, est une opération très-difficile; car, comme nous l'avons vu, la bougie en cire donne bien l'indication d'une fausse route, mais où est son ouverture, où est celle du rétrécissement? on ne peut se baser que sur les sensations produites par la pointe de l'instrument soit qu'elle entre dans le rétrécissement, soit qu'elle entre dans la fausse route. Les bougies tortillées rendent dans ce cas de grands services.

En général on se servira avec plus d'avantages d'instruments flexibles.

Traitement. — Les fausses routes légères se guérissent facilement d'elles-mêmes.

Pour celles plus étendues, il faut suspendre toute manœuvre dans l'urèthre et laisser reposer le malade jusqu'à ce qu'on juge la plaie cicatrisée. Les accidents se calment d'eux-mêmes et le plus souvent le malade ignore complétement ce qui a eu lieu.

Mais elles donnent de grandes difficultés quand il faut reprendre le traitement. Aucune règle ne peut être posée pour guider le chirurgien dans ses nouvelles tentatives et l'empêcher de tomber dans la mauvaise voie. Ce n'est que par des précautions, des tâtonnements infinis et par une grande expérience qu'on parvient à tourner la difficulté ; il faut employer la sonde à demeure ou mieux, si cela est possible, le cathétérisme répété ; car il ne faut pas oublier que la sonde à demeure n'empêche pas plus l'urine d'aller dans les fausses routes que dans les fistules. Ce sera affaire au chirurgien de savoir si dans le cas qui l'occupe les inconvénients du passage répété de la sonde, les facilités de tomber dans la fausse route, sont plus grands que ceux résultant de l'urine stagnant dans cette fausse route. Les fausses routes complètes sont très-graves, il faut traiter les infiltrations par de larges ouvertures au périnée, et laisser la sonde à demeure ; il est rare que le malade ne succombe pas.

III. Corps étrangers.

Ils peuvent venir de l'intérieur du corps ou du dehors.

1° *Corps étrangers venus de l'intérieur ou fragments de calculs.*

Diagnostic. — Nous avons, pour nous aider dans ce diagnostic : 1° les *commémoratifs et les symptômes ;* 2° le *toucher ;* 3° l'*exploration avec les instruments.*

« L'arrêt des fragments calculeux dans l'urèthre est la circonstance la plus grave que puisse présenter l'application de la lithotritie. C'est le point de départ d'une série de désordres dont on aurait de la peine à se rendre compte, si l'expérience n'avait appris à les étudier sous toutes les formes et dans toutes les complications. » (Civiale.)

1° COMMÉMORATIFS ET SYMPTOMES. — Lorsque, après une séance de lithotritie, il s'engage des fragments calculeux dans le canal, deux ordres de symptômes peuvent se présenter : il y a des malades qui peuvent garder des calculs dans le canal jusqu'à la séance suivante, et on ne les découvre que par la manœuvre pour la nouvelle introduction de l'instrument; dans ce cas, les fragments siégent généralement dans la portion musculeuse ; d'autres fois, sous l'influence de la présence de ces calculs, le canal s'irrite, s'enflamme, et des douleurs très-violentes sont produites par les instruments introduits pour retirer ces calculs : — nous verrons plus tard que les graviers ne s'engagent guère le jour même de la séance, mais souvent le deuxième ou le troisième jour ou encore plus tard : le malade urine moins à la fois, des douleurs se produisent pendant la miction ; des envies fréquentes d'uriner apparaissent ; la rétention arrive quelquefois et bientôt les symptômes généraux dominent la situation à tel point que la cause principale peut être oubliée. « Dans les commencements de ma pratique, j'ai perdu des malades à la suite d'accidents de cette nature, par la seule raison que j'avais reconnu trop tard la cause des désordres : » (Civiale.)

2° TOUCHER. — Le toucher peut facilement faire connaître le calcul quand il est dans la portion spongieuse; il faut avoir soin de ne pas confondre un calcul avec un rétrécissement, ce qui peut arriver lorsque le calcul est enchâssé dans les tissus ; le toucher, avec un instrument dans le canal, place le calcul contre un plan résistant et fournit des sensations plus nettes.

3° EXPLORATION AVEC LES INSTRUMENTS. — L'exploration donne les meilleurs résultats, à la condition toutefois que le calcul ne soit pas dans une cavité : auquel cas il serait bon de joindre le toucher à l'introduction de l'instrument explorateur.

Le calcul pourra être reconnu au moyen des instruments suivants : la *bougie à empreinte*; la *bougie en cire*; la *sonde métallique*.

Dans le cas de calcul libre dans le canal, la bougie à empreinte et celle en cire donnent des dépressions produites par les angles du fragment calculeux; on dirait que l'extrémité de ces bougies a été mâchée. La sonde métallique éprouve un temps d'arrêt et l'on sent un choc assez rude avec quelquefois un tintement métallique.

Si le calcul est enchâssé, la bougie en cire rapporte une ou plusieurs rainures latérales partant généralement de sa pointe.

La sonde métallique, en frôlant le calcul, donne une sensation de grattement.

Traitement. — Comme nous ne nous occupons ici que de la portion spongieuse du canal, nous établirons la règle générale suivante : toutes les fois qu'un calcul s'est engagé dans la portion spongieuse du canal, quel que soit l'endroit de cette portion où se trouve ce fragment, il ne faut jamais essayer de le refouler dans la vessie : il doit être extrait ou broyé : nous ne nous occuperons pas de l'ancien arsenal chirurgical employé dans ce cas, tel que la curette ordinaire, la curette articulée de Leroy (d'Étiolles), l'anse métallique de Dieffenbach : instruments très-connus.

Nous signalerons comme instruments à employer :

La pince de Hunter (fig. 39);

Les pinces uréthrales de Robert et Collin (fig. 40), de Mathieu, de Weiss, et surtout le lithotriteur uréthral (fig. 41 et 42).

Les difficultés n'étant pas les mêmes dans chaque partie de la portion spongieuse du canal, il est utile d'étudier l'extraction ou le broiement des calculs dans chacune de ces parties.

1° *Arrêts des fragments dans la fosse naviculaire.* — Quelquefois les malades enlèvent eux-mêmes les fragments arrivés dans cet endroit; — un de mes clients enlevait ses calculs avec une épingle à cheveux, qui formait l'anse métallique. Le débridement du méat rend dans ce cas de très-bons services, on peut aussi se servir de pinces ordinaires (à disséquer ou à pansement), ou d'un petit lithotriteur qui broie le calcul. — L'opération est souvent difficile, quand le calcul volumineux occupe toute la fosse naviculaire et ne permet pas le passage d'un instrument entre lui et les parois uréthrales ; il peut être dans ce cas quelquefois nécessaire de débrider le méat sur le calcul lui-même.

2° *Arrêts dans la portion spongieuse.* — On peut se servir soit de la pince de Hunter (fig. 40), de pinces uréthrales

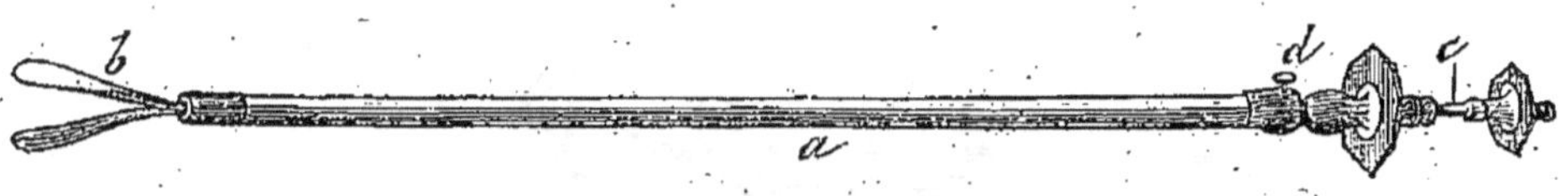

Fig. 39. — Pince de Hunter.

(fig. 41), mais surtout du lithotriteur uréthral, soit de sa branche femelle seule, si le calcul est petit, soit de ses

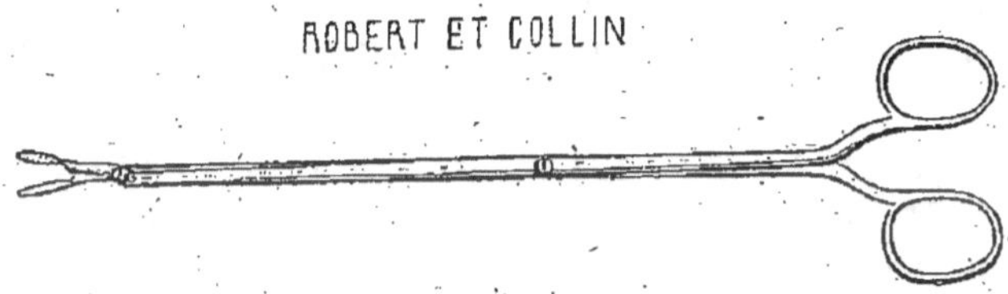

Fig. 40. — Pince de Robert et Collin.

deux branches à la fois, quand la première ne suffit pas. — Enfin on peut être obligé de faire la boutonnière.

Ajoutons qu'il est rare de rencontrer les calculs dans la portion bulbeuse proprement dite ; ils s'engagent facilement dans la partie scrotale.

Pince de Hunter. — Elle se compose d'un manchon traversé par une tige que terminent deux griffes s'écartant par leur élasticité.

La manœuvre de l'instrument est très-facile : les griffes étant rentrées, on introduit la pince jusqu'au contact du corps étranger : maintenant alors la tige fixe, on tire le manchon verticalement en haut, ce qui dégage les pinces; on introduit celles-ci entre le calcul et les parois uréthrales, puis on pousse verticalement en bas le manchon, ce qui permet aux pinces de saisir la pierre, et on retire le tout très-doucement. — La verge a été tirée avec la main gauche, et un aide maintient le calcul en pressant le canal derrière lui.

Civiale a modifié l'instrument de la manière suivante : il a ajouté un stylet central, qui permet : 1° d'écarter les branches quand l'élasticité est insuffisante ; 2° de re-

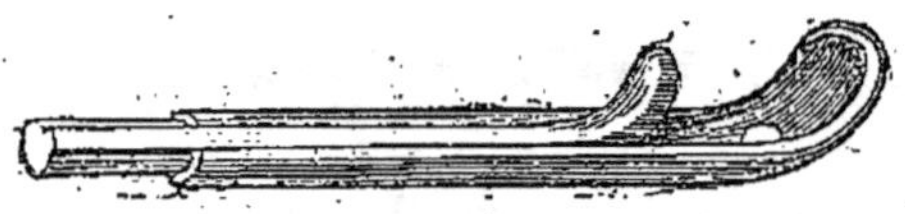

Fig. 41. — Extrémité du brise-pierre uréthral de Civiale.

connaître entre elles la présence du calcul sans être obligé de rapprocher celles-ci ; les griffes, au lieu d'avoir la forme d'un V, sont arrondies, ce qui facilite la préhension.

Lithotriteur uréthral (fig. 42). — On peut se servir de la branche femelle comme d'un simple crochet, et voici la manœuvre qu'il faut faire dans ce cas pour placer ce crochet derrière le calcul : le fragment étant maintenu par un aide, on amène la branche sur le fragment, puis inclinant la verge et la tige femelle de manière à mettre le bec dans le sens du canal, on passe derrière le calcul : le crochet derrière le fragment, il suffit de tirer doucement et de l'amener avec lenteur en s'arrêtant s'il y a trop de résistance; s'il fallait broyer le calcul, il suffirait d'engager la branche mâle dans la coulisse de la branche femelle et de presser avec la main. On peut aussi introduire directement l'instrument tout monté et dans ce cas faire la manœuvre suivante, qui est celle qui réussit le mieux : amener l'instrument fermé jusqu'au contact du

calcul ; ouvrir l'instrument en tirant sur la branche mâle ;
tâcher de faire passer la branche femelle derrière le calcul, ce qui est le temps le plus difficile de l'opération ;
pousser la branche mâle et broyer le calcul, si on le juge nécessaire, en fermant la main.

La manœuvre sera plus facile au bulbe.

On peut se servir du lithotriteur articulé de Nélaton (fig. 42), qui a la branche mâle à bec articulé de telle sorte
qu'il est dans le prolongement de la
tige tant qu'il n'est pas derrière le
calcul, là un mécanisme le redresse ;
mais c'est un instrument plus compliqué que le lithotriteur uréthral ordinaire, et le passage de la branche femelle de ce dernier n'est pas si difficile
à obtenir par suite de la mobilité de la
verge, et en employant le procédé indiqué plus haut.

Quand ces moyens n'ont pas réussi,
il faut employer en dernière ressource
la boutonnière, qui malheureusement
laisse presque toujours une fistule incurable, comme presque toutes les fistules péniennes.

Ces opérations ont généralement
froissé la muqueuse, fait saigner le
canal : il faut insister sur les cataplasmes, les antiphlogistiques et le sulfate
de quinine : le malade doit être sur-
veillé très-attentivement.

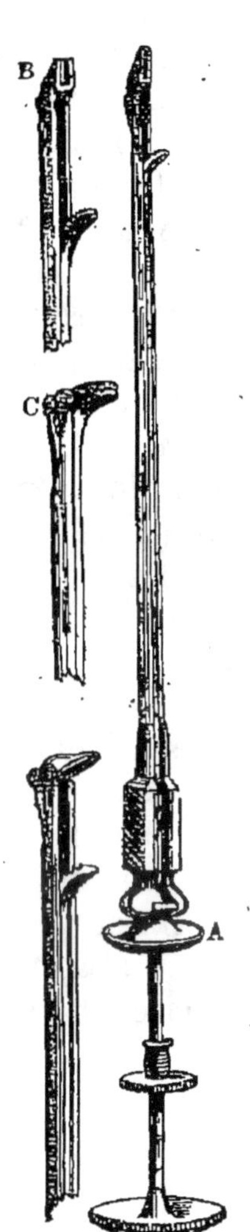

Fig. 42. — Brise-
pierre uréthral
de Nélaton.

En général on évitera ces accidents, à la suite d'une séance de lithotritie, en laissant le malade sur le coussin, en le faisant uriner couché : les malades qui ne
peuvent uriner qu'avec la sonde sont généralement les

meilleurs sujets pour la lithotritie, en dehors des autres motifs du choix de cette opération ; car les calculs s'engagent rarement dans leur canal.

Lorsque les calculs sont le produit d'une séance de lithotritie, le canal ayant été dilaté préalablement en vue de l'introduction du lithotriteur, on a toute liberté pour arriver jusqu'aux fragments engagés : il n'en est pas de même quand un calcul s'engage spontanément ; il s'arrête généralement derrière un rétrécissement, et il faut alors s'occuper d'abord de ce dernier ; — c'est quelquefois une complication sérieuse qu'un point rétréci au-devant d'un calcul, — le rétrécissement est débridé et alors le gravier sort spontanément avec l'urine, ou on le retire par les procédés indiqués plus haut.

Les instruments avec perforation me semblent bien plus difficiles à introduire derrière le calcul que le brise-pierre ordinaire, aussi ne ferai-je que les signaler.

2° *Corps étrangers venus du dehors.*

Diagnostic.— Les commémoratifs sont très-utiles dans cette circonstance.

Traitement. — De même que pour les calculs, les corps étrangers venus du dehors doivent être extraits soit par les voies naturelles, soit par une boutonnière.

Il est impossible de décrire tous les corps étrangers que l'on peut rencontrer ou qui ont été relatés dans la pratique ; il est de même impossible d'extraire tous ces corps par les mêmes procédés.

Nous admettrons la division suivante :

1° Corps allongés
- à pointe aiguë
  - non flexibles (aiguilles).
  - flexibles (épingles à cheveux).
- à extrémité mousse (sonde).

2° Corps arrondis, — carrés, ovales.

α. *Corps allongés, à pointes aiguës* (épingles, aiguilles), *non flexibles*. — L'extraction est assez difficile quand la pointe est en avant.

1° On introduit une bougie en cire dans laquelle vient s'implanter le corps étranger et on l'enlève en retirant la sonde.

2° On peut, maintenant la partie postérieure du canal immobile, faire traverser les tissus par la pointe de l'aiguille, et l'extraire par ce moyen ; mais il ne faut pas oublier qu'il n'est pas déjà si commode de faire pénétrer la pointe du corps étranger dans toute l'épaisseur des tissus : si l'on a affaire à une épingle, on amène la pointe au dehors par ce percement du canal et l'on accroche la tête à l'intérieur avec une pince de Hunter ou autre.

La verge est ensuite entourée de compresses d'eau fraîche pendant deux jours au plus ; les accidents résultant de la piqûre sont généralement insignifiants.

6. *Corps allongés, à pointes aiguës, flexibles*.

Le type de cette classification, c'est l'épingle à cheveux.

Si elle se présente par son anse, on peut l'extraire directement en y passant un crochet.

Si elle se présente par les pointes, on peut employer le procédé indiqué plus haut ; faire traverser les tissus par les deux pointes, et basculer au dehors de manière à amener l'anse en avant : la saisir avec un crochet.

Les autres corps composés de plusieurs piquants, tels que les épis de blé, sont plus faciles à extraire quelques jours après l'introduction, car les pointes sont collées par le mucus.

γ. *Corps allongés à extrémité mousse*.

Le corps maintenu par un aide qui l'empêche d'être refoulé est enlevé soit par une pince uréthrale, par la pince de Hunter ou le brise-pierre.

δ. *Corps arrondis, — carrés, — ovales*.

Il en sera de même pour les corps de cette forme.

Nous voyons par cet exposé que peu d'instruments sont nécessaires pour l'extraction des corps, que trois sont principalement employés :

1.º Les pinces uréthrales de différents modèles, celle de Mathieu (fig. 44), celle de Weiss (fig. 45);

2.º La bougie en cire;

3.º Le brise-pierre uréthral de Civiale.

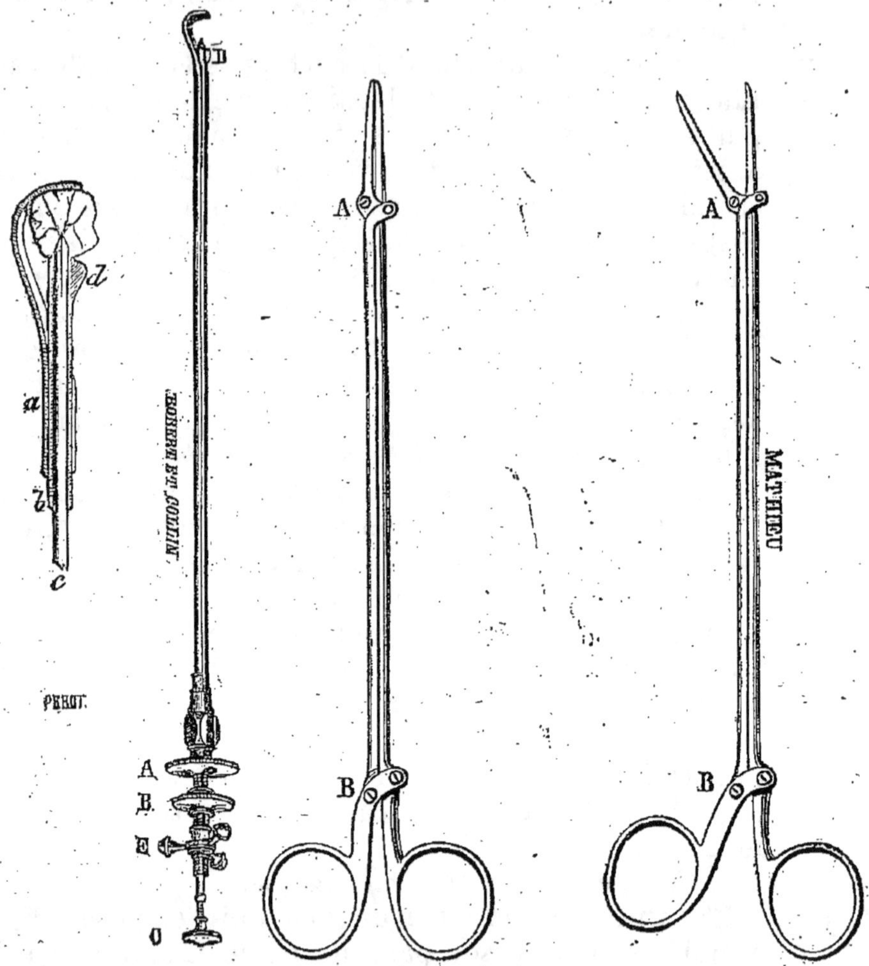

Fig. 43. — Brise-pierre uréthral de Reliquet.

Fig. 44. — Pinces uréthrales de Mathieu.

Quand on sait bien se servir de ces trois instruments, du dernier surtout, ils remplacent avec avantage cet arsenal encombrant des instruments nouvellement inventés qui ne prouvent que l'esprit ingénieux de leurs auteurs, mais ne rendent pas les services que ceux-ci en attendent.

Nous renvoyons donc aux traités didactiques sur la matière, ceux qui désireraient connaître ces instruments spéciaux (1), fidèle que nous sommes à notre programme de ne mettre entre les mains des élèves que des instruments pratiques.

De la boutonnière comme moyen d'extraction des corps étrangers. — Nous venons de voir les principaux moyens de débarrasser le canal des corps étrangers qu'il contient accidentellement: très-souvent malheureusement la muqueuse est atteinte et, comme l'a démontré Reybard, si les incisions longitudinales sur l'urèthre donnent rarement lieu à un rétrécissement, il n'en est pas de même des incisions transversales, ou irrégulières : ces incisions irrégulières se rencontrent malheureusement surtout après l'extraction des corps étrangers : de sorte que quelquefois il vaut mieux employer la boutonnière. M. Richet a donné les préceptes suivants : chaque fois qu'après des tentatives modérées, mais infructueuses, on s'aperçoit que l'on ne peut extraire le corps étranger sans déchirer et labourer les parois du canal de l'urèthre , il faut sans hésiter recourir à l'opération de la boutonnière).

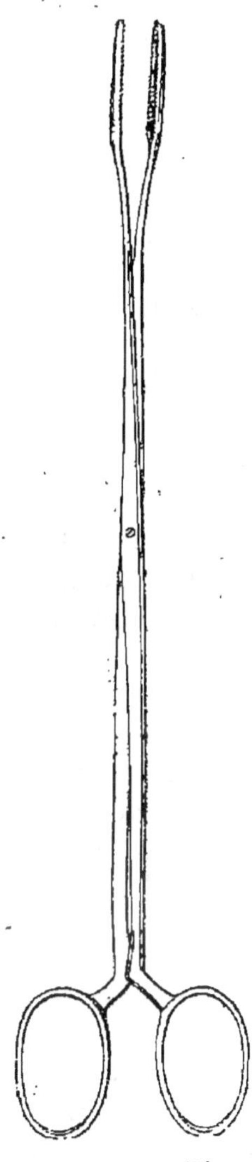

Fig. 45. — Pince uréthrale de Weiss, moitié de la grandeur naturelle.

(1) Voyez Civiale, *Traité pratique sur les maladies des voies urinaires*, 3ᵉ édition. Paris, 1858-1860. 3 vol. in-8. — Thompson, *Traité*

Cette opération peut être pratiquée sur tous les points du canal, et les plaies étant longitudinales, quand les bords n'en sont pas mâchés par l'extraction du corps, elles guérissent avec la plus grande facilité.

Manuel opératoire. — Pour faire cette opération, il suffit d'un bistouri droit ou courbe, d'un cathéter et d'une pince.

L'opération peut être divisée en trois temps :

1° Introduction du cathéter ;

2° Division des parties molles et du tissu spongieux ;

3° Incision de la paroi interne du canal.

Le malade est placé comme pour l'opération de la taille : on introduit un cathéter, et si l'on peut, on le fait passer entre le corps étranger et les parois du canal : on incise sur la ligne médiane. — L'urèthre ouvert, on couche la verge sur sa face dorsale et on extrait le calcul. — Si le calcul est situé à la portion bulbeuse, on fait comme pour l'opération de la taille : il faut donner à la boutonnière l'étendue nécessaire. Avec son doigt, on fixe le corps étranger et, quand l'aide a retiré le cathéter, on saisit le corps avec une pince et on l'extrait.

Le pansement à faire est très-simple. Après avoir lavé la plaie avec soin, on applique par-dessus des compresses trempées dans l'eau froide, le malade a les genoux attachés ; on renouvelle le pansement matin et soir : on peut réunir les bords de la plaie par des serres-fines, dans la région pénienne.

Le malade ne doit pas uriner seul, et attendre pour cela, autant que faire se peut, la visite du médecin : M. Richet recommande au malade de ne pas uriner de 24 heures, de manière à obtenir la réunion immédiate de la plaie de l'urèthre. On ne doit pas mettre de sonde à demeure.

Je relaterai, pour terminer ce qui est relatif aux corps

pratique des maladies des voies urinaires, trad. par E. Martin, E. Labarraque et V. Campenon. Paris, 1874, in-8. — Gaujot et Spillmann, *Arsenal de la chirurgie contemporaine.* Paris, 1867-1872, 2 vol. in-8.

étrangers, le fait suivant tiré de la pratique de M. Caudmont.

Un malade, en se faisant une injection uréthrale, avait
cassé une seringue en verre et le bout était venu jusqu'au voisinage de l'angle péno-scrotal. Cet accident
avait eu lieu par le mécanisme suivant : le bec de la seringue très-effilé s'implantait en s'évasant sur une base
relativement très-large ; d'autre part, le liquide de l'injection était très-épais et formait presque une boue ; au
moment de l'opération, l'extrémité du bec vint à s'obs-
truer, le restant du liquide ne put pas sortir ; le malade
sentant une résistance pressa sur le piston avec énergie
pour le faire avancer ; sous l'influence de cet effort le bec
se détacha de sa base d'implantation en formant une
cassure en bec de flûte à bords tranchants et, chassé par
le liquide de l'injection, pénétra dans l'urèthre. Le malade effrayé fit aussitôt des tentatives à travers les téguments, pour ramener au dehors le corps étranger, mais
voyant l'insuccès de ces manœuvres qui n'avaient d'autres
résultats que d'enfoncer davantage ce qu'il voulait extraire, il vint chez M. Caudmont sans plus tarder. — La
forme conique du corps étranger dont la base était tournée vers l'extérieur, et sa nature particulière qui le rendait
très-friable en même temps qu'elle donnait à la cassure
des bords tranchants et anguleux susceptibles d'intéresser
gravement la muqueuse uréthrale, constituaient des difficultés spéciales dont il fallait tenir compte pour l'extraction par la voie naturelle. M. Caudmont conduisit
d'abord une grosse bougie en cire jusqu'au contact du
corps étranger et, soutenant celui-ci d'une main à travers les téguments tandis que de l'autre il pressait sur
l'instrument, il chercha à faire pénétrer les aspérités de
la cassure dans la substance de la bougie, afin de rendre
le corps étranger adhérent à cette dernière ; mais il ne
put y parvenir et dut renoncer à ce procédé d'extraction
qui était cependant celui qui convenait le mieux : il ne
persista pas dans ses tentatives, parce que, en étudiant
la forme de la cassure de la seringue, il vit que le bec

présentait à sa partie la plus culminante de la base, non pas une pointe, mais un bord large régulier de 8 millimètres, concave du côté de la cavité uréthrale, de sorte que la pointe de la bougie devait avoir une grande tendance à glisser, tandis que, d'un autre côté, il eût fallu une pression très-soutenue pour y faire pénétrer un bord aussi large. M. Caudmont eut alors recours au procédé suivant : il arriva, avec une pince de Hunter, jusqu'au niveau de l'extrémité inférieure du corps étranger, après avoir fait passer l'instrument entre lui et les parois uréthrales ; à cet endroit, les deux branches de l'instrument furent écartées de 1 centimètre ; puis, communiquant un mouvement de rotation sur l'axe, les branches furent placées autour du corps étranger et servaient en même temps de gaîne protectrice. L'extraction fut faite avec un plein succès et aucune parcelle de verre ne fut enlevée, ni la muqueuse éraillée.

ARTICLE III
Lésions vitales.

Les lésions vitales peuvent être divisées en deux classes :

1° *Lésions nerveuses*, spasmes, contracture, hyperesthésie;

2° *Lésions inflammatoires*, spongite ou uréthrite, induration de l'urèthre, rétrécissements.

Quoique les rétrécissements puissent être placés dans les lésions organiques, nous les avons indiqués à la classe des lésions vitales parce qu'ils dépendent d'une inflammation, du moins pour les rétrécissements organiques.

I. LÉSIONS NERVEUSES. — SPASMES. — CONTRACTURE. — HYPÉRESTHÉSIE.

Les névroses atteignent surtout le col de la vessie : la portion spongieuse contenant moins de fibres musculaires est moins sujette à ces accidents nerveux.

Le spasme s'accompagne toujours de douleurs assez vives et de contractions exagérées, intermittentes et passagères des fibres musculaires. On voit donc que ces trois névroses peuvent être réunies en une seule. Cette névralgie de l'urèthre dans la portion spongieuse peut être due soit à une affection locale (*spongite, uréthrite, rétrécissement*), soit à une affection éloignée (*calcul de la vessie, prostatite*), soit à une diathèse rhumatismale, soit enfin à un corps ou à un liquide étrangers (*sonde, urine acide*).

Ce spasme peut être assez considérable pour rendre l'introduction des instruments presque impossible ou très-douloureuse, et même empêcher la miction par suite du resserrement des parois du canal. La lésion occupe principalement la portion courbe de l'urèthre.

Traitement. — Le traitement n'est plus le même suivant que ce spasme est *idiopathique* ou *symptomatique*. Dans ce dernier cas, il faut supprimer la cause d'abord ; si c'est un rétrécissement, la dilatation guérit en même temps et l'effet et la cause.

Nous avons vu que la muqueuse de l'urèthre jouit de la propriété de s'émousser par le passage répété de sondes : mais, comme le fait remarquer Civiale avec juste raison, si le passage réitéré des sondes a pour effet ordinaire d'émousser la sensibilité du canal, les premières introductions semblent parfois la rendre plus grande encore, du moins les premiers jours ; de sorte que l'application du seul moyen qu'on puisse mettre en usage pour apporter quelque soulagement aux angoisses du malade, produit d'abord un effet contraire, et qu'il faut être convaincu de ses bons résultats pour y persévérer.

Le traitement du spasme consistera en traitement antiphlogistique, bains, cataplasmes au périnée arrosés de laudanum, lavements avec du laudanum, eau de Saint-Galmier, — passage de bougies en cire (passage régulier et méthodique).

Comme cette hyperesthésie qui accompagne généralement le spasme peut être due encore soit à une inflammation, soit à un ulcère, on doit d'abord s'assurer de la véritable cause, ce qui se fait facilement avec la bougie à boule.

L'inflammation et la névralgie sont souvent associées ; leur diagnostic est difficile et du reste inutile, d'après M. Caudmont, puisque le traitement est le même.

Quant aux ulcères, outre que la douleur est mieux circonscrite, ils fournissent souvent quelques gouttes de sang ou bien la bougie ramène derrière la boule un pus mélangé de sang.

II. Lésions inflammatoires.

1° Uréthrite.

L'inflammation de l'urèthre, connue sous le nom de *gonorrhée* ou de *blennorrhagie*, a attiré l'attention de tous les syphiliographes et a été étudiée avec beaucoup de soin au point de vue de sa nature spécifique. Il n'est plus possible aujourd'hui de considérer la blennorrhagie comme une autre forme de la vérole, et la généralité des praticiens partage cette conviction que jamais les écoulements uréthraux ne donnent lieu à une infection générale, à moins qu'il n'y ait complication de chancre.

Mais si l'on nie l'identité de la syphilis et de la blennorrhagie, quelques auteurs tendent à admettre l'action d'un virus spécial, d'une cause spécifique puisée chez la femme, comme présidant toujours au développement des écoulements qui surviennent à la suite du coït. Cette interprétation est fausse dans beaucoup de points : et il est actuellement démontré que d'autres causes peuvent amener un écoulement uréthral ; la diathèse rhumatismale, la scrofule, sont aussi des agents promoteurs de la blennorrhagie, et donnent souvent lieu à des uréthrites d'arrière en avant.

En 1866, M. Peter posa cette question de la blennorrhagie de nature rhumatismale qui fut le point de départ d'une discussion à la Société médicale des hôpitaux ; en

1857 et 1860, M. Caudmont, à sa clinique, en avait montré des exemples.

Il y a deux points de la question, qu'il faut envisager : tout le monde sait que le rhumatisme a une influence marquée sur la blennorrhagie ; que le rhumatisant est bien plus sujet à conserver longtemps une uréthrite et qu'elle est chez lui pour ainsi dire à répétition continue. La question la plus importante est d'établir, par des faits, que l'uréthrite peut se développer sous l'influence rhumatismale seule : ce serait sortir du cadre que nous nous sommes tracé que d'en parler ici ; nous dirons seulement que l'écoulement est de même nature que dans l'uréthrite par contact, mais les douleurs sont moins vives, l'écoulement est plus abondant. Ce qui est surtout à noter, c'est que l'uréthrite cesse avec le traitement contre le rhumatisme ; il y a une tendance à la guérison spontanée ; en un mot, c'est une lésion franchement inflammatoire de l'urèthre sous l'influence du rhumatisme.

Traitement. — Lorsqu'un malade a une uréthrite depuis quelques jours, faut-il l'arrêter par une injection abortive ? A cette question nous répondrons affirmativement, mais cela dépend du temps écoulé depuis le début de l'affection.

M. Caudmont, dans ses cours, attribuait la diminution des rétrécissements qu'il observait à cette époque à l'emploi des injections abortives, et il donnait les préceptes thérapeutiques suivants, qui sont ceux de Ricord : le nombre et la gravité des accidents sont non-seulement en raison de l'intensité de la maladie première, mais même en raison de la durée ; le traitement de la blennorrhagie doit tendre à empêcher son développement, à diminuer l'intensité de ses symptômes quand on n'a pas pu l'arrêter au début.

Les injections abortives bien pratiquées non-seulement ne donnent pas lieu aux rétrécissements, mais encore en faisant avorter l'uréthrite, empêchent ces rétrécissements bulbaires, qui ne sont pas autre chose que le résultat d'une spongite chronique mal soignée ou qui dure depuis longtemps.

Les injections abortives doivent être laissées de côté dès que l'inflammation est franchement établie.

Cette injection se fait avec une solution au nitrate d'argent, et comme on ne doit l'employer que lorsque l'inflammation n'occupe que la fosse naviculaire, il est bon de se servir de la seringue de Langlebert à jet récurrent. Quant au liquide, laissant toujours l'azotate d'argent à la dose de 1 gramme, on fait varier le véhicule (eau) de 30 à 15 grammes. Le degré de causticité de l'injection doit être en raison inverse du degré d'inflammation. On met de trois à cinq jours entre chaque injection.

Quand le traitement abortif n'est pas applicable, il faut revenir au traitement ordinaire. Langlebert n'est pas partisan du traitement palliatif de la période aiguë. Ricord et Caudmont le préconisent au contraire. Pour ma part, je m'en trouve toujours très-bien : repos général et local, port d'un suspensoir, liberté du ventre, bains entiers tièdes et prolongés, boissons rafraîchissantes et abondantes au goût du malade; éviter la bière, les liqueurs, les asperges; sangsues au périnée : Ricord recommande de mettre celles-ci le plus près possible de l'endroit malade, en évitant, en cas de complication de chancre, les points déclives que pourrait atteindre le pus, et les régions où le tissu cellulaire trop lâche favorise l'œdème et expose à de graves accidents d'inflammation érysipélateuse, et même de gangrène.

Quand l'inflammation est à peu près passée, j'ai l'habitude de commencer plutôt par les injections que par l'absorption des électuaires balsamiques ; je prescris d'abord des injections que Langlebert donne dans d'autres circonstances ; faire quatre ou cinq injections par jour, d'une minute, avec

Eau de roses..............	100 gr.
Sulfate de zinc.............	20 à 30 centigr.
Laudanum de Sydenham....	1 gr.

S'il y a des érections, le malade prend le soir quatre à six pilules suivantes :

       Camphre.... } āā............. 3 gr.
       Thridace.. .. }
       Mucilage...................... q. s. pour 20 pilules ;

ou un lavement avec :

       Camphre pulvérisé................ 50 centigr.
       Extrait thébaïque................ 50 centigr.
       Jaune d'œuf...................... n° 1.
       Décoction de graine de lin........ 150 gr.

Il m'est impossible d'énumérer toutes les injections que l'on peut employer, celles qui m'ont donné les meilleurs résultats sont les suivantes :

       Eau de roses................ 200 gr.   (RICORD.)
       Sulfate de zinc...... } āā... 2 gr.
       Acétate de plomb.... }

       Eau distillée de copahu..... 100 gr.
       Sulfate de zinc............. 40 centigr. (LANGLEBERT.)
       Oxyde de zinc porphyrisé... 4 à 6 gr.

       Protoiodure de fer.......... 10 à 40 centigr. (RICORD.)
       Limaille de fer porphyrisée.. 1 gr.
       Eau distillée............... 200 gr.
               2 à 3 injections par jour.

Cette dernière injection, que l'auteur recommande seulement dans la blennorrhée, m'a toujours rendu de grands services dans l'uréthrite aiguë à la période de déclin.

Quant au traitement interne, je rejette complétement les électuaires depuis l'invention des capsules de Mathey Caylus, qui permettent aux médecins de savoir ce qu'ils donnent comme doses, et aux malades d'avoir un médicament qui ne ressemble plus à cette potion Chopart et autres qui fatiguaient l'estomac, quand il pouvait les supporter.

Il y a une chose sur laquelle j'insiste pendant tout le traitement, c'est de surveiller la constitution générale : bien des uréthrites chroniques se guérissent facilement en ajoutant au traitement local un traitement général tonique et réconfortant.

Nous ne nous étendrons pas beaucoup sur ce sujet plutôt médical que chirurgical. Rappelons seulement que l'uréthrite chronique s'accompagne souvent de contracture du col, et que les écoulements persistants que l'on prend pour de la blennorrhée sont dus dans la majorité des cas à des prostatites chroniques ou à des uréthrites du col de la vessie. C'est dans ces cas que les passages de bougies Béniqué ont produit de très-bons résultats, mais surtout les instillations au nitrate d'argent imaginées par M. le professeur Guyon. Nous en reparlerons au sujet de la prostatite chronique.

<h4 align="center">2° Induration des parois uréthrales.</h4>

Le tissu spongieux par suite de l'uréthrite se transforme en tissu fibreux, mais cette transformation ne s'opère que lentement : il y a, entre ces deux états, une période de transition qui forme l'induration.

Cet état maladif des parois, qui ne se rencontre que dans le tissu spongieux, a pour conséquence de diminuer la souplesse, la dilatabilité de l'urèthre, comme le rétrécissement, mais l'anatomie pathologique n'est plus la même dans les deux cas ; en effet, dans le premier, le tissu spongieux est seulement altéré et on peut en obtenir une guérison radicale ; dans le deuxième, il y a transformation du tissu et impossibilité de guérison complète.

L'induration complique souvent le rétrécissement organique et est aussi souvent la conséquence des traitements employés pour la guérison de ces rétrécissements.

Il est évident que si l'on pouvait guérir cette induration, la transformation fibreuse n'aurait pas lieu ; car, comme nous l'avons vu, cet état des parois de l'urèthre est compris entre la terminaison de l'uréthrite aiguë et le moment où le rétrécissement organique devient sensible. Les signes rationnels internes sont ceux des rétrécissements; cependant la bougie à olive est serrée beaucoup plus longtemps que dans ces derniers : pour un rétrécissement la durée du frottement est d'un ou deux millimètres, pour l'induration elle peut être de deux ou trois centimètres : la douleur existe pendant toute la durée du frottement. Ce frottement est uniforme : je me sers ordinairement de bougies olivaires métalliques, ou de la crête uréthrale d'Amussat pour constater l'induration.

A l'extérieur le canal est moins dépressible sous les doigts à travers les téguments; on les trouve indurés, résistants, sans qu'il y ait tuméfaction : quelquefois même l'épaisseur paraît moindre qu'à l'état normal : on sent très-bien que les tissus que l'on explore ont perdu la souplesse propre aux tissus érectiles. Quand il y a une augmentation d'épaisseur, on constate que le siége de la tuméfaction est situé profondément au voisinage de la surface interne de l'urèthre et que les téguments, parfois une couche mince de tissu spongieux, glissent sur la surface extérieure. La pression qui résulte de ces recherches et qui est exercée sur la partie malade donne lieu à une sensation douloureuse plus ou moins vive, mais qui existe toujours à un certain degré. Cette douleur est surtout caractérisée dans les cas où l'induration s'accompagne de tuméfaction.

Traitement. — Comme traitement, il faut employer les antiphlogistiques et les fondants.

Nous verrons que pour les indurations péri-uréthrales, qui peuvent acquérir la grosseur d'un œuf de poule, au périnée, il n'y a qu'un traitement, l'incision sur la ligne médiane jusqu'au canal (celui-ci non compris), et une mèche à demeure dans la plaie; l'induration fond par suppuration. Ces indurations péri-uréthrales compriment souvent l'urèthre, au point de rendre difficile et même impossible toute introduction d'instrument : c'est donc par elles qu'il faut commencer le traitement, qui est toujours long.

III. Rétrécissements.

Les rétrécissements peuvent être dus, soit à une spongite chronique ou inflammation chronique du tissu spongieux, ils forment alors ce que l'on appelle les *rétrécissements inflammatoires*, soit à une rupture ou à une plaie du canal et forment alors les *rétrécissements traumatiques*.

J'ajouterai une troisième espèce de rétrécissement qui ne diffère des autres que par son origine et ne se présente que chez les individus âgés. Sous l'influence d'un engorgement sénile de la prostate, un état variqueux des veines prostatiques se développe; or comme les veines du tissu spongieux vont se rendre dans le plexus prostatique, il y a une stagnation du sang dans ces veines, il se forme un caillot comme dans les veines variqueuses : ce caillot se durcit, il ne reste bientôt plus que la fibrine qui se transforme petit à petit en tissu fibreux. — Il existe alors un rétrécissement du canal qui n'atteint ni la muqueuse ni le tissu sous-muqueux, et qui n'a aucune origine inflammatoire.

Pour les rétrécissements inflammatoires, on observera si l'altération porte sur le tissu spongieux ou sur l'enveloppe fibreuse de ce tissu. (Nous savons que le tissu spongieux est enveloppé par deux membranes fibreuses se réunissant d'un côté au méat externe et de l'autre à l'aponévrose moyenne du périnée.)

En dehors de cette classification nous pourrons considérer les rétrécissements de la muqueuse qui ne sont autres que des brides ou des valvules.

Notre intention est surtout d'insister sur le *diagnostic* et le *traitement* de ces affections; cependant quelques mots remettront en mémoire ce qui a été écrit sur le rétrécissement en dehors de ces deux points.

Anatomie pathologique. — L'anatomie pathologique a parfaitement démontré actuellement que les rétrécissements d'origine inflammatoire ont un caractère fibreux. Pour certains auteurs, le rétrécissement est dû à une exhalation de lymphe plastique venant des vaisseaux enflammés : cette lymphe plastique est formée de fibres et de tissu amorphe, ce dernier se résorbe petit à

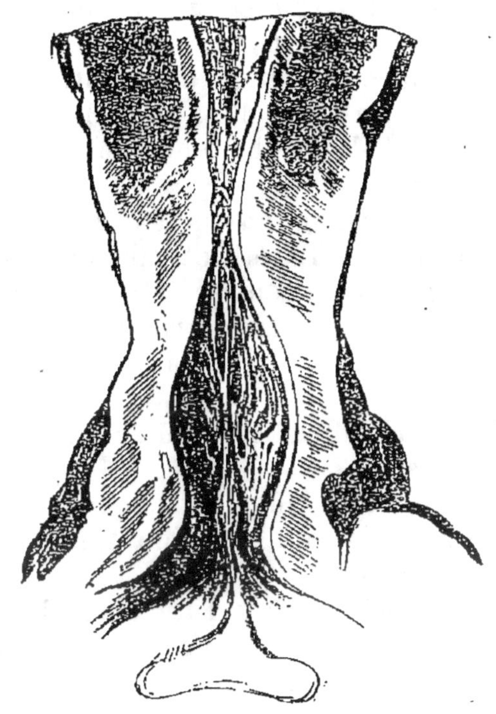

Fig. 46. — Rétrécissement organique de l'urèthre.

petit et les fibres se resserrant forment la stricture, sans qu'elles diminuent de longueur. — Pour d'autres, le rétrécissement est dû à la transformation des vaisseaux du tissu spongieux en cordons fibreux par suite de leur inflammation. — Pour tous, les rétrécissements sont de nature fibreuse, n'ont pas de tissu inodulaire et laissent la muqueuse intacte, mais très-adhérente.

Cependant il faudrait s'entendre sur les mots de *mu-queuse intacte*. — En 1876, un chirurgien distingué, se basant sur cette inaltérabilité de la muqueuse, institua un traitement nouveau des rétrécissements au moyen d'un instrument qu'il appelle *uréthrotome à lame mousse* : n'ayant connaissance des résultats obtenus avec cet ins-trument que par la thèse d'un des élèves du service et une notice dans un journal médical, je ne puis discuter l'instrument que théoriquement. Je dirai donc ceci : si la muqueuse est saine en comparaison du tissu spon-gieux sous-jacent, elle n'en est pas moins adhérente à ce tissu, et, d'un autre côté, elle a subi une période inflam-matoire qui, sans l'altérer, l'a rendue plus friable ; — il est donc difficile, lorsque l'on arrive à un certain degré de dilatation, de faire ce qu'indique l'auteur, c'est-à-dire la dilatation ou plutôt l'uréthrotomie du rétrécissement seul, sans érailler ou déchirer cette muqueuse ; je n'en veux pour preuve que les hémorrhagies consécutives aux dilatations un peu fortes, rapportées dans les observa-tions.

Pour moi, cette nouvelle méthode n'est qu'une divul-sion progressive.

Les rétrécissements affectent deux formes très-diffé-rentes suivant qu'ils sont d'origine traumatique ou d'o-rigine inflammatoire.

Dans le premier cas, il y a un obstacle abrupte dans le canal à angle droit avec les parois ; — dans le deuxième, la forme représente deux cônes réunis par leur sommet (fig. 46).

La lumière peut être centrale ou excentrique suivant que le rétrécissement entoure tout le canal ou une portion seulement.

Elle est quelquefois très-grande, surtout au début des rétrécissements, mais son ouverture diminue par l'an-cienneté au point d'amener l'oblitération presque com-plète : il ne faut pas oublier cependant que l'urine continue de couler à travers un rétrécissement où l'on passe difficilement un stylet fin, même à l'autopsie. —

Cette oblitération considérable existe non-seulement pour les rétrécissements traumatiques, mais aussi pour ceux d'origine inflammatoire.

Le rétrécissement organique dépasse rarement 2 à 3 millimètres de longueur. — Il peut être unique ou il peut y en avoir plusieurs à la fois : dans ce dernier cas, s'ils sont très-rapprochés, les infundibulums s'enchevêtrent les uns dans les autres et donnent au canal une forme sinueuse. Règle générale : quand on rencontre un rétrécissement avant d'arriver à la portion bulbeuse, il est rare que l'on n'en rencontre pas un également dans cette portion. Néanmoins on doit bien prendre garde de considérer comme un rétrécissement le point rétréci naturellement situé à la hauteur de l'angle péno-scrotal. — Les rétrécissements traumatiques sont généralement uniques. Quelquefois la longueur des rétrécissements organiques est considérable, le canal est dur comme du bois, il est transformé en un cordon ligneux qui occupe toute la portion spongieuse. Cet état se rencontre chez les individus qui ont été mal soignés, qui ont été abîmés par des passages répétés et intempestifs d'instruments dans le canal; chez d'autres, comme nous l'avons vu, l'engorgement sénile de la prostate amène parfois la transformation fibreuse et l'atrophie du corps spongieux.

Les rétrécissements peuvent occuper toute la circonférence du canal ou seulement une partie; cette condition ainsi que leur situation jouent un grand rôle dans leur degré de dilatabilité.

Enfin ajoutons que si les rétrécissements traumatiques peuvent exister dans toutes les parties de l'urèthre puisqu'ils sont le résultat d'un choc ou autre cause traumatique, les rétrécissements d'origine inflammatoire ne peuvent exister que dans le tissu spongieux. C'est un fait actuellement complétement acquis à la science.

Complications. — Les rétrécissements amènent par eux-mêmes des complications qui sont, les unes *locales*, les autres *générales*.

Parmi les complications locales nous signalerons la dilatation du canal derrière le rétrécissement, l'altération de la muqueuse dans le même endroit, avec infiltration urineuse lente, et souvent une induration péri-uréthrale quelquefois considérable pouvant atteindre le volume d'une orange, ainsi que j'en ai eu un cas dernièrement; enfin des abcès uréthraux, des poches urineuses, qui se terminent par des fistules dont nous parlerons dans un autre chapitre.

Parmi les complications locales, nous ajouterons encore l'orchite, la prostatite, la cystite, la coopérite, en un mot les conséquences d'une miction pénible, difficile, irrégulière et même nulle.

Les complications générales partiront des reins qui sont atteints de néphrite par suite de cette miction entravée et qui donnent lieu à une urémie soit aiguë, soit chronique.

Quelques malades atteints de rétrécissement rendent soit après d'assez fortes douleurs, soit sous les efforts de la garde-robe, de petits corps mous, blanchâtres, qui ne sont pas autre chose que des phosphates terreux. D'autres fois ces dépôts sortent avec le premier jet de l'urine. Il faut admettre que, dans ce cas, l'urine retenue derrière le rétrécissement subit la transformation ammoniacale et laisse déposer ces cristaux phosphatiques qui sont rejetés soit par la miction suivante, soit par les efforts de la défécation.

Les rétrécissements dus aux injections employées d'une manière inopportune peuvent donner au canal une forme rétrécie d'un bout à l'autre de la région spongieuse, et ces rétrécissements acquièrent très-rapidement une résistance sur laquelle la dilatation n'a que peu d'action.

Les affections du col de la vessie provoquées par les rétrécissements sont multiples : tantôt c'est la muqueuse qui est enflammée et quelquefois ulcérée ; d'autres fois l'inflammation s'étend à la prostate et s'y circonscrit : à l'autopsie de malades atteints de rétrécissements, on rencontre des abcès de la prostate qui avaient été méconnus pendant la vie ; enfin dans des cas plus rares, que la prostate soit ou non affectée, il existe une maladie des vésicules séminales qui persiste tant que la coarctation gêne d'une manière notable les fonctions du conduit urinaire.

Les rétrécissements dus à l'inflammation du tissu fibreux formant les membranes d'enveloppe du tissu spongieux peuvent être situés soit au méat urinaire, soit surtout à leur réunion avec l'aponévrose moyenne du périnée ; ils forment à cet endroit ce que M. Caudmont appelle les *rétrécissements par rétraction de l'anneau fibreux du bulbe*. Cet anneau fibreux du bulbe est situé au-devant de l'aponévrose moyenne à laquelle il est accolé : le tissu spongio-vasculaire est entouré à sa partie interne et à sa partie externe par une membrane fibreuse : au niveau du bulbe, ces deux membranes se réunissent en formant un passage ovale à extrémité antéro-supérieure et postéro-inférieure : elles produisent en cet endroit du canal, entièrement dépourvu de tissu spongieux, une espèce d'étrier qui soulève le canal en haut et en avant, ferme la cavité du bulbe et donne une aire plus rétrécie au canal en cet endroit : le tissu fibreux plus fort en bas qu'en haut du canal donne pour ainsi dire un obstacle demi-circulaire.

Le méat externe est la réunion antérieure de ces deux feuillets ; ici on a un obstacle circulaire.

Les rétrécissements de la muqueuse comprennent les brides, les valvules ouvertes soit du côté de la vessie, soit du côté du méat.

Diagnostic. —Les notions générales précédentes nous ont donné une idée des rétrécissements qui est très-utile pour le diagnostic, mais le véritable diagnostic se fait avec les instruments.

Exploration par les instruments. — Examinons d'abord les instruments qui peuvent être utilisés pour ce diagnostic, puis nous chercherons quels services ils peuvent nous rendre pour déterminer l'origine, la forme, le siége, la longueur, la lumière, la situation, l'étendue et le nombre des rétrécissements; enfin comment ils nous permettent de les distinguer d'autres lésions inflammatoires ou nerveuses du canal.

Les instruments actuellement employés sont :

1° La bougie exploratrice ;

2° La sonde de trousse ordinaire ;

3° Les stylets métalliques à bout olivaire ;

4° La crête uréthrale d'Amussat ;

5° Les bougies en cire ;

6° Les bougies exploratrices de Ducamp ou à empreintes.

Disons quelques mots de la bougie exploratrice, des stylets métalliques, et de la crête uréthrale d'Amussat.

La bougie exploratrice en gomme élastique est l'instrument le plus généralement employé. Nous en avons déjà parlé au sujet de l'exploration du canal à l'état sain ; j'y reviens par suite de la forme à donner à l'olive. Faut-il admettre celle qui représente deux cônes réunis par leur base, ou celle d'un seul cône (fig. 48)? Il est évident que

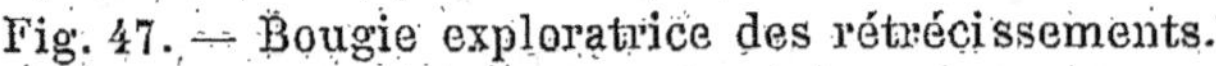

Fig. 47. — Bougie exploratrice des rétrécissements.

pour une main très-exercée, la question est de peu d'importance ; cependant cette dernière forme est pour nous la meilleure : elle donne, en retirant l'instrument, des sensations plus nettes, mieux déterminées que la forme en olive : on lui a reproché de pouvoir érailler ou déchirer la muqueuse par ce bord abrupte. Comme il est parfaitement admis que la manœuvre doit être douce et légère, je ne crois pas cette crainte fondée : les avantages étant donc considérables en regard des défectuosités qui sont très-minimes, nous conseillons de se servir d'une bougie exploratrice à tête ayant la forme d'un cône, à tige mince de 1 à 2 millimètres : on aura une série de ces bougies du n° 3 ou 4 jusqu'au n° 20.

Les stylets métalliques ne sont pas autre chose que les bougies exploratrices précédentes en métal au lieu d'être en gomme élastique (fig. 49).

La crête uréthrale d'Amussat (fig. 50) se compose d'un manchon dans lequel glisse une tige terminée par une lentille soudée excentriquement : l'instrument fermé entre

Fig. 48. — Explorateur de Ch. Bell.

facilement dans le canal : mais on voit qu'en tournant la tige, la plus grande partie de la lentille devient excentrique et augmente ainsi le diamètre de l'instrument explorateur.

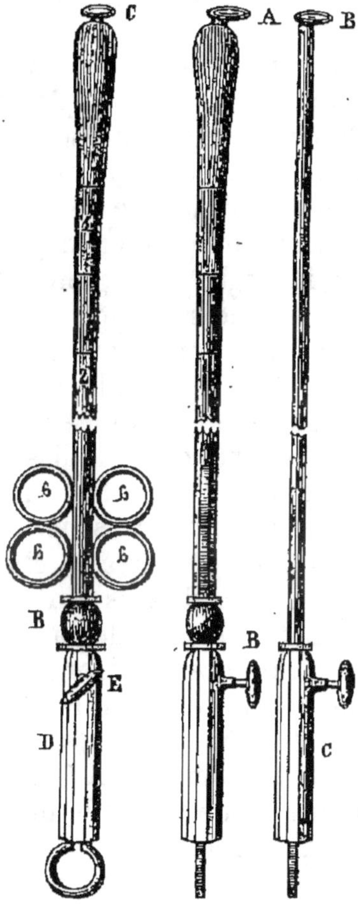

Les bougies en cire ne peuvent pas avoir moins de 2 millimètres d'épaisseur. Avant de s'en servir, il faut avoir bien soin de les graisser et de les rendre malléables en les passant entre les doigts : la pointe surtout doit être malaxée pour être moins rigide.

Méthode d'exploration. — *Principes généraux.* — Il ne faut jamais introduire un instrument dans le canal avant d'avoir examiné les urines, un simple passage de sonde pouvant donner des accidents très-graves. — Le méat externe étant le point le plus rétréci de l'urèthre à l'état normal, il y a un moyen bien simple de reconnaître de suite un obstacle dans le canal au moyen de la sonde de

Fig. 49.
Crête uréthrale d'Amussat.

trousse ordinaire : du moment que le bec sera arrêté

autre part qu'aux endroits indiqués à l'exploration normale, nous aurons affaire à un obstacle uréthral : la sonde de trousse ne peut nous donner que ce renseignement ; il est donc nécessaire de se servir d'instruments donnant des résultats plus précis.

Deux phénomènes s'observent chez certains malades au moment où l'on pratique sur eux l'opération du cathétérisme, la lipothymie et la convulsion uréthrales. La lipothymie uréthrale arrive bien plus souvent que la convulsion, qui est assez rare.

Quand la lipothymie uréthrale se déclare, le malade éprouve tout à coup un grand malaise, il est pris de vertige et se sent défaillir : en même temps, il pâlit, ses yeux se tournent, une sueur froide mouille tout son corps. Le plus souvent il peut prévenir le chirurgien de ce qui se passe en lui ; d'autres fois, au contraire, il n'en a pas le temps, et, s'il est opéré debout, il tombe brusquement à la renverse ou s'affaisse sur lui-même sans proférer un mot. Dans ce dernier cas, il y a abolition complète des facultés sensorielles et intellectuelles. Quand le malade revient à lui, il ne se rappelle pas ce qui s'est passé et ne peut l'expliquer. Il est rare que la perte de connaissance soit complète : le plus souvent le malade sent bien qu'un nuage couvre son intelligence et obscurcit ses sens, mais il conserve la conscience de lui-même. Il y a quelques nausées, sans vomissements. Ces accidents ont une courte durée, si l'on a soin de mettre le malade dans une position horizontale pendant dix minutes environ.

Dans la convulsion, il est impossible de passer la sonde, le malade est pris de tremblement très-caractérisé, de troubles nerveux quelquefois très-intenses : il faut immédiatement retirer l'instrument et soumettre le malade aux antinerveux, aux bains, aux cataplasmes.

Prenons chaque instrument à part et voyons, une fois introduit, les renseignements exacts qu'il peut nous donner.

A. *Bougie exploratrice.* — Le malade étant couché ou assis dans un fauteuil, rarement debout, surtout quand

il est sondé pour la première fois, et à moins que,
comme Philipps, on veuille passer au moyen d'une
syncope provoquée ; on saisit la verge de la main gauche, on la tire légèrement et on se dispose à introduire
l'instrument. Deux méthodes peuvent être employées :
on peut, débutant par un petit numéro, aller progressivement en augmentant, jusqu'à ce que la tête de l'explorateur ne passe plus ; ou, au contraire, partir d'un
gros numéro, pour descendre jusqu'à celui qui peut
passer. Je commence généralement par une bougie à
cône n° 12, c'est-à-dire de 4 millimètres ; si le ou les rétrécissements ne sont pas considérables, cette bougie passera : elle est assez grosse cependant pour m'indiquer
les rétrécissements et l'état de sensibilité du canal sans
le dilater trop fortement ; ce qu'il faut toujours éviter,
car il ne faut pas oublier qu'à l'état normal, les parois
du canal sont accolées.

Étudions les sensations données par l'instrument :

Lorsque la bougie, introduite lentement et par une
pression continue, arrive contre l'obstacle, il y a d'abord
arrêt, arrêt franc, net, dur, s'il s'agit d'un rétrécissement
traumatique ou d'une bride ; arrêt au contraire moins
dur, moins résistant s'il s'agit d'un rétrécissement inflammatoire, ou d'une spongite : quand il s'agit d'un
rétrécissement inflammatoire, les sensations sont les
suivantes : ce premier temps d'arrêt obtenu, on pousse
légèrement, on sent le cône progresser pendant 1 centimètre à 1 centimètre et demi en donnant l'idée d'une
chose refoulée. C'est la sensation de refoulement produite par la tête de la bougie s'engageant de plus en plus
dans l'infundibulum du rétrécissement inflammatoire.
Quand le cône est arrivé à l'extrémité de cet infundibulum, il y a un nouveau temps d'arrêt plus caractéristique
(nous supposons que la bougie peut passer à frottement
dans la coarctation) : on presse de nouveau, pas trop fortement ; une sensation de frottement dans un tube sec se
fait sentir, la tête traverse le rétrécissement, puis, en continuant de pousser, on sent la bougie se dégager de plus

en plus, cesser de frotter, puis marcher facilement jusqu'à un nouveau rétrécissement. Les sensations sont les mêmes et même plus nettes en retirant l'instrument.

Donc dans le cas de rétrécissement inflammatoire, la bougie exploratrice nous donnera les sensations suivantes :

1° Temps d'arrêt ;

2° Sensation de refoulement ;

3° Nouveau temps d'arrêt ;

4° Sensation de frottement ;

5° Dégagement de l'instrument.

Voyons quels renseignements nous obtenons ensuite.

1° *Origine*. — Nous avons vu que la forme n'est pas la même dans les rétrécissements inflammatoires et traumatiques ; la bougie nous l'indique parfaitement : il y a arrêt pour ainsi dire progressif et sensation de refoulement dans le premier cas, arrêt brusque dans le deuxième sans sensation de refoulement.

2° *Siége*. — Lorsqu'un rétrécissement est reconnu, on peut en apprécier la distance au méat par deux procédés qui sont d'ailleurs tous les deux approximatifs : 1° la bougie étant arrêtée, on marque sur la tige l'endroit où se trouve le méat, la verge étant dans l'état de flaccidité ; on la retire et on mesure sur un double décimètre la distance de la base du cône au point indiqué. Nous avons vu que la verge, une fois tirée, revient difficilement toujours de la même quantité ; 2° la bougie étant dans le canal, on va avec la main gauche à sa recherche extérieurement et sa position nous indique dans quelle portion du canal elle se trouve : ce procédé, excellent tant que l'on peut sentir le cône, devient insuffisant et rentre dans le premier, quand la tête de l'instrument est engagée trop profondément ; il faut alors, tenant la main gauche au périnée et ayant marqué avec le pouce droit sur la tige l'endroit du méat, retirer la bougie jusqu'à ce que cette main gauche sente le cône ; on se rend compte alors par la pensée où est le rétrécissement. Généralement lorsque l'instrument est arrêté au delà de

13 centimètres, il faut ne pas trop compter sur un r
trécissement inflammatoire comme formant l'obstacl

3° *Diamètre*. — Le diamètre du rétrécissement est four
par le diamètre du cône qui a pu passer ; bien entendu, c
instrument explorateur ne peut renseigner sur plusieu
rétrécissements qu'en franchissant d'abord les premier
de sorte qu'il peut se faire que, le premier étant le pl
petit, nous n'ayons pour le moment que des renseign
ments vagues sur les autres rétrécissements consécutif

4° *Lumière*. — Il est difficile de savoir, avec la bougi
si la lumière est centrale ou excentrique : on a essa
des bougies demi-coniques qui ne renseignent pas mieu

5° *Longueur*. — La longueur du rétrécissement est gén
ralement plus petite que celle reconnue, car souvent ⸱
oublie de défalquer la longueur du cône en calculant
distance à laquelle on a senti l'arrêt d'avant en arriè
et celle obtenue d'arrière en avant. Généralement on
une longueur ne dépassant pas 2 à 3 millimètres.

6° *Distance entre les rétrécissements*. — La bougie pe
çoit parfaitement les divers rétrécissements d'un can
quand ils sont à plus de 1 centimètre de distance : da
le cas contraire, on a ce canal sinueux qui fait donn
par la bougie des sensations de frottement avec saccade

B. *Stylets métalliques*. — Quand un rétrécissement e
trop dur, la bougie en gomme ne donne pas des sens
tions aussi nettes ; quelquefois devant ce rétrécisseme
très-fibreux la bougie plie et ne passe pas ; c'est da
ces cas que les stylets peuvent rendre des services.
ne faut pas les employer dans d'autres circonstance
car leur introduction est beaucoup plus douloureuse qu
celle des bougies en gomme.

Ces stylets sont formés d'une tige rigide qui a à ch
que extrémité un cône de différent diamètre.

C. *Crête uréthrale d'Amussat* (fig. 50). — Elle est peu en
ployée, car elle râcle la muqueuse uréthrale et peut êt
arrêtée par les plis ou brides de cette muqueuse. Comm
elle a un diamètre considérable par suite de l'attache e
centrique de la lentille, on reconnaît facilement avec el

et les spongites et les rétrécissements au début, surtout ceux du bulbe, qui peuvent exister sans gêner le cours de l'urine, la différence étant grande entre les diamètres de l'urèthre au méat et au bulbe, à l'état sain.

D. *Bougies en cire.* — Avant l'invention des bougies exploratrices coniques, les bougies en cire étaient les meilleurs moyens de diagnostic ; elles sont malléables, se moulent bien sur le canal, sont peu douloureuses à l'introduction et font peu de dégâts : il est évident que comme la bougie en gomme, la bougie en cire ne peut faire connaître plusieurs rétrécissements que quand elle les traverse successivement.

La bougie pénètre ou ne pénètre pas dans le rétrécissement ; les empreintes qu'elle donne sont donc différentes dans ces deux cas : si elle pénètre dans le rétrécissement, toute la partie introduite est serrée par le rétrécissement se contractant et on a une empreinte longue, allongée, mince et généralement à peu près régulière : la partie de la bougie qui n'a pas pénétré vient former épaule à l'endroit du commencement du rétrécissement et une ligne circulaire sur cette bougie indique le point le plus rétréci de l'infundibulum. L'épaule est moins abrupte, moins prononcée dans le cas de rétrécissement inflammatoire que de rétrécissement traumatique.

Au contraire, lorsque la bougie ne pénètre pas, elle se pelotonne et l'extrémité nous présente une masse confuse : quelquefois cependant une petite partie de la pointe pénètre et nous indique si la lumière est centrale ou excentrique. Il ne faut pas oublier qu'au cul-de-sac du bulbe, on rencontre un obstacle naturel et que la bougie se pelotonne facilement : pour éviter de confondre ce cul-de-sac avec un rétrécissement, on doit effacer ce cul-de-sac soit avec la main droite au périnée, comme nous l'avions indiqué pour le cathétérisme avec les instruments flexibles, soit en tirant fortement la verge et la rapprochant le plus possible de l'abdomen.

La bougie sera laissée en place 1 à 2 minutes au moins. Outre les empreintes qui, comme nous l'avons vu lors du diagnostic des fausses routes, renseignent moins bien que celles formées par la bougie de Ducamp, la bougie en cire donne aussi des sensations : ce qui offre un avantage incontestable sur cette dernière ; la bougie en cire jouit alors des mêmes priviléges que tous les instruments de même forme qui peuvent s'introduire dans un rétrécissement, c'est-à-dire la sensation de frottement et la sensation de pincement : nous nous sommes déjà occupé du premier. Le pincement nous donne un excellent signe pour le diagnostic du rétrécissement.

Lorsque la bougie est engagée, il suffit de la palper légèrement entre le pouce et l'index en essayant de la ramener au dehors pour sentir une résistance caractéristique. Nous avons vu que si le frottement existait pour la spongite ou pour une partie du canal atteinte de spasme, aussi bien que pour le rétrécissement, il n'était pas le même pour chacun de ces cas : d'un autre côté, si à ce frottement se joint une facilité assez grande pour retirer l'instrument, l'idée de rétrécissement doit être éloignée. La bougie de cire est excellente pour constater l'état nerveux et spasmodique du canal soit en entrant, soit en sortant ; on débute dans l'exploration par une bougie en cire n° 15.

E. *Bougie exploratrice de Ducamp*. — Cette bougie est actuellement peu employée ; les inconvénients en sont considérables ; l'empreinte se faisant sur un tube susceptible de spasme ne donne pas de renseignements précis, excepté dans les cas de rétrécissements très-durs ; il peut rester de la cire dans le canal, et survenir une rétention d'urine. Cependant, bien employée, elle peut encore rendre quelques services et elle est d'une utilité incontestable dans les cas de fausses routes. — Deux ou trois secondes suffisent comme application.

On peut aussi se servir de bougies à empreintes de gutta-percha.

Il peut cependant arriver qu'aucun de ces instruments n'a pu traverser le rétrécissement, celui-ci ayant une lumière trop petite, du moins pour la grosseur minimum des têtes de bougies. Ainsi la bougie exploratrice a comme tête minimum le n° 7, la bougie en cire le n° 6, et encore dans ce cas les empreintes sont mauvaises : il faut alors employer des bougies en gomme à extrémité pointue ou légèrement renflée ; les bougies en fil de vers à soie, qui ont valu à son inventeur, M. Bénas, une part du prix d'Argenteuil en 1876, sont excellentes ; elles sont moins dures que les bougies en baleine, par conséquent moins sujettes à faire de fausses routes et assez résistantes cependant pour ne pas plier. On peut donner la forme que l'on veut à l'extrémité de la bougie, d'où le nom de *bougies tortillées*. Cette extrémité peut être enduite de collodion, ce qui lui donne de la rigidité. Mais ce procédé, excellent pour les anciennes bougies en gomme peu résistantes, est peu utile avec les bougies Bénas.

Par suite de l'infundibulum des rétrécissements inflammatoires la bougie est pour ainsi dire conduite dans la lumière ; ce qui ne peut arriver pour les rétrécissements-traumatiques, où l'introduction est une question de hasard et de tâtonnement.

Comment cette bougie doit-elle être passée ? Règle générale : il est mauvais d'essayer de retirer la bougie coup sur coup en la faisant tourner entre les doigts et la rapprochant chaque fois de l'obstacle, on titille ainsi le rétrécissement et on l'irrite ; il se contracte alors davantage : il faut introduire doucement la bougie jusqu'à l'arrêt, puis presser légèrement. Un excellent moyen de degré de pression a été indiqué : lorsque la peau devint blanche sous l'ongle des doigts qui tiennent l'instrument, il faut arrêter la pression ; si l'on n'a pas réussi à l'introduire, on la retire et l'on reste quelque temps sans l'enfoncer en suivant une autre paroi ; l'on recommence trois ou quatre fois la même manœuvre avec des intervalles assez longs, et si cela ne réussit pas, on retire l'instrument et on plie la pointe d'une autre façon.

Lorsque le rétrécissement, quoique perméable, est très-contractile, très-irrité et ayant été abîmé par des passages de sondes antérieurs, voici le procédé qu'il faut employer : on prend une petite sonde à bout olivaire de 1 centimètre et demi à 2 centimètres, on l'introduit lentement jusqu'au rétrécissement. On l'y engage un peu, on la laisse un petit instant, puis on la retire complétement du canal ; un instant après même opération, en enfonçant un peu plus, puis enlèvement, puis en troisième manœuvre on enfonce et on franchit, en ayant soin, une fois l'instrument engagé dans le rétrécissement, de l'enfoncer par petites saccades, au lieu d'aller d'une manière continue, de façon à surpendre pour ainsi dire le rétrécissement.

Nous parlerons plus loin des rétrécissements infranchissables.

Bien souvent le diagnostic ne se complète que dans le cours du traitement.

Diagnostic différentiel. — Le rétrécissement inflammatoire sera diagnostiqué de la spongite et de l'induration avec la bougie exploratrice :

1° Par le frottement, qui, uniforme dans la spongite, est saccadé dans les rétrécissements suivants ; ce frottement qui n'occupe qu'une longueur de 1 à 3 millimètres dans le rétrécissement est senti dans une grande longueur si l'on a affaire à une spongite (quelquefois 5 à 6 cent.).

2° Par la douleur, le malade éprouve une douleur assez vive pendant tout le temps que le cône parcourt la partie atteinte dans la spongite — peu dans le rétrécissement. Une ulcération est plus douloureuse qu'un rétrécissement et l'instrument ramène du pus quand on le retire ; les brides, les valvules occasionnent un ressaut très-caractérisé, qui est donné, il est vrai, aussi par les rétrécissements traumatiques ; mais, outre les commémoratifs, les brides donnent une sensation de résistance moins considérable.

Une bougie exploratrice doit toujours parvenir au moins jusqu'à la portion musculeuse et entrer dedans, de manière à ce qu'on soit bien sûr d'explorer toute la portion spongieuse. Nous avons vu quelle sensation de préhension nous donnait la pénétration de l'instrument dans cette partie du canal.

Cette bougie nous permet de distinguer les brides situées entre deux rétrécissements..

Lorsqu'on a affaire à un rétrécissement de l'anneau fibreux du bulbe, il est assez difficile de le diagnostiquer d'avec un rétrécissement ordinaire : nous verrons plus tard comment on le différencie d'une contracture du col. Les deux rétrécissements se diagnostiquent surtout d'arrière en avant : la bougie une fois dans la portion musculeuse, on la retire ; aussitôt qu'elle quitte cette portion, le chirurgien sent le cône dégagé, mais, au lieu de faire manœuvrer facilement après la sortie, il est de suite arrêté par un obstacle ; en tirant à lui, il sent un soubresaut, qui lui indique le rétrécissement de l'anneau fibreux du bulbe : au contraire, dans les rétrécissements inflammatoires, le soubresaut est très-peu prononcé et le frottement plus long. Ce diagnostic peut paraître très-subtil et peu à la portée de toutes les mains ; mais on peut ajouter que, le traitement étant le même dans les deux cas, ou du moins que les deux rétrécissements pouvant se guérir par la dilatation, il est moins nécessaire de bien les distinguer..

Traitement. — Dans le traitement des rétrécissements, il faut considérer deux points bien différents qui ont été confondus par beaucoup de chirurgiens : d'abord la dilatation du rétrécissement, puis la guérison ; l'une amène l'autre généralement mais il peut arriver que le canal soit dilaté et non guéri. La définition des deux mots nous expliquera la différence qu'il y a entre eux.

Le canal sera dilaté quand on aura obtenu simplement l'élargissement de son calibre au point de permettre l'introduction d'instruments volumineux ; mais les parois ont conservé leur état pathologique, elles sont restées dures, rugueuses, peu souples. Aussi reviennent-elles facilement sur elles-mêmes quand on ne s'en occupe plus, ce qui explique les récidives fréquentes des rétrécissements abandonnés à eux-mêmes, et quand je dis récidive, c'est une mauvaise expression, car elle suppose une première guérison, ce qui n'est pas : on n'a fait que pallier temporairement les fâcheuses conséquences.

Le rétrécissement sera guéri, au contraire, lorsqu'on est arrivé à modifier les parois uréthrales et à leur rendre la consistance, la souplesse et l'élasticité, en un mot, toutes les propriétés vitales qu'elles possèdent à l'état normal, en même temps qu'on a ramené le calibre du canal à ses dimensions naturelles : c'est dans ces circonstances seulement qu'on peut regarder la guérison comme réelle et définitive. Malheureusement nous sommes obligé d'ajouter de suite que cette guérison radicale est impossible à obtenir dans les rétrécissements : empêcher qu'ils ne causent un état morbide considérable, maintenir le calibre de l'urèthre le plus grand possible, tel doit être le but du chirurgien ; aussi un malade atteint de rétrécissement restera-t-il toujours tributaire de la sonde. On soigne les rétrécissements, on ne les guérit pas.

Le traitement des rétrécissements de l'urèthre a été jusqu'ici l'objet de recherches nombreuses, et bon nombre de moyens ont été successivement proposés : la dilatation tantôt ménagée, tantôt brusque, continuée d'une manière permanente ou répétée à des intervalles plus ou moins longs ; l'incision variée de diverses manières dans son mode d'application ; la cautérisation, etc. Ces divers procédés ont tous eu une période de vogue et une période de déclin. On peut se demander comment il se fait que des procédés, d'abord recommandés par d'illustres praticiens, aient été abandonnés par eux-mêmes ou par les générations suivantes : c'est que malheureusement on a été du particulier au général : une opération bonne pour des cas déterminés est devenue mauvaise quand on a voulu la généraliser : porter des conclusions générales d'après un petit nombre de faits seulement est une méthode vicieuse, surtout au point de vue des rétrécissements ; car un traitement qui convient à un genre de rétrécissement est loin d'avoir une action aussi favorable sur tous les autres : de sorte que le même procédé peut échouer ou réussir selon qu'il est appliqué avec plus ou moins d'à-propos : la nature, le siége, l'étendue du rétrécissement doivent être pris en grande considération dans le choix du traitement à employer, et suivant que ces diverses conditions varient, on est obligé de varier en même temps le moyen thérapeutique, sous peine d'insuccès.

D'un autre côté, en thérapeutique, comme en tout, il y a beaucoup de mode : du temps de Ducamp, la cautérisation était en vogue ; chacun inventa un porte-caustique. Mais, après avoir été très-employée, elle fut détrônée par la scarification ; puis vint la dilatation forcée qui fut remplacée par l'uréthrotomie interne. Cette dernière opération resta longtemps en faveur tant qu'on se servit des instruments à olive : mais du jour où l'uréthrotome de Maisonneuve fut entre les mains des chirurgiens, on retomba, sans le vouloir, dans la scarification, comme nous le montrerons plus loin, et les récidives devenant très-fréquentes, on chercha d'autres procédés. Alors vint l'uréthrotomie externe, puis la divulsion d'avant en arrière et d'arrière en avant.

La dilatation est la méthode la plus ancienne, elle tend toujours à être abandonnée par les impatients et les innovateurs, mais on y revient toujours, car elle est et restera la meilleure méthode de traitement.

Nous nous occuperons surtout des deux opérations les plus employées :

La dilatation en général ;

L'uréthrotomie interne.

Rappelons, avant de commencer, que le rétrécissement est constitué par une modification dans la texture du corps spongieux de l'urèthre au voisinage de la muqueuse et à une profondeur variable qui peut aller quelquefois jusqu'au contact de l'enveloppe fibreuse extérieure : le tissu spongieux est oblitéré et transformé en un tissu nouveau qui a les caractères du tissu fibreux à un degré plus ou moins prononcé.

DE LA DILATATION. — La dilatation peut être divisée en différents genres.

Employée comme traitement général, elle sera temporaire ou permanente ; elle sera ménagée ou forcée ; elle sera instantanée (divulsion) ; enfin elle servira de traitement préparatoire et complémentaire à l'uréthrotomie.

Dilatation ordinaire. — On se sert, pour faire la dilatation, de bougies ou de sondes, les deux pouvant être rigides ou flexibles et employées indifféremment dans cet état si le canal les supporte : généralement celles qui sont flexibles sont mieux supportées, causent moins de douleurs et s'adaptent mieux aux courbures du canal.

Les instruments flexibles employés sont :

La bougie en fil de vers à soie ;

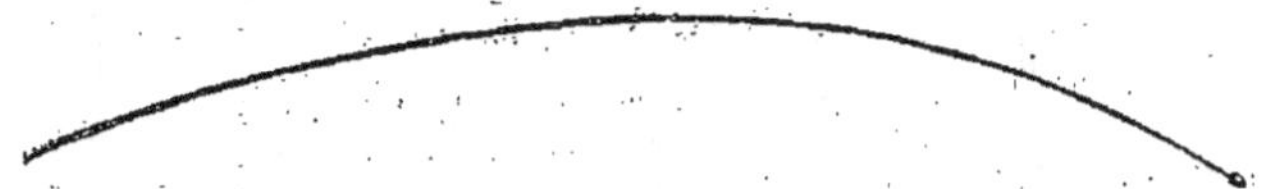

Fig. 50. — Bougie filiforme de baleine.

La bougie en baleine (fig. 51) ;
La bougie en gomme tortillée (fig. 52) ;
La bougie en gomme à bout olivaire ;
La bougie en cire ;
La sonde en gomme à bout olivaire.
Les instruments rigides sont :
La sonde de trousse ;
La bougie Béniqué en étain (fig. 53).

La dilatation facile ou impossible est en rapport avec le degré de tissu spongieux transformé et sa nature circulaire ou non.

La résistance ou la facilité avec laquelle le canal de l'urèthre accepte l'entrée de la bougie permet d'apprécier dans chaque cas particulier le degré d'extensibilité dont jouit le tissu constituant le rétrécissement organique. Si l'instrument pénètre aisément sans déterminer de douleurs, sans faire couler de sang, s'il est permis d'en augmenter rapidement le calibre, évidemment le tissu du rétrécissement organique est susceptible d'une certaine

distension et la maladie doit être traitée par la méthode
de la dilatation. S'il en est autrement, si la bougie ne
passe qu'en frottant fortement, qu'en provoquant une
vive douleur, si l'on ne gagne pas de terrain malgré l'in-

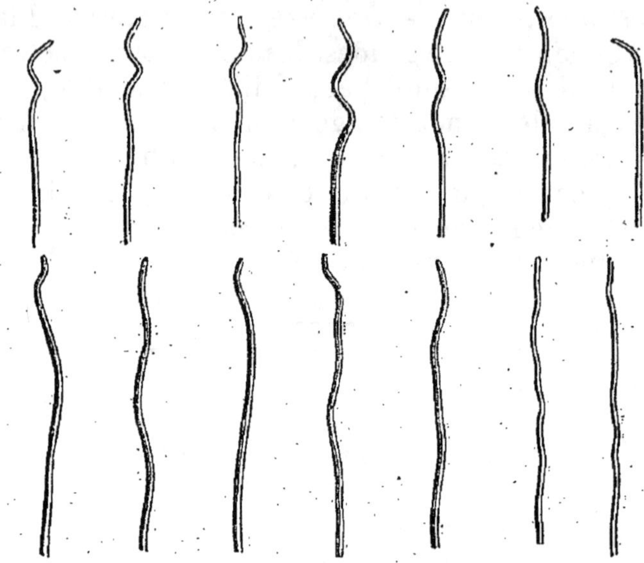

Fig. 51. — Bougies à pointe tortillée en spirale irrégulière.

troduction répétée de l'instrument de même calibre,
c'est que le rétrécissement n'est susceptible d'aucune

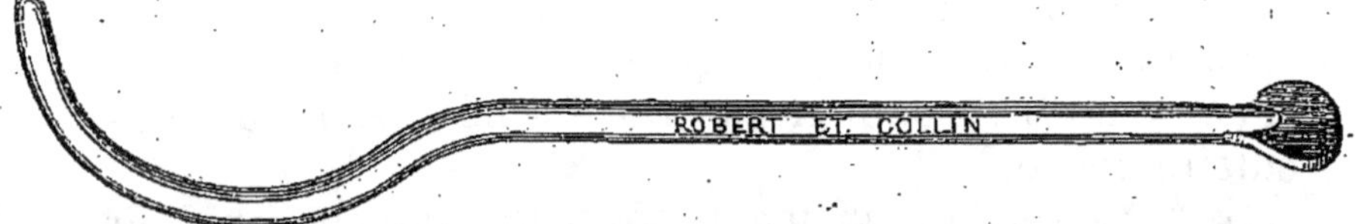

Fig. 52. — Bougie d'étain de Béniqué.

distension, et alors il faut changer la méthode de traitement qui reposait sur les propriétés de ce tissu.

Il y a donc deux classes bien tranchées de rétrécissements organiques, les uns se prêtant à la dilatation, les

autres y étant réfractaires. Cette division domine la thérapeutique des rétrécissements organiques.

Ajoutons que les rétrécissements d'origine traumatique sont rarement guéris par la dilatation ; qu'ils sont tributaires d'opérations plus considérables.

Bien des théories ont été proposées pour expliquer le rétablissement du canal dans le cas de dilatation.

Voyons les plus importantes : Hunter croyait qu'elle agissait par ulcération, il y avait perte de substance produite par la pression des sondes. On a admis ensuite l'irritation et l'inflammation du rétrécissement, puis M. Voillemier a adopté la dilatation inflammatoire qu'il a subdivisée en dilatation atrophique et dilatation ulcérative. Dans tous ces cas précédents on n'a eu en vue que la dilatation permanente : il est évident que la dilatation permanente agit surtout comme ramollissant et non comme dilatant en ; effet, voilà une bride fibreuse dure qui ne laisse passer que des bougies filiformes, quand elle les laisse passer ; vous introduisez une sonde à demeure même d'un calibre inférieur à celui du rétrécissement ; au bout de vingt-quatre heures de cette sonde à demeure, vous pouvez introduire le n° 14 : elle est donc ramollie et non dilatée, car la dilatation n'eût pu se faire si vite ; quant à l'explication il n'y a que des théories plus ou moins obscures.

Dilatation temporaire. — Quand un rétrécissement organique est justiciable de la dilatation temporaire, c'est cette dernière méthode qu'il faut toujours employer.

Elle consiste à passer dans le canal de l'urèthre, à des époques plus ou moins rapprochées, une sonde ou une bougie dont on augmente progressivement le numéro, et à ne la laisser à demeure qu'un temps relativement court.

Cette dilatation doit reposer sur les trois principes suivants :

1° Moins on touche à un rétrécissement, mieux on le guérit ;

2° La dilatation se fait autant par l'élément vital que par la pression latérale ;

3° Il est inutile de passer des instruments d'un calibre supérieur à celui du rétrécissement. Un calibre égal et même quelquefois inférieur amène plus vite la guérison.

Je ne chercherai pas à expliquer ce qu'il faut entendre par élément vital : le fait incontestable est qu'une bougie, dans un canal d'un calibre inférieur au rétrécissement, agit sur ce rétrécissement autrement qu'à la manière d'un coin ; elle fait subir à la masse fibreuse une modification profonde, qu'il est difficile d'analyser, mais qui existe, et il n'est nullement nécessaire que cette désorganisation aille jusqu'à l'inflammation ou même l'ulcération, comme l'écrit M. Voillemier, car au contraire ces dernières entravent quelquefois le traitement de la dilatation temporaire.

Traitement préparatoire. — Avant de commencer le passage des bougies, il est toujours bon et souvent nécessaire de mettre le malade à un régime peu excitant, qui délaye les urines, en enlève l'acidité et diminue la sur-contractilité des organes urinaires.

Il y a des malades dont le canal est tellement irritable, même à l'état physiologique, qu'il faut introduire sept ou huit fois l'instrument à des jours différents avant d'arriver jusqu'à la vessie ; à plus forte raison lorsqu'il existe un état pathologique, comme un rétrécissement par exemple.

Il arrive souvent qu'en commençant d'emblée la dilatation, le premier passage se fait facilement, puis impossible d'introduire le plus petit calibre les jours suivants, le canal étant irrité par le premier passage de la bougie.

Lorsque le malade est très-nerveux, ou que son rétrécissement a déjà été fatigué par des passages répétés de sonde, il faut d'abord employer le traitement antiphlogistique, qui aura pour but de diminuer les envies fréquentes d'uriner, les érections, les spasmes de l'urèthre ; ce traitement consiste en lavements laudanisés, cataplasmes laudanisés entre les jambes, allant de l'anus au nombril et enveloppant tout le scrotum ; des grands bains tous les deux jours, ou un bain de siége tous les jours d'une heure de durée. Je préfère ces derniers : outre que les bains de siége sont moins fatigants, il y a des malades qui, ayant des difficultés pour uriner, souffrent en prenant des bains entiers au lieu de bains de siége, ce que j'attribue à ce que, la vessie se remplissant beaucoup plus vite dans les premiers, il y a une distension vésicale amenant une contraction des sphincters qui cause ces douleurs, ce qui ne se produit pas dans les bains de siége ; quelquefois du bromure de potassium à l'intérieur. Le ventre sera toujours maintenu libre ; le malade évitera le froid et l'humidité, les alcools, les excitants, la bière, le vin pur ; les urines seront surveillées et, si elles sont trop acides, on prescrira un gramme d'acide benzoïque par jour dans un litre de chiendent ou de queue de cerise (l'acide benzoïque presque insoluble dans l'eau sera d'abord dissous dans un peu de glycérine ou d'alcool) ; on pourra insister sur les balsamiques : capsules de copahu, de santal, de térébenthine, trois avant chaque repas : on passera tous les jours une bougie en cire jusqu'au rétrécissement, jusqu'à ce que le canal la supporte facilement : on la retire immédiatement. Ces passages de bougies sont encore utiles, en ce qu'ils indiquent la susceptibilité générale du patient ; il y a des malades qui ne peuvent pas être sondés sans avoir un accès de fièvre, il faut être très-prudent avec eux : les suppositoires belladonés peuvent être nécessaires.

Quelquefois les rétrécissements sont entourés d'une tumeur péri-uréthrale, dure, fibreuse, qui comprime le canal et lui donne une forme sinueuse difficile à franchir ; dans ce cas il ne faut pas compter sur le traitement antiphlogistique ni sur les fondants pour la dissoudre : le seul moyen qui réussisse consiste à faire fondre l'induration par suppuration ; une incision est faite sur la ligne médiane de la manière suivante : le malade étant placé comme pour l'opération de la taille, la main gauche du chirurgien tendant les ligaments horizontalement, on fait avec le bistouri à pointe convexe une incision médiane légère qui va du scrotum jusqu'à 2 centimètres de l'anus, puis la tumeur est coupée couche par couche en ayant soin d'aller doucement et d'autant plus profondément que l'on s'approche de la partie inférieure de l'incision : le tissu coupé crie sous le scalpel ; on s'assure de ce que l'on a fait après chaque coup de bistouri en introduisant le doigt dans la plaie ; on s'arrête quand on a coupé tout le tissu fibreux : cette opération est délicate, car c'est presque une uréthrotomie externe sans conducteur avec l'ouverture du canal en moins. Une mèche de charpie est laissée à demeure dans la plaie, la suppuration se développe et fait fondre l'induration ; ce n'est que lorsque la tumeur est à peu près disparue que l'on peut essayer l'introduction des instruments et la dilatation : il ne faut pas oublier que ces indurations péri-uréthrales sont difficiles à détruire complétement et récidivent quelquefois.

Traitement local du rétrécissement. — Lors de l'exploration, ou on en a pu passer et arriver complétement dans la vessie, ce qui constitue les cas faciles ; ou l'introduction n'a pu se faire, d'où les cas difficiles.

1° *Cas faciles*. — Les bougies en cire sont les meilleurs instruments pour la dilatation temporaire des rétrécissements : elles n'ont qu'un inconvénient, c'est qu'elles sont plus difficiles à introduire surtout au cul-de-sac du bulbe : cependant on ne peut s'en servir d'emblée si le rétrécissement a une lumière très-petite, car nous savons que la bougie en cire est au moins un n° 8. Si le rétrécissement est plus étroit que ce numéro, on se servira d'abord de bougies en fil de vers à soie soit droites, soit tortillées, soit à bout olivaire.

Manuel opératoire. — Se basant sur les règles précédemment indiquées, on commencera par introduire une bougie passant facilement dans le rétrécissement, et non à frottement dur ; l'instrument est introduit doucement, par une pression continue, légère, la verge très-peu tirée : arrivé sur le rétrécissement, le chirurgien tâchera d'engager l'extrémité de la bougie en appuyant légèrement, il évitera les titillations ; il sentira qu'il est dans le rétrécissement par la sensation de *pincement* indiquée plus haut : une fois la pointe dans le rétrécissement, il faut enfoncer tout l'instrument jusqu'au bout ; la bougie introduite, on la laisse une ou deux minutes et même quelquefois moins, surtout au début des séances et quand le sujet est irritable : elle est ensuite retirée doucement : pendant tout le temps que dure le traitement, le malade sera soumis au régime antiphlogistique et adoucissant : bains, cataplasmes, lavements ; un bain de siége tous les jours ou tous les deux jours ; des tisanes de chiendent, de queues de cerise, si les urines sont chargées ; des balsamiques ; quelquefois, comme nous l'avons vu, on y joindra les antinerveux (bromure de potassium, bromure de camphre).

Du calibre des bougies, de la manière de conduire le dosage des bougies, de la durée du séjour de ces bougies dans le canal, et de l'espace entre les séances, dépend le succès du traitement.

C'est surtout pour obtenir un excellent résultat de la dilatation temporaire, qu'il faut aller avec lenteur, qu'on doit appliquer le dicton : « Nous sommes pressés, allons doucement. »

Quand faut-il augmenter les numéros? Il n'y a pas de règle fixe à cet égard : chaque fois qu'un chirurgien doit passer une bougie, il s'assure de son calibre par la filière : il doit conserver le même numéro tant que le canal ne le laisse pas passer facilement, et ne prendre un numéro supérieur que quand il sera sûr que le dernier entrera sans être forcé ; en un mot, ne passer à un numéro plus fort que quand ce numéro n'a que le diamètre du rétrécissement ; tout instrument entrant à pression forcée dans un rétrécissement peut l'enflammer, et on s'expose à ne pouvoir passer qu'un numéro bien inférieur, à la séance suivante.

Dans chaque séance, il ne sera introduit qu'un numéro : la pratique consistant à introduire plusieurs numéros consécutifs dans la même séance expose à l'inflammation du rétrécissement.

Durée du séjour. — Le temps d'introduire l'instrument, de le laisser à peine, de le retirer, telle doit être la durée du séjour de la bougie dans le canal, en thèse générale ; cependant, il y a des cas où il est nécessaire de laisser la bougie un peu plus longtemps, quelquefois une heure, une demi-heure. C'est lorsque le rétrécissement est très-dur, peu irritable, ne s'enflammant pas facilement ; lorsque l'on fait la dilatation temporaire, comme complément de la dilatation permanente ; mais ces cas ne doivent être que l'exception.

De l'intervalle entre les séances. — On a fixé des temps, des jours de distance entre les séances ; or comme rien n'est plus variable, puisque cela dépend de l'état du canal, il est pour nous impossible de fixer une durée ; il y a des malades chez lesquels l'introduction répétée tous les deux jours est parfaitement supportée ; d'autres chez lesquels il faut rester huit et quinze jours sans rien passer ; il est évident que, d'un autre côté, plus on passe de fois le même numéro, plus l'on peut rapprocher les séances, sans cependant dépasser le minimum de deux jours ; au contraire il faudra les éloigner quand on vient de passer un numéro supérieur. Un exemple fera comprendre facilement ma pensée : aujourd'hui je passe à un malade un n° 16 pour la quatrième fois ; je passerai le n° 17 à la séance suivante, qui aura lieu deux jours après, puis je mettrai quatre ou cinq jours pour repasser ce n° 17, revenant au passage tous les deux jours quand ce numéro entrera facilement : comme on voit il n'y aura de fixe que le minimum de deux jours ; le maximum et les cas intermédiaires dépendent de la facilité du rétrécissement à se laisser dilater et à supporter le passage de la bougie : en thèse générale, je le répète, plus on va lentement, mieux on guérit. Quand on a affaire à des malades peu exacts, qui ne viennent pas régulièrement aux jours indiqués, qui interrompent leur traitement pendant deux ou trois mois, il faut recommencer chaque fois la dilatation en descendant de plusieurs numéros par rapport au diamètre auquel on était arrivé quand on avait eu l'interruption, afin de ne pas surdistendre le rétrécissement, et attendre toujours, pour augmenter le calibre de la bougie, que le numéro inférieur entre très-aisément.

Nous éviterons avec soin de donner des théories pour expliquer les différents phénomènes de la dilatation, nous contentant d'engager à suivre dans la pratique journalière ce que l'expérience a indiqué comme étant les meilleurs moyens pour parvenir à un heureux résultat, en se servant de cette méthode.

La durée du traitement ne doit pas pour ainsi dire entrer en ligne de compte pour deux raisons : la première, c'est que généralement on peut faire suivre le traitement sans entraver les occupations du malade; la deuxième, c'est que, lors même que le malade entre dans un service nosocomial, il n'est pas avantageux, pour diminuer les journées d'hôpital, de forcer le traitement : car dans ce cas le rétrécissement n'est pas guéri, il est seulement dilaté et si l'on ajoute les journées dues aux récidives à celles du premier traitement, le nombre total est encore à l'avantage d'un traitement régulier et méthodique.

La dilatation temporaire bien conduite sera toujours la meilleure arme pour combattre les rétrécissements organiques.

2° *Cas difficiles.* — La première condition pour traiter un rétrécissement par une dilatation quelconque est de pouvoir traverser ce rétrécissement : or le cathétérisme dans un canal atteint d'un ou de plusieurs rétrécissements étroits est une des opérations les plus difficiles de la chirurgie.

Dans ce cas il faut essayer de tous les procédés, sans violence, doucement et lentement; mettre le malade dans toutes les positions : avoir à sa disposition des bougies de toutes les formes : car il peut arriver que l'une passe où l'autre reste en deçà : une quantité de méthodes ont été proposées, et vantées par leurs inventeurs. Comme, la plupart du temps, la dilatation permanente est entreprise après un cathétérisme difficile et que le premier instrument qui sert au début de la dilatation est celui qui a pu passer, nous ne nous occuperons de ces cas difficiles qu'au chapitre traitant de cette dilatation permanente.

3° *Cas spéciaux.*—Il se présente quelques cas, où malgré la difficulté de pouvoir agir par la dilatation temporaire, on ne peut cependant employer la dilatation permanente ou l'uréthrotromie par suite de la position pécuniaire du malade qui ne peut interrompre ses travaux, ou chez lequel une opération sanglante serait dangereuse par suite de son état de faiblesse générale. On peut dans ce cas employer le procédé suivant qui m'a réussi une fois : un malade atteint de rétrécissement et ne pouvant quitter ses occupations vint me consulter ; j'essayai le traitement préparatoire, puis la dilatation temporaire, mais le canal était tellement irritable qu'il m'était impossible de gagner un numéro plus élevé au bout de quatre séances et quelquefois de passer un numéro qui entrait l'avant-veille ; je mis alors à demeure une petite bougie n° 3 que le malade gardait : quand il arrivait dans mon cabinet, j'enlevais cette bougie, je passais le numéro voulu et je remettais la petite bougie à demeure ; ce fut le seul moyen d'obtenir le passage de numéros de plus en plus élevés.

Deux points très-importants comme pronostic de la facilité de dilatation doivent être pris en considération :

1° Le siége du rétrécissement ;

2° La quantité de tissu fibreux entourant le rétrécissement, soit que la circonférence morbide soit complète ou incomplète.

Ainsi, les rétrécissements demi-circulaires sont très-dilatables, tandis que les rétrécissements circulaires le sont moins et quelquefois, pour ne pas dire souvent, ne le sont pas. Les rétrécissements de l'anneau fibreux du bulbe sont très-dilatables, car ils sont demi-circulaires ; ceux du méat ne le sont pas, car ils sont généralement circulaires : d'un autre côté, le méat étant formé de la réunion des deux feuillets d'enveloppe du corps spongieux, son rétrécissement ne peut être dilaté ; donc le méat ne peut être dilaté, quand il est rétréci, parce qu'il n'y a pas de tissu spongieux et que toute la circonférence est prise.

Les rétrécissements situés à l'angle péno-scrotal sont peu dilatables, même étant demi-circulaires, car il y a en cet endroit peu de tissu spongieux. Les rétrécissements du bulbe, quand ils sont demi-circulaires, sont éminemment dilatables, car il y a beaucoup de tissu spongieux.

Ainsi, plus il y a de tissu spongieux dans la région où se trouve le rétrécissement, plus il y a de chances de réussir par la dilatation, surtout si le rétrécissement n'est que demi-circulaire et s'il y a peu de tissu spongieux altéré.

Lorsque, au bout de quelques séances, on s'aperçoit que le traitement ne marche pas, que le canal s'irrite, qu'on ne gagne aucun numéro, il faut cesser cette dilatation temporaire et recourir soit à la dilatation permanente, soit à l'uréthrotomie : nous nous occuperons plus loin des cas qui nécessitent cette dernière opération.

DILATATION PERMANENTE. — Nous devons considérer ici deux cas comme dans la dilatation temporaire.

1° *Cas faciles.* — La bougie peut être introduite facilement : on commencera le traitement par des bougies en gomme élastique : le premier numéro passera presque toujours à frottement ; pour les suivants, il faudra en général n'introduire que des bougies ayant un diamètre égal à celui du rétrécissement : lorsque l'on aura atteint un calibre assez fort pour pouvoir se servir de sondes, on prendra ces dernières. Les bougies ou sondes seront en gomme élastique et à bout olivaire. Les premiers jours que l'on emploie cette méthode, on est généralement étonné de la progression pour ainsi dire géométrique que l'on peut donner au diamètre des instruments : mais il ne faut pas se laisser entraîner et croire que cette dilatation rapide se continuera pendant tout le traitement : il faut dans cette méthode, comme dans la dilatation temporaire, beaucoup de prudence et aller très-doucement. Pendant tout le temps du traitement, le malade restera au lit, ou sur un fauteuil : cataplasmes

continuels entre les jambes, bains de siége matin et soir ;
entretenir la liberté du ventre. Les sondes seront chan-
gées en moyenne tous les deux jours ; on pourra dans
les cas favorables augmenter de deux numéros de la
filière Charrière à chaque changement, surtout au commencement ; mais, quand on arrive aux forts calibres, il
faut bien examiner le canal et avoir bien soin de n'introduire que des instruments entrant sans frottement.

Manière d'attacher la sonde à demeure. — On a proposé
divers moyens d'attacher la sonde : aucun ne vaut
comme solidité celui inventé par M. Caudmont, il y a une
vingtaine d'années,
et consistant à fixer
l'instrument aux poils
du pubis (fig. 53) ;
quand on emploie ce
moyen, il y a une pré-
caution à prendre : il
ne faut pas réunir les
poils en un faisceau
lisse qui a la forme
d'un cône, car alors le
fil se détache avec la
plus grande facilité ;
on doit au contraire
prendre un bouquet
de poils sans les lis-
ser et l'englober dans
un nœud : il n'y a
plus à craindre la
forme d'un cône.

Si l'on s'en rappor-
tait à la longueur des
sondes façonnées par

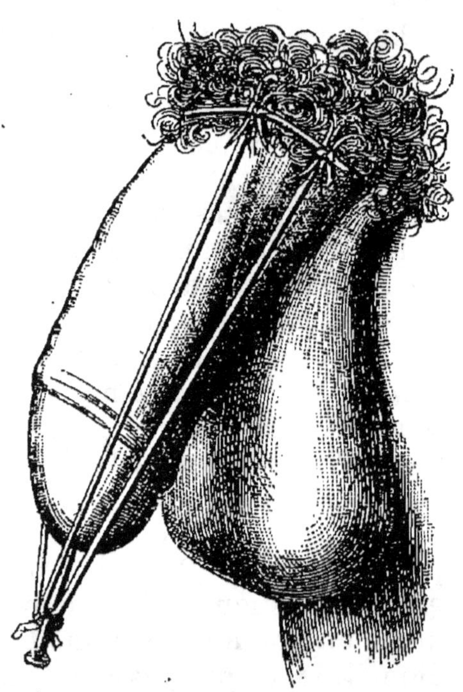

Fig. 53. — Moyen d'attacher la sonde.

les fabricants et qu'on les enfonçât jusqu'au pavillon, il en
résulterait bientôt une cystite par suite de la grande longeur de l'instrument faisant saillie dans la vessie ; pour
éviter cet inconvénient, le chirurgien, après avoir introduit

la sonde jusqu'à l'écoulement de l'urine, ne l'enfonce que d'un centimètre au plus et noue le fil par son milieu sur l'instrument près du méat : les deux bouts sont attachés lâchement aux poils sur les côtés du pubis. Pour éviter cette saillie de la sonde dans la vessie, on a proposé de ne se servir que d'algalies à bout rond, ayant les yeux près du bec ; l'introduction de ces instruments est plus difficile que ceux à bout olivaire ; malgré un peu plus de longueur dans la vessie, je préfère ces derniers. Si le malade a un suspensoir, il est préférable d'attacher les fils aux mailles.

Donc, règle générale, quand on a pu parvenir directement dans la cavité vésicale, qu'il n'y a aucun obstacle à craindre, lorsque l'on changera de numéro, on emploie des bougies, puis des sondes en gomme à bout olivaire. Traitement antiphlogistique.

Quand on est arrivé ainsi jusqu'au n° 21, on a dilaté le rétrécissement, mais on ne l'a pas guéri ; il faut, pour obtenir ce dernier point, continuer le traitement par la dilatation temporaire, qui sera faite de la manière suivante : quatre ou cinq jours après avoir retiré le n° 21, on passe une bougie en cire n° 12 ou 15, suivant que le canal est plus ou moins extensible ; introduire tous les jours la même sonde en la laissant d'abord une heure, puis une demi-heure, un quart d'heure, cinq minutes, une minute, et ne cesser ce numéro pour en prendre un autre plus élevé que lorsque ce dernier passe très-facilement. Introduire tous les deux ou trois jours les numéros supérieurs.

Dans cette dilatation temporaire consécutive, il faut aussi aller très-lentement : le mieux ne se maintient pas, si l'on veut aller trop vite. On peut quelquefois rester quinze jours sur le même numéro ; on ajoute au traitement comme ci-dessus, les cataplasmes, les bains de siége, les lavements : il faut aussi bien constater la réaction des urines, car l'urine fortement acide irrite le rétrécissement et empêche de progresser dans l'augmentation du diamètre des bougies.

2° Cas difficiles. — Il faut considérer le mot infranchissable pour les rétrécissements, comme synonyme de difficile à franchir : toutes les fois que l'urine passe, il faut essayer de passer à son tour un instrument.

On peut faire deux catégories de méthodes à employer suivant que le malade urine encore un peu ou qu'il a une rétention complète d'urine; c'est-à-dire que, dans le premier cas, on a du temps devant soi pour se retourner, dans le deuxième il faut agir de suite.

Lorsque le malade urine encore un peu, il ne faut user ni de force ni de violence; on ne doit pas mettre son amour-propre à passer quand même séance tenante, et ne pas oublier que le système nerveux du chirurgien s'irrite très-vite dans le cas de cathétérisme impossible : on commencera par soumettre le malade au traitement antiphlogistique : on fera fondre la tumeur péri-uréthrale, si elle existe, et ce n'est que lorsque le malade sera moins nerveux, le canal plus maniable, les organes en repos, que l'on tentera l'introduction de l'instrument : les séances seront de courte durée et répétées au choix du chirurgien; très-souvent ce n'est qu'une question de forme de bougies et de position : quand on n'est pas obligé de passer de suite, il vaut mieux tenter l'introduction le plus longtemps possible avec des instruments flexibles : les bougies en baleine sont trop dures, les bougies en fils de vers à soie peuvent se tortiller et valent mieux que les bougies fines en gomme à bout tortillé et collodionné. Généralement la forme en baïonnette réussit mieux le malade était debout, et celle en crochet, couché; il faut avoir soin surtout, comme je l'ai déjà dit, de ne pas titiller le rétrécissement avec l'extrémité de la sonde; car, dans ce cas, on l'irrite, il se contracte, et on ne passe plus : il faut donc aller doucement, pas longtemps et peu souvent. La bougie laissée quelque temps au contact du rétrécissement passe quelquefois après facilement.

Quand il y a urgence et qu'il faut passer de suite un instrument, les bougies métalliques valent mieux, mais sont plus dangereuses. Civiale se servait d'une sonde en

9.

or de très-petit diamètre ; Caudmont emploie de préférence le stylet d'Amussat ; c'est aussi l'instrument qui
m'a réussi le mieux, quoique droit : mais il exige une
extrême douceur dans le maniement et une grande sûreté
de main.

Je ne décrirai ici aucun procédé soit ancien, soit mo-
derne ; chaque chirurgien a le sien, auquel il est habitué,
mais qui ne réussit pas généralement dans d'autres
mains : faire comme on peut, en observant les règles de
la prudence, de la douceur ; étudier toutes les sensations
transmises aux doigts par les instruments, tels sont les
seuls conseils que l'on puisse donner.

On se trouve quelquefois bien de faire uriner le malade
et d'essayer de passer en même temps : j'ai réussi dernièrement après plusieurs tentatives infructueuses, en
sondant le malade dans un bain et le faisant uriner en
même temps.

Le traitement général doit accompagner le traitement
local ; les malades ont pour la plupart la santé délabrée ;
il faut insister sur les toniques, les ferrugineux, la macération de quinquina à 15 grammes par litre ; il ne faut
pas user beaucoup des antinerveux dans les maladies des
voies urinaires ; les malades sont déjà assez affaiblis par
les conséquences de la difficulté de la miction.

La dilatation permanente peut quelquefois être remplacée par la dilatation prolongée, c'est-à-dire de ne
laisser les sondes que tant qu'il ne se produit pas de
réaction très-prononcée, de les retirer dans ce cas et
d'attendre, pour les remettre, que le canal ne soit plus
enflammé.

DILATATION FORCÉE. — La dilatation forcée est en général une mauvaise méthode ; ce n'est même plus une
dilatation : on peut dire ici en toute vérité que c'est le
mot qui fait passer la chose : en effet, que se passe-t-il
dans l'application des instruments à l'aide desquels on
pratique la dilatation forcée ? Obtient-on tout simplement une distension énergique et considérable des tissus
morbides qui constituent le rétrécissement, ainsi que

semble le faire croire le mot de dilatation forcée? Là est
tout le débat : si les choses se passent de cette façon, c'est
une bonne méthode à nulle autre pareille et il faut l'adopter, mais malheureusement il n'en est pas ainsi ; les mots
de dilatation forcée cachent des dangers et des inconvénients qui doivent la faire proscrire. Très-souvent les
tissus malades ne sont pas dilatés, mais les tissus sains
sont déchirés; elle est aujourd'hui généralement abandonnée.

M. le professeur Le Fort a communiqué à l'Académie
de médecine une nouvelle méthode de traitement qu'il
appelle *dilatation immédiate progressive* ; c'est en résumé une dilatation forcée : M. Le Fort commence par
résumer les trois méthodes principales qui se partagent
actuellement la faveur des chirurgiens, la dilatation
lente, l'uréthrotomie et la divulsion ou dilatation forcée;
il trouve la dilatation ordinaire trop longue. Or, la plupart des malades, dit-il, atteints de rétrécissements,
jouissent, en dehors de cet accident, d'une santé généralement assez bonne, et se soumettent difficilement à
un traitement de longue durée, à un séjour prolongé à
l'hôpital : la divulsion, amenant la déchirure du rétrécissement, n'est pas sans danger. Quant à l'uréthrotomie,
M. Le Fort la trouve trop dangereuse et ne l'emploie jamais; se basant sur la dilatation rapide ou du moins le
ramollissement considérable qu'une bougie laissée à demeure fait subir au rétrécissement, il emploie le procédé
suivant :

Le n° 9 par exemple, restant en place vingt-quatre
heures, il passe le lendemain une série complète dans
une même séance jusqu'au n° 25 : si les rétrécissements
ont les parois dures et inextensibles, ils ne cèdent pas à
l'action d'une bougie filiforme. M. Le Fort emploie alors le
procédé suivant : on prend une bougie conductrice semblable à celle de l'uréthrotome de Maisonneuve : on la
laisse à demeure pendant vingt-quatre heures : le lendemain on visse, à l'extrémité de la bougie, un cathéter
métallique conique n° 9, on l'introduit dans la vessie.

puis on le retire et on visse un cathéter n° 15, et enfin on refait la même opération avec un cathéter n° 21, le tout dans une même séance. Cela fait, on retire le cathéter et la bougie, l'opération est terminée, on met à de-

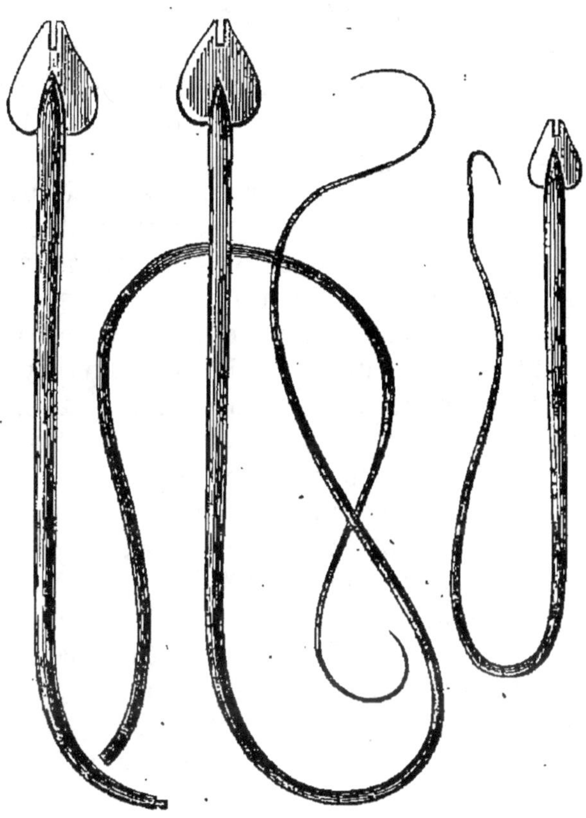

Fig. 54. — Dilatateurs de M. Le Fort.

meure une sonde n° 18 qui est retirée après quarante-huit heures de séjour, puis on fait la dilatation temporaire, ou, du moins, un passage de sonde de temps en temps.

Il suffira de se reporter aux principes que j'ai exposés sur la manière dont il fallait comprendre la dilatation pour rejeter ce manuel opératoire comme méthode générale de traitement : il y a, nous l'avons dit, deux points à bien considérer, la dilatation et la guérison : la guérison est-elle plus durable avec le procédé de M. Le Fort qu'avec la dilatation temporaire ou permanente? Tout est là : quant à la question de vitesse de dilatation, l'uréthrotomie donne d'excellents résultats, et ne me paraît pas devoir être plus à craindre que ce cathétérisme forcé; maintenant faut-il rejeter complétement cette méthode, je ne le crois pas. Elle peut donner des résultats satisfaisants, dans quelques cas rares et déterminés (les rétrécissements compliqués de spasmes par exemple); j'ai vu M. Caudmont l'employer une fois avec succès pour un rétrécissement qui n'acceptait pas la dilatation par suite de la grande sensibilité nerveuse du canal, et dont les parois étaient assez malléables, car je ne regarde pas le cas si facile, quand il s'agit de parois uréthrales indurées, : il suffit d'examiner la difficulté qu'il y a à faire avancer le traitement quand, dans la dilatation permanente, on arrive aux n°s 15, 16 : la dilatation rapide a surtout lieu sous l'influence des premiers numéros et d'une petite bougie : on peut facilement passer dans la dilatation permanente du 4 au 10, mais, à partir du 12, on saute difficilement deux numéros.

Toute la question de la guérison des rétrécissements est dans l'époque de la récidive : pour ma part, il me paraît actuellement complétement démontré que les récidives sont d'autant plus éloignées que l'on a agi avec prudence, méthode et pas à pas dans le premier traitement.

Procédé de M. Corradi, de Florence. — Ce procédé ayant obtenu le prix d'Argenteuil (période 1863-69), il m'a paru utile de l'indiquer. M. Broca (1) en a montré le but :

« Supprimer la longue période du début du traitement par la dilatation, tel est le but que s'est proposé M. le Dr Corradi. Partant de cette notion que les rétrécisse-

---

(1) Broca, *Rapport sur le prix d'Argenteuil* (*Bull. de l'Acad. de méd.* Paris, 1869, t. XXXIV, p. 1215).

ments non inodulaires ne sauraient opposer une grande résistance, il a imaginé un instrument destiné à pratiquer instantanément la dilatation des rétrécissements jusqu'au degré d'amplitude qui permet d'introduire des bougies des n°s 11 et 12. Cette variété de dilatation diffère de celle qui a été usitée jusqu'ici par ce caractère important qu'elle n'excède jamais les limites de l'élasticité de la muqueuse et du tissu propre de l'urèthre, qu'elle ne divise pas les tissus, qu'elle ne les fait pas éclater, qu'elle n'y produit ni hémorrhagie ni inflammation, qu'elle ne provoque même pas de douleurs. »

J'avoue que, pour ma part, il m'est impossible de comprendre l'avantage de ce procédé : que, pour aller plus vite, on fasse une dilatation rapide en une ou deux séances, comme le font Le Fort, Thompson (1), Dittel, cela me paraît très-logique, au point de vue de ce que ces chirurgiens ont voulu obtenir ; mais ici on s'arrête à moitié chemin, même au quart, car généralement le rétrécissement laisse passer d'emblée le n° 3 ou 4, ce qui ne fait que huit ou dix numéros à gagner, c'est-à-dire, dans les cas indiqués par M. Corradi de rétrécissements non inodulaires la valeur de quinze jours au maximum, et même ces quinze jours gagnés ne sont-ils pas toujours gagnés en réalité, car reprendre la dilatation quand le rétrécissement a été enflammé par une dilatation brusque, amène souvent des arrêts dans ce mode de traitement.

Outre cette dilatation, n'est-ce pas autre chose qu'une uréthrotomie avec un instrument à lame mousse dans le genre de celui que M. Paul Horteloup a fait fabriquer : la différence dans les deux procédés, c'est que dans le dernier on pousse la dilatation rapide beaucoup plus loin.

Quel que soit le sens dans lequel se fera la dilatation, comme elle ne porte que sur un point du canal, ce sont les tissus les moins résistants qui se dilateront ; par

____

(1) Thompson, *Traité des maladies des voies urinaires.* Trad. par Labarraque, Martin et Campenon. Paris, 1874.

conséquent quelquefois les tissus sains, au lieu des tissus fibreux, constitueront les rétrécissements.

M. Corradi se sert de deux dilatateurs, le premier appelé dilatateur à chapelet, le deuxième dilatateur à archet (fig. 55).

1° *Dilatateur à chapelet.* — C'est une sonde métallique d'environ 24 centimètres de longueur, dont la partie antérieure est rigide, tandis que l'extrémité vésicale est flexible et peut prendre toutes les courbes, au gré du chirurgien. Un fil résistant, en cuivre ou en métal anglais, occupe toute la longueur du dilatateur : il va en s'amincissant vers son extrémité vésicale terminée par une petite olive. C'est sur cette partie du fil que sont enfilées de petites perles métalliques augmentant presque insensiblement de volume, et dont on peut avoir plusieurs séries graduées, suivant le degré de dilatation que l'on veut obtenir. Ce cordon, ainsi composé de boules, occupe un quart de la longueur totale de l'instrument, et en constitue la partie flexible.

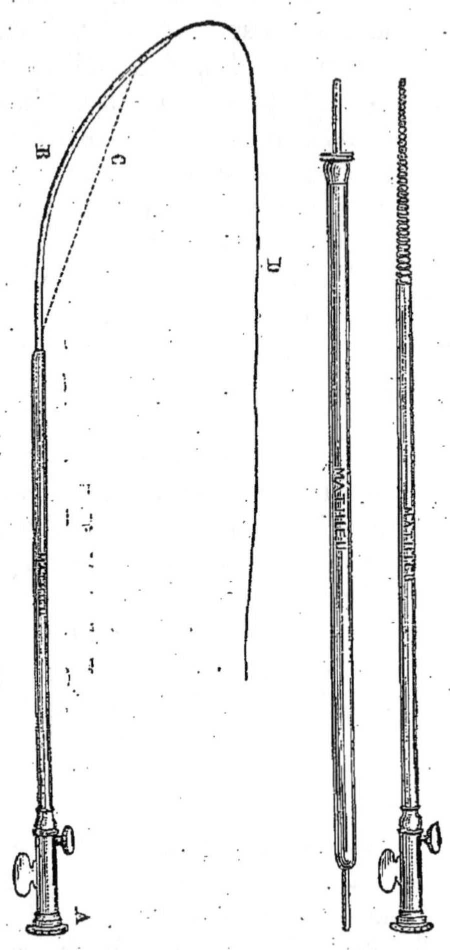

Fig. 55. — Dilatateurs de Corradi.

La partie rigide est formée d'une canule qui est traversée par le fil. L'extrémité vésicale de la canule se ter-

mine en grain de chapelet et représente le dernier renflement du cordon. Le fil est fixé, par une vis latérale, sur
le pavillon : à l'extrémité du pavillon se trouve une vis qui,
en avançant ou reculant, tend ou relâche le fil à volonté ;
ce qui permet d'avoir un instrument rigide ou flexible
au choix de l'opérateur.

Manuel opératoire. — Le rétrécissement est franchi par
l'extrémité olivaire du dilatateur. Une fois dans la bonne
voie, alors seulement commence la dilatation qui doit
être faite lentement et sans brusquerie. A ce moment il
suffit de donner un ou deux tours de vis au bouton terminal pour rendre plus rigide la partie flexible. Les premiers grains passent facilement puisqu'ils sont plus
petits que l'olive ; les autres, formant un cordon renflé
qui va en grossissant très-sensiblement, passent les uns
après les autres, et, après chaque renflement, la progression de l'instrument subit un petit temps d'arrêt. On ne
court donc pas le risque de faire fausse route, ou de
déchirer le rétrécissement. On peut ainsi porter la dilatation jusqu'au n° 14 séance tenante. L'instrument ayant
pénétré dans la vessie, on visse, à l'extrémité libre du fil,
un stylet conducteur ; on lâche la vis de pression et on
retire la canule : il ne reste plus dans l'urèthre que les
fils et les grains.

L'opérateur soutient de la main gauche la verge entre
l'annulaire et le médius, et le stylet conducteur entre le
pouce et l'index. Un aide placé à gauche du lit enfile sur
le stylet jusqu'au méat le n° 1 des sondes dilatatrices
correspondant au n° 12 de la filière millimétrique.

Le chirurgien la prend de la main droite par son extrémité libre pour la glisser dans l'urèthre, tout en soutenant la verge de la main gauche. Pendant l'introduction et l'extraction de la sonde, il faut que le stylet
conducteur reste immobile et ne suive pas les mouvements de la sonde. A cet effet l'aide tient fixe le stylet par
son extrémité libre, tandis que la sonde chemine presque
contre la série des grains de chapelet : l'opérateur la retire ensuite, et, dès qu'elle a dépassé le méat, il la confie

à son aide et tient fixe de nouveau le stylet entre le pouce et l'index. On passe ainsi les autres sondes. On termine le traitement par les bougies Béniqué.

En un mot, c'est la dilatation rapide en introduisant d'abord un instrument spécial, puis le cathétérisme sur conducteur.

2° *Dilatateur à archet*. — C'est un très-petit cathéter métallique (1 1/2 à 2 millimètres de diamètre) parcouru par un fil de métal de 1 millimètre de diamètre, que l'on peut à volonté faire saillir de la concavité de l'instrument ou y rentrer, en tournant un bouton terminal. Il est en acier non trempé. On le tient ouvert dans l'urèthre, on le ferme avant de le retirer, en sorte qu'il agit simplement par l'écartement du fil et de la canule, et non plus par traction. L'extrémité vésicale se termine en olive en un pas de vis pour y fixer une bougie conductrice ; le pavillon est comme celui du dilatateur à chapelet. La partie concave de la canule est simplement en gouttière, et le fil mis en tension s'en dégage et sous-tend, comme une corde rigide, l'arc formé par la courbure de l'instrument.

L'instrument est introduit comme une bougie ordinaire, et d'autant plus délicatement qu'il est d'un très-petit volume. Lorsque l'on estime que le rétrécissement occupe le milieu de l'arc, on tend le fil en tournant le bouton de gauche à droite ; le nombre de pas de vis qui font saillie, indique l'écartement obtenu entre le fil et la courbe. Quand on juge la dilatation suffisante, on tourne le bouton en sens inverse, et le fil rentre dans la gaîne qui le contenait.

On retire l'instrument comme on l'a introduit. On passe de suite après une sonde n° 16 à 20, suivant la dilatation obtenue, et le traitement est continué par le passage intermittent de grosses bougies.

Cet instrument a l'extrémité vésicale plus résistante que la bougie de Maisonneuve, et il est moins gros que le dilatateur à grains de chapelet. Il doit être réservé pour les rétrécissements les plus étroits et les plus forts, qui ne se sont pas laissé franchir par les autres instruments.

M. Bos (1) a rapporté les observations des opérations faites par M. Corradi à la clinique de Florence avec ces instruments.

Nous ne voyons dans ces instruments rien qui ne puisse être remplacé par les méthodes françaises, et les inconvénients en ont déjà été signalés.

DE L'URÉTHROTOMIE INTERNE ET DU TRAITEMENT CONSÉCUTIF A L'OPÉRATION. — Beaucoup de praticiens, même des plus expérimentés, hésitèrent à adopter l'uréthrotomie lorsqu'elle parut : on n'avait à cette époque aucune opinion faite sur le mérite et sur les conséquences de cette opération : actuellement, si tout le monde l'accepte, elle n'est pas appréciée de même par suite des résultats peu satisfaisants qu'elle a donnés avec certains instruments : l'instrument de Maisonneuve est de nos jours très-employé dans la pratique : d'un autre côté, actuellement, les récidives de rétrécissement sont très-fréquentes et plus rapprochées de la date de l'opération : je n'hésite pas à attribuer ces désavantages qui tendent à faire rejeter l'uréthrotomie pour la divulsion ou le cathétérisme forcé, à l'instrument employé, à l'abandon du vrai uréthrotome, de la véritable uréthrotomie ; je suis obligé d'entrer dans quelques détails à ce sujet pour développer la thèse que je soutiens, détails qui font aussi connaître l'opinion de M. Caudmont sur ce sujet.

Différence entre l'uréthrotomie et la scarification. — Il a été établi et avec juste raison qu'avec l'instrument de Maisonneuve on fait tantôt une uréthrotomie, tantôt une scarification et cela complétement en dehors de la volonté de l'opérateur, car, en pressant sur la lame, on agit à l'aventure. On ne comprend pas bien généralement la différence qu'il y a entre la scarification et l'uréthrotomie ; on croit qu'il est impossible de décrire où l'une finit et l'autre commence : plusieurs auteurs même les confondent.

---

(1) Bos, *De la dilatation rapide des rétrécissements de l'urèthre. Thèse inaugurale.* Paris, 1876.

Cependant ces deux opérations sont essentiellement distinctes, et l'on pratique souvent préalablement la scarification du rétrécissement pour se procurer le passage de l'uréthrotome à travers l'obstacle. On n'attribue donc pas à ces deux opérations le même but ni la même importance. Reybard avait eu soin d'éviter cette confusion et a décrit séparément la *scarification* qu'il appelle encore *coarctotomie* et l'uréthrotomie proprement dite. Dans la première opération, dit-il, on débride le tissu morbide du rétrécissement et on le divise seul ; tandis que, dans la seconde, on coupe l'urèthre dans toute son épaisseur jusqu'au tissu cellulaire sous-cutané, en faisant une grande plaie qui doit fournir une large cicatrice possédant des qualités spéciales et capable de procurer réellement un élargissement considérable et permanent de l'urèthre. Ainsi pour Reybard, tant que l'incision n'a pas dépassé l'enveloppe fibreuse du corps spongieux uréthral, ce n'est pas l'uréthrotomie, par conséquent cela reste la scarification : la blessure de cette membrane dans le fond de la plaie constitue donc, d'après lui, la limite exacte entre la scarification et l'uréthrotomie.

Ces opinions sont trop radicales pour être acceptées telles quelles, et ne pourraient que fausser l'opinion publique sur le mérite d'une opération réellement utile et beaucoup plus innocente. On doit interpréter l'uréthrotomie autrement. Quand l'urèthre est affecté de rétrécissement organique, les tissus qui constituent, à l'état normal, les parois de ce canal sont remplacés, au niveau des points malades, par un tissu nouveau, dur, résistant, plus ou moins réfractaire à la dilatation et possédant en lui-même une force de rétraction qui agit d'une manière continue. Ce tissu forme des bandes, des brides, des viroles qui occupent le contour du canal et qui en vertu de la force de rétraction dont il vient d'être parlé, et d'autre part en raison de leur continuité autour de l'urèthre, amènent progressivement des obstacles difficiles à surmonter et par l'urine expulsée hors de la vessie et par les instruments introduits du dehors : le conduit urinaire se trouve

étreint comme par un cercle en caoutchouc d'épaisseur
et de longueur variables, tendant constamment à se res-
serrer sur lui-même; la continuité du cercle est la condition *sine quâ non* de la constriction produite. Si son
épaisseur est diminuée, la constriction est moins énergique, mais elle existe encore et elle existera tant que la
continuité du cercle rétractile ne sera pas interrompue.
De sorte que, pour faire cesser l'obstacle déterminé par
les brides, les bandes, les viroles uréthrales, il suffit de
les diviser dans toute leur épaisseur, afin qu'elles ne
soient plus continues : si la division n'atteint qu'une
partie de leur épaisseur, la résistance de l'obstacle sera
diminuée, mais existera encore à un certain degré.
L'incision qui divise toute l'épaisseur du tissu rétractile et
arrive jusqu'au tissu sain, c'est l'uréthrotomie ; celle qui
n'intéresse qu'une partie de cette épaisseur et n'inter-
rompt pas complétement la continuité du tissu morbide,
c'est la scarification. Voilà comment il faut, je crois,
interpréter la question. En effet, si le contour de la bride
ou de la virole se continue dans une épaisseur, si minime qu'elle soit, la force de rétraction dont jouit le tissu
morbide s'exercera d'une manière efficace, et la liberté
du canal se perdra rapidement, si toutefois il a été permis de l'obtenir à un degré suffisant. C'est pourquoi la
scarification n'a jamais pu fournir que des résultats in-
complets et qui ne se sont point soutenus ; les règles de
l'opération étant que les limites du point malade ne
doivent être dépassées ni en épaisseur ni en largeur et le
mécanisme des instruments employés étant approprié
à ces conditions qu'on croyait importantes. Si au contraire l'incision pénètre jusque dans l'épaisseur du tissu
sain qui enveloppe le rétrécissement, quelle que soit la
nature de ce tissu et sans qu'il soit besoin d'atteindre une
limite toujours la même, le fait capital de l'interruption
de la virole ou de la bride est obtenu ; la constriction
exercée n'est plus sentie, et il devient possible de faire
pénétrer immédiatement dans l'urèthre les instruments
du plus gros calibre. Quand on pratique l'incision intra-

uréthrale d'une manière convenable et avec des instruments appropriés, on apprécie très-bien ce qui se produit. Au moment de l'exploration faite avec un instrument à olive, on sent, au niveau de chaque rétrécissement, une résistance, que parfois on ne surmonte qu'en employant une certaine force, soit pour engager l'olive, soit pour la ramener, et on peut avoir une notion très-exacte sur la position de l'obstacle, sur sa forme, sur la nature du tissu qui le constitue. Au moment où l'uréthrotome attaque le point malade, la résistance devient très-énergique, et il faut quelquefois tirer très-fortement sur l'instrument pour le faire agir : lorsque le tissu est coupé dans toute son épaisseur, l'instrument s'échappe en toute liberté. Immédiatement l'olive la plus volumineuse franchit les portions incisées, sans qu'il soit possible de percevoir aucune sensation particulière : on dirait qu'il n'y a plus aucune espèce de tissu morbide dans les parois uréthrales, qui paraissent aussi souples et aussi dilatables qu'elles ont jamais pu l'être, et il devient impossible de retrouver les points malades, tant que l'inflammation traumatique ne s'est pas déclarée. La constriction a disparu instantanément comme il arriverait pour un cercle en caoutchouc coupé entièrement en travers : et, pour obtenir ce résultat, il n'est pas nécessaire que l'incision attaque toujours jusqu'au tissu cellulaire péri-uréthral : le plus souvent elle ne dépasse pas le tissu spongieux resté sain en dehors du rétrécissement, et c'est même une condition à rechercher. La profondeur qu'on doit lui donner dépend de l'épaisseur de la virole inextensible et de ce fait important à savoir s'il reste ou non du tissu spongieux entre la coarctation organique et l'enveloppe fibreuse extérieure. Il serait nuisible et pour le moins inutile de couper dans tous les cas cette dernière membrane comme le voulait Reybard : ce qu'il faut surtout, c'est diviser entièrement le rétrécissement pour que l'effet de la rétractilité soit interrompu ou du moins suspendu pour un temps considérable ; par conséquent, tout ce qu'on fera au delà n'aura qu'une utilité très-contestable, et souvent il y aura eu uréthrotomie sans que le chirurgien ait été obligé de blesser le tissu cellulaire sous-cutané. Malgré les récompenses que l'Académie a accordées à Reybard, je crois qu'il ne faut prendre de ses idées que ce que je viens d'indiquer. D'ailleurs Civiale pratiquait déjà l'uréthrotomie quand Reybard fut couronné, mais il faut se rappeler que ce dernier se présenta deux fois et que ce fut dans l'intervalle des deux concours que Civiale, mettant à profit les idées de Reybard, élaguant ce qu'il y avait de trop absolu, donna l'essor à la nouvelle opération.

Ce que l'on doit à Reybard, c'est la généralisation de la méthode des incisions de l'urèthre aux diverses coarctations organiques. En effet, ce qui constitue la découverte du lauréat de l'Académie, c'est moins le fait d'avoir coupé hardiment les parois uréthrales que celui d'avoir établi la nécessité d'en agir ainsi pour obtenir la cessation d'obstacles difficilement surmontés par les moyens connus jusque-là et d'avoir porté l'instrument tranchant sur une classe de rétrécissements qu'on avait toujours traités d'une autre manière.

Mode d'action de l'uréthrotomie interne. — Il est parfaitement reconnu maintenant que l'uréthrotomie interne ne résout pas le problème de la cure radicale des rétrécissements. En effet, le rétrécissement a été seulement coupé, il y a entre les bords de la plaie une cicatrice de nouvelle formation, mais il n'y a aucun changement dans l'état des tissus morbides. Le tissu organique du rétrécissement continuant à persister, bien qu'interrompu par une cicatrice plus ou moins souple, il devient évident qu'on ne pourra jamais obtenir d'une manière durable, au niveau des points incisés, une souplesse et une dilatabilité aussi grandes que dans les parties voisines, et qu'à un moment donné l'ancienne rigidité reparaîtra avec plus ou moins d'énergie, en vertu de la force de rétraction dont le tissu du rétrécissement continue à jouir et qui ne peut être que mitigée dans ses effets par la présence de la cicatrice, sans jamais pouvoir être anéantie. Cependant cette force de rétraction s'exercera d'une manière plus ou moins sensible en raison des conditions spéciales dans lesquelles on place le tissu du rétrécissement, et ses effets deviennent plus ou moins manifestes selon les qualités possédées par la cicatrice. Or, sous ce rapport, l'influence de l'uréthrotomie interne est éminemment favorable, et si cette opération ne peut donner une guérison radicale, elle amène sans contredit une guérison beaucoup plus soutenue que par toute autre méthode ; du moins pour ce qui concerne la classe importante et nombreuse des rétrécissements indilatables.

Au moment où l'uréthrotomie vient d'être pratiquée, si l'incision a été faite dans les limites que réclame l'opération, la guérison paraît complète, radicale. Un cathéter de 8 millimètres de diamètre peut parcourir l'urèthre sans rencontrer la moindre résistance : les rétrécissements ont disparu et si l'on s'en rapporte à ce premier résultat, la guérison peut être proclamée instantanée et radicale. Mais aussitôt que commence l'inflammation traumatique, les points résistants redeviennent apparents et le cathéter qui avait pu passer sans rencontrer aucune espèce d'obstacle, est arrêté maintenant au-devant de chacun des points incisés qu'on ne peut plus lui faire franchir qu'en exerçant sur lui un certain degré de pression. La guérison est déjà moins complète, et, à partir de ce moment, elle ne sera jamais plus ce qu'elle a été pendant quelques instants. Il survient en effet une turgescence inflammatoire qui affecte surtout les tissus interposés entre les lèvres de la plaie, et leur faire perdre l'extrême souplesse et la dilatabilité si grande, qu'ils ont présentées aussitôt après l'opération : en palpant à travers les téguments les parties de l'urèthre sur lesquelles a agi l'instrument tranchant, on les sent occupées par une tuméfaction dure et douloureuse de dimension variable, ayant en général une forme ovoïde et enveloppant le tissu du rétrécissement : c'est cette inflammation consécutive qui met obstacle à la guérison définitive, absolue du rétrécissement : car il n'y aurait nul inconvénient à voir persister dans l'épaisseur des parois du canal le tissu fibreux propre au rétrécissement s'il pouvait exister entre les lèvres de la solution de continuité une suffisante étendue d'une membrane souple et dilatable au même degré que le sont les tuniques de l'urèthre à l'état normal. Quoique ce ne fût pas une guérison radicale dans l'acception du mot, le résultat serait aussi complet et aussi durable que si le tissu morbide lui-même eût disparu. L'influence de la virole fibreuse ne pourrait plus se faire sentir, puisque celle-ci serait interrompue dans sa continuité et que la dilatabilité de la membrane interposée serait suffisante pour fournir un canal ayant les qualités de l'urèthre à l'état normal. On verrait se maintenir indéfiniment le résultat obtenu dans les premiers instants qui suivent l'opération.

La cicatrice qui se forme à la surface de la plaie uréthrale, quelles que soient ses propriétés spéciales, ne peut jamais avoir la souplesse ni l'extensibilité des tuniques de l'urèthre, de sorte qu'une différence existera toujours entre la dilatabilité des points soumis à l'uréthrotomie et celles des parties saines du canal, et il sera toujours possible de retrouver dans l'avenir les endroits du conduit urinaire où l'opération a été rendue nécessaire. En introduisant un cathéter ou un instrument d'exploration, on sentira au niveau de ces points une résistance caractérisée qui rappelle celle que produit le rétrécissement organique placé dans les conditions ordinaires.

Comme la cicatrice qui unit les bords de la plaie constitue le résultat définitif de l'opération, il est nécessaire d'en étudier les qualités, et d'en rechercher les conditions afin de pouvoir apprécier et le mode d'action et l'importance des incisions intra-uréthrales.

Après avoir sacrifié des chiens chez lesquels il avait produit des rétrécissements uréthrotomisés deux mois auparavant, Reybard a trouvé les plaies recouvertes d'une membrane lisse, mince, simple, n'adhérant que très-peu au tissu sous-jacent. Chez l'homme, il en est de même : quinze jours après l'incision uréthrale, qui n'avait pas dépassé l'épaisseur du rétrécissement, M. Caudmont a trouvé à l'autopsie les résultats suivants :

Les lèvres de la plaie dessinaient chacune une ligne concave du côté de la section, de manière à circonscrire un intervalle de forme elliptique, et se rejoignaient aux extrémités en formant une commissure anguleuse : de la commissure postérieure partait une membrane mince qui recouvrait le fond de la plaie en y adhérant très-peu et qui se continuait avec les bords : cette membrane s'avançait d'arrière en avant jusqu'au milieu de la longeur de l'incision, qui avait à peu près 2 centimètres d'étendue, et se terminait par un bord concave, assez régulier, placé transversalement, occupant l'intervalle compris entre les lèvres de la plaie et ayant une largeur de 8 millimètres.

La partie antérieure de l'incision n'avait pas encore de cicatrice : il est donc acquis que pendant un certain temps du moins et chez un certain nombre de malades, la cicatrice est constituée par une membrane qui présente des qualités favorables au rétablissement des fonctions uréthrales. Mais il faut remarquer qu'ici il y avait du tissu spongieux encore indemne au-dessous de la plaie. Les résultats ne sont plus aussi avantageux quand l'incision a intéressé l'enveloppe fibreuse extérieure et qu'elle s'est étendue jusqu'au tissu cellulaire péri-uréthral. Le tissu lamelleux épaissi par l'inflammation forme le fond de la plaie en adhérant au pourtour de la solution de continuité subie par l'enveloppe du corps spongieux et représente la pièce qui bouche le trou suivant l'idée de Reybard. Dans ce cas, la cicatrice est beaucoup plus épaisse, moins souple, moins extensible et se confond avec ce tissu cellulaire induré qui est fortement adhérent à la membrane fibreuse extérieure. Les ecchymoses qu'on observe quelquefois à la suite de l'uréthrotomie interne sur la face inférieure de la verge, sont la conséquence de la blessure de l'enveloppe extérieure du corps spongieux uréthral, et ce signe peut être considéré comme un renseignement précieux sur le degré de profondeur qui a été donné à l'incision.

On voit que l'uréthrotomie interne donne donc lieu à deux genres de cicatrices bien distinctes l'une de l'autre : tantôt c'est une membrane mince, souple, plus ou moins extensible ; et, d'autres fois, c'est une lame épaisse, indurée, qui doit avoir une grande force de rétraction. La première se produit lorsqu'il reste du tissu spongieux à l'état sain en dehors de la virole fibreuse. Le rétrécissement et ce tissu constituent le fond de la plaie. La seconde survient lorsque l'incision a dépassé la membrane fibreuse extérieure et que le tissu cellulaire circonvoisin est appelé à compléter la paroi uréthrale : de sorte que, dans l'application de l'uréthrotomie, le résultat est moins satisfaisant et se soutient moins longtemps, quand, par le besoin de l'opération, on est obligé de dépasser la membrane fibreuse d'enveloppe du corps spongieux. L'état particulier de la cicatrice épaisse fait prévoir que la rétractilité sera très-prononcée et s'accomplira plus rapidement que si elle était remplacée par une membrane mince peu adhérente aux parties sous-jacentes et doublée en tous cas par un tissu simple et dilatable. Quand on coupe par l'incision intra-uréthrale un rétrécissement mince, en forme de bride, que la lame de l'uréthrotome a pu vaincre facilement, l'opération donne à l'urèthre une souplesse et une dilatabilité qui se maintiennent. Quand au contraire le rétrécissement est épais, très-résistant, qu'il a fallu tirer très-fortement sur l'uréthrotome pour faire l'incision, le résultat est moins satisfaisant; il se produit bientôt au niveau des points incisés une nouvelle résistance d'une intensité, variable et qui exige parfois dans l'avenir de nouvelles opérations.

Donc le meilleur effet de l'uréthrotomie arrive quand il est possible de diviser toute l'épaisseur du rétrécissement sans dépasser les tuniques de l'urèthre : parce qu'alors seulement il se produit entre les lèvres de la division une cicatrice souple et extensible qui permet le rétablissement régulier des fonctions du canal. Ce n'est pas à dire qu'il ne faille pas inciser au delà, quand la nécessité l'exige; mais alors le succès est moins satisfaisant et moins durable.

Pour obtenir une cicatrice d'une largeur suffisante, il n'y a pas besoin d'intéresser les tissus sains dans une profondeur considérable; la rétraction de la bande fibreuse qui constitue l'obstacle continue à agir après la section et exerce une traction sur chacune des lèvres de la plaie de manière à les maintenir éloignées l'une de l'autre. D'un autre côté, lorsque la lame de l'uréthrotome arrive dans le tissu sain, celui-ci, étant éminemment extensible, fuit devant l'instrument et n'est pas coupé. La surface de la plaie s'étale et est maintenue étalée par la traction permanente que continue à produire le tissu de la coarctation. — La rapidité avec laquelle l'uréthrotome progresse aussitôt que toute l'épaisseur du tissu morbide a été incisée et la possibilité où l'on est d'introduire immédiatement les instruments les plus volumineux, quand la section de la virole fibreuse a été complète, viennent démontrer que la lame a pénétré aussi profondément qu'il était nécessaire. Si, quelques jours après, les conditions ne sont plus les mêmes, il faut l'attribuer à la tuméfaction inflammatoire de la plaie; plus tard cette inflammation disparaît. La rétraction consécutive de la cicatrice est atténuée par la rétractilité en sens inverse des tissus de rétrécissement. On cherchera une cicatrice molle, souple et extensible, et non sa largeur. S'il n'y avait pas d'inflammation consécutive, nous aurions une cicatrice excellente : mais l'inflammation diminue ses propriétés, il faut donc tâcher de l'éviter le plus possible, et pour cela ne faire aucune manœuvre qui puisse en augmenter l'intensité; au contraire, avoir recours à tous les moyens propres à la calmer.

Enfin cette cicatrice peut être assouplie et élargie soit par la dilatation temporaire, soit par la dilatation permanente : à la condition de ne les commencer que lorsque toute trace d'inflammation a disparu. Sans quoi on produit la déchirure des tissus enflammés, et la répétition de cet accident a pour conséquence de donner lieu à une cicatrice moins régulière et plus épaisse, sans parler des accidents graves et quelquefois mortels qui surviennent.

Manuel opératoire. — Actuellement on emploie deux instruments, l'un (le moins employé), l'uréthrotome d'arrière en avant de Civiale, modifié par Caudmont, l'autre, qui est actuellement le plus en faveur, l'instrument à lame courante de Maisonneuve. Ce dernier, quoique plus généralement entre les mains des chirurgiens, ne répond pas pour nous aux données énoncées plus haut : on va à l'aveugle dans le canal, on coupe tout, et quelquefois le tissu sain est plus coupé que le tissu morbide : on a bien vite reconnu que la lame à des moments ne faisait que des scarifications quelquefois profondes, mais presque toujours trop légères ; aussi a-t-on essayé de modifier cette lame : nous ne nous occuperons donc de cet instrument que comme un scarificateur ; peu nous importe que l'on mette la lame dans la convexité ou dans la concavité de la tige conductrice ; car il est rare qu'elle produise les hémorrhagies qui ont décidé quelques chirurgiens à prendre la lame supérieure (Guyon, etc.), d'autres la lame inférieure (Phillips).

Le véritable uréthrotome qui nous permet de suivre l'opération pas à pas, qui nous donne les renseignements les plus certains, c'est celui de Civiale (fig. 56) ; nous le décrirons.

L'uréthrotome se compose de différentes pièces dont chacune a une fonction déterminée : lorsqu'elles sont réunies, elles forment une tige droite de 2 millimètres et demi à 5 millimètres de diamètre, et de 190 à 144 millimètres de large : elle est terminée en olive par une extrémité, et de l'autre par un renflement dans lequel se trouvent une rondelle servant de poignée ou manche, une vis de pression, une crémaillère, une échelle graduée, un bouton et tout l'appareil destiné à faire fonctionner la lame tranchante pendant l'opération.

La gaîne présente une rainure longitudinale, qui contient le porte-lame et se termine en avant par une olive aplatie. Du côté correspondant au dos de la lame, la saillie que forme cette olive dépasse à peine la circonférence de la gaîne ; mais, du côté opposé, elle est plus forte, disposition qui a permis de cacher entièrement la lame tranchante et de rendre les explorations plus faciles sans augmenter le volume de l'appareil.

A l'extrémité opposée la rainure de la gaîne est plus large, afin de loger l'armure et la partie carrée de la lame. La rondelle présente une fenêtre pour le va-et-vient de la tige porte-lame, plus épaisse en cet endroit ; le bouton de l'appareil est destiné à armer et à désarmer l'instrument. Sur le renflement de la gaîne, à peu de distance de la rondelle, se trouve la vis de pression, qui limite au point voulu la sortie de la lame. Sur un des côtés, la tige porte-lame présente une crémaillère de deux à cinq crans, qui marquent la saillie que fait la lame en dehors de l'olive, lorsque l'instrument est armé. Chaque cran répond à 2 millimètres de saillie de la lame, et est marqué par une série de lignes tracées sur la gaîne ; et, pour rendre le fait plus évident, une aiguille couchée est fixée au bouton de la tige porte-lame : celle-ci se termine par un manche en bois. Sur la gaîne se trouve aussi le bouton d'une vis de pression destinée à arrêter le mouvement de la lame en arrière, et à empêcher l'instrument de se désarmer.

La lame légèrement convexe, de 10 à 12 millimètres de largeur, est cachée dans la gaîne d'où on la fait sortir dans une étendue réglée par le mécanisme de l'instrument, et déterminée par le chirurgien au moment d'opérer. Il faut s'assurer, avant d'opérer, que toutes les pièces sont bien placées et fonctionnent facilement : en tirant sur le manche, la lame sort de l'olive. On entend un bruit de cric, qui se répète deux, trois et quatre fois, suivant qu'on arme l'uréthrotome au deuxième, au troisième ou au quatrième degré.

On fabrique des uréthrotomes de toutes les grosseurs. Le plus petit a 3 millimètres d'épaisseur et 4 de largeur. — Avec cet instrument armé au troisième ou quatrième

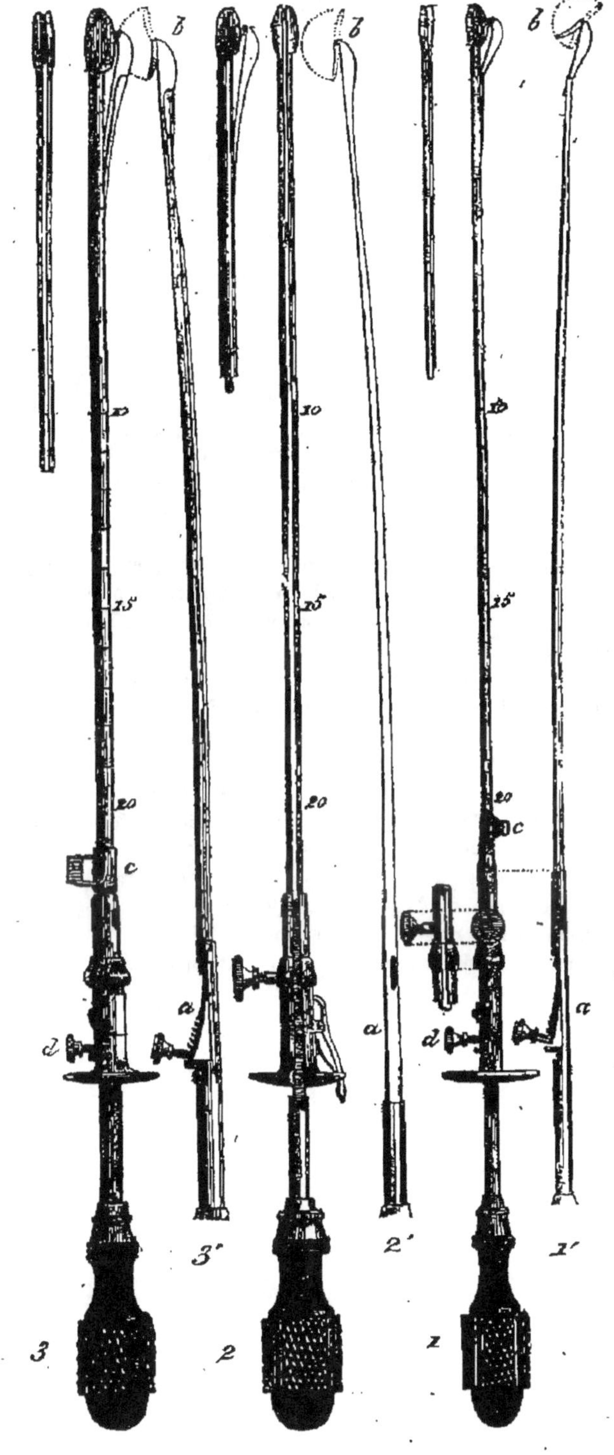

Fig. 56.

Légende de la figure 56.

Fig. 56. — Instruments de Civiale pour diviser les coarctations d'arrière en avant et de dedans en dehors (uréthrotomes de Civiale).

1. Uréthrotome monté et armé au deuxième degré, et 1° la tige porte-lame a, avec le bouton et la crémaillère d; la lame b, fixée au porte-lame par une charnière. Cet instrument est muni d'un curseur c. A côté se trouve une portion de la tige à laquelle est fixée la vis de pression.

2. Le même instrument, plus gros ; la lame fait corps avec la tige porte-lame, et le mécanisme de la crémaillère est en dehors. Sur la tige du porte-lame 2 est une entaille dans laquelle la vis de pression fait arrêt pendant la manœuvre, et empêche l'instrument d'être désarmé.

3. Gros uréthrotome. Le talon de la lame est recouvert afin de diminuer l'étendue du tranchant. Le bouton d porte une aiguille couchée qui fait reconnaître le degré d'écartement de la lame 3'. Tige porte-lame avec la crémaillère et le bouton en saillie. La tige de cet uréthrotome présente assez de résistance pour qu'on puisse appuyer fortement la lame contre les tissus et les diviser comme on le ferait avec un bistouri. A côté de chaque bout olivaire des instruments se trouve une autre figure représentant le même bout, mais sous une autre face.

degré, on fait une incision préliminaire assez profonde

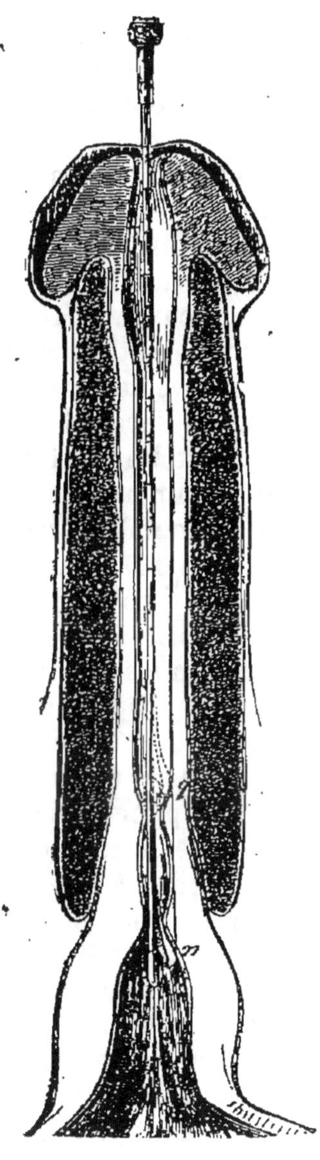

Fig. 57. — Deux rétrécissements,
n et *q*.

Traversés par l'uréthrotome à olive porté derrière le rétrécissement profond et armé au
troisième degré. Une ligne *n*, *q* partant de la
convexité de la lame et se dirigeant d'arrière en avant, indique la profondeur à
laquelle l'incision pénétrera, soit à l'endroit
des coarctations, soit dans l'intervalle. Sur
ce dernier point, les parois du canal sont
à peine atteintes.

pour permettre le passage immédiat et facile de l'uréthrotome n° 2 qui est employé dans la généralité des cas et

dont l'olive a une largeur de 5 millimètres et une épaisseur de 3 millimètres.

Quant à l'uréthrotome nº 3, dont l'olive est plus large et plus épaisse de 2 à 3 millimètres, il est spécialement destiné à compléter la division des tissus fibreux, dans les cas d'angusties graves, lorsque la masse indurée, longue et épaisse, exige une division plus profonde que ne peut le faire l'instrument nº 2. Il convient de s'en servir lorsque des bandes fibreuses résistantes, des coarctations commençantes existent dans le canal, en avant ou en arrière du rétrécissement principal, et que l'on reconnaît surtout vers la fin du traitement par la dilatation.

Nous remarquerons que, pour se servir de cet instrument (fig. 57), il faut enfoncer légèrement l'olive derrière le rétrécissement avant de l'armer; car, si on l'armait, l'olive étant en contact du rétrécissement, la lame, sortant en biais de sa gaîne et d'arrière en avant, couperait le rétrécissement avant qu'on le voulût, ou ce même rétrécissement existant empêcherait la lame de sortir. M. Caudmont a paré à cet inconvénient avec son uréthrotome, dans lequel la lame sort parallèlement à la surface de l'olive.

On élargit d'abord le canal par des sondes à demeure, si le malade les supporte. L'opération étant décidée, il se présente deux cas : 1º ou l'on peut passer d'emblée derrière le rétrécissement une olive du volume voulu pour avoir une incision d'une profondeur en rapport avec celle du rétrécissement ; 2º ou il est impossible de passer cette olive et de dilater l'obstacle par des sondes à demeure. Dans ce dernier cas, il faut lui ouvrir la voie en faisant une scarification au rétrécissement soit avec l'uréthrotome ayant la plus petite olive, soit avec l'instrument de Maisonneuve qui retrouve ici toute son utilité.

L'olive de l'uréthrotome devant être employée en dernier ressort étant passée derrière le rétrécissement, il y a un point important à considérer : il ne faut jamais opérer, si l'instrument n'a pu arriver derrière le dernier rétrécissement, car alors il se forme une infiltration d'urine, le jet, au lieu de sortir vite, ne sortant que goutte à goutte du dernier rétrécissement, l'urine baigne la coupure beaucoup plus longtemps : dans un cas, où il n'avait pas observé cette règle, Civiale perdit un malade six mois après l'opération : l'opéré eut toujours de l'infiltration d'urine, malgré l'uréthrotomie externe faite après.

Le chirurgien se place à droite du malade, saisit la verge de la main gauche et conduit l'uréthrotome de la main droite de manière à faire pénétrer l'olive dans la portion musculeuse ; il retire lentement l'instrument et s'arrête lorsqu'il sent une résistance : il fait saillir la lame, puis, tirant la verge verticalement en haut avec la main gauche, il saisit l'instrument avec la main droite comme une plume à écrire, le coude droit au corps, et la lame dirigée contre la paroi postérieure du canal, puis le tire à lui, toujours en le dirigeant en haut. Il aut quelquefois une force considérable pour traverser le rétrécissement ; celui-ci franchi, ce qui se reconnaît au défaut de résistance, on désarme l'instrument, pour l'armer de nouveau derrière un autre rétrécissement : si les rétrécissements sont très-rapprochés, il vaut mieux laisser la lame toujours découverte et couper en tirant doucement et verticalement en haut (fig. 60).

L'instrument de Maisonneuve, se compose : 1° d'une bougie conductrice en gomme d'un très-petit numéro ; à son pavillon se trouve un pas de vis ; 2° d'une tige conductrice courbe terminée à l'une des extremités par un pas de vis s'adaptant à celui de la bougie, et à l'autre d'un anneau pour permettre la préhension de l'instrument. Cette tige a une cannelure soit sur la partie supérieure, soit sur la partie inférieure au choix de l'opérateur ; 3° d'une lame ayant la forme d'un soc de charrue, mousse au sommet, soudée à l'extrémité d'une tige très-mince : la lame peut avoir plusieurs largeurs ; on en fabrique généralement de trois largeurs, 9 millimètres, 8 millimètres, 7 millimètres.

On peut employer aussi des lames doubles ou bilatérales, ou des lames cachées comme dans l'uréthotome de M. Voillemier (fig. 59).

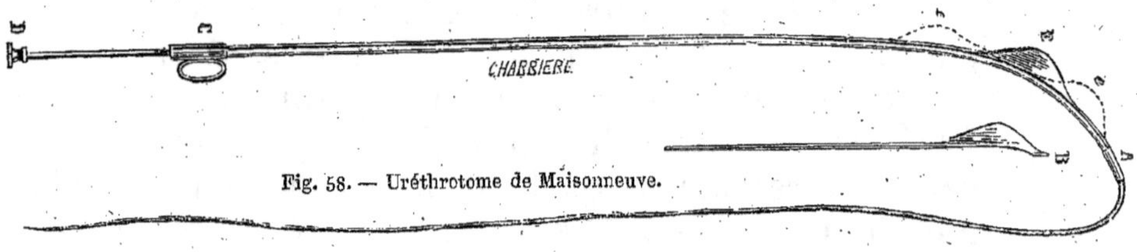

CHABRIERE

Fig. 58. — Uréthrotome de Maisonneuve.

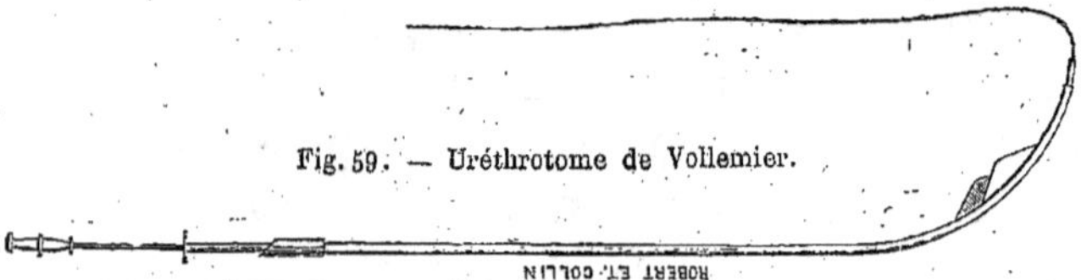

Fig. 59. — Uréthrotome de Vollemier.

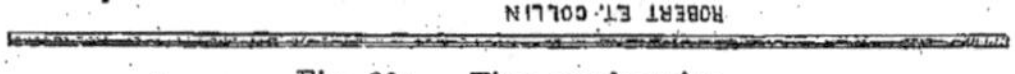

ROBERT ET COLLIN

Fig. 60. — Tige conductrice.

On introduit d'abord la bougie conductrice qui peu à peu se pelotonne dans la vessie, puis, lorsque son pavillon est arrivé près du méat, on visse la tige conductrice qui est à son tour introduite dans le canal ; le chirurgien s'assure en introduisant son doigt dans le rectum, que l'instrument est bien dans le canal : il donne cette partie de l'instrument à tenir à un aide qui saisit cette tige par son anneau : la tige étant placée verticalement, la verge bien tendue, le chirurgien introduit la lame dans la cannelure et lui fait parcourir tout le canal jusqu'à ce qu'il n'y ait plus de résistance d'avant en arrière : il la retire de même de suite, puis la tige conductrice. On peut se servir de la bougie conductrice pour introduire la bougie qui doit rester à demeure, en vissant à son extrémité une tige droite sur laquelle on fait le cathétérisme sur conducteur (fig. 60).

Suites de l'opération. — Immédiatement après l'uréthrotomie, il faut introduire une bougie en gomme qui ne sera pas à bout olivaire, de peur que l'olive ne s'engage dans les commissures de la plaie. Quant au calibre, je comprends que M. Guyon, qui ne se sert que de l'instrument de Maisonneuve, préconise un faible numéro (16) par crainte, en mettant un n° 20, de déchirer davantage la plaie.

Cet inconvénient n'est pas à craindre avec l'uréthrotome de Caudmont et l'on peut facilement faire entrer le 21 sans avoir de déchirure ; cependant, comme l'on doit chercher une cicatrice simple et non une large, le n° 18 à 19 suffit : la bougie a dans ce cas une grosseur suffisante pour arrêter une hémorrhagie consécutive par sa pression sur les parois du canal.

La verge est entourée de compresses imbibées d'eau fraîche et la sonde est retirée au bout de quarante-huit heures ; s'il y a hémorrhagie consécutive, on peut faire la compression avec des bandes, sur la sonde servant de point d'appui.

Quand faut-il commencer la dilatation consécutive ?

Si l'on emploie le passage des bougies immédiatement après l'opération, on comprend très-bien que ce corps

étranger mis chaque jour en contact avec le tissu du rétrécissement et celui de la cicatrice, en les distendant
parfois, doit finir par les irriter et par là solliciter une rétractilité énergique, érailler la cicatrice et amener des
accidents graves.

Il vaut mieux ne commencer la dilatation qu'au bout de
trois semaines, elle sera temporaire : on débutera par des
bougies en cire n° 14 à 15, jusqu'au n° 21, en suivant les
préceptes indiqués à la dilatation temporaire : plus tard,
pour amener un résultat plus satisfaisant, il sera utile de
remplacer ces bougies en cire par des bougies Béniqué,
en ayant bien soin de ne passer que deux ou trois de ces
bougies au plus par séance. Cataplasmes et bains de
siége.

— Il est évident que malheureusement la récidive se re-
produira tôt ou tard ; faut-il recourir de suite à l'uréthrotomie ? M. Caudmont a fait la remarque suivante : chez
tous les malades qui ont été uréthrotomisés, quand on introduit des bougies ou des cathéters, on constate un signe
qu'il est important de noter et qui dépend certainement de
la qualité de la cicatrice consécutive à l'opération : à chaque
cathétérisme, pour franchir la virole actuellement constituée et par la bande fibreuse résultant de la section du
rétrécissement et par la cicatrice intermédiaire, l'instrument rencontre un certain degré de résistance ; mais, une
fois l'obstacle surmonté, il glisse avec une grande facilité et n'est pas serré au moment de la sortie, comme il
arrivait pour le même rétrécissement avant qu'il fût
opéré. En effet on sait que lorsqu'une bougie est engagée
dans une coarctation réfractaire à la dilatation, au moment de la retirer, on la sent comme retenue par l'obstacle
et il faut quelquefois employer beaucoup de force pour
l'enlever. Quand ce phénomène se produit, il est inutile de
répéter l'uréthrotomie dans le cas de récidive et la dilatation suffit pour ramener l'urèthre dans des conditions
convenables ; mais cette faculté ne se maintient pas indéfiniment : à une époque très-variable et sur l'arrivée
de laquelle la nature de la cicatrice exerce une grande

influence, le rétrécissement revient à un état d'inextensibilité qui ne cède plus à la dilatation, mais exige de nouveau l'emploi des incisions intra-uréthrales.

On sait que ce moment est arrivé parce que la bougie ne pénètre plus qu'en forçant et en faisant souffrir le malade, et qu'elle reste fortement serrée dans l'intérieur du rétrécissement. Il est même à remarquer que, lorsque la rétraction de la cicatrice est arrivée à sa période extrême, le rétrécissement acquiert une résistance beaucoup plus forte qu'avant l'application de l'uréthrotomie et qu'il devient tout à fait impossible de le traiter par les procédés ordinaires de la dilatation par suite des excessives douleurs et de la réaction qu'elles provoquent. Les cicatrices reposant sur les tissus situés en dehors de l'urèthre possèdent une force de rétraction que rien ne peut vaincre ; ce qui explique l'inefficacité de la dilatation dans les rétrécissements consécutifs à l'uréthrotomie externe ou à un traumatisme.

Quand il y a eu récidive à la suite de l'uréthrotomie et qu'il a été possible de ramener les parois uréthrales à un état satisfaisant au moyen des procédés ordinaires de la dilatation, il est nécessaire de maintenir le malade en état de surveillance, si on ne veut pas s'exposer à perdre rapidement le bénéfice acquis. Mais il serait nuisible de faire passer indéfiniment chaque jour des bougies à travers les parties rétrécies. La récidive étant établie et l'obstacle reparu en grande partie, il faut étudier par des tentatives de cathétérisme le degré d'extensibilité que possède encore la cicatrice ; on procède avec ménagement et on ne fait pénétrer qu'un instrument d'un calibre approprié à la dilatabilité encore existante des parois uréthrales : si, aux caractères indiqués plus haut, on reconnaît que la cicatrice est dilatable, on continue l'introduction journalière des instruments qui doivent modifier l'état des parois uréthrales, en employant toutes les précautions propres à ramener la souplesse des tissus et écarter les causes d'irritation ou d'inflammation. Ces précautions sont les suivantes :

1° Faire la dilatation avec beaucoup de lenteur ;

2° Ne pas laisser séjourner les instruments ;

3° Introduire un certain nombre de fois le même numéro et constater la facilité de son passage, avant d'en prendre un plus élevé ;

4° Adopter une filière à graduation insensible (filière Béniqué) ;

5° Aussitôt que le canal admet des cathéters de calibre suffisant, employer de préférence les cathéters en étain ;

6° Dans ce cas faire pénétrer trois ou quatre numéros dans la même séance, afin de faciliter le passage du numéro plus fort par l'introduction préalable d'un ou de deux numéros plus faibles ;

7° Arrêter la dilatation quand, en passant un numéro plus fort, il provoque de la douleur ;

8° Après chaque séance, grand bain ou bain de siége, régime régulier ;

9° Enfin terminer le traitement par des passages éloignés, d'abord un mois, puis plus considérables, si les parois conservent leur élasticité ; cependant il ne faut pas rester plus de trois mois sans faire une exploration. Si l'on voit que la cicatrice tend à se rétracter, on fait suivre cette exploration de plusieurs séances de dilatation temporaire douce et progressive. On continue dans l'avenir la même marche en ayant soin de rapprocher les explorations à mesure que la cicatrice devient plus rétractile, sans toutefois les faire plus souvent que tous les mois. Dans les cas où ce traitement ne réussit pas, il faut recourir de nouveau à l'incision ; un plus long essai compromettrait même les résultats de cette dernière opération.

Indications de l'uréthrotomie interne. — L'étude que nous avons faite du mode d'action de l'uréthrotomie et en particulier de l'uréthrotomie interne ne permet pas de considérer cette opération comme constituant une méthode générale de traitement pour les rétrécissements organiques de l'urèthre. On obtient, il est vrai, une cicatrice extensible et dilatable ; mais en définitif le résultat est moins avantageux et obtenu au milieu de plus de dangers que si on avait modifié le rétrécissement lui-même et qu'on l'eût accompli par l'emploi des divers procédés de dilatation. De telle sorte que toutes les fois que la dilatation est applicable, elle doit être préférée à l'uréthrotomie : ajoutons que là où la dilatation réussit le mieux, l'uréthrotomie interne donnerait les meilleurs résultats. En effet, les rétrécissements qui occupent une petite épaisseur de tissu spongieux sont en général ceux qui se dilatent le plus aisément et qui conservent le plus longtemps la dilatabilité obtenue : et c'est encore dans le cas de rétrécissement mince, recouvert par conséquent d'une couche épaisse de tissu spongieux sainé, que l'incision intra-uréthrale produit la cicatrice la plus simple, la plus dilatable et qui se maintient aussi le plus longtemps. D'un autre côté là où l'uréthrotomie donne des résultats peu durables, la dilatation est impossible.

Cependant il existe un genre de rétrécissement qu'on peut inciser avec avantage, quoique par lui-même il soit toujours très-dilatable. M. Caudmont qui s'en est occupé le premier l'a appelé, comme nous l'avons vu, rétrécissement par rétraction de l'anneau fibreux du bulbe. Nous avons déjà parlé de sa formation ; il est facile à sentir avec le bec d'une sonde à la paroi inférieure du canal. Sous l'influence de l'inflammation développée dans les parties voisines et étendue jusqu'à lui, cet anneau se rétracte, soulève la paroi inférieure de l'urèthre en haut et en avant, et en même temps exerce une constriction considérable sur le contour du conduit urinaire ; très-souvent le tissu spongieux proprement dit est resté sain dans sa portion contiguë à l'anneau fibreux rétracté : il faut aller chercher l'ouverture très-haut et elle est très-petite. Ce genre de rétrécissement se dilate rapidement et avec une grande facilité, mais l'introduction des instruments présente de grandes difficultés : la bougie butte dans la cavité du bulbe et ne pénètre dans le rétrécissement qu'après des tâtonnements qui font saigner et fatiguent le canal ; il faut alors placer des sondes à demeure jusqu'à ce qu'on obtienne la modification de ces obstacles. M. Caudmont se sert d'un instrument spécial pour débrider ce rétrécissement.

En thèse générale, M. Caudmont n'admet pas que l'on incise un rétrécissement qui peut être guéri par la dilatation ; mais il y a des cas où la dilatation ne réussissant pas, il faut avoir recours à l'uréthrotomie. Les cas dans lesquels il convient d'y renoncer et de donner la préférence à l'uréthrotomie interne sont multiples ; nous allons les énumérer.

A. Certains rétrécissements se laissent dilater pendant une première partie du traitement, parfois très-aisément, d'autres fois en opposant une résistance appréciable. Après avoir cédé à un degré variable, ils deviennent tout à coup inextensibles, avant qu'on ait atteint le diamètre normal de l'urèthre, et il n'est pas possible de pousser plus loin la dilatation ; l'introduction de la bougie devient tellement douloureuse que le malade se refuse à la supporter plus longtemps et si l'on veut passer outre, il arrive un retrait de la coarctation sur elle-même qui fait perdre une partie du bénéfice obtenu. Si on arrête là le traitement, la guérison ne sera que passagère, et le malade sera condamné à se passer continuellement des bougies, avec probablement des abcès urineux ou de la dysurie en perspective. Les rétrécissements situés dans la portion pénienne du canal se comportent très-souvent de cette manière et ce sont eux surtout qui, dans le principe, se dilatent avec une telle facilité qu'on augurerait un résultat définitif plus satisfaisant ; mais à un changement de bougie, quoiqu'il y ait peu de différence entre les diamètres des numéros, il se déclare une résistance imprévue qui persistera dorénavant. Les coarctations de la portion bulbeuse qui doivent devenir réfractaires à la dilatation, ont au contraire présenté dès les premières introductions de bougies une dureté qui a dû rendre très-circonspect sur le pronostic et qui est devenue de plus en plus sensible, à mesure que l'on a augmenté le calibre de l'instrument dilatant. Ces cas qui se rencontrent malheureusement assez fréquemment sont tributaires de l'uréthrotomie.

B. Chez quelques malades la dilatation donne lieu à des accidents graves qui forcent à l'interrompre et à prendre l'uréthrotomie pour ne pas prolonger indéfiniment le traitement.

Parmi ces accidents, nous citerons les attaques de goutte, qui s'accompagnent souvent dans ce cas de fièvre, d'agitation, d'insomnie, d'anorexie; les accès de fièvre; quelquefois l'uréthrotomie n'entraîne aucune réaction chez les malades qui n'avaient pu supporter l'introduction un peu forcée de bougie sans éprouver des accès de fièvre très-violents.

Dans d'autres circonstances, au lieu d'accidents généraux, ce sont des accidents locaux qui se produisent.

Des abcès urineux se développent quelquefois sous l'influence des passages de sonde, soit répétés, soit d'un seul, même à des intervalles éloignés.

Les bougies à demeure déterminent quelquefois par leur présence des douleurs très-vives, une constante envie d'uriner et de la cystite; il vaut mieux dans ce cas employer l'uréthrotomie. Il peut arriver que dans le cours de la dilatation survienne une tuméfaction douloureuse, d'un volume variable autour de la partie coarctée, surtout quand on passe d'un numéro inférieur à un supérieur; dans ce cas, il faut suspendre la dilatation et recourir d'abord aux applications émollientes d'une manière continue puis à l'uréthrotomie.

C. En général, la dilatation amène la guérison des accidents entretenus par le rétrécissement, en même temps qu'elle détruit ce dernier. Bon nombre de fistules urinaires sont dans ce cas. Cependant il se présente des cas réfractaires où, malgré un cathétérisme très-fréquemment répété pendant plusieurs années, on voit persister les fistules et les indurations péri-uréthrales qui compliquent les rétrécissements. C'est qu'alors les parties coarctées restent dures et peu extensibles et il devient indispensable d'agir sur elles d'une manière plus efficace. On trouve dans l'uréthrotomie interne une ressource précieuse dans ce cas. Il convient encore d'avoir recours à l'uréthrotomie pour débarrasser les malades d'écoulements opiniâtres entretenus par des rétrécissements et qui persistent malgré l'emploi de la dilatation.

Quand les rétrécissements donnent lieu à de la cystite, de la prostatite, de l'inflammation des vésicules séminales, et qu'ils ne peuvent être dilatés, il vaut mieux faire de suite l'uréthrotomie. Un dernier genre de complication des rétrécissements organiques contre lequel on peut quelquefois employer l'uréthrotomie avec avantage, c'est lorsqu'il existe des spasmes douloureux de la vessie, et surtout lorsqu'ils sont accompagnés d'incontinence d'urine; il faut faire cette opération quand, par suite de l'altération des centres nerveux, le passage répété des bougies pour amener la dilatation ne peut être employé, ou quand il est nécessaire d'agir promptement par suite de la réaction sur les centres nerveux. En effet dans les cas de dysurie et d'incontinence d'urine, il se produit une prédisposition aux congestions cérébrales qui présente de grands dangers, lorsqu'il existe déjà une maladie chronique du cerveau. Dans ces cas, on peut obtenir une cessation presque immédiate des troubles de la miction et consécutivement une amélioration notable dans l'état du cerveau, en pratiquant l'uréthrotomie.

Ajoutons que chez les vieillards, des accès de fièvre à forme encéphalique se déclarent fréquemment à la suite de la distension des rétrécissements par des instruments dilatants : ces accès sont toujours très-graves.

D. Il y a des coarctations constituées par des viroles fibreuses tellement épaisses et dures qu'il ne devient plus possible de les amollir et de les assouplir par la dilatation : on obtient bien un élargissement mécanique, on fait pénétrer des instruments volumineux, mais il faut employer de la force, et les parois uréthrales ne subissent aucun changement : la dilatation permanente n'amène pas de meilleurs résultats. Or c'est un point très-important à considérer, car il faut se rappeler que si l'on ne songe pas à faire l'uréthrotomie dans ce cas, vu la grosseur des calibres, il y a un dommage considérable pour la vessie : elle sera obligée, pour expulser l'urine à travers le rétrécissement, de déployer autant de force que l'opérateur pour faire passer les instruments, ce qui amène l'hypertrophie de la vessie, puis la stagnation de l'urine : il est rare cependant que dans ce cas médecins et clients acceptent l'uréthrotomie, et ils attendent qu'une indication plus formelle se révèle à leurs yeux.

E. Il y a des rétrécissements tellement durs qu'il est impossible de les élargir à aucun degré par l'introduction journalière des bougies. Les rétrécissements traumatiques sont presque toujours dans ce cas ; quelquefois même on ne peut introduire une bougie dans leur intérieur. Dans ce cas il n'y a de ressources que dans l'uréthrotomie externe, sans conducteur, c'est-à-dire, dans une opération extrêmement difficile, et à laquelle on ne doit avoir recours que comme moyen extrême. Heureusement qu'il est excessivement rare qu'elle soit nécessaire ; presque toujours en tâtonnant suffisamment longtemps, on finit par pénétrer dans l'obstacle la pointe d'une bougie fine en gomme élastique, et quand ce premier pas est obtenu, ce n'est plus qu'une affaire de temps pour avoir l'entrée de la bougie tout entière. Ce dernier résultat obtenu on continue le traitement comme nous l'avons vu, par la dilatation permanente : si le rétrécissement est situé au bulbe, cette dilatation réussit souvent ; et la guérison est complétée par la dilatation temporaire consécutive ; mais il n'en est pas de même des rétrécissements péniens : ceux-ci ne conservent pas la modification donnée par la dilatation permanente, et la dilatation temporaire consécutive est inutile ; d'ailleurs, en général, quand il a affaire à un rétrécissement pénien, M. Caudmont n'emploie la dilatation permanente que le temps voulu pour avoir un passage pour l'olive de l'uréthrotome et il fait l'opération. (Il ne faut pas adopter immédiatement l'uré-

throtomie pour ces genres de rétrécissement.) M. Caudmont préfère la dilatation permanente à l'uréthrotome de
Maisonneuve pour ouvrir la voie à l'olive de son uréthrotome : il craint la formation d'un cul-de-sac se terminant
brusquement en arrière et qui devient souvent le point
de départ d'une infiltration d'urine : cependant il y a des
cas où il faut malgré tout y recourir, c'est lorsque le malade ne peut supporter cette sonde à demeure.

F. Les rétrécissements du méat urinaire et de la fosse
naviculaire possèdent la propriété remarquable d'être
complétement réfractaires à la dilatation et de ne pouvoir
être surmontés que par une incision suffisamment profonde. Toute tentative de dilatation provoque des douleurs considérables et fait revenir le rétrécissement sur
lui-même plutôt que de l'élargir. Même à l'état sain, le
passage répété des sondes détermine au bout de quelques
jours, lorsqu'elles passent à frottement, une résistance
douloureuse qui n'existait pas auparavant, et, si on persiste malgré cela, on voit cette résistance augmenter de
jour en jour et finir par apporter un obstacle insurmonta-
ble : il se forme un véritable rétrécissement de l'orifice
uréthral dont le contour présente des signes évidents d'inflammation. Il faut employer l'uréthrotomie dans ces cas.

Accidents de l'uréthrotomie. — Les accidents dont peut
être suivie l'opération sont les suivants :

Les abcès urineux ;

L'hémorrhagie ;

La fièvre.

Quelquefois le lendemain de l'opération, il apparaît
une petite tumeur sur l'urèthre ; elle devient bientôt
fluctuante, et, quand on l'ouvre, il s'écoule un peu de pus
et d'urine ; il faut dans ce cas prescrire au malade de n'u-
riner qu'avec une petite sonde en gomme élastique qu'il
passe au moment de la miction, et la plaie se cicatrise
généralement assez bien.

Lorsque l'hémorrhagie survient consécutivement à l'o-
pération, il faut mettre une sonde très-grosse dans le
canal et faire extérieurement la constriction de la verge

sur cette sonde par des compresses imbibées d'eau fraîche.

A propos de cet accident, j'ai cru le voir plus fréquent chez les nègres. M. Caudmont a fait l'uréthrotomie sur deux nègres et moi sur un ; dans les trois cas, il y a eu hémorrhagie consécutive.

La fièvre se développe assez souvent après l'opération de l'uréthrotomie ; aussi la pratique de M. Caudmont est-elle de donner toujours du sulfate de quinine après une opération d'uréthrotomie. M. le Dr Malherbe (1) s'occupe ainsi de la question :

« La conclusion que l'on peut tirer de l'étude des faits observés par nous et de ceux que rapportent les auteurs est la suivante :

1° La plupart des uréthrotomies sont suivies d'une fièvre légère ; peut-être pourrait-on la considérer comme une fièvre traumatique.

2° Quelques-unes ne déterminent pas d'élévation sensible de la température.

3° D'autres sont mêmes suivies de défervescence chez les malades qui avaient déjà la fièvre par suite de la rétention d'urine.

4° Enfin quelques uréthrotomies internes sont suivies de grands accès de fièvre urémique.

5° La divulsion semble se comporter au point de vue de la fièvre, à peu près comme l'uréthrotomie interne. »

En thèse générale, on peut dire que l'uréthrotomie interne n'est pas une opération grave. Sur une centaine d'uréthrotomies pratiquées par M. Caudmont ou par moi, nous n'avons pas eu de mort à déplorer.

Ce résultat paraît être aussi satisfaisant dans la pratique nosocomiale. M. Félix Martinet a donné (2) le résultat de la pratique de M. Félix Guyon à l'hôpital Necker. Sur 250 uréthrotomies internes il n'y a que 7 cas de mort survenue plus ou moins longtemps après l'opération, mais

(1) Malherbe, *De la fièvre dans les maladies des voies urinaires*, Thèse.
(2) Martinet, *Étude clinique sur l'uréthrotomie interne*, Thèse inaugurale. Paris, 1876.

pour des causes qui lui étaient le plus souvent étrangères.

Mes conclusions sur l'opération elle-même sont exactement les mêmes que celles de M. Martinet qui n'a fait que rapporter les opinions de son maître M. le Dr Guyon :

1° L'uréthrotomie interne n'est pas une opération grave ; elle s'est au contraire comportée avec une bénignité surprenante dans les cas nombreux où elle a été employée.

2° L'uréthrotomie interne est une des principales méthodes de traitement pour certains rétrécissements de l'urèthre. Elle devient dans plusieurs circonstances une véritable opération d'urgence et remplace avantageusement la dilatation quand celle-ci est reconnue impuissante ou dangereuse.

3° L'uréthrotomie interne doit être pratiquée suivant des règles précises ; à ce prix seulement elle peut donner de bons résultats.

4° L'uréthrotomie interne n'a pas la prétention de donner une guérison radicale, mais seulement, et c'est beaucoup, de mettre les malades en mesure d'entretenir et de développer par le cathétérisme le degré de dilatabilité qu'elle leur a procuré.

5° L'uréthrotomie interne permet d'obtenir ces résultats dans des cas difficiles où d'autres méthodes ont échoué ou ne peuvent être employées.

Ajoutons qu'à l'hôpital Necker, comme dans beaucoup de services chirurgicaux, on ne se sert que de l'instrument de Maisonneuve, tandis que nous ne nous servons que de l'instrument de Civiale. Nous croyons qu'il y a lieu de repousser les idées de MM. Reliquet et Reverdin sur l'emploi de l'uréthrotome à lame courante : le peu que nous avons dit indique déjà sur quoi nous nous basons pour le rejeter. La question qui domine toute l'uréthrotomie c'est l'époque de la récidive du rétrécissement ; or il est incontestable, pour moi du moins, qu'elle arrive plus vite avec l'uréthrotome de Maisonneuve qu'avec celui de Civiale.

M. le docteur Horteloup a inventé dernièrement un

instrument (fig. 61) qu'il appelle *uréthrotome à lame*

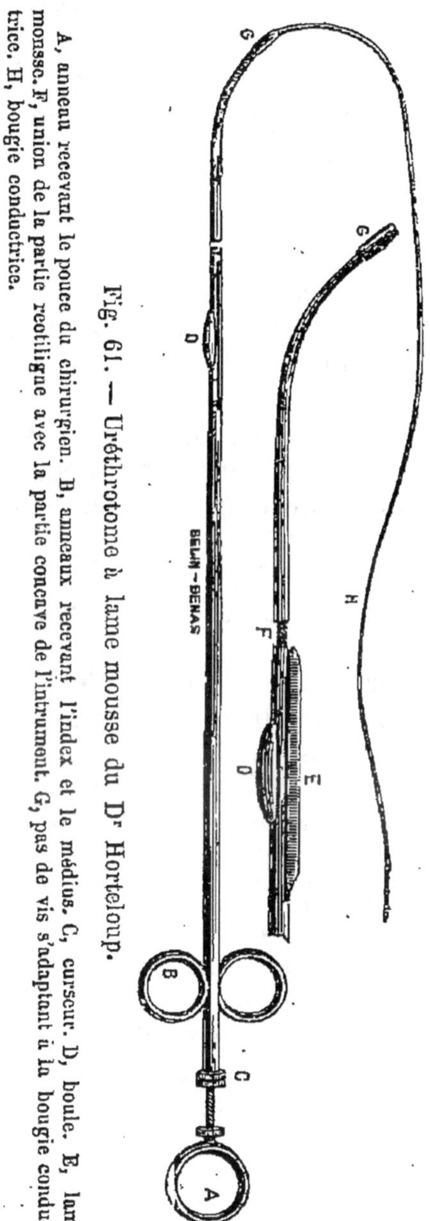

Fig. 61. — Uréthrotome à lame mousse du Dr Horteloup.

A, anneau recevant le pouce du chirurgien. B, anneaux recevant l'index et le médius. C, curseur. D, boule. E, lame mousse. F, union de la partie rectiligne avec la partie concave de l'instrument. G, pas de vis s'adaptant à la bougie conductrice. H, bougie conductrice.

mousse; comme je l'ai déjà dit, je ne puis que donner

des idées théoriques sur l'efficacité du procédé opératoire.

M. Peyneaud (1) indique l'instrument et le manuel opératoire.

Description de l'instrument. — L'uréthrotome rentre dans la classe des uréthrotomes à lame cachée, mais sa lame est complétement mousse et ne présente dans aucun point de partie coupante. Il a la forme d'une sonde à petite courbure.

Toute la portion rectiligne (0^m,35) (fig. 61) est creuse ; elle présente, à 4 centimètres de son union avec la portion concave, une fente longitudinale par laquelle peut sortir la lame mousse, et elle est munie à son extrémité de deux anneaux.

La lame est mise en mouvement par une tige qui se termine par un troisième anneau, dans lequel on passe le pouce, tandis que dans les deux autres on introduit l'index et le médius.

Un petit curseur, placé sur la tige, permet de maintenir la lame fermée et de graduer ainsi son jeu, si on le croit nécessaire.

La lame sort de la tige parallèlement, elle vient donc frapper perpendiculairement la paroi du canal de l'urèthre. Vers le milieu de la face opposée à la fente, est placée une boule qui sert à indiquer où se trouve le point exact du rétrécissement ou des rétrécissements, et quel est l'endroit qu'il faut attaquer.

A l'extrémité vésicale de l'instrument, se visse une bougie conductrice.

L'instrument se dévisse à la réunion de la partie rectiligne et de la partie concave, par suite du changement de situation des rétrécissements.

La résistance des rétrécissements étant variable, M. Horteloup a fait construire quatre instruments de volumes variables.

Manuel opératoire. — Le chirurgien introduit d'abord

______

(1) Peyneaud, *De l'uréthrotomie interne à l'hôpital du Midi*, Thèse. Paris, 1876.

la bougie conductrice. — Celle-ci introduite, on visse l'uréthrotome qui correspond au calibre du rétrécissement connu par un examen préalable. — On introduit les doigts dans les anneaux et on pousse la tige médiane; la lame sort de la gaîne, et un petit bruit particulier, ainsi qu'une résistance vaincue, indiquent que les parties dures viennent de céder. On rentre la lame, et, en poussant l'instrument, on sent que la boule, tout à l'heure retenue par le rétrécissement, peut le franchir. On retire l'uréthrotome n° 1 que l'on remplace par celui n° 2. — On passe successivement les quatre uréthrotomes que l'on fait jouer tant que l'on éprouve une résistance. — On passe aussitôt une bougie en gomme n°ˢ 16, 18, 20, suivant la dimension du méat : elle est laissée en place cinq minutes, puis enlevée.

Nous avons dit que le but de cet instrument était de détruire le rétrécissement sans toucher à la muqueuse, — c'est-à-dire qu'il ne doit pas y avoir régulièrement de sang après l'opération, — à peine quelques mouchetures de la muqueuse : or, de l'aveu de M. Peyneaud, on en a eu quelquefois une petite cuillerée ; dans ces cas, il n'y a donc pas eu une section nette comme avec l'uréthrotome ordinaire, mais une espèce de contusion qui rend la récidive plus facile.

Nous serions heureux si, nous trompant dans nos prévisions théoriques, la pratique nous donnait tort ; il faut donc attendre les résultats obtenus par ce procédé, qui fait honneur à son auteur comme idée ingénieuse.

DIVULSION. — La divulsion a pour but de rendre immédiatement au canal et dans une seule séance son calibre normal. Inventée par Perrève qui faisait l'opération en plusieurs fois, elle fut modifiée par Voillemier qui est celui des chirurgiens français qui l'a le plus employée. Perrève, devançant Lefort et Horteloup dont nous avons cité les procédés, faisait de la dilatation rapide.

M. Voillemier décrit ainsi son procédé (1):

(1) Voillemier, *Traité des maladies des voies urinaires.* Paris, 1876.

« Le problème à résoudre était celui-ci : construire un instrument dont on pût augmenter le volume tout en lui conservant sa forme cylindrique ; d'un autre côté, M. Perrève met deux ou trois jours d'intervalle entre chaque opération, ce qui rend l'introduction des derniers mandrins très-douloureuse. Il craint d'encourir le reproche d'avoir lésé l'urèthre et tout en procédant rapidement, il a la prétention de ne faire que la dilatation. Là commence l'erreur de M. Perrève (1) : il croit dilater le rétrécissement et il le déchire en réalité, ainsi que des autopsies en font foi. Je fais l'opération en une seule fois.

« L'instrument appelé *divulseur* (fig. 62) se compose :

1° D'un conducteur formé de deux petites lames d'acier, soudées à leur extrémité vésicale, dans l'étendue de 4 centimètres et courbées dans cette partie comme une sonde. Ces lames sont très-minces, planes en dedans et convexes au dehors, de façon que, réunies elles forment un petit cathéter fendu dans sa longueur, et dont le diamètre n'est que de 2 millimètres ;

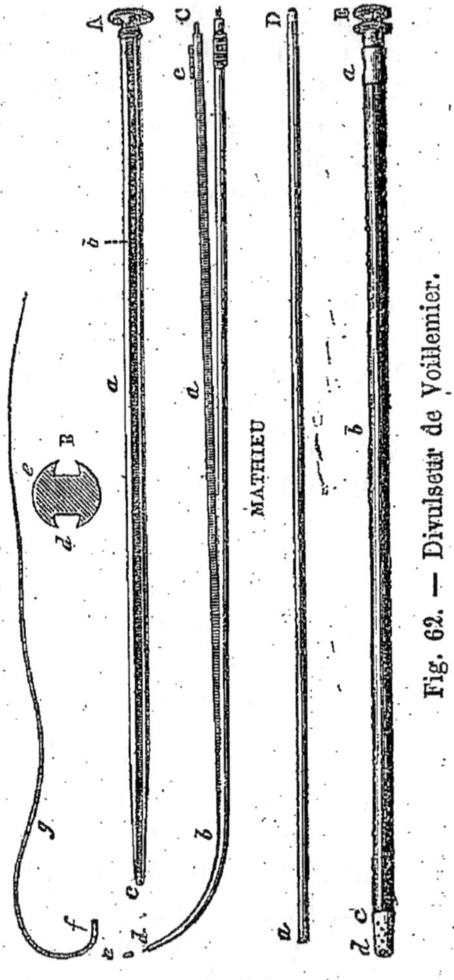

(1) Perrève, *Traité des rétrécissements organiques de l'urèthre.* Paris, 1847.

2° D'un mandrin se terminant par une extrémité conique et portant sur un talon un bouton plat. Ce mandrin est plein et cylindrique dans presque toute sa longueur ; deux de ses cotés opposés sont creusés d'une gouttière longitudinale plate, peu profonde, destinée à recevoir les lames du conducteur qui la remplissent entièrement. Les bords de la gouttière, étant légèrement rapprochés, la transforment en une véritable rainure, en queue d'aronde, d'où les lames du conducteur ne peuvent s'échapper une fois qu'elles y sont engagées. Quand l'instrument est armé, il est parfaitement cylindrique. Le conducteur ne varie pas de volume : on peut lui adapter des mandrins de toute grosseur ; mais celui dont je me sers généralement a 7 millimètres deux tiers de diamètre.

La manœuvre opératoire est des plus faciles : on commence par introduire le conducteur jusque dans la vessie : cela fait, on écarte un peu ses deux branches, et on les engage dans les rainures du mandrin, qu'on enfonce d'un seul coup dans l'urèthre. Alors on retire l'instrument tout armé ou, si l'on rencontre un peu de résistance, on enlève d'abord le mandrin, puis le conducteur. L'opération terminée, on place dans l'urèthre une sonde qu'on laisse à demeure pendant vingt-quatre heures.

Vers le dixième ou quinzième jour on peut commencer la dilatation par les bougies d'étain.

Le conducteur peut être introduit directement ou muni d'une bougie conductrice. »

M. Voillemier emploie la divulsion à la place de la dilatation permanente, qu'il appelle dilatation ulcérative, toutes les fois que celle-ci ne peut être utilisée, c'est-à-dire, dans les cas où nous avons indiqué l'uréthrotomie interne : il n'emploie cette dernière, à la place de la divulsion, que quand : 1° la cicatrice a un tissu fibreux d'une très-grande épaisseur ; 2° quand le rétrécissement n'occupe qu'une partie de la circonférence. Il associe quelquefois la divulsion à l'uréthrotomie interne. Pour lui l'uréthrotomie interne doit être rarement employée, quand on songe, dit-il, à la gravité de cette opération et aux médiocres résultats qu'elle donne.

La discussion peut donc porter sur ce point : parallèle entre la divulsion et l'uréthrotomie interne.

Voillemier et Duplay émettent l'opinion que la divulsion doit être employée, dans les cas de rétrécissements spasmodiques : il y a alors analogie avec la contracture du sphincter de l'anus.

MM. de Carvalho et Lhirondel se sont occupés de cette question. M. Lhirondel (1) donne les conclusions suivantes :

1° Que la divulsion n'est pas suivie d'accidents aussi graves que les plus graves de l'uréthrotomie ;

2° Que les chiffres de la mortalité sont plus élevés dans les statistiques d'uréthrotomie interne que dans les statistiques de divulsion.

Je crois que ce n'était pas là ce que nous devions attendre comme conclusions de ce travail : en effet, il est parfaitement démontré actuellement que la question de mortalité est peu en cause, quel que soit le procédé employé pour la dilatation rapide des rétrécissements ; ce dont il fallait s'occuper surtout, c'étaient des récidives : nous essaierons de le faire.

Si nous nous reportons à ce que nous avons dit des conditions indispensables pour obtenir la dilatation d'un rétrécissement par une opération sanglante, nous avons vu qu'il fallait :

1° Que le rétrécissement fût rompu dans toute son épaisseur, de manière à détruire sa propriété de rétractilité ;

2° Que l'on ne pouvait pas espérer une modification des tissus morbides, mais que l'agrandissement ne se faisait qu'au moyen d'une cicatrice, dont nous avons déterminé les qualités ;

3° Que l'opération n'était valable et ne donnait une récidive lointaine qu'à la condition d'avoir au-dessous de la cicatrice un tissu dilatable.

(1) Lhirondel, Thèse inaugurale.

Il faut donc juger les deux opérations sous ces trois points de vue :

1° Dans la divulsion pas plus que dans l'uréthrotomie à lame courante, pas plus enfin que dans la dilatation forcée, on n'est sûr de son fait ; on a déchiré ou coupé les tissus, à quelle profondeur ? on ne le sait. Il vaut donc mieux se servir d'un instrument qui donnera une section limitée : car, même avec des tiges graduées, on ne peut être sûr de la profondeur de la déchirure.

2° En déchirant les tissus et non en les coupant, on produit une cicatrice qui n'a pas les effets et les propriétés de celle produite par cette dernière opération : à une manœuvre chirurgicale on substitue une manœuvre purement mécanique : l'action se produit à l'aventure sur tous les points du canal qui offrent de la résistance.

A l'élargissement immédiat, dit Civiale, succède presque toujours un resserrement accompagné d'indurations, de gonflement des parois uréthrales.

3° Avec l'uréthrotomie le fond de la plaie est net ; on sait jusqu'où l'on est allé, et si la récidive est prompte, c'est que le tissu au-dessous de la cicatrice contient peu de tissu spongieux ; dans le cas de divulsion, le tissu sain qui fuit sur le tranchant de l'uréthrotome est au contraire plus facilement déchiré par la dilatation brutale, et s'enflammant, il donne un dessous de cicatrice qui se transforme facilement en tissu fibreux, d'où récidive plus fréquente.

C'est donc à la plaie résultant de l'opération qu'il faut se reporter pour juger les méthodes ; la dilatation du rétrécissement n'est que secondaire, c'est sa guérison aussi durable que possible qu'il faut rechercher ; or, l'anatomie pathologique nous montre les récidives plus grandes avec la divulsion qu'avec l'uréthrotomie. Ce qui serait à l'avantage de la première, ce serait l'absence d'hémorrhagie considérable comme il peut s'en rencontrer après l'uréthrotomie ; mais comme l'a démontré Dolbeau, sur quarante-cinq opérés, on en trouve quarante chez lesquels l'écoulement de sang a été arrêté par la seule présence de la sonde laissée en place pendant vingt-quatre heures :

Aux différents procédés que nous venons d'indiquer, on peut joindre :

1° La dilatation brusque sur conducteur ;

2° Les injections forcées.

DILATATION BRUSQUE SUR CONDUCTEUR (fig. 63). — La dilatation brusque sur conducteur est plus employée en Angleterre qu'en France ; c'est un procédé très inférieur à celui de la dilatation rapide ; il est peu sûr comme mécanisme.

On se sert : 1° d'un cathéter assez mince, d'argent ou d'acier, dont le pavillon se démonte à volonté ; 2° d'un long stylet muni d'un pas de vis ; 3° de six sondes en gomme élastique de diverses grosseurs et ouvertes par les deux bouts.

Le chirurgien, après avoir choisi un cathéter dont le volume est en rapport avec l'étroitesse présumée du rétrécissement, l'introduit dans l'urèthre et jusque dans la vessie. Alors il enlève le pavillon du cathéter et visse le stylet à sa place : avec la main gauche, il tend la verge, pendant qu'avec la droite il fait glisser sur le conducteur, qu'un aide est chargé de soutenir, la plus petite des six sondes, et la pousse avec force jusqu'au delà du rétrécissement. Après quelques instants, il la retire et la remplace par une plus grosse et répète cette manœuvre jusqu'à ce qu'il ait introduit dans l'urèthre une sonde de la grosseur qu'il a jugée convenable.

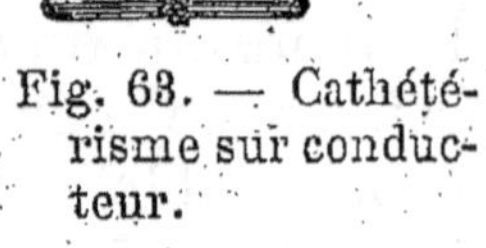

Fig. 63. — Cathétérisme sur conducteur.

INJECTIONS FORCÉES. — Les injections forcées préconisées par Sœmmering, Amussat, Reybard, sont actuellement abandonnées avec raison.

DILATATION AVEC LES BOUGIES BENIQUÉ. — La dilatation lente avec les bougies Beniqué ne doit être employée, selon nous, que dans les cas de dilatation après une opération d'uréthrotomie ou autre. M. Tillaux en a fait une méthode générale de traitement des rétrécissements. Elle consiste en ceci.

La nature du métal composant l'instrument ne permettant pas l'emploi des bougies Beniqué avant que le rétrécissement ait un calibre n° 12, on fait d'abord la dilatation permanente jusqu'à ce qu'on soit arrivé à ce degré d'élargissement. Puis tous les quatre ou cinq jours, et même huit, on fait une séance de dilatation avec des bougies Beniqué, en allant jusqu'au numéro qui ne peut plus entrer.

J'ai suivi, dans le service de M. Tillaux, à Lariboisière, huit malades qui ont été traités par son procédé et par lui-même ; il y avait souvent de la douleur, de la fièvre et du sang après la séance. Quant aux récidives, j'ai eu à ma clinique cinq malades qui avaient été traités par ce procédé, et la récidive existait entre six mois et un an.

M. Le Garrec (1) vante au contraire le traitement de M. Tillaux, et donne des observations de malades guéris, ou du moins sortis guéris. Quant aux récidives, il ajoute simplement ces quelques mots : « M. Tillaux n'a rien observé de particulier à cet égard, et ses cahiers d'observations, aussi bien que mes notes, gardent le plus discret silence sur ce point. »

M. Tillaux appelle son procédé : *Dilatation extemporanée progressive*. Malgré l'autorité de ce professeur distingué, nous ne sommes pas du tout partisan de cette méthode, et, comme nous l'avons déjà dit, au point de vue de la cure des rétrécissements, la dilatation avec les bougies en étain est généralement préférable à la dilatation avec les bougies en gomme seulement après l'uréthrotomie et la divulsion : toutes les fois que le rétrécissement reste

(1) Le Garrec, *Étude sur l'emploi des bougies de Béniqué dans le traitement des rétrécissements de l'urèthre*, Thèse. Paris, 1876.

dur, après la dilatation permanente, on peut terminer cette dilatation permanente, en faisant la dilatation temporaire consécutive avec des bougies Beniqué : elles calibrent mieux le canal dans ce cas; mais, en général, avec un rétrécissement ordinaire, quelque douceur et quelque prudence que l'on emploie dans leur introduction, elles ne vaudront pas les bougies en cire, ou les bougies en gomme.

URÉTHROTOMIE EXTERNE. — Il y a une très-grande différence entre l'uréthrotomie externe et la boutonnière; la boutonnière périnéale, connue de tout temps, n'a pas pour but de guérir un rétrécissement, mais de pénétrer dans la vessie et de remédier à une rétention d'urine : elle peut aussi être employée comme méthode d'extraction des corps étrangers dans l'urèthre ainsi que nous l'avons vu. Dans l'uréthrotomie externe au contraire on incise directement sur le rétrécissement dans un but curatif et non palliatif; dans la généralité des cas, la boutonnière est plus facile à pratiquer que l'uréthrotomie externe. Cependant ajoutons que la boutonnière constitue très-souvent le premier temps de l'opération de l'uréthrotomie externe.

Dans cette opération d'uréthrotomie externe, il y a une division très-importante à établir :

1º L'uréthrotomie externe avec conducteur ou méthode de Syme.

2º L'uréthrotomie externe sans conducteur ou méthode de Sédillot qui la remit en honneur en 1832.

Uréthrotomie externe avec conducteur. — Syme fit pour cette opération ce que Reybard avait fait pour l'uréthrotomie interne : il l'érigea en méthode de traitement des rétrécissements.

Il emploie l'uréthrotomie externe avec conducteur là où les chirurgiens français qui, en général, n'ont pas accepté cette méthode, emploient la dilatation temporaire ou permanente : ses idées peuvent être résumées, d'après M. Voillemier, dans quelques propositions :

1º Il n'admet pas de rétrécissements infranchissables.

2º Puisqu'il est toujours possible d'introduire un cathéter dans le canal, l'uréthrotomie ne doit jamais être pratiquée sans conducteur.

3° Elle est indispensable dans les cas de rétrécissements rebelles.

4° Elle convient également aux rétrécissements simples, car elle est le moyen le plus rapide, le plus sûr et le meilleur d'obtenir leur cure radicale.

Manuel opératoire. — Il est très-simple.

Le malade étant placé sur le bord du lit, deux aides soutiennent les cuisses pliées sur le bassin. Un cathéter cannelé légèrement courbe est introduit jusqu'à la vessie. Ce cathéter est formé de deux parties de diamètre différent, la partie correspondant au rétrécissement, entre naturellement dans celui-ci ; au-dessus le diamètre est supérieur à celui du rétrécissement et on ne peut le dépasser : c'est un moyen de se rendre compte de la limite antérieure du rétrécissement et si on l'a coupé dans toute sa longueur (fig. 64). Le chirurgien fait au périnée ou au pénis sur la ligne médiane, avec un petit bistouri à lame étroite, une incision longue de 27 à 40 millimètres, comprenant les téguments et les tissus sous-jacents jusqu'à l'urèthre (fig. 65).

Arrivé sur l'urèthre, il prend avec la main gauche le manche du cathéter ; puis retournant le bistouri de manière à ce que le tranchant regarde en haut, il en tient

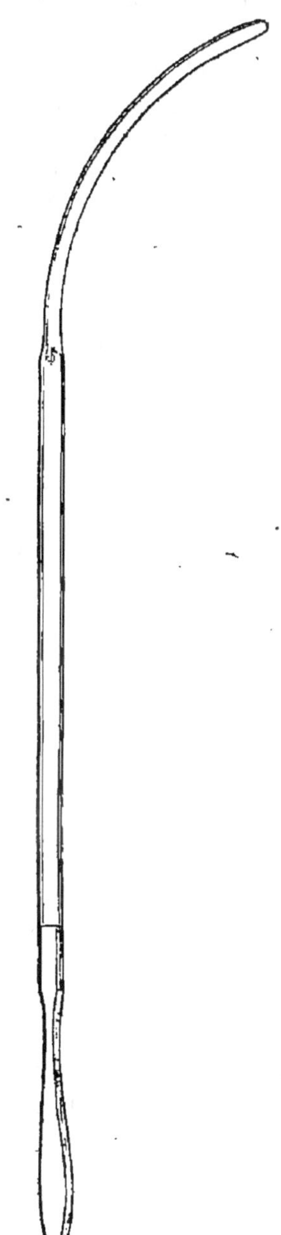

Fig. 64. — Conducteur de Sims.

le manche dans la paume de sa main droite, la lame appuyée sur la pulpe du doigt indicateur; une fois la cannelure du cathéter trouvée avec l'ongle, il fait saillir la pointe de l'instrument de quelques millimètres et il la plonge dans la cannelure, en arrière du rétrécissement : il divise le rétrécissement d'arrière en avant. Le cathéter retiré, il place dans l'urèthre une sonde en argent

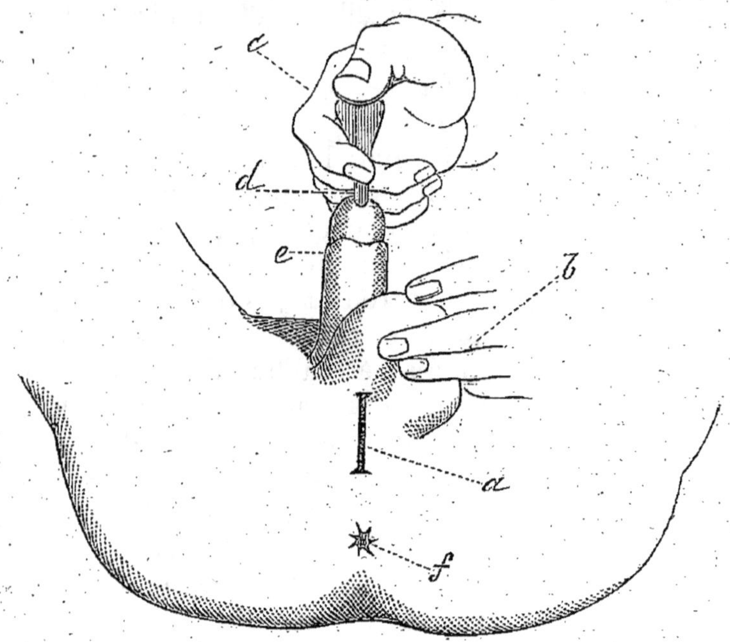

Fig. 65. — Uréthrotomie externe.

a, incision cutanée. *b*, main gauche de l'aide relevant les bourses. *c*, main droite tenant, *d*, le cathéter. *e*, verge. *f*, anus.

du numéro 7 ou 8 ; elle est laissée en place pendant quarante-huit à soixante-douze heures, puis remplacée par une sonde de gomme. M. Syme a des cathéters de différente grosseur : le premier numéro est très-petit : il recommande de ne pas donner une extension trop grande à la plaie extérieure, d'éviter de couper l'aponévrose moyenne ; la plaie ne doit jamais être réunie par première intention.

Cette opération doit être étudiée à deux points de vue :

Le manuel opératoire et l'utilité du procédé.

Manuel opératoire. — Il est simple et facile avec un gros cathéter, il devient presque une véritable uréthrotomie sans conducteur quand le cathéter est petit.

A l'exemple de Voillemier qui a combattu par des raisonnements solides cette méthode de traitement, nous nous demanderons pourquoi faire l'incision d'arrière en avant, ce qui force à rechercher le cathéter dans les parties profondes et donne par conséquent plus de difficulté : d'un autre côté, cette limite postérieure est peu connue, et on a beaucoup de chances, malgré les recommandations de Syme, de blesser l'aponévrose moyenne.

Si le tissu cellulaire du périnée est infiltré et induré, l'opération devient compliquée; aussi Syme le fait-il en deux fois dans ces cas. On a souvent eu des hémorrhagies inquiétantes par la lésion du bulbe.

Utilité de l'opération. — Thompson s'était d'abord rangé complétement à la méthode de son compatriote ; il a eu quelques mécomptes qui ont un peu changé sa manière de voir : « On a fait, dit-il, une objection à cette opération, c'est que la section de l'urèthre amenant par elle-même un rétrécissement, à cause des propriétés rétractiles bien connues du tissu cicatriciel qui se forme au moment de la guérison, le procédé ne doit pas être suivi de guérison.

« Il est manifestement contraire aux faits, que le patient soit dans un état plus grave après l'opération qu'avant.

« Il reste à prouver que le résultat de l'incision soit la rétraction : nulle part des incisions nettes ne produisent de rétraction : est-ce que l'urèthre se rétrécit après l'incision pratiquée par la taille ? Les recherches de Reybard ont prouvé que les incisions longitudinales de l'urèthre ne sont jamais suivies de constriction. »

J'ai tenu à citer ces quelques lignes pour les combattre complétement : d'abord dans l'opération de la taille, c'est la portion musculeuse que l'on attaque et non la portion spongieuse, ce qui, au point de vue d'anatomie pathologique, donne des résultats différents. Quant aux conclusions de Reybard, elles sont au contraire en désaccord complet : en effet, dans les expériences de ce chirurgien sur des chiens, chez deux de ces animaux la cicatrice présentait une épaisseur et une résistauce qui n'existaient pas sur les autres animaux soumis à la même expérience : elle était due à une incision plus profonde qui avait été faite par suite du rétrécissement très-épais. Pourquoi, chez deux chiens, le résultat avait-il été satisfaisant et pas chez les deux autres : c'est que dans le premier cas l'incision avait été moins profonde que dans l'autre ; or, toutes les fois que l'incision intéresse l'enveloppe fibreuse externe et qu'elle s'étend jusqu'au tissu cellulaire péri-uréthrale, le tissu lamelleux épaissi par l'inflammation forme le fond de la plaie en adhérant au pourtour de la solution de continuité de cette enveloppe fibreuse et fournit la pièce qui bouche le trou ; mais cette cicatrice est beaucoup plus épaisse, moins souple et moins extensible que celle fournie par l'uréthrotomie interne ne dépassant pas le tissu spongieux.

Toutes les fois que l'on fait l'uréthrotomie externe, on attaque ce tissu péri-uréthral, cette enveloppe fibreuse, et l'on a ainsi une cicatrice moins souple que dans le cas d'uréthrotomie interne ; c'est ce qui doit faire condamner complétement cette méthode comme traitement ordinaire des rétrécissements.

Ajouterai-je que s'il y a plusieurs rétrécissements, il faut fendre pour ainsi dire tout le canal, ce qui se fait avec beaucoup moins de danger intérieurement qu'extérieurement.

Toutes ces raisons expliquent parfaitement pourquoi l'uréthrotomie externe sur conducteur n'a pas été adoptée en France : on lui préfère et avec juste raison l'uréthrotomie interne.

Uréthrotomie externe sans conducteur. — Cette opération répondant à des cas déterminés est destinée à survivre à celle de Syme.

Quelles sont les conditions qui engagent le chirurgien à entreprendre cette méthode de traitement à l'exclusion des autres ?

M. Tillaux (1) donne les conditions suivantes :

1° Rétrécissement infranchissable avec induration, infiltration plus ou moins étendue du périnée et de la région scroto-pénienne ; il n'y a ni fistules périnéales, ni rétention d'urine.

2° Même état de l'urèthre et des parties molles, pas de rétention d'urine, il existe des fistules périnéales.

3° Même état d'urèthre avec ou sans fistules périnéales ; de plus, rétention d'urine.

Chaque cas a un procédé opératoire particulier.

Civiale indique les cas où l'on doit utilement tenter l'uréthrotomie externe comme moyen d'attaquer certains rétrécissements.

« 1° Lorsque l'oblitération plus ou moins complète du canal est accompagnée de fistules périnéales, avec gonflement et induration des tissus voisins. En livrant passage à l'urine, en bornant l'infiltration de ce liquide, l'opération laisse au chirurgien le temps de combiner, de régler ses moyens ultérieurs d'action, et le met à même, lorsque le dégorgement du périnée est obtenu, d'introduire une algalie dans la vessie, ou au moins de porter jusque dans la partie profonde de l'urèthre une sonde cannelée qui sert de guide au bistouri pour la division des tissus, et facilite l'ouverture du canal au fond de la plaie.

« 2° Quand la suspension du cours de l'urine compromet l'existence du malade et que le chirurgien n'a pas d'autres ressources que de ponctionner la vessie ou de forcer la coarctation uréthrale d'avant en arrière et sans guide, au moyen d'un trocart ou de tout autre instrument aigu. Bien que dans l'uréthrotomie de dehors en

____

(1) Tillaux, *De l'uréthrotomie*, Thèse d'agrégation. Paris, 1863.

dedans, on procède pour ainsi dire à tâtons à la découverte du canal au fond de la plaie, qu'on éprouve souvent de grandes difficultés pour diviser le point rétréci dans le sens de sa longueur et finalement pour passer les sondes et rétablir le canal dans son état naturel, cette opération doit généralement être préférée à toute autre, parce que les autres procédés ne permettent pas d'atteindre le mal dans la source et qu'ils mettent dans la nécessité d'agir d'une manière plus incertaine et plus périlleuse.

« 3° Lorsqu'il existe des fausses routes, des fistules, des calculs en arrière du rétrécissement. Dans ce cas, l'uréthrotomie de dehors en dedans peut offrir un moyen efficace de donner issue à l'urine, de rétablir la communication entre la vessie et la partie antérieure du canal, et en même temps de combattre les désordres qui compliquent la lésion principale. »

« Lorsqu'il est possible d'introduire dans l'urèthre une bougie si petite qu'elle soit, dit Voillemier, je n'hésite pas à regarder l'uréthrotomie externe comme contre-indiquée. Lorsque toutes les tentatives faites pour introduire une bougie dans l'urèthre ont échoué et quand on ne juge pas convenable de recourir au cathétérisme forcé, il est permis de songer à l'uréthrotomie externe ; mais, soit pour être autorisé à employer ce procédé, soit pour décider la manière de l'appliquer, il est nécessaire de distinguer les cas où le malade peut encore uriner, de ceux où il existe une rétention d'urine. »

S'il nous est permis de donner notre opinion, après celle de ces chirurgiens distingués, nous dirons que l'uréthrotomie externe sans conducteur ne doit être faite généralement que comme opération d'urgence, dans les cas de rétention d'urine complète ou presque complète et qu'il est impossible de passer un instrument quelconque. Il faut, avant de se résoudre à cette opération, si le malade urine un peu, user de tous les moyens que l'on peut avoir en sa possession, soit comme traitement antiphlogistique, soit comme traitement local ;

j'ai cité l'observation d'un malade dont le canal ne pouvait admettre aucune sonde, sur lequel je n'osais pratiquer l'uréthrotomie externe, par suite de l'affaiblissement général et chez qui je parvins à passer une petite bougie après trois semaines de bains de siége, cataplasmes, lavements, etc. : il ne faut pas oublier, en outre, que les tumeurs urinaires péri-uréthrales doivent être traitées d'abord avant de s'occuper d'introduire un instrument quelconque dans le canal. Avec les progrès actuels des études sur les maladies des voies urinaires, il faut espérer que l'on verra disparaître de plus en plus ces moyens si difficiles à employer, où les chirurgiens les plus expérimentés sont dans l'embarras, où tout est livré au hasard pour réussir.

Pour nous l'uréthrotomie externe ne sera qu'une opération de dernière extrémité et lorsque tous les procédés ne seront plus applicables, surtout depuis que la ponction de la vessie est devenue une opération bien moins grave par suite de l'invention de l'aspirateur par M. Dieulafoy.

1° *Manuel opératoire* dans les cas où le canal est perméable aux urines et qu'il n'y a pas de fistule (Cathétérisme impossible).

α. *Procédé ordinaire.* — Après avoir porté un cathéter jusque sur l'obstacle, le chirurgien fait sur son extrémité une incision de 3 à 4 centimètres et demi : il passe des fils à travers les lèvres de la plaie pour la tenir ouverte, et essaie d'introduire un stylet par l'ouverture antérieure du rétrécissement; s'il y réussit, il ne lui restera plus qu'à prolonger l'incision en arrière, et dans une étendue convenable, en glissant un bistouri étroit dans la cannelure du stylet. S'il échoue, il n'en devra pas moins continuer l'opération, et aller à la recherche du canal, mais cette fois sans conducteur.

Cependant il y a ici une observation importante à faire. Quand le rétrécissement n'est pas situé à la hauteur du scrotum on peut continuer cette incision d'avant en arrière pour aller à la recherche de l'extrémité antérieure du rétrécissement ; mais si ce dernier se trouve à hauteur du scrotum, il vaut mieux alors inciser le périnée derrière les bourses et attaquer le rétrécissement d'arrière en avant. De cette façon, le rétrécissement se trouve pris entre le bec du cathéter et celui de la sonde cannelée.

2° Quand le périnée a des fistules, l'incision antérieure au rétrécissement est inutile ; il faut utiliser la voie accidentelle formée par la fistule et qui aboutit derrière le rétrécissement.

β. *Procédé de Syme.* — On commence par dilater le trajet fistuleux, s'il ne permet pas l'introduction du cathéter ; on conduit jusque dans la vessie un cathéter à rainure dans la concavité ; dans l'urèthre, en le faisant entrer aussi loin que possible, on place le conducteur cannelé de Syme (indiqué plus haut). Le cathéter placé dans la fistule est confié à un aide : on s'assure de la position de cet instrument par l'introduction du doigt dans le rectum : on pousse alors le cathéter du canal jusqu'à ce qu'il vienne se loger dans la cannelure du cathéter dans la fistule.

On incise l'obstacle sur la cannelure du cathéter sur une longueur de 4 à 5 centimètres. Pour cela, de la main gauche prenant le manche du cathéter, et de la droite un bistouri droit et petit, l'opérateur cherche la rainure du cathéter avec l'index droit, placé sur la pointe de la lame du bistouri ; l'incision est faite d'arrière en avant.

γ. *Procédé de Voillemier.* — S'il existe plusieurs fistules, on choisit la plus grande et celle qui est la plus rapprochée du raphé, parce qu'elle est ordinairement la plus directe. On commence par la dilater avec des bougies de cire ou de corde à boyaux qui sont enfoncées le plus loin possible. La dilatation que l'on obtient par ce moyen est toujours lente et peu considérable, mais elle est utile et souvent indispensable pour permettre d'introduire un corps rigide jusque dans les parties reculées de l'urèthre. Dès que la voie est assez large, on y glisse une sonde

12.

cannelée, et avec un bistouri étroit dont le tranchant est
tourné en haut, on débride le trajet fistuleux. Le chirurgien introduit alors dans la plaie un petit gorgeret dont
la gouttière est tournée du côté du pubis, ou mieux
encore le doigt indicateur porté en supination. Ce point
de repère assuré, il pratique le cathétérisme forcé avec
la main droite armée d'un cathéter cannelé qu'il enfonce
comme dans le procédé précédent : la suite de l'opération
est la même.

3° Il y a rétention d'urine et rétrécissement infranchissable.

Procédés de Thompson (1) et de Sédillot.

Premier temps. — Le malade doit être placé sur une
table et non sur un lit ou un matelas, de manière que le
siége reste fixé et ne puisse s'enfoncer; la position est
celle de la taille périnéale. Après avoir vidé l'intestin et
rasé le périnée, on conduit un cathéter dans l'urèthre
aussi loin que possible, c'est-à-dire contre le rétrécissement; un aide le maintient fixement dans cette position,
et en même temps il relève le scrotum. L'opérateur fait
une incision divisant la peau et le tissu cellulaire sur la
ligne médiane du périnée, à partir du point où est arrêté
le bec du cathéter et s'étendant jusqu'à une petite
distance du bord antérieur de l'anus. Ensuite avec la
pointe du bistouri, on fait dans le fond de la plaie une
incision plus petite afin de découvrir la pointe du cathéter. Les bords de cette plaie sont soigneusement écartés au moyen de crochets par des aides, de manière à
mettre en évidence la face antérieure du rétrécissement.
On peut remplacer les crochets par des fils, ce qui permet
un examen plus direct et plus facile. L'opérateur doit avoir
deux ou trois stylets cannelés de différentes grosseurs,
mais de très-petit calibre. En faisant maintenir écartées
les lèvres de la plaie par les deux anses de fil, il cherche
à introduire un stylet dans l'ouverture du rétrécissement;

(1) Thompson, *Traité pratique des maladies des voies urinaires.*
Paris, 1874.

s'il y parvient, il incise avec sûreté les tissus de la structure. Si le stylet n'a pu être conduit dans le rétrécissement, l'incision de ce dernier se fait alors par petites portions, c'est-à-dire que l'on divise les tissus seulement de la quantité dont le stylet s'est engagé dans le pertuis. Si aucun stylet n'a pu y être conduit, il faut couper le périnée sur la ligne médiane en cherchant les traces de l'urèthre : les difficultés de cette dernière opération sont si grandes que le succès n'est plus qu'une affaire de hasard.

M. Sédillot (1) pense qu'il est de toute nécessité de fixer les parois de l'urèthre avec des érignes. Si l'on découvre le pertuis, on y engage le stylet et l'on achève la section. Lorsque le rétrécissement est impénétrable, on en divise quelques millimètres, et on essaie de le traverser avec une certaine force, soit avec un cathéter, soit avec un stylet : si ces tentatives sont sans résultat, on ouvre le canal derrière le rétrécissement, en se guidant sur la pointe de la prostate et l'on fend le rétrécissement d'arrière en avant. — Ce chirurgien ajoute : les hémorrhagies ne sont pas à craindre, et la plaie est cicatrisée du vingt-cinquième au trentième jour.

Deuxième temps. — Lorsque le rétrécissement est divisé, on cherche à introduire dans les parties profondes de l'urèthre le bout de la sonde qui apparaît dans la plaie, et lorsqu'on est entré dans la plaie on la fixe dans la vessie.

On peut, si l'on veut, à l'exemple de Colot et de Civiale, faire l'opération en plusieurs jours.

Le premier jour, on incise le périnée, on ponctionne la portion musculeuse et l'on introduit une sonde dans la vessie ; c'est la boutonnière proprement dite.

Plus tard, après un délai dont la durée dépend des progrès du dégorgement, le chirurgien essaie de nouveau de traverser la coarctation et s'il n'y réussit pas, il complète l'opération en prolongeant l'incision en avant.

(1) Sédillot, *Contributions à la chirurgie*. Paris, 1869.

On peut encore, à l'exemple de Voillemier, faire la ponction vésicale, et le cathétérisme rétrograde par la canule et le méat interne de l'urèthre.

Par les procédés que nous venons d'indiquer, l'on voit que si l'uréthrotomie externe et la boutonnière sont deux opérations distinctes, elles sont souvent employées simultanément : la lecture de ces divers procédés d'uréthrotomie externe montre leur difficulté et le peu d'emploi que l'on en doit faire, sans compter que les accidents consécutifs ne sont pas rares, entre autres l'engorgement de la sonde à demeure, qu'il faut alors retirer et dont la nouvelle introduction présente des complications considérables.

Excision du rétrécissement.— M. Bourguet (1) a proposé l'excision totale des rétrécissements, très-durs, calleux, formés d'une nodosité volumineuse et rebelle à toute espèce de traitement. M. Horion a donné le manuel opératoire suivant : on introduit un cathéter courbe et cannelé, sans cul-de-sac à son extrémité postérieure jusqu'au devant de la coarctation : on met à découvert la nodosité de tissu induré qui constitue le rétrécissement à l'aide d'une incision de 4 centimètres à 5 centimètres de long dirigée d'avant en arrière, depuis la racine des bourses jusqu'à 15 millimètres au-devant de l'anus; on isole le tissu morbide des parties voisines à l'aide d'une dissection minutieuse à droite et à gauche ; enfin on l'enlève complétement en y comprenant les parties correspondantes de l'urèthre, c'est-à-dire que l'on pratique une véritable résection de toute la partie rétrécie du conduit, de façon à constituer, dans l'étendue d'environ 3 centimètres, un nouveau canal ouvert en bas, tandis que ses parois latérale et supérieure sont formées par les téguments et les autres tissus de la région périnéale. Une sonde en gomme de gros calibre est laissée à demeure.

Cette opération est loin de donner les résultats favora-

(1) Bourguet, *De l'uréthrotomie externe par section collatérale et par excision des tissus pathologiques dans les cas de rétrécissements infranchissables* (Mém. de l'Acad. de médecine, 1865-66, t. XXVII, p. 167).

bles indiqués par son auteur. Cependant elle peut être tentée en dernier ressort.

APPRÉCIATION DES DIFFÉRENTES MÉTHODES DE TRAITEMENT DES RÉTRÉCISSEMENTS. — Après chaque traitement particulier, nous avons donné notre appréciation ; c'est donc un résumé d'ensemble que nous ferons ici. Il faut d'abord pour se rendre compte de la question faire deux catégories bien distinctes dans les rétrécissements, comme nous l'avons vu : 1° les rétrécissements dilatables ; 2° ceux qui ne le sont pas.

Pour les rétrécissements dilatables deux méthodes de traitement sont en présence : d'une part, la dilatation temporaire ou permanente, méthode douce, longue, qui offre certaines variétés secondaires suivant chaque chirurgien ; d'autre part les méthodes rapides, comprenant la dilatation forcée variant aussi suivant l'opérateur. Ce sont donc d'abord ces deux méthodes qu'il faut comparer. La plus grande objection que l'on fait à la dilatation temporaire, c'est qu'elle est longue, fastidieuse pour le malade ; avec la dilatation rapide, on supprime ces longueurs et l'on arrive au même résultat : les partisans de ce dernier traitement ne se sont occupés généralement que d'un seul côté de la question, la dilatabilité du canal ; ils ont laissé à part la guérison : car nous avons vu que dans le traitement des rétrécissements, il fallait considérer et la dilatabilité et la guérison. La récidive est-elle plus fréquente avec la dilatation forcée qu'avec la dilatation temporaire ? il suffit de se reporter à l'action des bougies sur le tissu fibreux du rétrécissement pour donner une réponse affirmative. Le grand cheval de bataille mis en avant a été la longueur de temps supprimée ; on a oublié que les hommes que l'on traite pour des rétrécissements ont de vingt-cinq à quarante ans, qu'ils ont encore probablement de longues années à vivre, et que pour économiser trente ou quarante jours, on les expose à des récidives plus fréquentes qui ne pourront plus être traitées par des moyens de douceur, car il est rare qu'un rétrécissement traité par la dilatation forcée accepte ensuite dans la récidive un traitement par la dilatation ordinaire ; il faut pour ainsi dire augmenter la dose dans chaque traitement consécutif. Donc, pour gagner quelques jours, on rend les récidives plus fréquentes, de sorte qu'à la fin de compte, le malade a plus de jours de traitement : un malade qui est soigné par la dilatation temporaire est toujours tributaire de votre cabinet, mais cela une ou deux fois par an ; j'ai vu chez M. Caudmont des malades qu'il avait traités, il y a quinze à dix-huit ans, par la dilatation et qui n'avaient pas perdu de numéros depuis cette époque, rien qu'en entretenant le canal en passant une bougie une ou deux fois par an.

On a accusé le passage répété des sondes d'enflammer le canal et de le rendre dur. Ici ce n'est pas à la méthode qu'il faut s'en prendre, mais au chirurgien qui l'emploie ; jamais la dilatation n'a produit cet état morbide quand elle est bien conduite : M. Caudmont a obtenu des résultats surprenants avec la dilatation, dans des canaux durs, presque imperméables. Avec de la patience et une bonne direction, on leur rend leur souplesse et leur dilatabilité. Je soigne en ce moment, depuis six mois, un malade qui, par suite de deux dilatations forcées, avait un canal dur n'admettant pas le n° 5 ; actuellement, par la dilatation et les antiphlogistiques, je suis arrivé au 17, et le malade va très-bien. C'est très-long, six mois ; par une autre méthode, il y avait deux jours de dilatation, c'est vrai, mais des récidives bien plus fréquentes avec uréthrotomie, etc.

La dilatation ordinaire est donc et restera la meilleure méthode de traitement, quoi qu'on invente ; et les chirurgiens pressés n'auront jamais que des résultats médiocres pour l'avenir, en comparaison de ceux obtenus par la lenteur. En agissant rapidement, on mange son pain blanc le premier, et on compromet l'état du canal pour l'avenir.

Faut-il rejeter complétement la dilatation forcée ? Non. Il y a des cas où elle est très-utile, cas rares, mais qui existent. Nous avons vu que toutes les fois que le rétrécissement était irritable, qu'il revenait facilement sur lui-même, il fallait employer la dilatation forcée.

Un rétrécissement n'étant tributaire d'aucune dilatation, dans le sens propre du mot, il faut recourir à une opération sanglante : nous avons en présence l'uréthrotomie interne, la divulsion, l'uréthrotomie à lame mousse et l'uréthrotomie externe. Nous nous sommes étendu longuement sur le mode d'action de l'uréthrotomie interne, sur la cicatrice qui se formait et comment tout reposait sur l'anatomie pathologique de cette cicatrice. L'uréthrotomie interne, d'après cette étude, vaut toujours mieux que la divulsion ; l'uréthrotomie externe doit être rejetée toutes les fois que le canal est perméable, et surtout comme traitement ordinaire des rétrécissements : elle a des cas distincts où il ne faut employer qu'elle.

Nous avons vu que l'uréthrotomie interne, avec l'instrument de Civiale, doit être, selon nous, préférée à celle avec l'instrument de Maisonneuve ; j'ai uréthrotomisé des malades qui avaient été opérés par Civiale et Caudmont il y a douze ou quinze ans, un même dix-huit ans ; jamais il ne m'a été donné de rencontrer une récidive à aussi longue échéance avec l'uréthrotome de Maisonneuve. Quant à accepter la divulsion comme opération parallèle à l'uréthrotomie interne, je ne l'admets pas. Les résultats immédiats peuvent être les mêmes ; mais l'anatomie pathologique de la cicatrice nous fait entrevoir une récidive plus prompte avec la première.

Quoique n'employant généralement que l'uréthrotomie interne et la dilatation temporaire ou permanente, quelquefois la dilatation forcée, j'ai cru devoir décrire les nouveaux procédés qui peuvent quelquefois être utiles.

Dans le traitement des maladies des voies urinaires, et surtout dans le traitement des rétrécissements, il faut être encyclopédiste et opportuniste : encyclopédiste en ce sens qu'on doit connaître toutes les méthodes qui, correspondant à certains cas morbides, peuvent être employées ; opportuniste en ce sens qu'il faut savoir faire choix de telle ou telle méthode pour un cas déterminé.

ARTICLE IV

Lésions organiques.

I. FISTULES URINAIRES.

Que faut-il entendre par fistule?

Un conduit accidentel sous forme de canal qui communique avec l'urèthre et qui laisse échapper soit des produits de sécrétion morbide, soit des liquides qui traversent normalement ce dernier conduit. L'épispasdias et l'hypopasdias ne sont pas des fistules.

En terme général, on a divisé les fistules en *fistules complètes* et *fistules incomplètes* ou *borgnes*. Cette définition ne nous paraît pas aussi pratique que la suivante, tirée de l'expérience et de l'anatomie pathologique :

1° Les *fistules péniennes* qui sont courtes, uniques, droites et difficiles à guérir ;

2° Les *fistules périnéo-scrotales* qui sont longues, multiples, sinueuses, plus faciles à guérir ;

3° Les *fistules uréthro-rectales*.

Cette division en régions est parfaitement rationnelle : elle est basée sur les chances variables de guérison selon la région occupée, la plus grande épaisseur des tissus traversés et par leur composition plus favorables à la cicatrisation dans un cas que dans l'autre ; on tient compte aussi de la longueur des trajets fistuleux situés au périnée ou dans le scrotum et de la brièveté de ceux de la région pénienne ; enfin elle est aussi basée sur les sinuosités que présentent les fistules périnéo-scrotales, tandis que les péniennes ont leur orifice externe situé presque en face de l'orifice interne. Ces conditions si diverses font bien comprendre que la marche du travail réparateur ne peut pas être identique dans les deux cas, et ne doit pas amener les mêmes résultats.

Anatomie pathologique. — Un mot sur la conforma-

tion de leurs orifices et des qualités du tissu qui constituent leurs parois.

Dans les fistules partant du bulbe et de la portion
musculeuse et allant à un point quelconque de la surface
extérieure, l'orifice interne a un petit diamètre qui ne
dépasse pas au maximum une plume de corbeau ; il est
unique et placé sur la paroi inférieure ou sur une des
parois latérales du canal, au fond d'une petite dépression subie par la muqueuse et analogue à celle qui existe
à la peau au niveau des orifices externes. Le trajet anor-
mal, en s'organisant et se constituant, non-seulement
s'est rétréci d'une manière considérable, mais encore a
perdu une portion notable de sa longueur primitive, et,
dans ce travail de retrait sur lui-même, il a causé une
traction vers l'extérieur sur le point de l'urèthre où il
s'abouche, de même qu'il a tiré en haut et en dedans
l'ouverture cutanée. La dépression de la muqueuse forme
une fossette allongée dans le sens de la longueur du ca--
nal, de sorte que, lorsque les parois de l'urèthre sont
rapprochées, elle offre l'aspect d'une petite fente antéro-
postérieure. Le pertuis est situé au niveau du point le
plus enfoncé et est muni, dans la portion postérieure de
son contour, d'une petite membrane mince et libre, susceptible d'obturer son ouverture à la manière d'une valvule, et constituée soit par un débris de la muqueuse,
soit plutôt par une petite cicatrice molle, semblable à
celle qu'on observe à la surface de certaines plaies de
l'uréthrotomie interne, et qui reste un certain temps incomplète et sans adhérence avec le fond de la solution
de continuité avant de la recouvrir tout entière. Cette
disposition de l'orifice interne explique l'obstacle au passage de l'urine en dehors de sa voie naturelle, car quand
on n'élargit pas trop les parois de l'urèthre, elle peut entièrement recouvrir l'ouverture anormale. Mais, d'un
autre côté, elle est un obstacle sérieux à l'introduction
des instruments, dont la pointe vient s'engager dans
cette valvule et l'encapuchonner.

Diagnostic. — 1° *Fistules péniennes.* — Dans ce genre

de fistule, le trajet est direct, très-court ; il dépasse rarement un centimètre de longueur ; quelquefois, il n'y a pour ainsi dire plus de distance, à cause du tissu spongieux qui s'est atrophié ; la muqueuse du canal vient se confondre avec la peau, et nous avons alors une ouverture dont les bords sont taillés en bec de flûte.

Quand la longueur est un peu plus considérable, l'orifice interne a la forme d'entonnoir, l'orifice externe, unique généralement, se confond avec la peau, il est déprimé et caché sous un repli.

La fistule est généralement constatée par la vue : quand il est difficile de se rendre compte exactement par ce sens, on emploie les moyens suivants :

1° On fait uriner le malade en pressant sur le gland, de manière à forcer l'urine à sortir par la fistule, ce qui n'est pas un moyen sans inconvénient, car sous l'effort de l'urine, la fistule peut s'agrandir.

2° On laisse un linge à l'endroit de la fistule, et on l'examine après la miction de suite ou quelque temps après.

Les bourses ont quelquefois de l'érythème, et l'urine sort du méat en bavant.

Ces fistules n'altèrent pas la santé, mais elles attaquent fortement le moral et on peut dire de ce genre de fistules ce que disait Velpeau des déviations de l'utérus : « Elles ne tuent pas, mais on ne les guérit pas. »

Il est facile d'énumérer les causes qui s'opposent à cette guérison :

1° Le contact de l'urine ; ce liquide jouit de propriétés antiplastiques considérables, surtout pour les réunions immédiates ;

2° La brièveté du canal qui fait que le liquide baigne toujours les bords de la plaie, ce qui n'existe pas dans les autres fistules ;

3° Étendue de la perte de substance qui exige de grands lambeaux et des tiraillements de la peau ;

4° Les érections.

Il ne faut pas compter ici sur la dilatation des rétré-

cissements qui n'amène aucune modification avanta-
geuse ; les moyens directs que l'on peut essayer d'employer pour des fistules d'autres régions échouent de
même complétement ; de telle sorte qu'on ne peut
chercher à obtenir l'occlusion de l'orifice cutané que par
un des procédés d'autoplastie si nombreux pour le traitement de ce genre d'affection ; mais ces opérations
sont loin de toujours donner le résultat que l'on désire ;
de telle sorte qu'il est fréquent de voir des fistules se
maintenir indéfiniment malgré tout ce qu'on peut faire
contre elles.

Tous les chirurgiens sont unanimes sur ce fait que
ce genre de fistules guérit difficilement ; et il n'est pas
sans importance de faire remarquer que lorsque les trajets fistuleux ne sont pas susceptibles de s'oblitérer spontanément alors qu'on a détruit les obstacles résidant
dans l'urèthre, il n'est guère facile d'arriver à les faire
disparaître par les seules ressources de l'art.

2° *Fistules uréthro-périnéo-scrotales.* — Le diagnostic se
fait *de visu*. Quelques chirurgiens recommandent d'introduire un cathéter par le canal et un stylet métallique
dans la fistule ; la rencontre des deux instruments donne
la place de l'ouverture interne. Or ce procédé est très-
rarement applicable, car les fistules dans ces cas ont un
parcours très-sinueux et il est souvent très-difficile, pour
ne pas dire impossible, de traverser complétement la fistule avec le stylet.

L'expérience a démontré depuis longtemps que ces
fistules urinaires compliquant, chez l'homme, un ou plusieurs rétrécissements organiques de l'urèthre et ayant
leur orifice externe, soit au périnée, soit à la surface
des bourses, guérissent spontanément à partir du moment où on a rendu au canal excréteur de l'urine son
calibre normal. Aussi, dans ces conditions, n'est-il pas
besoin de diriger aucun traitement spécial contre les
trajets fistuleux, et à mesure que les coarctations uréthrales s'assouplissent et s'élargissent, on voit l'urine
passer en moins grande quantité par les voies acciden-

telles et finir au bout d'un certain temps par ne plus y pénétrer, la quantité rendue à chaque miction étant expulsée entièrement par le canal normal. Quand ce résultat n'est pas complétement atteint, c'est que les moyens de traitement employés pour guérir les rétrécissements ne les ont pas suffisamment dilatés ou ne leur ont pas donné toute la souplesse voulue : et alors pour obtenir le succès définitif, c'est contre les rétrécissements eux-mêmes qu'il faut agir de nouveau par une méthode opératoire plus efficace sans se préoccuper de l'état des fistules. La guérison de celles-ci arrive d'une manière presque simultanée, quel qu'en soit le nombre, pourvu qu'elles siégent au-dessous et en arrière de la portion pénienne de l'urèthre. Il est donc inutile de commencer par attaquer directement les fistules ; il faut, au contraire, ne s'en occuper qu'en dernier lieu.

Cependant elles peuvent rester, quoique les rétrécissements aient été amenés dans des conditions telles qu'il ne leur soit pas possible de troubler le cours des urines et par suite d'avoir encore une influence sur le maintien des trajets anormaux; c'est qu'alors il y a une cause étrangère au rétrécissement et susceptible d'entretenir par elle-même la perméabilité des fistules du périnée. Dans ces cas, il faut employer les incisions et les cautérisations consécutives au fer rouge, selon les procédés de Bonnet (1), de Palasciano et autres auteurs, mais constituant de véritables opérations, très-pénibles pour le malade.

Il est parfaitement reconnu maintenant que les sondes à demeure rendent les plus mauvais services et doivent être complétement rejetées pour compléter le traitement par la dilatation : on peut engager le malade à n'uriner qu'avec une sonde ; mais il ne faut pas oublier que quelquefois l'introduction de l'instrument est difficile par suite de l'entrée du bec dans l'orifice interne.

(1) Philipéaux, *Traité pratique de la cautérisation, d'après l'enseignement de A. Bonnet*. Paris, 1856.

3° *Fistules uréthro-rectales*. — Ces fistules sont rares : elles sont dues généralement à la taille, à des abcès de la prostate. Le trajet étant oblique et l'orifice interne étant plus élevé que celui qui va dans le rectum, l'urine va plus facilement dans ce dernier. L'orifice rectal est généralement au-dessus du sphincter externe, dans les replis de la muqueuse, ayant la forme de cul de poule ; mais il n'y a pas d'accidents aussi graves que dans la fistule vésico-rectale. Ces trajets donnent passage à l'urine, au pus, à des gaz et au sperme, ce dernier cas se présentant quand l'ouverture uréthrale est large ou qu'il y a un rétrécissement uréthral.

L'écoulement de l'urine est intermittent, il n'a lieu que pendant la miction ; mais il est difficile d'apprécier par ce moyen s'il y a incontinence d'urine : on a donné ce signe comme différentiant la fistule vésico-rectale de celle uréthro-rectale ; il est généralement bon, à la condition toutefois que l'ouverture vésicale ne soit pas trop élevée dans le premier cas, car il y aurait aussi intermittence, quand la vessie ne serait pas complétement pleine ; des gaz et des matières stercorales sortent par le méat pendant la défécation : on a essayé beaucoup de remèdes contre cette fistule ; malheureusement, comme pour les fistules péniennes, peu de moyens réussissent contre elles. Les mèches à demeure, les cautérisations, l'avivement de la plaie, l'incision du rectum entre le canal et la fistule, tous ces moyens donnent peu de succès ; les sondages répétés n'amènent pas une amélioration notable.

Traitement. — Procédés chirurgicaux pour guérir les fistules.

1° *Fistules péniennes*. — A. *La sonde à demeure* ne donne ici aucun résultat : non-seulement elle n'empêche pas l'urine d'arriver sur la plaie, mais elle enflamme la fistule ; le malade se sonde chaque fois qu'il a envie d'uriner. Elle est utile comme adjuvant d'autres traitements.

B. *Cautérisation*. — La cautérisation employée dans ces cas ne peut être que légère et superficielle : on cherche par elle, soit à amener la rétraction des tissus, soit à aviver les bords de la plaie pour faire une suture : comme caustique on peut employer le nitrate d'argent qui n'amène qu'une faible rétraction ; le fer rouge qui a une action plus puissante, mais laisse une fistule plus grande si on ne réussit pas : on l'emploie quand la peau environnante est lâche et peut se ramener facilement.

C. *Uréthroraphie*. — Elle donne peu de résultats.

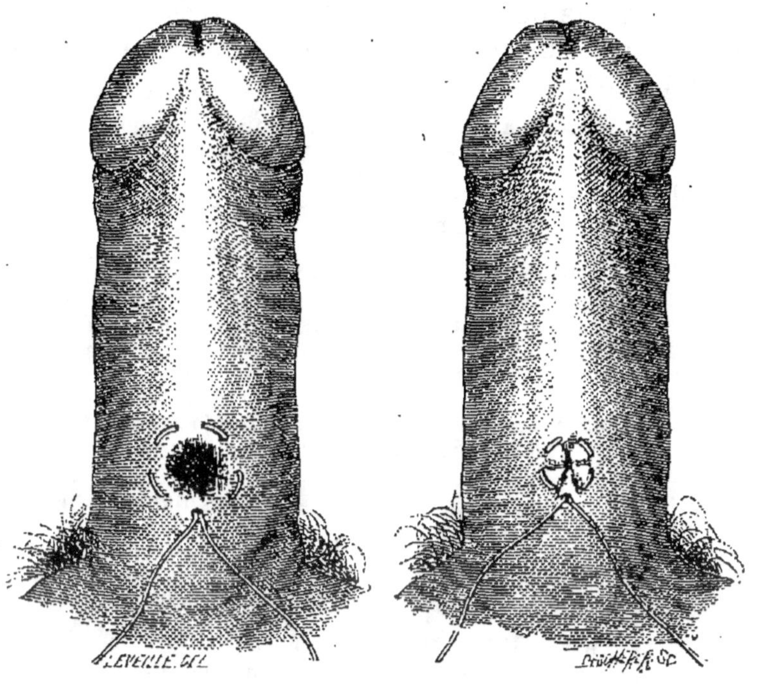

Fig. 66. — Suture à points passés de Dieffenbach. — Le fil enveloppe l'ouverture fistuleuse ; on voit ses deux extrémités qui émergent au point où l'on a introduit l'aiguille.

Fig. 67. — La suture est faite, et l'ouverture bouchée. — Le nœud qui réunit les deux extrémités du fil plonge dans le tissu cellulaire ; on ne peut donc l'apercevoir.

On place une sonde dans l'urèthre, puis on fait un large avivement des bords, il faut qu'il soit régulier et complet :

1° Suture entre-coupée ;
2° Suture entortillée ;

3° Suture en gousset de Dieffenbach.

Les deux premières se pratiquent comme il est indiqué dans les manuels de chirurgie; elles sont peu employées.

La troisième consiste à passer un fin fil métallique ou de soie, que l'on introduit sur tout le pourtour de la plaie, de manière à ce que l'opération finie, il ne reste plus qu'à tirer sur les deux chefs du fil comme sur les cordons d'une bourse : l'aiguille doit ressortir au moins trois fois et le dernier trou est le même que le premier (fig. 66 et 67).

Méthode indienne.
- Procédé à lambeau scrotal (Astley Cooper).
- — — inguinal (Delpech).
- Procédé à { lambeau crural. / lambeau abdominal. } Tentatives de Jobert.

Méthode ancienne de Celse (française)

1re classe.
a. Procédés à un ou plusieurs lambeaux avec glissement et affrontement suivant les bords.
- a. — Lambeau circulaire (Dieffenbach, Ricord).
- b. — Lambeaux longitudinaux, avec isolement complet des bandes cutanées comprises entre les bords de la plaie et les incisions libératrices (Dieffenbach).
- c. — Lambeaux latéraux.
- d. — Lambeaux antérieurs et postérieurs.

b. Procédés à un ou plusieurs lambeaux avec glissement très-étendu et affrontement suivant les faces.
- a. — Lambeau pénien antérieur (Delpech).
- b. — Lambeau pénien postérieur (Delpech).
- c. — Procédés d'autoplastie à doublure et à double plan de lambeaux :
  - 1° d'Arlaud ;
  - 2° de Rigaud ;
  - 3° de Sédillot.
- d. — Procédé en tiroir d'Alliot.
- e. — Deux lambeaux péniens latéraux :
  - 1° de Dieffenbach ;
  - 2° de Reybard.
- f. — Lambeau annulaire complet avec rotation sur son axe (Dieffenbach).
- g. — Procédé par dédoublement (Nélaton).

Uréthroplastie combinée.
- 1° Avec la boutonnière périnéale (Viguerie, Ricord).
- 2° Avec la dilatation d'une fistule préexistante (Ségalas).

Tous ces procédés de suture ont de grands inconvénients : d'abord généralement ils conduisent l'urine et enflamment les tissus ; puis le peu d'étendue de l'avivement qui se fait sur des bords et non sur des surfaces.

D. *Uréthroplastie.* — M. le Dr Cocteau (1) a donné la classification des principaux procédés autoplastiques employés dans le traitement des fistules uréthro-péniennes : nous le reproduisons ci-dessus.

Nous n'en citerons que quelques-uns, les plus employés.

Dans la méthode indienne on prend un lambeau dans la région voisine et la surface saignante est en rapport avec les bords de la plaie.

Dans la méthode française, il y a deux divisions :

1° Les lambeaux glissent et sont affrontés par leurs bords ;

2° Les lambeaux glissent et sont affrontés par leurs surfaces saignantes.

Il est facile de se rendre compte de la méthode indienne ; c'est l'autoplastie ordinaire.

Méthode française. — 1° Dissection et glissement d'un ou de plusieurs lambeaux : affrontement suivant les bords, avec ou sans incisions libératrices.

Procédé de Ricord. — Après avoir introduit une sonde dans l'urèthre et avivé les bords de la fistule, on dissèque la peau tout autour de son ouverture et dans l'étendue de 5 à 6 millimètres. Cette dissection doit être opérée avec le plus grand soin, afin de conserver aux téguments le plus de tissu cellulaire possible. On a ainsi un lambeau circulaire dont on rapproche les bords latéralement au moyen d'épingles à insectes et d'une suture entortillée (fig. 68-69).

Pour remédier à la distension des lambeaux, on peut faire sur les côtés de la verge et un peu au delà de la base du lambeau deux incisions longitudinales.

Procédé à lambeaux latéraux. — Il consiste à faire deux

(1) Cocteau, *Des fistules uréthrales chez l'homme.* Paris, 1869.

incisions transversales de 2 centimètres, l'une en avant,
l'autre en arrière de la fistule : on les réunit par une
troisième qui les coupe dans leur milieu. Alors on dissèque la peau de chaque côté, de manière à avoir deux
lambeaux qu'on attire au-devant de l'ouverture fistuleuse, comme les battants d'une double porte, et l'on
affronte leur bord libre par des points de suture entortillée.

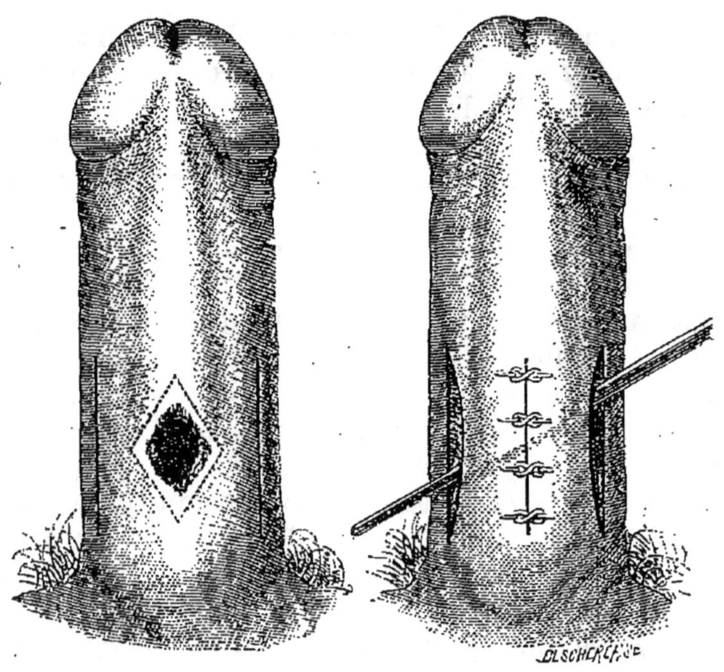

Fig. 68 et 69. — Procédé de Dieffenbach, par les points latéraux et la
suture entortillée.

Les lambeaux, au lieu d'être latéraux, peuvent être antérieurs et postérieurs.

Les inconvénients de ce manuel opératoire sont : 1° le
peu d'épaisseur et de vitalité de la peau qui environne
une large fistule, la difficulté d'affronter des bords très-
étroits et la facilité qu'a l'urine de filtrer à travers les
plaies occupant le centre de la suture ;

2° Glissement d'un ou de plusieurs lambeaux avec affrontement des surfaces.

Procédé de Delpech. — On prend un lambeau pénien antérieur, ou mieux un lambeau péno-scrotal ; on avive les bords de la plaie ; et on recouvre l'ouverture avec ce lambeau qui est maintenu par trois points de suture. Ce procédé très-simple a l'inconvénient de la mobilité excessive du lambeau, qui est tiré des testicules qui sont eux-mêmes très-mobiles.

Procédé d'Arlaud. — Un premier lambeau est taillé aux dépens du fourreau de la verge, à l'aide de deux incisions longitudinales parallèles à l'axe de l'urèthre, et distantes du raphé de 2 centimètres environ ; on dissèque le lambeau et on le détache dans une étendue de 2 centimètres. Son bord adhérent est situé vers le gland, le bord libre vers là plaie uréthrale ; on dissèque un lambeau scrotal en faisant deux incisions parallèles au raphé et à 2 centimètres de ce raphé. — Ce lambeau est dénudé à la partie antérieure, et offre une surface saignante : on l'attire en avant de manière à couvrir l'ouverture et on rabat par-dessus le lambeau antérieur, dont la surface saignante se trouve en contact avec la surface saignante factice du lambeau postérieur : la coaptation est assurée au moyen d'une serre-fine et de quatre points de suture entortillée :

M. Verneuil apprécie ainsi le procédé :

« Voici quels avantages je lui reconnais :

« 1° Les lambeaux sont pris à la partie inférieure de la verge et du scrotum, c'est-à-dire dans les points où, avec une mobilité égale, l'extensibilité des téguments acquiert un maximum ;

« 2° En formant deux lambeaux, l'un antérieur, l'autre postérieur, qui marchent à la rencontre l'un de l'autre, on évite les dissections et les décollements trop étendus, c'est-à-dire qu'on diminue les chances de sphacèle ;

« 3° On parvient encore à éviter les tiraillements exagérés du tégument destiné à constituer l'opercule, et s'il survenait ces érections qui ont compromis tant d'opérations de ce genre, on parviendrait à en pallier l'inconvénient, en relevant le scrotum contre la verge, au moyen d'une bandelette agglutinative;

« 4° Grâce à l'imbrication des lambeaux, la suture dont la réussite importe le plus, c'est-à-dire celle qui réunit les sommets des deux lambeaux, est presque entièrement soustraite au contact de l'urine : surtout si elle ne correspond pas à la perforation uréthrale;

« 5° La section du filet, le débridement du limbe préputial à la partie supérieure, une incision à distance sur le scrotum, suivant les cas, donneraient d'ailleurs aux lambeaux beaucoup de liberté, sans compliquer notablement l'opération.

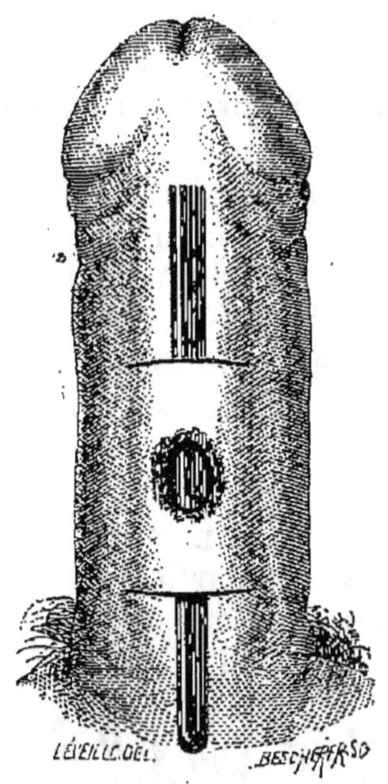

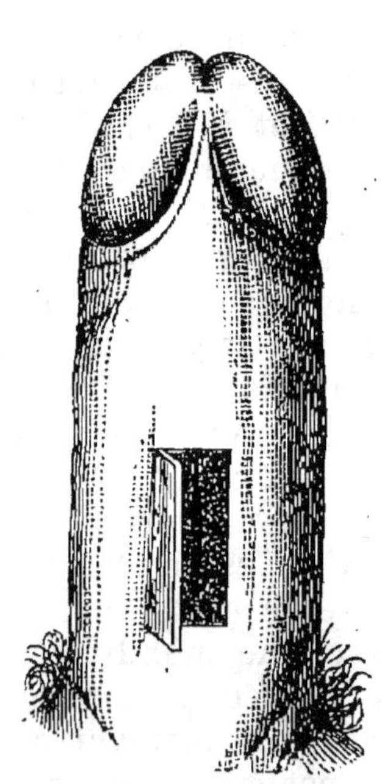

Fig. 70. — Modification de Nélaton sur le siége des incisions par le procédé de Dieffenbach.

Fig. 71. — Procédé d'Alliot.

« Cette opération me paraît surtout bien préférable aux procédés à un ou deux lambeaux latéraux, qui entraînent, ou le tiraillement exagéré du tégument dans le sens transversal, ou la nécessité de pratiquer sur le dos et sur les côtés de la verge des incisions suivies de larges plaies béantes. »

Procédé d'Alliot, ou procédé en tiroir :

On dissèque un lambeau d'un côté de la fistule ; on avive une surface égale de l'autre côté et l'on fait couvrir cet espace par le lambeau tiré latéralement ; on fixe avec des points de suture (fig. 71). Par ce procédé on ne peut avoir que des lambeaux de peu d'épaisseur, et l'on fait subir à la verge une grande perte de substance.

Procédé de Nélaton. — On avive les bords de la fistule, on pratique deux incisions transversales, au-dessus et au-dessous de la perforation à 2 centimètres environ : on dissèque de chaque côté les lambeaux en passant un bistouri à pointe mousse sous la peau qu'on décolle tout autour de la fistule ; puis la suture de la fistule est faite (fig. 70).

Procédé de Th. Anger. — On taille de chaque côté de l'ouverture un lambeau par une incision verticale des extrémités de laquelle partent deux incisions longitudinales : le lambeau de gauche a l'incision verticale près de la fistule ; le lambeau de droite au contraire à 2 centimètres de cette fistule : on a ainsi deux lambeaux identiques, dont les deux incisions longitudinales ne sont pas à côté l'une de l'autre ; ces deux lambeaux étant disséqués, on ouvre complétement celui de gauche en le faisant pivoter sur le côté du rectangle non coupé comme charnière ; on fait pivoter de même celui de droite qui vient couvrir alors l'ouverture par sa surface cutanée renversée, et couvrir la place occupée naturellement par le premier lambeau ; on rabat le lambeau de gauche sur celui de droite, de sorte que les surfaces saignantes des deux lambeaux se trouvent en contact (fig. 72).

Ces divers moyens n'amènent pas souvent malheureusement un bon résultat à cause du contact de l'urine : quelques chirurgiens ont fait alors une dérivation à l'urine par l'incision périnéale : en 1840, Ségalas fit entrer cette opération dans la pratique : cette méthode, qui ne peut être érigée en méthode générale, rend dans certains cas des services signalés et sera toujours une méthode à employer quand les autres auront échoué.

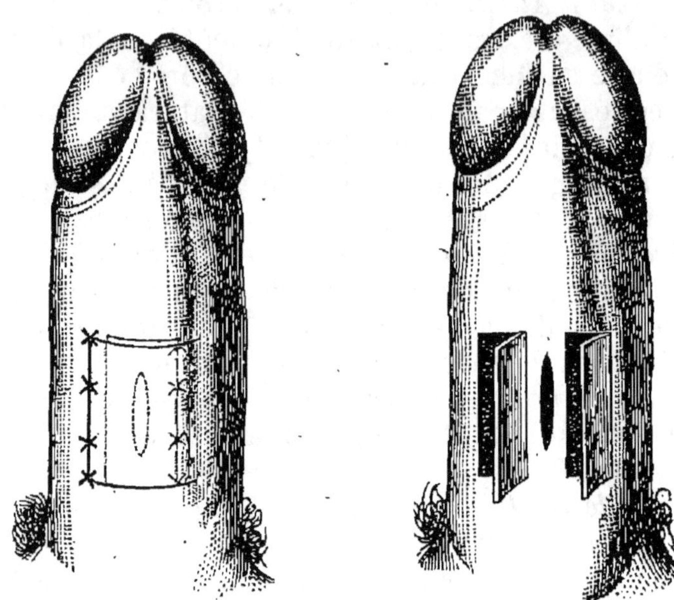

Fig. 72. — Procédé de Th. Anger.

Appréciation. 1° *Fistules péniennes.* — Dans les fistules étroites, les cautérisations au nitrate d'argent ou au fer rouge donnent de bons résultats ; on peut aussi employer les sutures après larges avivements superficiels.

Dans les fistules plus étendues, mais sans perte de substance, la cautérisation réussit peu : le procédé de Nélaton donne de très-bons résultats.

Dans les fistules avec perte de substance, le procédé d'Arlaud doit être préféré : quand la fistule est près du gland, il y a peu de chances de réussite et c'est dans ce cas qu'en dernier ressort on peut avoir recours à la boutonnière périnéale.

2° *Fistules uréthro-périnéo-scrotales.* — Nous sommes complétement de l'avis de M. Cocteau quand il dit :

« Combattre avant tout la cause entretenant la fistule ; empêcher l'urine, par le cathétérisme répété, de s'engager dans le trajet ; modifier les orifices et les parois de ce trajet, soit par des cautérisations, soit par des injections irritantes, soit enfin par des débridements. Tels sont les préceptes qui doivent nous guider dans le traitement des fistules uréthro-périnéales. »

Cautérisations. — La cautérisation peut se faire soit avec le nitrate d'argent, soit avec le stylet rougi ; mais, comme on ne peut atteindre toutes les sinuosités, on leur substitue des injections caustiques ou simplement irritantes, soit au nitrate d'argent, soit à l'acide phénique dilué, soit à la teinture d'iode. Ces injections peuvent être faites soit par les fistules, soit par l'urèthre.

Bonnet commence par traiter les fistules sans s'occuper de l'urèthre.

Il fait un large débridement des fistules, quelque longues et quelque nombreuses qu'elles soient, quelquefois même occupant tout le périnée. Ces débridements vont jusqu'à l'urèthre ; puis toutes les surfaces saignantes sont soumises à la cautérisation au fer rouge faite avec énergie et n'épargnant aucun point. Malgré les succès relatés par son élève Philipeaux, cette méthode n'a pas beaucoup réussi en France.

La suture réussit peu ainsi que l'autoplastie, car ici il y a deux ouvertures et par ces procédés on ne guérit que celle externe.

L'incision n'est qu'un moyen adjuvant et non une méthode de traitement. L'excision n'est plus employée.

3° *Fistules uréthro-rectales.* — Dans le traitement de ces fistules, on réussit rarement par un moyen quelconque, comme nous l'avons déjà dit.

A. Cooper a employé le procédé suivant :

« Après avoir placé un cathéter dans la vessie, j'introduisis, dit-il, le doigt dans le rectum et j'incisai, comme pour l'opération de la pierre, sur le côté gauche du raphé, jusqu'à ce que je sentisse la sonde à travers le bulbe. Je plongeai alors un couteau à deux tranchants dans le périnée, entre la glande prostate et le rectum, ayant l'intention de diviser ainsi la communication fistuleuse établie entre l'urèthre et l'intestin. Une mèche de charpie fut introduite dans la plaie, et un cataplasme fut appliqué dessus.

Lorsque la charpie fut retirée, on s'aperçut que l'urine coulait à travers l'ouverture pratiquée dans le périnée. L'ouverture fistuleuse du rectum se ferma graduellement et celle du périnée se cicatrisa ensuite promptement. Dès lors l'urine reprit son cours naturel. »

Hypospadias. — Nous avons vu que l'hypospadias et l'épispadias, sans être considérés comme des fistules étaient traités par les mêmes procédés.

La guérison de l'hypospadias perinéo-scrotal a toujours été considérée jusqu'à présent comme à peu près au-dessus des ressources de l'art. M. Duplay (1) a démontré que l'hypospadias, même dans la variété la plus grave, est cependant justiciable de la chirurgie par une méthode thérapeutique dont le succès, dit-il, est assuré d'avance, pourvu qu'on y mette du temps et de la patience. Ce procédé ayant obtenu une récompense de l'Académie (prix d'Argenteuil, 1876), j'ai cru utile de le faire connaître sommairement.

Le principe général de la méthode de M. Duplay, applicable à l'hypospadias périnéo-scrotal, est *d'éviter de restaurer d'un seul coup la totalité de l'urèthre.* Elle comprend les deux temps suivants :

α. *Redresser la verge.*

β. *Créer un nouveau canal* depuis l'ouverture hypospadienne jusqu'à l'extrémité glandaire.

α. REDRESSER LA VERGE. — C'est là un temps capital qui fait disparaître l'incurvation de l'organe, permet la copulation et met le chirurgien à son aise pour la construction du nouveau canal. M. Duplay adopte la manière de faire

(1) Duplay, *De l'Hypospadias périnéo-scrotal et de son traitement chirurgical* (*Arch. gén. de méd.*, mai et juin 1876).

du professeur Bouisson. Il sectionne couche par couche et d'une façon transversale la bride cutanéo-muqueuse, puis l'enveloppe fibreuse du corps caverneux et de la cloison, et il ne s'arrête que lorsqu'il a corrigé toute la courbure pénienne.

Cette section opérée, la verge rejetée en haut présente à sa face inférieure une plaie losangique *abcd* (fig. 73) dont on réunit les bords par des points de suture horizontaux pour les angles aigus du losange et d'autres verticaux pour ses angles obtus, de façon à obtenir une cicatrisation en croix représentée par la figure 74.

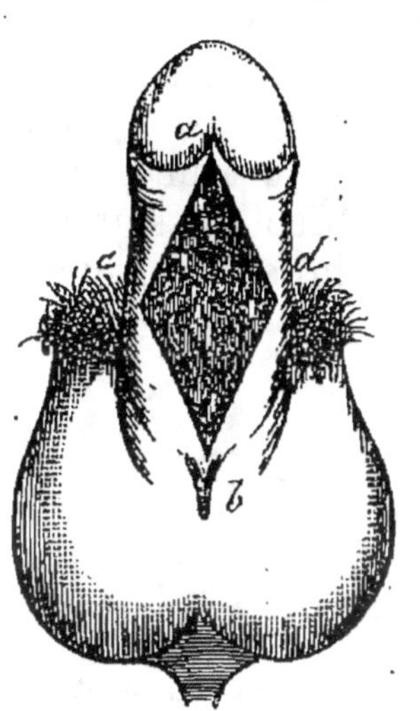

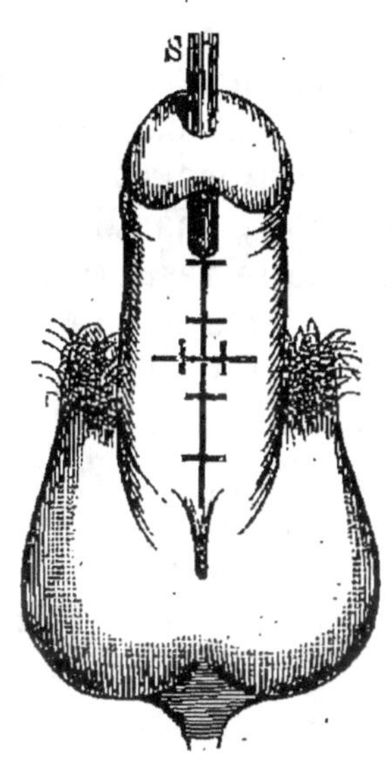

Fig. 73. — Redressement de la verge, section de la verge présentant à sa face inférieure une plaie losangique *abcd*.

Fig. 74. — Redressement de la verge, suture de la plaie de la verge en forme de croix.

Ce redressement de la verge s'opère dès les premières années, mais il est indispensable d'attendre, pour procéder au second temps de l'opération, six ou huit mois, pour s'assurer qu'on n'a pas à craindre une nouvelle incurvation par rétraction secondaire.

β. CRÉER UN NOUVEAU CANAL (*à la face inférieure de la*

verge). — Il est aussi très-avantageux de procéder à ce temps dès les premières années de l'existence ; mais M. Duplay évite, comme dans les procédés de MM. Bouisson, Moutet et Th. Anger, de fabriquer tout d'une pièce ce nouveau canal. Trois temps principaux président à cette ingénieuse restauration et consistent :

1° *A refaire le méat ;*

2° *A créer un canal depuis le méat jusqu'à une petite distance seulement* de l'ouverture hypospadienne (en laissant une ouverture fistuleuse en arrière) ;

3° *A boucher les deux portions de l'urèthre,* c'est-à-dire à obturer la fistule hypospadienne laissée ouverte avec intention.

1° La *restauration du méat* sur laquelle M. Duplay insiste beaucoup, car elle a, non-seulement au point de vue de la conformation, mais au point de vue fonctionnel (miction, éjaculation), une importance des plus grandes ; cette restauration peut s'effectuer soit peu de temps, soit même le jour où se pratique le redressement de la verge. Ce chirurgien la pratique de la façon suivante (fig. 75, 1, 2, 3) :

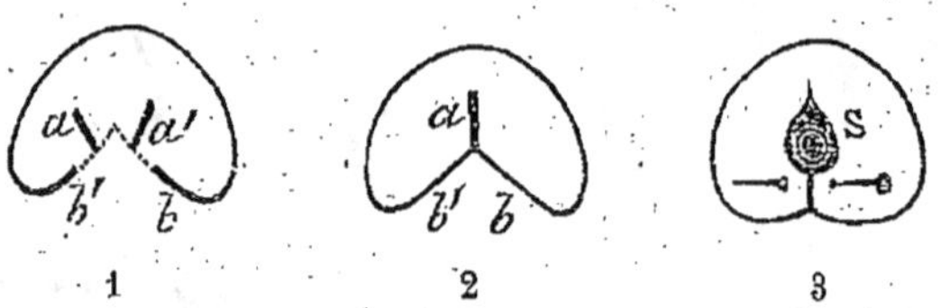

Fig. 75. — Divers temps de la restauration du méat.

Il avive les deux lèvres *bb'* (1 et 2) de l'échancrure qui constitue le méat incomplet de l'hypospade, et les suture à l'aide d'une ou de deux épingles au-dessous d'un petit tronçon de sonde élastique (fig. 75, 3, S) ; s'il juge que le nouveau méat est trop étroit, il n'hésite pas à pratiquer dans le tissu même du gland une petite incision médiane verticale (fig. 75, 2, *a*) ou deux petites sections latérales (fig. 75, 1, *aa'*).

En parlant d'un de ses opérés, M. Duplay dit : « Le résultat a été aussi satisfaisant que possible, et dans l'examen du sujet, qui a été fait à la Société de chirurgie, tout le monde a pu constater que l'ouverture du méat *ne laissait nullement soupçonner* la disposition vicieuse qui existait auparavant. »

2° Le deuxième temps a pour but de *créer, au-dessous de la verge, un nouvel urèthre depuis le méat* ainsi reconstitué *jusqu'à 1 cent. ou 1/2 cent. de l'ouverture hypospadienne*, par conséquent en laissant persister en arrière une fistule dont on s'occupera plus tard. Ce temps-là répond donc essentiellement à ce principe formulé plus haut : ne pas reconstituer le canal d'emblée, d'une seule pièce.

C'est le temps le plus délicat, le plus long, qu'il est souvent impossible de réaliser complétement du premier coup et qui, par conséquent, nécessite presque toujours des *retouches;* mais ces opérations complémentaires destinées à combler les brèches restantes sont bien moins laborieuses que la première.

Ce temps consiste d'abord à disséquer deux petits lambeaux longitudinaux quadrilatères *ab, a'b'* (fig. 76), chacun de chaque côté de la ligne médiane et n'allant pas jusqu'à l'ouverture hypospadienne. On fait basculer alors ces deux lambeaux sans les superposer, de façon à renverser leur face cutanée en dedans sur la sonde élastique SS' introduite dans le méat et à laisser leur face cruentée à l'extérieur. En prolongeant ensuite en dehors les petites incisions transversales qui ont limité les lambeaux en haut et en bas, on peut disséquer la peau de chaque côté (*cd, c'd'*) de manière à pouvoir l'attirer en dedans : on fait, en un mot, une autoplastie par glissement qui amène la peau assez lâche des parties latérales sur la face cruentée des deux premiers lambeaux.

Il existe donc ainsi quatre lambeaux superposés deux à deux que l'on traverse en même temps et d'un côté à l'autre avec des épingles (suture entortillée) ou des fils métalliques *a* (fig. 77). Les bords libres antérieurs de ces lambeaux sont également suturés au bord inférieur du gland *ee'* (fig. 76) et *bb'* (fig. 77).

3° Le dernier temps qui a pour but l'*occlusion de la fistule*.

persistante S' (fig. 76, 77) *par l'abouchement des deux portions de l'urèthre*, ne doit être tenté, selon M. Duplay, qu'à l'époque de la puberté pour compter sur le concours intelligent de l'opéré qui doit retenir le plus possible ses urines afin de favoriser le succès de la réunion. — Il consiste dans un large avivement de l'ouverture hypo-

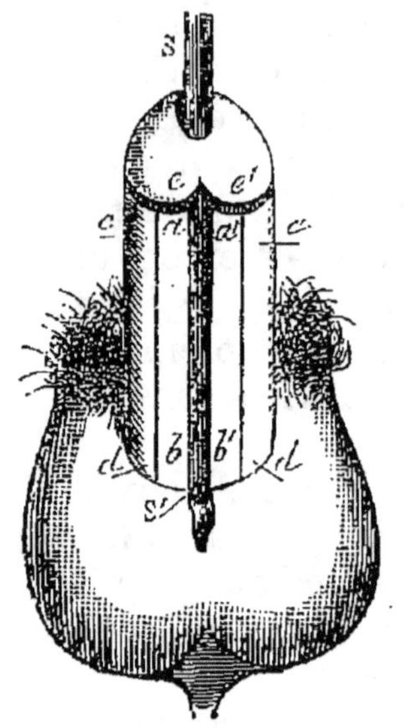

Fig. 76. — Restauration du canal, taille des lambeaux.

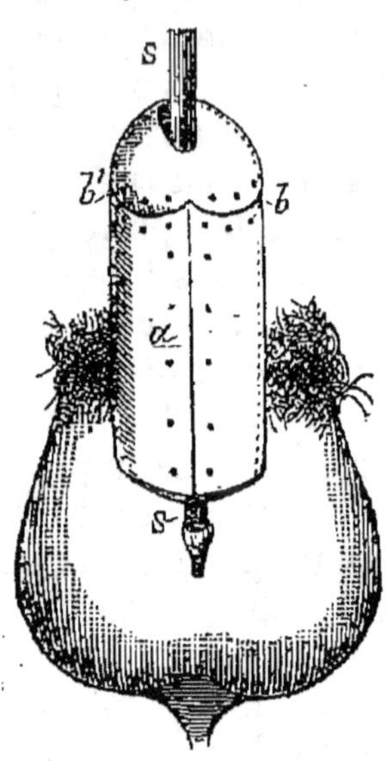

Fig. 77. — Restauration du canal, suture des lambeaux.

spadienne suivi de sutures superficielles et profondes pour que l'affrontement soit aussi exact que possible.

Une sonde à demeure (SS') pénètre dans la cavité vésicale par le nouveau canal construit cette fois complétement et pour ainsi dire par étape, et laisse écouler l'urine à mesure qu'elle arrive dans la vessie : on en favorise l'évacuation en engageant le malade à rester couché dans un décubitus latéral continu : il est nécessaire d'empêcher l'obstruction de la sonde en faisant de fréquentes injections.

Une observation digne d'intérêt, au point de vue de l'uréthrogénie et qui a été faite par M. Duplay, est que le

nouvel urèthre ainsi constitué suit un développement parallèle à celui de la verge.

ÉPISPADIAS. — *Mêmes principes.* — *Modification du procédé précédent.* — C'est en se guidant encore sur les mêmes principes que M. Duplay traite l'épispadias. Il n'aurait recours aux procédés de Nélaton et de Dolbeau
(canal reconstitué exclusivement par la peau) que dans
les cas les plus compliqués, dans ceux par exemple où il
existe un écartement de la symphyse.

Jusqu'à présent on a hésité à intéresser les corps caverneux et à s'en servir dans ces sortes d'autoplastie, de
peur de déterminer des hémorrhagies inquiétantes : c'est
une crainte que ne partage pas M. Duplay.

Dans cette uréthroplastie de même que dans la précédente, il ne faut pas, selon lui, essayer de reconstituer le
canal de toutes pièces et d'un seul coup, sous peine d'insuccès. On doit procéder graduellement et par étapes
sans faire de grands lambeaux.

1° Il *redresse* ou plutôt *abaisse* cette fois la *verge* en pratiquant de chaque côté de la gouttière épispadiaque une
incision qui est sous-cutanée et intéresse la face supérieure des corps caverneux dans une grande partie de
leur épaisseur ;

2° Il crée une *fistule périnéale*, véritable canal de dérivation pour que l'urine ne vienne pas entraver la
réunion ;

3° Il procède à la *restauration du canal* en allant d'avant
en arrière.

α. Le *méat* est d'abord reconstitué soit de la manière
indiquée plus haut pour l'hypospadias, soit en se servant
du prépuce si le gland est trop aplati.

β. Pour refaire l'urèthre, le procédé de Thiersch, de
Leipzig (deux petits lambeaux se superposant), est très-
bon, mais ces lambeaux sont susceptibles de se gangré-
ner : de plus, ils se tordent et se réappliquent mal. Dans
ce cas, M. Duplay (et c'est là ce qui constitue la modification de la méthode appliquée à l'hypospadias) ne des-
sine pas de lambeaux proprement dits. Il se sert simple-

ment des corps caverneux qu'il avive rectangulairement
sur une large surface et à travers la surface cruentée
desquels il passe des sutures métalliques au-dessus d'un
bout d'une sonde, qu'il a introduit dans le canal en voie
de construction. — Bandelettes collodionnées. — Quant
à l'orifice ou infundibulum postérieur, il l'obture en prenant un petit lambeau abdominal.

Enfin il ne ferme la fistule périnéale, produite avec intention, que plus tard et quand le canal est parfaitement
rétabli. Ce dernier temps est difficile, et, pour le réussir, le chirurgien devra s'y reprendre à plusieurs fois.

II. POLYPES, VÉGÉTATIONS, CANCER.

Les polypes du canal de l'urèthre sont plus fréquents
chez la femme que chez l'homme : Philipps soutenait
le contraire, se basant sur ce que l'on confondait souvent ces polypes avec des rétrécissements : chez l'homme
adulte, ils occupent généralement la fosse naviculaire ;
chez les vieillards, le col de la vessie ; chez la femme, le
méat urinaire.

Gerdy admet deux périodes pour les polypes : dans
la première période ou période d'*innocence*, ils ne font que
gêner l'émission de l'urine, et c'est par le cathétérisme
pratiqué souvent pour une autre cause qu'on les découvre : plus tard, commence la deuxième période ou période de *méchanceté*. Les douleurs deviennent intolérables et les envies d'uriner sont fréquentes.

Chez la femme, il est généralement facile de les reconnaître ; il n'en est malheureusement pas de même
chez l'homme.

Traitement. — Il n'y a que le traitement local qui
puisse réussir : on peut employer quatre moyens différents qui sont :

La ligature ;

La cautérisation ;

Le desséchement ;

L'excision.

La ligature se fait comme pour les autres tumeurs avec une anse de fil métallique : elle ne peut être employée que quand le polype peut être bien contourné et saisi, cautérisé qu'il est dur et non friable.

La cautérisation doit être abandonnée, car si elle détruit la récidive, elle amène souvent un tissu cicatriciel qui produit un rétrécissement. M. Caudmont a observé le fait chez une malade de quarante ans.

L'excision est la meilleure méthode quand on peut l'employer ; elle se fait avec des ciseaux courbes : il est quelquefois nécessaire de dilater l'urèthre chez la femme : l'hémorrhagie s'arrête facilement ; cependant la malade doit être observée de près, car il peut se faire que le sang allant dans la vessie, au lieu de sortir par la vulve, aucune hémorrhagie soit visible.

M. le docteur Méran s'est servi d'un instrument spécial dont M. Horion donne la description suivante : Il se compose de deux sondes droites dont une extérieure à large fenêtre rectangulaire destinée à recevoir le polype ; une deuxième contenue dans la première et munie d'une fenêtre semblable, doit, par un mouvement de rotation, servir à couper le polype, faisant hernie dans l'intérieur des deux sondes.

Desséchement. — M. Garru emploie la poudre suivante portée sur le polype : parties égales de sabine et de sulfate d'alumine.

Le cancer arrivé à une certaine période n'est guère justiciable que de l'amputation.

III. AMPUTATION DU PÉNIS.

Il est rare qu'on rencontre au pénis des tumeurs de nature bénigne ; cependant il faut bien faire attention de ne pas confondre le cancer superficiel de la peau ou du prépuce avec le cancer du pénis. Dans les cas douteux, il faut fendre la masse dégénérée et s'assurer ainsi si derrière elle le gland est en bon état.

Deux points sont très-importants dans l'amputation :

Éviter l'hémorrhagie ;

Éviter le rétrécissement consécutif de l'orifice de l'urèthre.

Il faut se rappeler qu'après la section, il y a six artères à lier : deux dorsales, qui longent la face supérieure, entre la peau et l'enveloppe fibreuse du pénis, deux des corps caverneux dans leur intérieur, et deux du tissu spongieux : on évitera l'hémorrhagie en faisant la section en plusieurs temps ; plusieurs chirurgiens préfèrent l'écraseur linéaire à l'anse galvanique.

Pour éviter le rétrécissement consécutif, Roser recommande d'ajouter encore une division de l'urèthre en bas, à peu près de la longueur d'un centimètre.

Il faut toujours essayer de réunir par première intention, à l'aide de sutures, la peau et la muqueuse.

Pendant les premiers jours qui suivent l'amputation du pénis, il peut être nécessaire de sonder les malades ; il faut se garder, en faisant le premier essai de cathétérisme, de pénétrer dans un espace caverneux au lieu de tomber dans l'urèthre.

Malgré l'opinion de Velpeau, il faut se méfier des rétrécissements consécutifs du nouveau méat qui sont généralement très-opiniâtres. L'opération est en général très-facile : il faut éviter de rétracter trop la peau, qui ne doit pas dépasser les corps caverneux de plus d'un demi-centimètre après l'incision.

A l'exemple de Guérin, je regarde l'introduction de la sonde au premier temps de l'opération comme inutile. Il vaut mieux l'introduire après l'amputation, malgré la difficulté que l'on peut rencontrer.

TROISIÈME PARTIE

OPÉRATIONS PRATIQUÉES SUR LE COL DE LA VESSIE.

CHAPITRE PREMIER

ANATOMIE ET PHYSIOLOGIE.

ARTICLE PREMIER

Anatomie.

Que faut-il entendre par le *col de la vessie* ?

Est-ce seulement la jonction du réservoir urinaire avec le canal de l'urèthre, c'est-à-dire une ligne circulaire ? est-ce la partie de la vessie qui n'est pas recouverte par le péritoine ? Chaque anatomiste lui a donné l'étendue qu'il croyait nécessaire pour rendre compte des faits physiologiques.

Pour nous, nous nous rangerons à l'avis de notre maître M. Caudmont. Ce praticien distingué décrit sous le nom de *col de la vessie* la partie du canal qui s'étend depuis l'aponévrose moyenne du périnée jusqu'au méat interne de la vessie ou col des anatomistes, en un mot les portions prostatique et musculeuse de l'urèthre.

Ce col qui a une longueur de 4 à 5 centimètres à l'état normal, peut, à l'état pathologique, arriver jusqu'à 10 à 11 centimètres de longueur ; il est formé de deux sphincters, un interne, un autre externe, et d'une partie intermédiaire, la prostate.

Le sphincter interne est l'orifice uréthro-vésical, le

sphincter externe la portion musculeuse ou muscle de Wilson.

Sphincter externe. — Il est compris entre l'aponévrose moyenne du périnée et la pointe de la prostate ; sa longueur est de 1 centimètre et demi à 2 centimètres ; sa direction est de haut en bas et d'avant en arrière, le malade étant couché. Il est formé par différentes couches qui sont :

1° La muqueuse uréthrale ;

2° Une couche de fibres musculaires non striées longitudinales ;

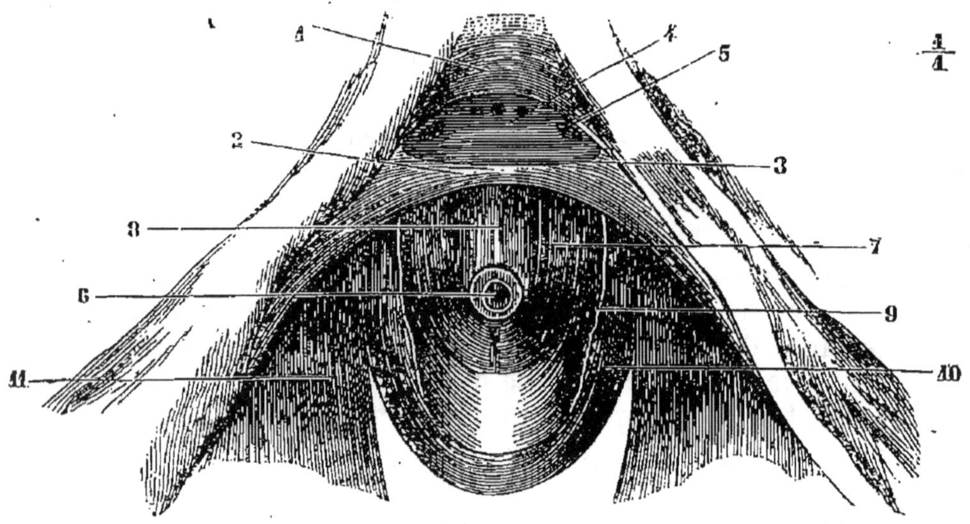

Fig. 78. — Muscle de Wilson.

1, ligament-sous-pubien. 2, ligament transverse. 3, section de ce ligament pour mettre en vue le sinus veineux sous pubien. 4, sinus veineux sous-pubien. 5, orifice veineux béant. 7, muscle de Wilson. 8, sa partie moyenne. 9, aponévrose le séparant des fibres du releveur de l'anus. 10, fibres prostatiques du releveur de l'anus. 11, releveur de l'anus.

Nota. Le bulbe de l'urèthre et la moitié antérieure de la partie musculeuse ont été enlevés (Baumis et Bouchard).

3° Une couche de fibres musculaires non striées circulaires ;

4° Les fibres striées du muscle de Wilson.

Son point de départ est dans l'aponévrose moyenne du

périnée à 1 centimètre et demi au-dessous de l'arcade pubienne ; à cet endroit, il est entouré par les fibres rayonnantes du muscle de Guthrie.

Le muscle de Wilson (fig. 78) joue un rôle très-important : d'abord c'est lui qui fait donner le nom de portion musculeuse (et non membraneuse), à la partie de l'urèthre dont nous nous occupons; puis il est le siége de ces états morbides désignés sous le nom de contractions spasmodiques et de contractures, qui jouent un si grand rôle dans le catéthérisme et dans les rétentions d'urine.

Il a été beaucoup discuté sur la configuration de ce muscle : acceptons actuellement qu'il est formé de deux faisceaux qui, partis de la paroi postérieure du pubis, viennent se réunir derrière le canal de l'urèthre à la manière d'une cravate et l'enveloppent dans une longueur de près de 2 centimètres. Quand il se contracte, il porte cette portion du canal en haut et en avant, donne par conséquent lieu au cul-de-sac du bulbe et aplatit latéralement le canal (fig. 11).

La prostate est une glande ressemblant à une châtaigne et située à peu près au niveau de la partie inférieure de la symphyse du pubis dont elle est séparée par une distance de 6 à 8 millimètres : cet espace est rempli par l'aponévrose et les ligaments pubio-prostatiques, le muscle de Wilson, et les veines qui sortent du dos de la verge.

Cette glande à l'état sain ne présente dans son intérieur aucune séparation, et ce n'est qu'à l'état pathologique que l'on peut reconnaître les diverses parties que l'on appelle lobes de la prostate.

Le tissu de la prostate n'est pas distribué autour de l'urèthre d'une manière symétrique, et même on peut dire que les diverses portions de cette glande affectent des dispositions aussi variées qu'il y a d'individus. Ce tissu est mou, souple, se dilatant facilement et revenant sur lui-même aussitôt que la pression cesse. Les granulations qui composent l'organe sont chacune parfaitement à leur aise et reliées entre elles par un tissu lâche et extensible, de telle sorte que, dans certaines circonstances, elles

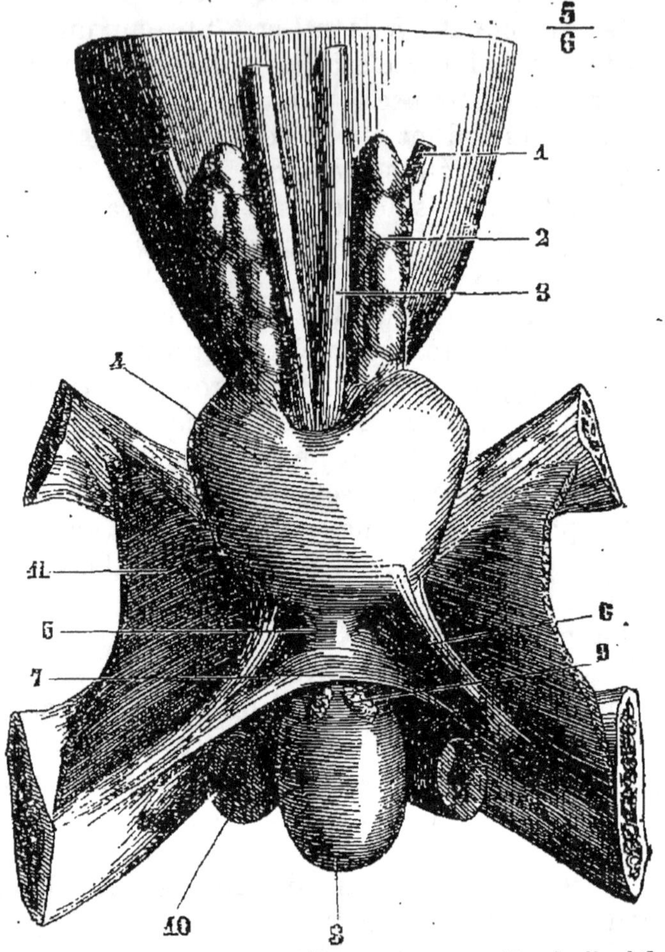

Fig. 79. — Prostate, vésicules séminales et bulbe de l'urèthre.
Vue postérieure.

1, urèthre. 2, vésicule séminale. 3, canal déférent. 4, prostate. 5, partie musculeuse de l'urèthre. 6, ligaments ischio-prostatiques. 7, aponévrose moyenne du périnée. 8, bulbe de l'urèthre. 9, glandes de Cowper, isolées de l'aponévrose moyenne. 10, coupe des corps caverneux. 11, obturateur interne.

sont susceptibles de se mouvoir, de se tasser les unes contre les autres, pour revenir à leur place première, lorsque les conditions changent (Caudmont).

Les canaux éjaculateurs entrent dans la prostate accolés l'un à l'autre : ils viennent s'ouvrir de chaque côté du vérumontanum par une ouverture infundibuliforme ; ils marchent presque horizontalement d'arrière en avant. « Ils sont accompagnés d'une manière presque constante par deux grosses veines, lesquelles sont situées immédiatement au-dessus d'eux et peuvent rendre une méprise facile : ce sont les seuls gros vaisseaux qu'on aperçoit dans l'intérieur de la prostate, mais il y en a un grand nombre à l'état de capillaire. » (Caudmont.)

L'urèthre n'occupe pas normalement le centre de la glande ; il est situé à la paroi supérieure et la traverse obliquement. Il a une direction oblique en haut et en arrière, l'homme étant debout ; horizontale, l'homme étant couché.

Dans les circonstances ordinaires une sonde entre dans la vessie, bien avant qu'on en ait abaissé le pavillon jusqu'aux cuisses du malade.

La longueur du canal est égale à celle de la prostate ; le canal s'élargit au niveau du vérumontanum, c'est-à-dire à 12 ou 14 millimètres de l'ouverture vésicale.

Le vérumontanum est une petite éminence ayant la forme d'une demi-sphère ; au milieu est une fente de 2 millimètres de longueur, fente qui est l'orifice du tissu prostatique.

D'après les recherches de M. Caudmont, les parois antérieure et postérieure sont appliquées l'une contre l'autre dans la portion prostatique, et les parois latérales sont à l'état de rigoles.

Le sphincter interne est formé par l'orifice uréthrovésical. De la configuration anatomique de ce sphincter dépend la manière dont se fait l'occlusion de la vessie. M. Caudmont a donné une excellente description de cette ouverture (1) : j'ai vérifié moi-même sur le cadavre les expériences qui l'avaient conduit à ces résultats, et je suis arrivé aux mêmes conclusions.

(1) Caudmont, *Des engorgements de la prostate*. Thèse inaugurale, 1847.

Il ne faut pas, dit-il, attribuer à la prostate un très-grand rôle dans l'occlusion de la vessie. Déjà M. Mercier avait exprimé cette opinion : qu'un réservoir qui doit contenir un liquide ne peut se fermer que par une soupape. Pour M. Mercier cette soupape est formée par la valvule pylorique postérieure, qui en se soulevant vient recouvrir le triangle formé par les deux parois latérales du canal s'aplatissant l'une contre l'autre sous l'influence de la pression de la prostate, pressée latéralement elle-même par les fibres du muscle releveur de l'anus.

ARTICLE II

Physiologie.

La description de cette fermeture étant très-importante à connaître pour l'explication des rétentions d'urine à la suite d'engorgement sénil de la prostate, nous emprunterons à M. Caudmont (1) ce qui est relatif à sa théorie.

« L'orifice de la vessie est formée de deux lèvres : l'une postérieure, légèrement convexe ; l'autre antérieure, concave. Cette dernière, sur le cadavre, est à une certaine distance de la première et comme soulevée ; ce qui donne à l'orifice un aspect infundibuliforme ; le point de contact des deux lèvres a lieu en avant, dans l'urèthre, précisément au point où commence la face antérieure de la prostate ; mais il faut remarquer qu'ici l'orifice de l'organe, devenu inerte, a cédé et s'est entr'ouvert... Nous sommes donc en droit de conclure que la lèvre antérieure de l'ouverture vésicale, béante et relâchée après la mort était contractée pendant la vie et touchait la lèvre postérieure. C'est elle qui se meut le plus pour ouvrir ou fermer l'orifice dont elle fait partie, et la part d'action qui lui revient doit être attribuée non

(1) Caudmont, Thèse, 1847.

point à la prostate, mais à un appareil musculaire quelconque.

« En même temps que la lèvre antérieure s'abaisse et se rapproche de la postérieure, celle-ci se contracte et se soulève ; mais en proportion de l'autre, son déplacement est très-peu étendu. Ceci ressort non-seulement de l'état dans lequel se présente l'orifice vésical, mais encore de la disposition différente qu'offrent les faisceaúx musculaires en avant et en arrière de lui.

« La lèvre postérieure de l'orifice vésical est sur le même plan que le trigone, a les mêmes caractères anatomiques que lui, et est constituée par ses fibres les plus antérieures. La lèvre antérieure, d'un autre côté, se continue avec les parois antérieure et latérales de la vessie, de manière à embrasser dans son pourtour, excepté en arrière, la pointe du trigone. La première est composée de fibres blanches, serrées les unes contre les autres et dirigées transversalement, lesquelles sont adhérentes à la base de la prostate et se recourbent de chaque côté, en bas et en avant parallèlement à la glande, pour venir s'imbriquer avec les faisceaux qui recouvrent sa face antérieure et s'y insèrent en partie. Il est facile de comprendre que ces fibres sont dans de mauvaises conditions pour se contracter efficacement et que leur déplacement est très-restreint, d'autant plus que sur les côtés et en arrière le trigone vésical est étroitement uni aux aponévroses du bassin, ou du moins au tissu cellulaire dense et serré, qui est interposé.

« Aussi est-il difficile d'admettre que la lèvre postérieure soit soulevée en forme de soupape, du moins dans une grande étendue, et qu'elle produise presque à elle seule la rétention d'urine dans la vessie.

« La soupape se produit seulement dans des cas exceptionnels ; mais réellement, à l'état normal, le soulèvement de la pointe du trigone est si peu marqué, qu'il ne saurait suffire à obturer l'ouverture uréthrale.

« La lèvre antérieure, au contraire, est disposée de façon à n'être aucunement gênée dans ses mouvements ;

elle est souple, molle, facilement dilatable. Les fibres qui la composent se continuent avec les plans musculeux des parois correspondantes de la vessie : on y distingue surtout des fibres demi-circulaires à concavité postérieure et tout à fait sous la muqueuse une couche très-mince de fibres longitudinales. Seulement ici, les faisceaux contractiles ont une couleur blanche particulière qui les a fait confondre par quelques personnes avec du tissu fibreux. Ils n'ont point d'adhérences avec la prostate, du moins dans les circonstances ordinaires, puisqu'ils en sont à une certaine distance : d'une autre part, ils ne sont bridés ni par les aponévroses, ni par des prolongements celluleux, de sorte qu'ils peuvent agir librement et que leur contraction est seulement arrêtée par leur rencontre avec la lèvre postérieure.

« En résumé nous établirons, comme conséquences de ces différentes considérations et expériences : 1° que l'orifice de la vessie est formé de deux bords contractiles, susceptibles de se rapprocher ou de s'écarter l'un de l'autre, sans que la prostate intervienne jamais autrement que comme auxiliaire ; 2° que le bord antérieur, généralement concave, quelquefois anguleux, est beaucoup plus mobile et actif que l'autre ; 3° que les fonctions de cet orifice ne sont troublées, alors même que les rapports de la prostate avec le col de la vessie deviennent plus rapprochés, qu'autant qu'il en résulte des adhérences ou des changements dans les tissus qui diminuent ou neutralisent la faculté motrice des lèvres. »

Il y a synergie complète entre les deux sphincters : ils se contractent en même temps, et, quand on est parvenu à franchir le premier, le second cède facilement.

Civiale n'admettait pas cette synergie et il a donné pour raison qu'il a rencontré des cas dans lesquels l'urine arrivait dans la sonde, celle-ci étant encore dans la portion musculeuse par suite du méat interne devenu en forme d'entonnoir dans les cas d'engorgement sénil de la prostate.

Il faut expliquer ces cas autrement : ce phénomène

est dû à ce que la vessie étant très-irritable, aussitôt que la sonde arrive sur la portion musculeuse, il y a contraction vésicale, d'où sortie de l'urine. Dans les cas où il y a incontinence d'urine par engorgement sénil de la prostate, l'urine ne sort que la sonde arrivée dans la vessie.

Lorsqu'il y a incontinence d'urine par rétrécissement, on peut trouver l'urine derrière le rétrécissement, celle-ci restant en petite quantité en dépôt derrière l'obstacle. Ajoutons que le sphincter externe ne peut à lui seul arrêter l'urine, car il se ferme non par une soupape, mais par un collet de bourse.

CHAPITRE II

EXPLORATION DU COL DE LA VESSIE A L'ÉTAT SAIN.

Dans l'exploration du col de la vessie, nous ne pouvons compter que sur le tact des doigts : les instruments explorateurs sont à peu près les mêmes que ceux employés dans la première portion du canal; cependant de même que la bougie exploratrice est le meilleur instrument d'exploration pour la portion spongieuse du canal, pour le col de la vessie le meilleur instrument est la sonde coudée de Mercier, en métal.

Les bougies en cire ne sont pas ici aussi utiles que dans la portion spongieuse : elles ne rapportent pas d'empreintes; la bougie exploratrice à boule ne fournit que des sensations, mais ne rend pas compte des obstacles.

Lorsque la boule arrive dans la portion musculeuse, nous avons vu que le sujet éprouvait la sensation du besoin d'uriner et le chirurgien une sensation spéciale de préhension de la tête de l'instrument.

Dans la portion musculeuse, tout le temps que la

bougie la parcourt, le chirurgien a la même sensation de préhension pendant 1 centimètre à 1 centimètre et demi ; le sujet éprouve la sensation de l'urine qui passe ; arrivé dans la portion prostatique, on sent la tête complétement dégagée, et la sensation de velours que l'on avait eue dans la région spongieuse se reproduit : le sujet n'a aucune sensation douloureuse.

Au méat interne ou orifice vésical, le chirurgien ressent un léger temps d'arrêt, il ne parvient dans la vessie qu'avec la sensation d'un léger frottement : quelquefois un peu de douleur pour le sujet.

Rappelons qu'un moyen bien simple de reconnaître si on est dans la portion musculeuse avec les instruments rigides, c'est la sensation de préhension du bec qui est serré au point que l'instrument abandonné à lui-même ne tombe plus à droite ou à gauche comme lorsqu'il est engagé dans le cul-de-sac du bulbe.

On sent quelquefois, mais rarement, chez l'adulte un obstacle à 1 centimètre et demi ou 2 centimètres de l'aponévrose moyenne du périnée; c'est la pointe de la prostate, qu'il ne faut pas confondre avec l'arrêt produit à l'orifice vésical qui n'a lieu qu'à 4 ou 5 centimètres de cette aponévrose.

L'instrument de M. Mercier est une sonde coudée, dont le bec fait un angle obtus avec le manche : « J'appelle sondes coudées, celles dont la courbure est brusque et très-prononcée ; celles dont je me sers sont droites dans presque toute leur longueur; seulement à 12 ou 16 millimètres de leur extrémité vésicale, elles se recourbent de manière à former un angle un peu plus grand que le droit (100 à 110 degrés). Celles qui sont destinées à évacuer l'urine ne doivent avoir qu'un seul œil à 4 ou 5 millimètres de leur extrémité, sur la face qui correspond à leur concavité. » (Mercier.)

On leur donne de 6 à 8 millimètres de diamètre, et elles doivent être bien arrondies par le bout.

Leur introduction a été déjà indiquée (1).

(1) Voy. p. 32.

CHAPITRE III

MALADIES ET MANUEL OPÉRATOIRE.

D'après le tableau que nous devons suivre, nous diviserons les lésions qui peuvent atteindre le col de la vessie en quatre classes :

1° *Anomalies.*

2° *Lésions physiques.* — Plaies, déchirures, perforation, fausses routes, corps étrangers, calculs de la prostate.

3° *Lésions vitales.* — Nerveuses ; contracture, inflammation ; prostatites aiguë, chronique, rhumatismale ; abcès et cavernes ; tumeurs urineuses.

4° *Lésions organiques.* — Engorgement sénil de la prostate, valvule musculaire.

ARTICLE PREMIER

Anomalies.

On parle peu des anomalies de la prostate, car elles n'offrent pas un grand intérêt pratique.

I. ABSENCE DE LA PROSTATE.

Elle peut exister sans amener de troubles dans l'excrétion urinaire : elle se rencontre très-souvent avec l'exstrophie de la vessie, qui n'entraîne pas cependant nécessairement le manque de cette glande.

II. ANOMALIE DE SITUATION.

Normalement l'urèthre est toujours situé au-dessus de la prostate ; cependant Denonvilliers et Tanchon ont rencontré, au dire de Velpeau, deux sujets chez lesquels l'urèthre était en entier au-dessous de la prostate.

III. ATROPHIE DE LA PROSTATE.

Elle est très-rare, et en général peu grave par elle-même.

ARTICLE II

Lésions physiques.

I. PLAIES ET PERFORATIONS, CONTUSIONS.

Nous ne nous occuperons ici que des plaies faites involontairement, car parler des plaies produites par la taille, par l'extraction du calcul, ce serait répéter par avance ce que nous dirons, lorsque nous décrirons le traitement chirurgical de l'affection calculeuse.

Cette classe de plaies mise de côté, il ne reste plus que des cas très-rares à étudier : en effet la prostate située profondément dans le bassin n'est presque jamais atteinte ; il faut un choc très-violent, un écrasement des os du bassin, ou un corps étranger introduit de l'extérieur et agissant soit par le périnée, soit par le rectum, soit par la région hypogastrique. Velpeau a vu le cas d'un homme qui s'était blessé la prostate en s'asseyant sur un tranchet de cordonnier ; Dugos a signalé le fait d'une plaie avec déchirure de la prostate chez un ouvrier qui était tombé d'un arbre sur la pointe d'un échalas.

Dans tous ces cas très-rares, la lésion est moins grave quand la plaie est faite par un instrument tranchant que par une contusion : la prostate revenant facilement sur elle-même, la plaie se cicatrise vite dans le premier cas.

Mais, lorsque les tissus sont mâchés, il se développe des abcès urineux, une suppuration abondante, qui devient promptement mortelle si elle envahit les tissus prostatiques dont les veines sont toujours béantes par suite de leur passage à travers les aponévroses qui forment la cage prostatique.

Quant à l'enlèvement d'une partie de la prostate, je

ne le crois pas aussi dangereux que l'a dit Vidal de Cassis (1) : j'ai vu deux fois un morceau, gros comme une noisette, de la prostate être enlevé dans l'opération de la taille et le malade guérir parfaitement.

Diagnostic. — Il est très-difficile de diagnostiquer les contusions de la prostate : comme dans ce cas, il doit y avoir généralement une certaine quantité de sang infiltré qui reste dans la glande. Velpeau en faisait l'origine des tumeurs prostatiques.

Les plaies de la prostate sont caractérisées par les signes suivants : hémorrhagie, écoulement d'urine et quelquefois même écoulement de sperme.

Ces signes sont excellents quand la plaie a eu lieu par le rectum ou le périnée ; on peut ajouter un élément important de diagnostic en introduisant le doigt par la plaie, mais quand la blessure a lieu par l'hypogastre, il est bien plus difficile de se rendre un compte exact de l'état pathologique.

D'ailleurs, comme nous le verrons plus tard, les plaies de la prostate sont d'autant plus dangereuses qu'on a dépassé la cage prostatique.

Traitement. — On ne peut que soupçonner les contusions de la prostate et faire un traitement antiphlogistique, sangsues, ventouses, bains.

II. FAUSSES ROUTES.

Les fausses routes du col de la vessie sont plus fréquentes que celles de l'urèthre, surtout pour ce qui a rapport à l'orifice du réservoir urinaire : comme celles de l'urèthre, on peut les étudier sous les différents points de vue de direction, de situation, de longueur : elles peuvent être graves ou peu nuisibles suivant les organes qu'elles atteignent, les accidents qu'elles entraînent, les instruments dont on a fait usage et la manière dont on a procédé à leur manœuvre. Ces fausses routes sont

(1) Vidal (de Cassis), *Traité de pathologie externe.* 5ᵉ édition. Paris, 1861.

simples ou multiples, avec ou sans embranchements.

Vidal avait divisé les perforations de la glande prostate, en : 1° *incomplètes;* 2° *complètes;* 3° *uniques;* 4° *multiples;* 5° elles font communiquer l'urèthre avec le rectum ou avec la vessie, mais, dans ce dernier cas, par une ouverture autre que celle qui aboutit au col vésical.

Les fausses routes de la portion prostatique peuvent exister sur tous les points et dans toutes les directions, spécialement celles qui vont de dehors en dedans. Mais c'est à la paroi inférieure du canal qu'on les trouve le plus souvent, et en effet c'est à la paroi inférieure que se trouvent les obstacles au cathétérisme. Toutefois, les parois latérales et supérieure n'en sont pas exemptes. Les sondes à courbures longues et peu prononcées occasionnent souvent ces dernières ; mais ce sont surtout les sondes coudées qui ont ce triste avantage : arrivées à la région prostatique, elles appuient par le bec sur la paroi supérieure du canal, et pour peu qu'on exerce une pression peu considérable, on est exposé à déchirer les tissus. Dans les cas observés, la perforation commence vers le milieu de la longueur de la prostate et pénètre dans la vessie au-dessus de son ouverture uréthrale.

Les fausses routes à l'orifice vésical ont lieu de dedans en dehors et de dehors en dedans. Les premières sont les plus communes et ont leur point de départ dans la portion prostatique de l'urèthre : les autres viennent aboutir à cette même partie du canal ou à l'entrée de la vessie et sont produites de différentes manières.

Tantôt la prostate a été intéressée par une plaie du périnée ou du rectum; tantôt c'est une sonde fourvoyée, qui, après avoir longé l'urèthre dans une étendue variable, en atteint la partie prostatique et rentre dans l'intérieur du canal; cas qui ne doit pas être confondu avec ceux dans lesquels l'instrument qui a traversé la glande dans le même *sens* gagne les parties sous-jacentes à l'orifice vésical et au bas-fond de la vessie, etc. ; ici, ce n'est plus à proprement parler une fausse route du col vésical, c'est la prolongation d'une perforation de l'urèthre.

Le plus grand nombre de ces fausses routes sont produites par accident et sont la conséquence de manœuvres plus ou moins imparfaites (fig. 80).

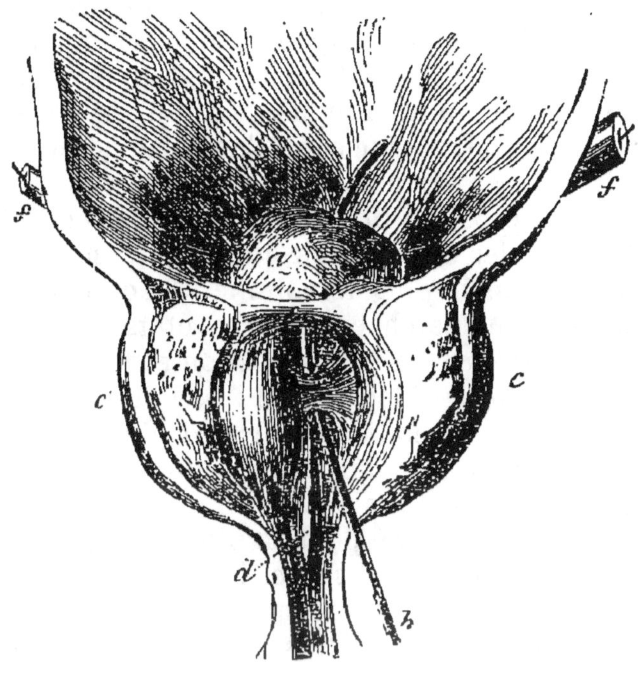

Fig. 80. — Hypertrophie de la prostate et fausse route prostatique.

a, tumeur dépendante de la prostate et oblitérant l'orifice interne de l'urèthre. *b*, sonde qui, après avoir perforé la face inférieure de l'urèthre derrière le vérumontanum *d*, rentre dans le canal et perfore ensuite l'orifice vésical de l'urèthre et la tumeur *a*, qui y adhère. *cc*, coupe de la prostate, *e*, bride transversale s'étendant d'un lobe latéral de la prostate à l'autre au niveau de l'orifice vésical. *ff*, uretères. (Cruveilhier. *Traité d'anatomie pathologique*, in-folio, XXIIe livraison, planche IX.)

Pour bien comprendre la fréquence et les diverses particularités qui distinguent les fausses routes du col de la vessie, il est nécessaire de se rappeler les anomalies dont cet organe peut être frappé, eu égard surtout à la forme et à la direction profonde de l'urèthre.

A l'état normal on connaît les dispositions de ce conduit légèrement incliné de bas en haut et d'avant en arrière : sous l'influence des états morbides, cette inclinaison varie non-seulement avec la nature de la lésion, mais encore avec le développement et les complications de cette dernière. Un engorgement du corps de la prostate dévie le canal en haut. Une valvule uréthro-vésicale produit le même effet, mais d'une manière différente : ici la déviation est plus brusque et plus antérieure. Enfin lorsqu'un fongus est implanté au-devant du trigone vésical, l'orifice de l'urèthre est encore dévié, mais plus en arrière. Un engorgement des lobes latéraux de la prostate produit un aplatissement latéral de l'urèthre et les déjette à droite ou à gauche selon le lobe qui a acquis le plus de volume. Chaque degré dans le développement de chacun de ces états morbides apporte une différence dans la direction et la déformation de l'urèthre et de l'orifice vésical : de là ces dispositions anormales qu'on rencontre si souvent et qui rendent le cathétérisme d'autant plus difficile que le plus souvent il est impossible de les apprécier d'une manière exacte sur le vivant, alors qu'on peut employer tous les moyens d'exploration dont l'art dispose. Mais les embarras deviennent plus grands encore quand il existe des rétrécissements de l'urèthre. Alors, en effet, l'introduction des instruments explorateurs est souvent impossible : on est obligé de se servir d'une sonde grêle, plus ou moins conique, peu propre aux explorations : l'instrument serré par la coarctation et gêné dans ses mouvements, ne fournit que des sensations confuses qui peuvent être déterminées et par la coarctation elle-même, ou par un état morbide, quelquefois par tous les deux, sans qu'il soit possible de faire la part de chacune d'elles. Non-seulement on ne peut avoir des renseignements sur la nature de l'obstacle qui siége au col de la vessie, mais le plus souvent l'existence même de cet obstacle est un problème.

Si maintenant on suppose un chirurgien placé au

milieu de ces circonstances graves mal déterminées, et pressé d'autre part de mettre un terme à une rétention d'urine, on comprendra l'embarras, l'anxiété de la position, et on ne sera plus étonné de voir si souvent chez les vieillards des fausses routes au col de la vessie, lesquelles présentent autant de différence qu'il y a d'individus.

Diagnostic. — Y a-t-il des moyens de diagnostic de ces fausses routes ? S'il est déjà difficile au chirurgien de savoir s'il fait une fausse route dans la portion spongieuse ou de reconnaître l'existence d'un de ces accidents, à plus forte raison cette reconnaissance est-elle difficile au col de la vessie. L'art ne possède aucun moyen de renseigner d'une manière exacte sur les caractères qu'offrent ces fausses routes. Le plus souvent on méconnaît leur existence : le chirurgien même qui tient l'instrument, ne s'aperçoit pas toujours qu'il s'égare. C'est qu'en effet, il est difficile de savoir si une sonde arrêtée par un obstacle au col de la vessie écarte, affaisse, déprime les parties qui résistent, ou bien si elle passe à travers la barrière, la tumeur, en déchirant les tissus (fig. 81).

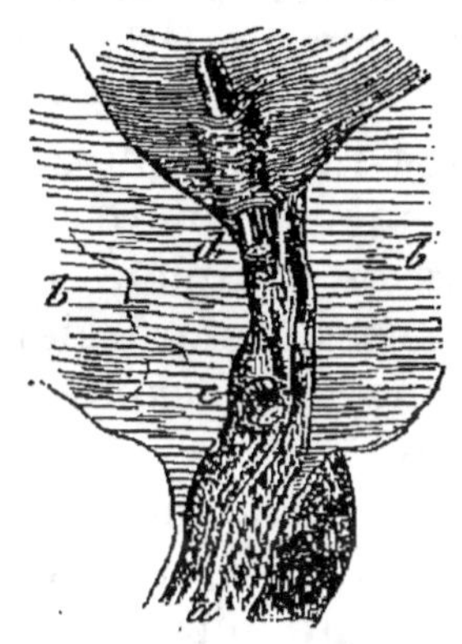

Fig. 81.— Fausses routes.

a, portion bulbeuse de l'urèthre. *bb*, le lobe latéral de la prostate divisée pour montrer le cours du canal. *c*, un bout de bougie s'engageant dans une fausse route. *d*, un autre bout de bougie engagé dans une fausse route, en arrière. *ee*, la crête uréthrale.

L'incertitude est encore plus grande, quand il s'agit de reconnaître des désordres produits par d'autres chirurgiens, et de décider si une sonde parvenue dans le fond du canal butte contre un obstacle ou est engagée dans une voie artificielle.

Civiale fait remarquer que cette incertitude disparaît dans certains cas, lorsque la sonde est fortement déviée ou qu'elle est placée entre la prostate et le rectum. Pour M. Caudmont, le plus souvent la marche à suivre dans ces diverses circonstances est fort embarrassante ; et par cela même qu'on ne peut savoir exactement ce qui a été fait ou ce qu'on a fait soi-même, il croit qu'il est impossible que des règles de conduite soient établies.

Des malades peuvent vivre longtemps avec des fausses routes au col de la vessie.

Peut-on, à l'exemple de certains chirurgiens, faire une ponction à travers la prostate pour établir une nouvelle voie au canal ? M. Caudmont s'élève avec force contre cette pratique. Un praticien exercé finit par triompher de l'obstacle et arriver dans la vessie par la voie naturelle.

Il faut aussi se rappeler que généralement à la lésion organique se joint une contracture du col, qui très-souvent à elle seule est la cause de la non-réussite du cathétérisme : en temporisant on voit l'urine reprendre son cours, sinon d'une manière régulière et complète, du moins en quantité suffisante pour donner au chirurgien le temps de multiplier, de varier les moyens d'exploration et d'obtenir les notions nécessaires.

Il ne faut pas se hâter d'opérer, dit M. Caudmont ; si un chirurgien peu expérimenté se trouvait en face d'un danger imminent, il vaudrait évidemment mieux qu'il eût recours à une ponction de la vessie, que d'aller perforer la prostate par une pratique dénuée de toute certitude.

Dupuytren a cependant exécuté cette ponction et Cruveilhier était partisan de cette méthode qu'il appelait la *ponction de la vessie par la prostate*. Vidal l'accepterait si cette opération avait un manuel méthodique. Ajoutons que ces perforations n'ont pas toutes une égale gravité : il y en a peu quand l'ouverture a lieu près de l'orifice vésical et est parallèle au canal ; mais si la sonde a quitté la prostate, puis traversé le tissu cellulaire environnant avant de perforer la vessie, il y a à craindre l'infiltration urineuse.

Vidal admet que les difficultés du diagnostic des fausses routes sont moindres quand on a été présent à l'opération et surtout si on l'a pratiquée : ce que nous avons dit plus haut montre que nous ne partageons pas l'avis de l'éminent chirurgien.

Très-souvent on n'a reconnu la fausse route que par les accidents consécutifs qui sont généralement très-graves. M. Horion a donné les préceptes suivants, qui, s'ils peuvent être rarement appliqués, doivent cependant être connus.

« Dans les portions musculeuse et prostatique, si la fausse route est à la paroi postérieure, on sentira le bec de l'instrument au périnée ou à travers le rectum, ce qui sera impossible si la fausse route a atteint la paroi antérieure.

« *Fausse route et cul-de-sac sous la lèvre postérieure de l'orifice uréthro-vésical.* — A l'orifice vésical, on pourrait être embarrassé pour décider si l'arrêt qu'éprouve la sonde à la paroi postérieure dépend d'une fausse route, ou du cul-de-sac qui existe sur la valvule musculaire ou prostatique de la lèvre postérieure. S'il n'existe pas d'hypertrophie prostatique, ce qu'on aura constaté, l'obstacle se rencontrera à 4 ou 5 centimètres en arrière de la portion musculeuse s'il s'agit d'une valvule musculaire, et sera plus profond s'il s'agit d'une fausse route. Si l'on a constaté d'abord une hypertrophie prostatique, ce signe deviendra insuffisant ; mais en ramenant le bec en avant tout en l'appuyant en haut, il parcourra un plus long trajet, avant d'entrer dans la vessie, s'il s'agit d'une fausse route, que s'il s'agit d'un cul-de-sac valvulaire. Du reste, ce diagnostic sera souvent très-difficile.

« Quant à celles qui affectent l'entrée de la portion prostatique, on aura perçu les signes qui indiquent qu'on a pénétré dans la portion musculeuse. Immédiatement après, l'instrument aura ou n'aura pas dévié. Dans les deux cas, il rencontrera l'obstacle formé par le fond de la fausse route. Or, cet obstacle pourra être confondu avec l'une ou l'autre valvule du col.

« On retirera quelque peu l'instrument, puis on basculera davantage ; si l'on a affaire à la valvule postérieure, on arrivera dans la vessie ; sinon, c'est une fausse route, ou bien c'est le cul-de-sac de la valvule antérieure qui arrête l'instrument. En le retirant alors, tout en relevant le pavillon et l'appuyant en arrière, afin que le bec suive la paroi postérieure du cul-de-sac, ce bec arrivera à l'orifice uréthro-vésical, pénétrera dans la vessie, donnera immédiatement passage à l'urine, si l'on a affaire à la valvule antérieure. Si, au contraire, c'est une fausse route, en rentrant dans le canal, on éprouvera le ressaut déjà indiqué, mais l'urine ne s'écoulera pas, et pour arriver à son réservoir, il faudra encore faire parcourir à la sonde le trajet de la portion prostatique (2 à 3 centimètres).

« Reste le dernier cas, celui d'une fausse route en avant de la lèvre antérieure du col. Ici, on aura constaté que la sonde, après être sortie du cul-de-sac du bulbe, a progressé de plus de 5 centimètres sans arriver à la vessie, et en basculant est venue au contraire butter contre un obstacle. Cela seul suffirait pour établir l'existence d'une fausse route, dans l'état physiologique ; mais alors il n'y a pas ordinairement de cul-de-sac en avant de la lèvre antérieure, et l'on n'est guère exposé à rencontrer de fausse route.

« C'est donc dans l'hypertrophie prostatique que le diagnostic sera le plus difficile. En effet, dans ce cas, la portion prostatique peut atteindre 8 et même 10 centimètres de long, disent les auteurs. Mais on aura constaté alors, avant de butter contre l'obstacle, les signes de l'hypertrophie de la prostate, tels que nous les avons indiqués. Si donc, après avoir dépassé la pointe de la prostate de 4 centimètres au plus (pointe accusée par l'obstacle qu'on y rencontre et le changement de direction qu'on doit imprimer à l'instrument), la sonde est arrêtée, ce sera par l'une ou l'autre des deux lèvres de l'orifice, ou bien par le fond de la fausse route. Nous avons donné le moyen de reconnaître si l'on a affaire à la valvule postérieure ou à une fausse route du même côté.

« Il resterait à distinguer la valvule antérieure de la fausse route dans le même sens. Or, en retirant l'instrument tout en le relevant et l'appuyant en arrière, il parcourra généralement un plus long trajet s'il s'agit d'une fausse route, que s'il n'existe qu'une simple val-vule. Une autre circonstance permettrait de préciser le diagnostic : ce serait le cas où l'instrument aurait dé-passé la pointe de la prostate de plus de 8 ou 10 centi-mètres.

« Dans ce cas, évidemment, il ne pourrait guère être question que d'une fausse route. Du reste, ce diagnostic a moins d'importance, parce que l'urine s'écoulant vers la paroi supérieure ne s'engage pas dans le conduit nor-mal, et que le cathétérisme présente les mêmes indica-tions dans les deux cas. » (Horion.)

J'ai tenu à citer ce passage en entier ; le lecteur verra que, somme toute, il est très-difficile d'arriver à un ré-sultat pratique et que si les règles données dans le cas de fausses routes à la portion spongieuse sont considé-rées par quelques chirurgiens comme de pure théorie, les indications que nous avons données au début de ce chapitre, rendent bien plus aléatoire la chance de re-connaître, soit la formation d'une fausse route, soit une fausse route déjà formée dans le col de la vessie.

Traitement. — Lorsqu'une fausse route a été re-connue, il faut essayer de l'éviter soit par sa dextérité manuelle, soit par un instrument approprié.

Dans les cas de fausses routes à la paroi postérieure une sonde à béquille en gomme ou en métal réussit assez bien à les éviter ; on peut employer ainsi dans les cas généraux et incertains sans engorgement sénil de la prostate, une sonde droite en gomme à bout rond.

M. Mercier a donné le procédé suivant dans le cas de fausses routes à la lèvre postérieure de l'orifice vésical. « On sait que les sondes en étain n'ont qu'un œil sur leur face concave, à 12 ou 15 millimètres de leur extré-mité, et que cette extrémité est pleine et sans cul-de-sac. Avec un canif je façonnai le bord terminal de l'œil de manière que le canal vînt aboutir à cet orifice par un plan incliné aussi doux que possible. J'introduisis alors l'instrument : son bec s'engagea dans la fausse route, comme dans mes tentatives précédentes ; mais, après l'avoir retiré de quelques millimètres, j'introduisis dans son canal une petite sonde de gomme élastique très-flexible, et immédiatement je vis mes prévisions se réaliser. L'extrémité de celle-ci, arrivée à l'œil de la sonde métallique, glissa sur le plan incliné qu'elle lui présen-

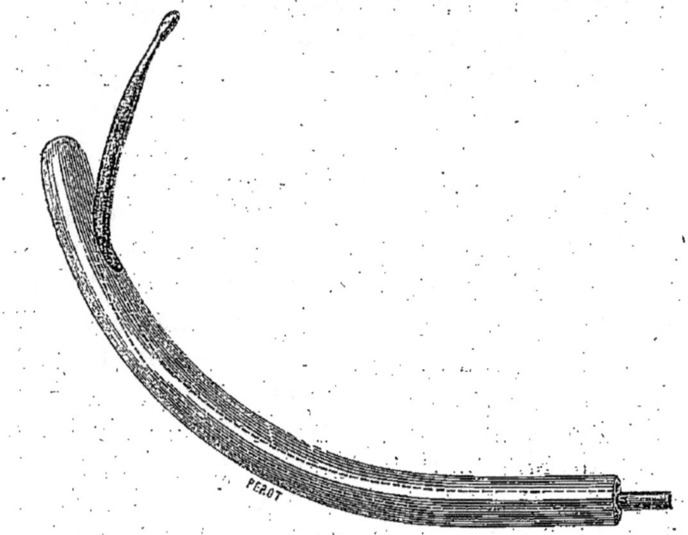

Fig. 82. — Instrument de Mercier pour éviter les fausses routes, situées à la lèvre postérieure de l'orifice vésical.

tait, sortit sur sa concavité, et, soit à cause de la direction en avant qu'elle était forcée de prendre, soit parce que la fausse route était occupée par le bec de l'instrument métallique, soit pour ces deux raisons à la fois, elle pénétra immédiatement dans la vessie et donna issue à l'urine (fig. 82). »

III. CORPS ÉTRANGERS.

Diagnostic. — Nous ne reviendrons pas sur la classification des corps étrangers et sur leur diagnostic.

Les instruments de diagnostic sont les mêmes que pour les corps étrangers de la portion spongieuse.

15.

La portion musculeuse peut atteindre un très-grand degré de dilatation ; aussi, des calculs qui ont séjourné pendant quelque temps dans cette région peuvent-ils acquérir un volume considérable, non-seulement en largeur, mais aussi en longueur, et dans ce cas la prostate est refoulée : si l'on joint à cette dilatabilité le siége habituel des rétrécissements au bulbe, on se rend compte de la fréquence des calculs à cet endroit du canal. Leur présence est généralement mieux supportée que dans la portion spongieuse du canal. Les uns sont libres dans la cavité et ont une forme lisse et ovoïde ; d'autres au contraire ont des adhérences très-prononcées avec la muqueuse, ce qui rend leur extraction plus difficile : quelquefois ils sont articulés :

Ces calculs amènent très-souvent des abcès au périnée et se font même une voie de ce côté.

Lorsque le calcul est le résultat d'une séance de lithotritie et non le produit d'une formation lente, comme généralement dans ce cas il est anguleux, il irrite fortement le col, et peut amener une rétention d'urine non-seulement en bouchant la lumière du canal, mais par contraction exagérée du sphincter externe, qui réagit sur le sphincter interne.

Dans la portion prostatique, les calculs sont peu volumineux par suite de la résistance qu'oppose la glande à se laisser distendre : cependant le corps étranger finit quelquefois par se faire un trou dans la prostate elle-même, et alors peut acquérir de plus grandes dimensions : ils siégent généralement de chaque côté du vérumontanum, c'est-à-dire dans l'excavation prostatique. M. Voillemier a fait remarquer que, dans ces calculs, le noyau était généralement situé près de la face supérieure, ce qui est une conséquence de leur développement plus marqué à leur face inférieure.

La prostate peut être criblée d'abcès par suite de la présence de calculs ; elle peut aussi être atrophiée.

Le diagnostic est plus difficile dans la région prostatique que dans la région musculeuse : en effet, dans cette dernière, le toucher rectal rend de très-grands services : il est utile, mais moins appréciable pour les calculs de la région prostatique, surtout quand celle-ci est atteinte d'engorgement sénil.

Quelquefois ces calculs de la région prostatique rentrent facilement dans la vessie, et on ne peut les diagnostiquer lorsque le malade est couché.

Les symptômes sont plus nets avec un calcul engagé après une séance de lithotritie qu'avec un calcul se formant petit à petit.

Traitement. — Comme moyen de guérison ou d'extraction, il n'y a que quatre procédés utiles :

1° Le *refoulement dans la vessie ;*

2° L'*extraction par les voies naturelles ;*

3° La *lithotritie uréthrale ;*

4° La *boutonnière pour l'extraction par une voie artificielle.*

1° *Refoulement dans la vessie.* — En principe général, toutes les fois qu'un calcul n'a pas dépassé l'aponévrose moyenne du périnée, il faut essayer de le refouler dans la vessie.

C'était le procédé généralement employé par Civiale et c'est aussi celui que M. Caudmont préfère. Voici en quoi il consiste : le malade est placé comme pour une séance de lithotritie ; le chirurgien engage dans le canal une grosse sonde métallique (celle qui sert aux injections vésicales) ; puis il va à la recherche du calcul : une fois celui-ci senti, il tient la sonde et la verge de la main gauche dans une direction verticale, puis de la main droite il saisit une seringue pleine d'eau tiède, et engage la canule dans le pavillon de la sonde ; tout ceci étant bien disposé, il pousse fortement le piston en abaissant en même temps le pavillon de la sonde pour la faire parvenir dans la vessie ; par ce moyen, le calcul est chassé non-seulement par la forte irrigation, mais aussi par le bec de la sonde : on peut recommencer une deuxième fois l'opération, si la première n'a pas réussi.

Cette manière d'opérer peut avoir des inconvénients ;

mais, à notre avis, elle est bien préférable à tous les autres procédés.

2° *Extraction directe par les voies naturelles.* — Cette opération est rarement couronnée de succès; au lieu d'instruments droits, comme dans la portion spongieuse, il faut généralement se servir d'instruments courbes ; et il n'est pas toujours facile de les manœuvrer, car ils peuvent être serrés par la contraction exagérée du muscle de Wilson, déjà irrité par la présence du calcul : la partie étant plus profonde, et l'espace très-limité, on agit bien plus à l'aveugle : l'éraillement et même la déchirure de la muqueuse se fait très-facilement.

L'instrument le plus utile pour faire cette extraction, dit Philipps, c'est la pince à deux branches, glissant dans une canule extérieure et portant une vis de pression à la poignée, pour fixer solidement la pierre lorsqu'elle est prise.

Elle est munie d'un stylet central, qui sert à reconnaître si la pierre est saisie, et à la faire pivoter entre les branches, lorsqu'elle ne se présente pas convenablement pour être extraite.

L'emploi de cette pince est le même que celui de la pince de Hunter dont elle est une copie. Il faut toujours agir avec prudence et lenteur.

3° *La lithotritie uréthrale.* — Elle est aussi hérissée de difficultés. Chassaignac regardait cette opération comme mauvaise, et elle réussit rarement; car en admettant même que l'on arrive à saisir le calcul et à le broyer, il faut aviser ensuite à l'extraction des fragments. Civiale s'en servait quelquefois avec plus ou moins de succès.

4° *Extraction par une voie artificielle.* — Plusieurs procédés ont été tentés.

On a essayé de faire une incision directe sur le raphé médian et sur le bulbe.

On a essayé aussi d'entrer directement par la face postérieure de la prostate en incisant le rectum dans la portion médiane et antérieure ; ce qui avait l'inconvénient de créer des fistules incurables.

Je ne parlerai que pour mémoire du procédé qui consiste à prendre le calcul pour guide dans l'incision : il vaut mieux essayer de le faire sur un cathéter placé au-dessus du calcul ou au-devant de lui. Voillemier et Chassaignac préfèrent la taille latéralisée. Dupuytren, Lenoir et Michon donnaient la préférence à la taille bilatérale.

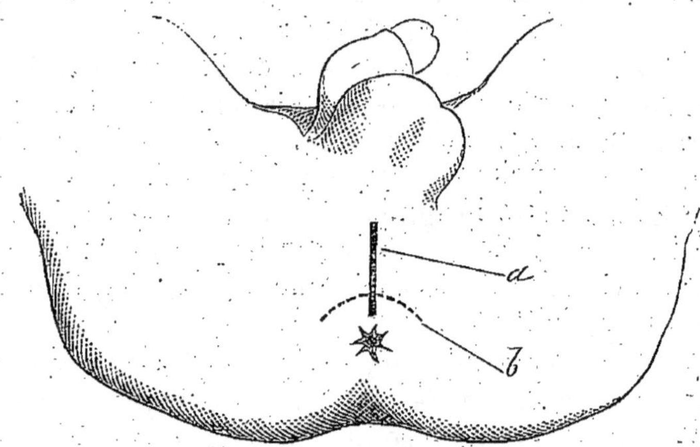

Fig. 83. — Opération de la boutonnière.

a, Incision longitudinale. b, incision tranversale.

Comme le fait remarquer avec raison M. Bourdillat, toutes ces méthodes sont bonnes, selon l'usage que l'on en fait et suivant les circonstances où on les applique. Mais, d'une façon générale, elles exposent à n'ouvrir au calcul qu'une voie insuffisante. De plus, le canal est ouvert dans un point correspondant à l'extrémité inférieure du calcul, c'est-à-dire dans un point désavantageux pour le saisir et l'extraire, surtout s'il s'agit d'un calcul envoyant un prolongement du côté de la prostate ou de la vessie.

En 1851, Demarquay présenta à la Société de chirurgie un procédé (fig. 83) qui permet d'attaquer les calculs par leur partie médiane et non plus par leur extrémité inférieure, d'avoir une fistule prérectale plus facile à guérir ou plus supportable et moins dangereuse qu'une fistule uréthro-rectale.

Cette opération d'ailleurs a une grande analogie avec celle de la taille bilatérale de Dupuytren ; seulement l'incision se rapproche du rectum pour éviter la lésion du bulbe : nous verrons plus tard ce qu'il faut penser de cette lésion, et pour notre part, nous préférons la taille bilatérale de Dupuytren au procédé de Demarquay qui a encore plus de chance pour léser le rectum, ce qui est bien plus grave ; car je ne suis pas de l'avis de M. Huguier qui regarde la lésion de l'intestin et sa dénudation comme peu dangereuse, quand elle est faite par des instruments tranchants et qui trouve qu'il est toujours facile d'éviter cette lésion.

Voici la description donnée par Demarquay :

« Le malade étant placé comme pour l'opération de la taille, un cathéter est introduit dans la vessie, si le canal excréteur est libre, sinon le chirurgien opère sans conducteur. Le bord cubital de la main gauche tend le périnée ; de la main droite, armée d'un bistouri tenu comme une plume à écrire, il pratique au-devant de l'anus une incision courbe, intéressant toute la demi-circonférence antérieure de cet organe et passant à 2 centimètres et demi environ de l'orifice anal (fig. 83, b). Le chirurgien coupe la peau, le tissu cellulaire et les fibres antérieures du sphincter anal, qui vont se jeter sur le bulbe ; ceci étant fait, le chirurgien reconnaît le bulbe, le cathéter si ce dernier a été introduit dans la vessie, ou le corps étranger, puis il détache de l'urèthre avec grande facilité la face antérieure du rectum, la repousse en arrière et découvre aisément la portion membraneuse de la face inférieure de la prostate.

« Ce premier temps de l'opération accompli, il ne reste plus qu'à intéresser la partie du canal de l'urèthre, qui se trouve en rapport avec le corps étranger que l'on veut extraire. Si le calcul se prolonge du côté du col vésical ou du côté de la région pénienne, il serait possible d'inciser suivant ces deux directions pour rendre l'opération plus facile. En incisant l'urèthre d'arrière en avant, et surtout en intéressant le bulbe, on peut exposer le malade à quelques accidents hémorrhagiques ; mais qu'est-ce donc que ces accidents en comparaison de ceux qu'il aurait par l'emploi des procédés que nous avons rejetés ! L'urèthre étant incisé, les calculs sont isolés, mis à nu, soit avec des pinces, soit avec le doigt, et ils sont définitivement extraits.

« Il est évident qu'après une pareille opération, des accidents inflammatoires peuvent survenir, une suppuration plus ou moins abondante aura lieu. On préviendra, en partie du moins, les premières, en introduisant une sonde dans la vessie, afin d'éviter le passage de l'urine sur une plaie récente. »

M. Mazzoni a ajouté à cette opération l'emploi d'un crochet pour l'extraction du calcul. Ce crochet n'est pas autre chose que la branche femelle d'un lithotriteur ordinaire : on le passe derrière le calcul et on tire d'arrière en avant.

En résumé nous dirons que, règle générale, la méthode de refoulement est celle qui doit être préférée, surtout quand le calcul est près de l'orifice vésical : c'est toujours le premier moyen à essayer ; s'il ne réussit pas, il faut tâter de l'extraction, opération qui est difficile dans la portion musculeuse et presque impossible dans la portion prostatique. La lithotritie est repoussée par la plupart des chirurgiens, cependant je lui donne la préférence sur l'extraction pour les petits calculs.

Reste en dernière ressource l'extraction par les voies artificielles, et dans ce cas, la taille de Dupuytren nous paraît remplir les meilleures conditions.

Le choix de l'opération dépend beaucoup, non-seulement de la position du calcul dans le canal, mais aussi de son volume, de ses adhérences et de ses prolongements, toutes choses d'ailleurs, qu'il est très-souvent difficile de diagnostiquer d'avance.

Ajoutons que les calculs peuvent occuper non-seulement une portion isolément, mais même s'étendre de l'intérieur de la cavité vésicale jusque dans la portion bulbeuse ; on a ainsi des calculs prostato-musculeux, prostato-bulbeux, vésico-prostatiques, vésico-musculeux et vésico-bulbeux.

Tous ces calculs sont tributaires de l'incision de la peau et de l'extraction par une voie artificielle. L'opération généralement indiquée dans ces cas est la taille, donnant le plus grand élargissement possible à la plaie : et cette taille est faite sans conducteur, vu l'impossibilité presque constante d'introduire le cathéter.

Des calculs peuvent aussi occuper le canal et les parties voisines de ce canal ; on rencontre alors une tumeur dure, résistante, indolore, des fistules, des abcès ; ils se trouvent surtout derrière les rétrécissements : aussi l'uréthrotomie externe est-elle ici la meilleure opération, car elle guérit à la fois et du rétrécissement et du calcul ; quand je dis : « guérit du rétrécissement » ; c'est une manière de parler, je devrais plutôt dire : « dilate le rétrécissement et enlève le calcul. »

IV. CALCULS DE LA PROSTATE.

M. Béraud (1) a admis trois variétés de calculs de cette glande. La première variété comprend les *calculs formés dans cette glande ;* la deuxième, ceux qui y sont *arrivés à la suite d'une opération de taille ;* et la troisième, ceux qui, *formés dans la vessie, en sont sortis,* se sont logés dans la prostate et y ont grandi.

A l'exemple de Philipps, nous ne pouvons admettre cette division : il y a une différence très-considérable entre les *calculs* ou *concrétions urinaires* et les *calculs proprement dits de la prostate :* ils sont différents au point de vue de leur composition chimique, de leur forme en général et de leur situation : s'il y a des calculs venant

(1) Béraud, *Maladies de la prostate.* Thèse d'agrégation, Paris, 1857.

de la vessie qui peuvent se creuser une loge dans la prostate, ils n'y sont qu'enchâssés, tandis que générale-ment les calculs prostatiques occupent soit le corps de la glande, soit sa face rectale et souvent, il est vrai aussi, sa face uréthrale, de sorte que, si à la rigueur la diffé-rence est plutôt théorique que pratique entre les cal-culs prostatiques siégeant près du vérumontanum et les concrétions urinaires arrêtées en cet endroit, il n'en faut pas moins la maintenir au point de vue de l'anatomie pathologique.

Ces calculs peuvent être uniques ou innombrables, très-petits, semblables à des grains de tabac ou de la grosseur d'un œuf de poule : ils sont genéralement noirâtres ou d'une couleur bistrée : quelquefois fai-bles au point de s'écraser sous le doigt, d'autres fois très-durs. Béraud en a donné une excellente descrip-tion.

Les symptômes sont ceux d'une affection prostatique : il est difficile d'établir un diagnostic ou ne s'en rappor-tant qu'à eux : les envies fréquentes d'uriner, les dou-eurs au périnée et au col de la vessie, ne sont pas des signes pathognomoniques de cette affection.

Diagnostic. — Il y a deux moyens de reconnaître les calculs prostatiques : l'exploration rectale et la bougie en cire ; cependant ils ne répondent chacun qu'à un cas déterminé, l'exploration avec le doigt quand le calcul occupe la face rectale de la prostate, la bougie en cire quand il fait hernie dans le canal.

Mais on peut ajouter qu'il se présente un grand nom-bre de cas dans lesquels les calculs sont complétement ignorés et reconnus seulement après la mort ; qu'enfin l'exploration avec la bougie n'est pas toujours facile par suite des obstacles morbides qui s'opposent quelquefois à son introduction. Comme ces petits calculs, quand ils occupent dans l'urèthre la cavité prostatique, sont accolés au vérumontanum, on peut les sentir avec une sonde métallique ; mais leur mollesse peut les empêcher d'être reconnus ; aussi vaut-il mieux se servir d'une bougie en cire : on prend une grosse bougie molle en cire, qui rapporte l'empreinte du calcul ; nous avons vu que ces empreintes ne sont pas du tout les mêmes que celles produites par des tissus mous. Le calcul forme une traînée sur toute la bougie qui a dépassé le point occupé par lui.

En introduisant le doigt dans le rectum, il est facile de se rendre compte de la présence des calculs quand ils siègent de ce côté de la prostate : on sent une tumeur dure, résistante, circonscrite ; une sonde introduite dans le canal augmente la perfection de ce mode d'exploration en fournissant un point d'appui : quand ils sont plusieurs, on sent une espèce de crépitation, un petit bruit, un frottement résultant de leur collision.

Mais il faut accepter ces moyens de diagnostic pour ce qu'ils valent et ne pas faire trop de fonds sur leur efficacité, vu la multitude de causes qui peuvent les empêcher d'être utiles.

Traitement. — Le traitement est le même que pour les corps étrangers :

Si le calcul est dans le canal, on l'extraira par les procédés d'extraction des concrétions urinaires ;

S'il est dans la prostate, il n'y a que la taille à employer, surtout la taille médiane.

Ces calculs déterminent souvent des abcès de la glande avec fistules consécutives ; un stylet introduit par ces fistules peut mettre sur la voie du diagnostic.

Quand le calcul affleure la partie uréthrale de la substance de la glande, on peut, à l'exemple de Civiale, se servir d'un lithoclaste à mors plats et très-courts.

ARTICLE II

Lésions vitales.

§ 1er. LÉSIONS DE NATURE NERVEUSE.

I. CONTRACTURE DU COL. NÉVRALGIE.

Depuis 1850, M. Caudmont (1) a décrit dans ses cours publics et étudié sur les malades, en présence des élèves, à sa clinique, une affection de l'urèthre qui simule le rétrécissement organique et par l'étiologie, et par les symptômes, et par les signes physiques ; mais qui en est cependant essentiellement distincte en ce sens qu'elle n'est point constituée par une altération du tissu : elle consiste dans une contraction *permanente* et *involontaire* des muscles qui enveloppent la portion pelvienne de l'urèthre et s'accompagne presque inévitablement d'un état semblable des faisceaux musculeux qui forment les lèvres de l'orifice uréthro-vésical. Il lui a donné le nom de *contracture du col de la vessie.*

Bien qu'il n'ait rien écrit personnellement sur ce sujet, deux thèses composées d'après les notes recueillies à ses leçons par M. Pomié (2) et M. Marin y Granadas (3), donnent une esquisse de cette maladie et établissent ses droits.

Avant Caudmont, cet état maladif, entrevu vaguement par quelques praticiens, n'avait pas été étudié, et Philipps (4) qui en a donné une description, a fait de nombreux emprunts aux travaux que je viens de citer, sans

(1) Caudmont, *Lettre à M. Castelnau* (*Moniteur des Sciences médicales*).

(2) Ernest Pomié, *De la contracture du col vésical.* Thèse, Paris, 1851.

(3) Marin y Granadas, *De la valvule musculaire du col de la vessie.* Thèse, Paris, 1856.

(4) Philipps, *Traité des maladies des voies urinaires.* Paris, 1860.

signaler d'une manière suffisante les sources auxquelles il a puisé.

Depuis, en 1876, M. Sebeaux (1) a publié un travail sur le même sujet, sans citer le nom de M. Caudmont.

Faut-il toujours admettre pour cause de rétention d'urine simplement une cause organique? Un homme est atteint de rétrécissement, il urine mal, il est vrai, mais enfin il urine; un jour sous l'influence du froid, de l'humidité, d'un excès de boisson, d'une purge saline, d'un vésicatoire, il est pris de rétention d'urine, faut-il attribuer la cause au rétrécissement? faut-il admettre avec quelques auteurs que sous l'influence de l'inflammation le rétrécissement s'est gonflé et a obstrué le passage?

Je crois que le rétrécissement prend une grande part comme cause de rétention, mais qu'il faut lui adjoindre avec MM. Mercier et Caudmont un spasme des sphincters du col vésical compliquant le rétrécissement.

D'ailleurs, si c'était le rétrécissement qui était l'unique cause, on devrait trouver l'urine derrière cet obstacle ; or une fois la coarctation franchie, il n'y a pas d'urine et il faut aller jusque dans la vessie pour la faire couler ; d'un autre côté, je ne crois pas que le rétrécissement, même gonflé, pût résister aux efforts que fait le malade atteint de rétention d'urine : en outre, l'urine s'infiltre toujours dans un passage quelque petit qu'il soit, quand il n'y a pas de fermeture en soupape. M. Mercier dit qu'il possède dans sa collection un rétrécissement organique où il a pu à peine introduire une soie de sanglier, et cependant, pendant vingt-cinq ans, l'urine n'a jamais eu d'autre issue.

Comment expliquer enfin qu'un rétrécissement infranchissable ou du moins qu'un individu atteint de rétrécissement et de rétention d'urine, chez lequel on ne peut passer une sonde quelque fine qu'elle soit, urine

____

(1) Sebeaux, *Essai sur la contracture du col de la vessie.* Thèse. Paris, 1876.

facilement quelques heures après sous l'influence d'un traitement calmant et qu'on puisse introduire un assez gros numéro. — C'est un spasme de l'urèthre, si l'on veut, une congestion du rétrécissement ; mais ce spasme, cette congestion assez forte pour empêcher l'introduction d'une bougie quelque fine qu'elle soit, ne pourra pas empêcher le passage de l'urine, s'il ne s'y joint pas d'autre cause.

Enfin, accepterons-nous, comme cause de rétention d'urine inopinée, un engorgement sénil de la prostate, sans y ajouter une autre cause névralgique ?

Il faut donc admettre avec MM. Mercier et Caudmont que si le rétrécissement ou l'engorgement sénil de la prostate sont des causes prédisposantes à la rétention d'urine, il peut y avoir en même temps une autre cause qui sera généralement la cause directe et unique, l'influence des troubles fonctionnels présentés par les muscles constituant les sphincters.

Le spasme et la contracture des sphincters du col vésical jouent donc un rôle très-important dans le mécanisme de la production de la rétention d'urine. M. Basset, dans sa thèse inaugurale, s'est longuement étendu sur ce sujet.

Pour M. Mercier, la contracture ne siége qu'à la lèvre postérieure de l'orifice urétho-vésical ; pour M. Caudmont, au contraire, elle siége dans les deux sphincters du col de la vessie.

M. Caudmont considère cette contracture simultanée comme pouvant à elle seule, et indépendamment de tout désordre physique, produire des troubles graves de la miction, et même l'impossibilité absolue d'uriner ; et il est le premier, comme le dit parfaitement M. Basset, non pas seulement qui ait bien observé la contracture du col, mais qui l'ait décrite dans ses cours comme maladie essentielle, qui lui ait fait une place dans le cadre nosologique au même titre que la contracture des extrémités par exemple.

Sydenham avait déjà signalé les rétentions d'urine et

les douleurs vésicales chez les femmes hystériques; Besançon a cité plusieurs cas de rétention d'urine et de douleurs pendant des attaques d'hystéries (1).

Leroy d'Étiolles (2) avait deviné déjà cette maladie, car il dit : « Un premier col de la vessie existe immédiatement en arrière du bulbe. En effet, à partir de ce point, les sensations ne sont plus les mêmes que dans la région spongieuse; dès que la pointe d'une bougie a franchi le détroit qui forme l'entrée de la seconde portion de l'urèthre, elle éveille le besoin d'uriner. La contraction musculaire semble, en outre, faire de l'orifice de la région membraneuse une première porte de la vessie, qui, si elle ne s'oppose pas à la sortie des liquides du dedans, met du moins obstacle à l'entrée de ceux du dehors. Qui n'a pas observé, faisant des injections dans l'urèthre, que le liquide ressort sans aller au delà du bulbe, même lorsqu'une sonde porte jusqu'à ce point? tandis que si l'œil de la sonde a dépassé seulement d'une ligne l'orifice de la portion musculeuse, le liquide arrive dans la vessie et surmonte sans difficulté la résistance du col véritable. »

Desruelles (3) décrit la douleur de la contracture en l'attribuant à d'autres causes. « Cette douleur, qui excite des ténesmes, est un spasme particulier, occasionné par les contractions du muscle de Wilson et du muscle transverse, et qui commence par un sentiment de poids au périnée, etc. »

« Le malade ne peut uriner aussitôt qu'il en ressent le besoin, comme s'il était arrêté par un obstacle; le jet de l'urine change d'aspect pendant la miction ; d'abord assez gros et facile, il cesse tout à coup pour reprendre bientôt son volume ordinaire, et sortir avec plus de liberté : cependant, à la fin de l'excrétion, il semble au ma-

(1) Besançon, *Considérations sur l'hystérie*. Thèse inaugurale. Paris, 1849.

(2) Leroy d'Etiolles, *Urologie. Traité des angusties ou rétrécissement de l'urèthre*. Paris, 1845.

(3) Desruelles, *Histoire de la blennorrhée uréthrale*. Paris, 1854.

lade qu'il lui reste encore de l'urine à évacuer, car il ressent le besoin de l'excréter de nouveau. C'est une sensation trompeuse que produit le mouvement spasmodique des portions membraneuse et prostatique de l'urèthre. »

Cette affection connue depuis déjà longtemps, comme nous venons de le prouver par des exemples, n'était pas pour les chirurgiens de cette époque une maladie spéciale ; ils la confondaient avec la névralgie, et la désignaient sous le nom d'*affections nerveuses* (Civiale) : elle a été souvent confondue avec la prostatite chronique, et surtout elle a été la cause de beaucoup d'erreurs au sujet des rétrécissements situés à l'union de la portion musculeuse avec la portion bulbeuse.

Il s'agit de savoir si la contracture peut être idiopathique, ou ne peut exister que sous l'influence d'une altération de l'urèthre ou des organes voisins ? Nous avons déjà dit que M. Caudmont en avait fait une maladie essentielle.

Causes. — Pour répondre à cette question, il faut diviser les causes en deux catégories, causes *locales* et causes *générales*.

Les *causes locales* sont celles qui agissent aussi à l'anus pour la contraction de son sphincter : fissures, ulcérations, prostatite, blennorrhagie, hémorrhoïdes, calculs. Mais la deuxième catégorie comprend les *causes générales* qui jouent le plus grand rôle, selon nous, dans la production de la contracture et en première ligne le rhumatisme. On peut voir des malades qui après quelques douleurs articulaires qui se déplacent sont atteints de contracture du col sans accident local. On peut dans ce cas la considérer comme idiopathique. Elle peut être symptomatique d'une paraplégie syphilitique, elle peut être aussi symptomatique d'une chloro-anémie, d'une affection nerveuse généralisée, de l'ataxie locomotrice.

Chez les femmes le déplacement de la matrice et surtout les antéversions amènent la contracture du col.

Les engorgements de la prostate, les uréthrites chroniques, le froid, l'humidité, les diathèses rhumatisma-

les et goutteuses sont aussi des causes générales de contractions.

M. Caudmont définit la contracture : un état morbide
caractérisé par des troubles dans l'émission de l'urine,
souvent par de la douleur et dépendant de la contraction
involontaire et *permanente* des muscles de Wilson et de
Guthrie, et des lèvres de l'orifice uréthro-vésical.

Cette affection peut exister à des degrés différents ;
elle peut être assez considérable pour produire la rétention d'urine ; le plus ordinairement elle est plus faible et
les symptômes en sont moins alarmants.

Diagnostic. — La contracture doit être distincte du
spasme, qui est essentiellement temporaire ; néanmoins
elle peut commencer par le spasme, et celui-ci peut aussi
la compliquer. La contracture arrive lentement et disparaît de même ; le spasme survient et s'efface brusquement (Pomié).

Les douleurs peuvent mettre sur la voie du diagnostic :
le malade éprouve cette douleur caractéristique quand
il veut uriner ; lorsqu'il y a une diathèse rhumatismale
en jeu, les envies d'uriner sont plus fréquentes la nuit
que le jour, mais c'est surtout le diagnostic chirurgical
qui nous est le plus utile et nous donne les meilleurs
renseignements.

D'abord quel instrument faut-il employer ? La bougie
en cire est bonne, mais la bougie exploratrice vaut
mieux ; il y a une difficulté assez grande à les introduire
dans la portion musculeuse ; nous avons vu que, sous
l'influence de la contracture, la portion musculeuse est
portée en haut et en avant ; le cul-de-sac bulbaire est
dans ce cas bien plus prononcé et offre un creux où le
bec des instruments s'engage plus facilement.

Il y a donc là une sensation d'arrêt très-prononcée ;
il faut avoir bien soin de ne pas confondre cet arrêt avec
celui fourni par un rétrécissement, comme cela arrive si
souvent ; on n'a pas dans ce cas la sensation de refoulement du rétrécissement organique : nous verrons
comment on peut, en outre, diagnostiquer cet arrêt

avec celui fourni par un rétrécissement traumatique.

Une fois la bougie à boule introduite dans la portion musculeuse, le chirurgien a une sensation de préhension plus nette qu'à l'état normal, et le malade accuse une vive douleur, comme si on lui passait un fer rouge dans le canal ; cette sensation douloureuse a lieu tout le temps que la tête de la bougie reste dans la portion musculeuse ; il y a généralement un moment de rémission pendant qu'elle parcourt la portion prostatique, puis une recrudescence au passage de l'orifice vésical, avec résistance à peu près égale à celle de l'entrée de la portion musculeuse. (Elle est cependant moindre parce que la dilatation de la portion musculeuse a produit un relâchement sympathique au sphincter interne.)

Lorsqu'on retire la bougie, on la sent moins serrée et la douleur est moins grande ; il n'y a pas cette sensation de pincement comme dans le rétrécissement. Il est évident que ces sensations ne peuvent être bien saisies que par une main habituée au cathétérisme et dont le tact est développé ; on doit toujours agir avec beaucoup de lenteur et de douceur.

La bougie en cire, pouvant se courber et longer la paroi supérieure, entrera plus facilement dans la portion musculeuse ; mais une fois entrée, elle est saisie par le muscle et les sensations sont moins nettes.

Il y a un soubresaut caractéristique, lorsque se servant d'une bougie exploratrice, la boule dépasse la portion musculeuse ; rien de semblable dans le cas de rétrécissement organique ; la bougie en cire ne rapporte pas d'empreinte comme dans le rétrécissement ; le frottement de l'olive est doux dans la contracture et non rude comme dans le rétrécissement.

Dans le premier cas, il est long de 1 à 2 centimètres tandis que dans le deuxième il n'y a que 1 à 3 millimètres. Une autre considération très-importante qui établit le diagnostic entre la contracture et le rétrécissement, c'est que, dans le premier cas, on peut introduire des sondes de plus en plus grosses dans la même séance en augmentant, il

est vrai, les douleurs du malade, tandis que dans les rétrécissements on ne peut passer un numéro supérieur au
diamètre de ce rétrécissement ; cependant je ferai une
restriction : il arrive quelquefois que dans le cas de contracture, on ne peut passer une sonde après une autre,
la première ayant irrité le canal et ayant amené un
spasme.

Philipps avait observé que l'extrémité de la bougie en
cire présentait souvent une déviation latérale à sa sortie
de l'urèthre : il en avait tiré cette conclusion qu'il existait une contracture partielle du muscle de Wilson, une
contracture bornée à la moitié de la portion musculeuse.
D'abord cette déviation ne se remarque pas, quand on
retire l'instrument aussitôt après avoir franchi le muscle
de Wilson ; et comme le fait parfaitement remarquer
Pomié, la coexistence de la contracture dans la portion
musculeuse et les lèvres de l'orifice nous font aisément
comprendre comment la cire, ramollie par la chaleur du
canal, et pressée entre deux forces opposées, est obligée
de s'infléchir sur un de ses côtés.

Il n'est pas toujours facile d'introduire une sonde dans
le cas de contracture du col ; il y a une résistance au
col de la vessie qui ne se laisse pas vaincre ; je citerai le
cas d'un célèbre sculpteur mort dernièrement qui avait
une contracture du col par suite d'un cancer au rectum,
et au début, il était très-difficile à M. Caudmont et à moi
d'introduire une sonde pour vider la vessie.

Très-souvent les grosses bougies métalliques passent
plus facilement qu'une bougie tortillée ; une bougie rendue rigide, qu'une bougie flexible ; on peut attribuer ce
résultat à ce que, avec des instruments rigides, on peut
mieux suivre la paroi supérieure et éviter le cul-de-sac du
bulbe.

Il y a un point très-important de diagnostic à étudier,
c'est le rétrécissement compliqué de contracture, ce qui
se présente souvent : quand il s'agit d'un rétrécissement
organique ou traumatique, nous venons de voir les différences de sensation ; le cas devient bien plus difficile

quand il s'agit de diagnostiquer la contracture du rétrécissement de l'anneau fibreux du bulbe ; il n'y a entre
ces deux états morbides qu'un espace excessivement limité, car, comme il a été dit, ce rétrécissement est
formé par la réunion des feuillets fibreux enveloppant la
portion spongieuse, feuillets qui s'accolent à l'aponévrose
moyenne du périnée ; il y a là une espèce d'étrier qui
porte le canal en haut et en avant comme dans la contracture, et donne aussi un cul-de-sac très-prononcé ; il
est donc difficile de franchir ce rétrécissement, sa lumière étant très-haut placée ; il faudra se servir au début
d'instruments rigides ; comme ces rétrécissements sont
demi-circulaires, ils se dilatent facilement, et on fera le
diagnostic quand on pourra introduire une bougie à
boule : il serait impossible de le faire avant.

Le chirurgien ressent un soubresaut en pressant après
un premier temps d'arrêt, puis immédiatement un nouvel arrêt, qui est franchi avec de la douleur pour le malade, et une sensation de préhension plus forte que le
rétrécissement.

En retirant l'instrument, on a d'abord la sensation de
la boule prise dans un tube en caoutchouc, puis cette
sensation cesse brusquement et en même temps un petit soubresaut annonce que l'olive est libre ; la douleur
pour le malade cesse aussitôt ; mais la bougie arrêtée de
nouveau ne passe qu'après une résistance nette et sèche ;
c'est le rétrécissement franchi ; d'ailleurs ce diagnostic
n'est pas d'une importance hors ligne à établir de suite,
car, au début, il faut passer des bougies dilatatrices dans
les deux cas, et après, il est bien plus facile de se rendre
compte des diverses lésions ; le diagnostic se fait surtout
d'arrière en avant en ayant bien soin d'amener d'abord
la boule entre les deux sphincters.

Ajoutons que, quelquefois, ces sensations douloureuses
pour le malade n'existent pas à un haut degré, et comme
on en rencontre toujours dans l'état normal, il y a une
difficulté de diagnostic ; cependant ces douleurs existent
toujours et sont très-vives dans l'inflammation chronique

du col et dans la contracture rhumatismale ; il ne faut pas oublier non plus qu'en général les douleurs de la contracture sont intermittentes, et qu'elles siégent principalement dans la fosse naviculaire, ce qui a fait croire souvent à l'existence de la pierre.

Je regarde comme très-mauvais les procédés de mensuration indiqués par M. Sebeaux pour le diagnostic de la contracture ; de même que pour les rétrécissements, il est impossible de s'appuyer sur une base aussi changeante que la longueur de la verge qui varie suivant qu'on l'a plus ou moins tiraillée ; les sensations transmises aux doigts par les instruments, voilà les véritables guides des affections uréthrales.

La contracture unie à la prostatite se diagnostique par les signes de la contracture que nous venons d'indiquer et par ceux de la prostatite chronique ; écoulement séreux de liqueur prostatique et taches caractéristiques (gris empesé, jaunâtre au centre) ; douleurs en commençant et en finissant d'uriner ; jet moins fort, chemise mouillée par les dernières gouttes d'urine, érections plus fréquentes ; douleurs en urinant après le coït, premières gouttes d'urine muco-purulentes.

Traitement. — Il est difficile de tracer des règles fixes de traitement, cette affection pouvant être, comme nous l'avons vu, symptomatique ou idiopathique ; il faut autant compter sur le traitement médical que sur le traitement chirurgical ; aussi nous étendrons-nous sur les deux, puisqu'ils se complètent mutuellement.

Nous pouvons rapporter les causes de la contracture à trois classes distinctes ; ce qui nous donnera des points de repère pour la manière de traiter cette affection.

1° Contracture symptomatique d'une affection des centres nerveux, ou affection constitutionnelle.

2° Contracture symptomatique d'une affection locale.

3° Contracture idiopathique et diathésique.

1° Dans cette première catégorie, c'est plutôt le médecin que le chirurgien qui est nécessaire. Les tempéraments nerveux prédisposent beaucoup à la contracture : aussi la rétention d'urine produite par le spasme du col seul s'observe-t-elle plus fréquemment : les individus chloro-anémiques sont aussi très-sujets à la contracture ; quand il y a une affection de la moelle, une ataxie locomotrice. les phénomènes réflexes amènent la contracture ; il faut donc s'occuper de traiter d'abord ces états morbides.

Le fer sera très-utile dans les cas de contracture par anémie, l'iodure de potassium et le mercure dans la syphilis ; on ne doit pas abuser des narcotiques et des antinerveux, dans les affections des voies urinaires en général, et aussi pour traiter les contractures dues à un état nerveux très-développé. Les maladies des voies urinaires sont déjà très-hyposthénisantes par elles-mêmes. Civiale exagérant ce principe ne donnait guère en fait de médicaments que du quinquina.

2° Quand il y a une affection locale, il faut surtout s'occuper d'abord de cet état morbide ; nous avons déjà étudié le mode de traitement dans chaque cas particulier : heureusement que les moyens de traiter les deux affections sont les mêmes dans beaucoup de circonstances.

Lorsque la contracture s'unit à l'uréthrite, il faut d'abord commencer par un traitement antiphlogistique en rapport avec les phénomènes inflammatoires — sangsues au périnée, grands bains prolongés et cataplasmes sur la verge, quarts de lavements laudanisés, tisane délayante d'*uva ursi* : puis, quand il y a des envies moins fréquentes d'uriner, moins de douleur en urinant, on insiste sur les balsamiques (cubèbe, copahu) sur des injections légères et enfin sur des instillations au nitrate d'argent allant du 50° au 30° : on terminera le traitement par des passages de bougies Béniqué en étain, en insistant sur un régime tonique et ferrugineux, car les malades sont généralement assez débilités, le sous-carbonate de fer, les pilules de Rabuteau, le sesquichlorure de fer rendent de très-grands services, de même le fer dialysé de Bravais.

Lorsque la contracture est due à une prostatite, le traitement est généralement très-long ; car ces prostatites

16.

chroniques sont très-rebelles : il faut d'abord soumettre le malade à un traitement calmant : un bain de siége d'une heure de durée, chaleur agréable, sera pris tous les matins ; avant chaque repas, 3 capsules de santal ou de copahu de Delpech : on peut porter la dose à 5 (les capsules de Mathey-Caylus sont celles dont je me sers généralement, surtout quand je veux faire prendre de la térébenthine ; les pharmaciens ajoutent souvent dans les pilules de térébenthine de la magnésie pour leur donner plus de consistance, et ces capsules deviennent alors purgatives). Le malade évitera tout ce qui peut rendre les urines acides ; je me trouve très-bien de donner 1 gramme d'acide benzoïque par jour dans un litre de tisane de chiendent à boire aux repas et entre les repas : l'ergot de seigle donne aussi quelquefois de bons résultats, surtout dans la prostatorrhée sans uréthrite : ce régime devra être suivi pendant quelque temps.

On commence ensuite l'introduction, tous les deux jours, de bougies en cire en commençant par le n° 13 à 14, etc., allant jusqu'au n° 21 et même 22 : cette graduation doit être très-lente ; il ne s'agit pas ici de dilater le canal, car souvent il est très-libre au point de pouvoir introduire immédiatement un n° 21, mais d'émousser la sensibilité de la muqueuse, de masser pour ainsi dire les muscles du col de la vessie : d'ailleurs souvent les douleurs que le malade éprouve à l'introduction de la bougie rend le chirurgien très-circonspect dans l'augmentation du calibre ; on peut mettre deux à trois séances pour introduire une bougie jusqu'à la vessie, ou être obligé de passer plusieurs fois le même numéro : pendant tout le temps de ces introductions, il faut continuer les bains de siége, les cataplasmes entre les jambes, les quarts de lavements, les balsamiques, un régime sévère, éviter le froid, l'humidité, les changements brusques de température, les alcools, les liqueurs, le vin blanc, ne boire que de l'eau rougie ; l'eau de seltz, les purgatifs salins doivent être proscrits.

Quand on est arrivé au n° 21, il faut laisser reposer le

malade pendant quatre à cinq jours et commencer alors les instillations au nitrate d'argent.

Ces instillations, qui ont été indiquées par M. le Dr Guyon, rendent d'immenses services dans ces maladies de la prostate et du col de la vessie : autant elles sont nuisibles dans la prostatite aiguë, autant elles sont utiles dans les prostatites chroniques rebelles, dans ces cas de contracture du col, soit symptomatique, soit idiopathique.

Auparavant on se servait de porte-caustiques spéciaux qui étaient très-peu maniables en général et ne cautérisaient pas toujours la partie morbide ; on ne savait quel degré de cautérisation on obtenait : actuellement on peut à volonté doser le médicament comme on dose le sulfate de quinine : la solution se compose d'eau distillée contenant dans des proportions variables du nitrate d'argent cristallisé. On a essayé de faire des instillations avec d'autres liquides. C'est le nitrate d'argent qui a donné à M. Caudmont les meilleurs résultats : il emploie cinq solutions progressives :

La première au 50°. (Je commence généralement par une au 100°.)

La deuxième au 40° ;

La troisième au 30° ;

La quatrième au 25° ;

La cinquième du 15° au 20°.

La première est très-légère, elle ne donne qu'un faible résultat ; la dernière, au contraire, est trop forte et doit être rarement employée ; pour introduire cette solution, on se sert d'une bougie exploratrice perforée dans toute sa longueur et d'une seringue de Pravaz ou un peu plus forte, de manière à se rendre compte de la quantité de liquide instillé. L'on voit que le médicament est donc parfaitement dosé et comme qualité et comme quantité. On peut faire varier à sa guise et la concentration de la solution et la quantité des gouttes de la solution : ce dernier point cependant n'est pas aussi important qu'on pourrait le croire au premier abord : en effet, lorsque

l'on injecte le liquide argentique dans la cavité du col,
les premières gouttes font leur effet sur la muqueuse et
produisent une espèce de vernis qui les protége contre
les nouvelles gouttes qui arrivent, il n'est donc pas nécessaire d'en mettre beaucoup dans la seringue ; mais,
pour être bien sûr que tout le col a été atteint, il vaut
mieux en mettre trop que pas assez, d'autant plus que
le surplus arrive dans la vessie et tombe dans l'urine ; là
le nitrate d'argent rencontre du chlorure de sodium et il
se forme un précipité insoluble de chlorure d'argent qui
n'a aucune action : j'ajouterai que les quelques petits
morceaux blanchâtres que rendent les malades après les
injections et qui souvent les effraient tant, ne sont pas
autre chose que ces dépôts de chlorure d'argent.

On voit que la manière d'opérer qui consiste à compter les gouttes n'a pas une utilité très-grande : 15 à
20 gouttes suffisent pour imprégner tout le col ; c'est la
quantité que j'emploie le plus souvent ; pour être bien
sûr que le surplus ne peut être nuisible, il faut recommander au malade d'uriner une demi-heure ou une heure
avant l'opération, de manière à ce qu'il y ait de l'urine
dans la vessie.

Le chirurgien commence par charger la seringue de
la quantité de liquide voulu et place le curseur sur le
piston à l'endroit convenable : le malade est placé devant le chirurgien qui est assis sur une chaise : l'opérateur
introduit doucement la bougie à olive (ordinairement
le n° 16) jusqu'au cul-de-sac du bulbe où il y a un temps
d'arrêt ; puis il pousse jusqu'à ce qu'il sente la boule
bien saisie, ce qui indique qu'il est dans la portion musculeuse : adaptant la canule de la seringue au pavillon
de la sonde, il injecte le liquide en poussant doucement
le piston et en le faisant avancer par jets interrompus;
puis avant de tout injecter, comme la boule est engagée
plus ou moins dans la portion musculeuse, et que par
cela même l'injection n'atteindrait pas la partie située
près de l'aponévrose ; on retire tout doucement la bougie tant qu'on la sent prise, en poussant le reste du li-

quide dans le canal : une fois l'instillation finie, on retire
la seringue et la sonde en même temps sans les défaire ;
car sans cela le liquide contenu dans l'instrument coulerait dans le canal pendant qu'on retirait celui-ci, la seringue enlevée, et amènerait une cautérisation de la portion spongieuse, ce qui est inutile et même nuisible.

Ces injections peuvent aussi être faites au cul-de-sac
du bulbe, mais alors volontairement et dans le cas d'u-
réthrite chronique.

Aussitôt l'instillation finie, les malades ressentent une
douleur assez vive et une envie impérieuse d'uriner,
qu'on les engage à ne satisfaire que dix minutes au
moins après l'instillation. Cette douleur dure généralement toute la journée et même le lendemain après la
première introduction de solution argentique : les autres
cautérisations sont moins douloureuses.

Quand faut-il renouveler ces cautérisations ? Ici, il
faut agir comme pour les passages de sonde dans les rétrécissements : tout dépend du malade et de la manière
dont il supporte ces injections, du degré de l'injection
elle-même ; on peut dans le début les répéter tous les
jours ou tous les deux jours quand elles sont au 50° et
au 40° ; au 30° tous les deux jours suffisent et même
tous les trois jours ; il faut être plus réservé quand on
se sert d'une solution au 25°, au 20°. J'ai vu des malades se trouver guéris après la première ; d'autres au contraire n'avoir que de l'amélioration au bout de six mois
de traitement.

Dans ces cas de contracture du col symptomatique
d'une prostatite, il faut commencer l'hydrothérapie avec
les instillations argentiques : douches, lavements d'eau
froide.

M. Caudmont et moi avons souvent constaté ce fait
que la guérison se faisait plutôt après le traitement que
pendant ; le malade pendant les instillations a toujours de l'écoulement, de la douleur ; on cesse pour un
motif quelconque pendant quelque temps, et il va très-
bien, l'écoulement disparaît complétement : quelquefois,

au contraire, l'interruption du traitement pendant seulement huit jours amène des résultats déplorables, même sans excès de la part du patient.

Pendant la durée du traitement par les instillations, il faut insister sur le régime sobre, sévère, et les balsamiques.

Rappelons, en terminant, que ces instillations dans lesquelles j'ai la plus grande confiance ne peuvent être utiles qu'à la condition d'être employées en temps voulu et avec méthode.

3° Dans la contracture idiopathique et diathésique, il faut surtout s'occuper des questions rhumatisme et goutte ; tout ce qui peut diminuer les accès, rendre l'urine alcaline, doit être employé.

On fera prendre chaque jour le matin à jeun dans une tasse d'infusion de feuilles de frêne, vingt gouttes de teinture de semences de colchique ; du vin de quinquina, si le malade est faible ; les bains de Baréges qui sont très-mauvais dans les cas de prostatite non rhumatismale, sont, au contraire, très-bons dans le cas actuel : on pourra en donner deux par semaine ; s'il y a de la douleur de reins, on fera frictionner la région avec une pommade contenant 1 gramme de vératrine pour 60 grammes d'axonge.

Dans le cas de cystite rhumatismale compliquée de prostatite chronique également de nature rhumatismale, on pourra faire prendre de l'iodure de potassium, un gramme tous les matins ; cinq capsules d'essence de térébenthine avant chaque repas ; ou des capsules d'essence de santal ; des suppositoires belladonnés ; des bains de siége et des bains de Baréges.

Les narcotiques, opium, belladone, sont généralement très-utiles, surtout en injections hypodermiques au pubis : cependant il y a des malades chez lesquels ces médicaments augmentent la douleur.

Il faut éviter que le malade prenne de l'oseille, des tomates, des haricots verts, du cresson, qui contiennent de l'acide oxalique et augmentent l'acidité des urines en donnant de l'acide urique en quantité plus considérable : les asperges augmentent la contracture du col : les eaux d'Evian, de Capvern, de Contrexeville, de Vichy, sont bonnes dans ce cas : l'acide benzoïque réussit aussi : il faut que le malade prenne de l'exercice, de manière à transformer le plus possible l'acide urique en urée : les urines seront diluées par des tisanes appropriées, surtout en été ; le jus de citron qui rend les urines alcalines est très-bon : si le malade a une diathèse herpétique qui amène souvent la contracture, on lui donnera un traitement antiherpétique.

Une diète relative (surtout de viande), le port de la flanelle, contribuent aussi à faire disparaître les symptômes de la contracture.

Le sulfate de quinine m'a donné souvent de très-bons résultats, et je l'emploie dans le cas de contracture rhumatismale.

Quand tous ces moyens ont échoué, il ne reste plus que l'incision ; les cas où l'on a cru à une pierre et où l'on a fait l'opération de la taille sans trouver de calcul, ne sont pas rares ; mais, si le résultat a été négatif sur ce point, on a obtenu la disparition, d'un autre côté, des douleurs qui avaient fait croire à un calcul : la taille est donc un moyen de traitement de la contracture invétérée du col de la vessie. Non-seulement cette opération sanglante enlève les douleurs, mais, par suite d'une sonde à demeure dans la plaie, la vessie ne conserve plus d'urine et redevient dans de meilleures conditions, la contracture amenant souvent des désordres dans le réservoir urinaire. Mais c'est une opération qui, par ses accidents consécutifs, doit être reléguée dans les moyens extrêmes : on pourra la tenter quand la douleur est très-vive et les individus encore jeunes.

L'opération peut être faite avec le coupe-valvule de Mercier, car au lieu de la taille, il vaut mieux n'intéresser que le sphincter interne et laisser intact le muscle de Wilson ; cependant j'ajouterai que, par suite de la synergie des deux sphincters, on pourrait peut-être essayer de sectionner seulement ce dernier muscle. L'incision peut aussi être faite avec l'uréthrotome de Civiale. Enfin en dernière ligne, on peut employer la dilatation brusque du col, basée sur ce que l'on obtient avec cette dilatation dans les névralgies anales : Récamier avait tenté cette dilatation forcée ; Nélaton l'a essayée aussi : mais tous les deux n'ont pas obtenu de succès : chez la femme le moyen est plus facilement employé ; mais il y a toujours à craindre aussi bien chez la femme que chez l'homme une incontinence d'urine consécutive à une divulsion exagérée des fibres du col vésical, qui ne reviennent plus sur elles-mêmes, ayant été trop distendues.

L'électricité ne me paraît pas devoir donner ici de meilleurs résultats que dans l'engorgement sénil de la prostate ; cependant j'ai vu ce mode de traitement réussir une fois.

En résumé, les passages de sonde, les instillations de nitrate d'argent, au point de vue chirurgical ; un traitement antiphlogistique, spécial à la diathèse ; des balsamiques au point de vue médical : tels sont les moyens à employer dans la généralité des cas de contracture.

§ 2. LÉSIONS DE NATURE INFLAMMATOIRE.

I. PROSTATITE AIGUE, CHRONIQUE ET RHUMATISMALE.

Au point de vue de la chirurgie, il y a peu de choses à dire sur la prostatite aiguë : c'est plutôt un traitement médical qu'il faut employer et se garder d'introduire un instrument quelconque pendant la période inflammatoire.

Lorsque la prostatite est chronique et de nature rhumatismale, elle s'annonce surtout par un écoulement plus ou moins purulent, plus ou moins verdâtre, qui s'augmente principalement sous l'influence du froid, de l'humidité, d'un excès de régime et quelquefois sans cause connue : comme ces prostatites s'accompagnent souvent de contracture du col, beaucoup de chirurgiens ont cru avoir affaire à des rétrécissements : heureusement que le traitement employé méthodiquement dans ce dernier cas n'est pas nuisible pour l'affection méconnue.

Sous l'influence d'une prostatite datant de quelques années, il arrive qu'un lobe ou même les deux de la glande subissent une transformation fibreuse : alors on sent une tumeur aplatie, n'ayant plus la souplesse de la glande normale : lorsqu'il n'y a qu'un lobe pris, l'autre est hypertrophié, par suite du surcroît de vascularisation. L'inflammation de la prostate se termine quelquefois par une forme d'induration qui rend le lobe convexe, dur comme du bois et s'accompagne presque toujours de contracture du col, tandis que, dans la transformation fibreuse qui est aussi consécutive à cette inflammation, le lobe est plat et a seulement perdu la souplesse; cette dernière transformation a l'avantage de mettre à l'abri de l'engorgement sénil qui est toujours à redouter.

Traitement. — Dans ces cas de prostatite, il faut d'abord commencer par enlever l'inflammation; ce qui peut demander de deux à six mois, par des bains de siége, passages de sondes tous les deux jours, du n° 16 au n° 24 : les bains de siége seront pris tous les jours d'une heure de durée; tous les deux jours, grand bain d'une demi-heure de durée : capsules de térébenthine, coït régulier. Quand l'inflammation est passée, il faut faire des instillations de nitrate d'argent, comme nous l'avons indiqué plus haut et ordonner des douches. Les instillations employées pendant la période aiguë sont très-mauvaises. Cette maladie est très-longue : on ne doit permettre, mais aussi l'exiger, que le coït conjugal sans excitation.

Les instillations réussissent très-bien dans les prostatites subaiguës et chroniques : quelquefois, dès la première injection, une amélioration très-sensible se fait sentir : la douleur qui existe généralement au périnée a disparu.

Il faut aussi délayer les urines qui, trop acides, ce qui arrive généralement dans la prostatite rhumatismale, irritent en passant le col vésical, et amènent souvent une douleur au coccyx par voisinage.

L'iodure de potassium donne d'excellents résultats dans cette dernière affection, de même les balsamiques.

Philipps a admis que dans le cas de prostatite chronique, la bougie en cire était empreinte de déviations : le fait n'est pas exact : dans la prostatite chronique parenchymateuse, l'augmentation de la glande étant minime et se répartissant également n'amène pas cette déviation qui existe dans l'engorgement sénil de la prostate.

Très-souvent ces prostatites ont lieu quand les douleurs cessent dans les articulations, ou à la suite d'une séance de lithotritie, d'un passage de sonde : elles s'accompagnent presque toujours de contracture du col, de spasmes qui font croire à un rétrécissement : ces prostatites doivent être traitées avec la plus grande douceur au point de vue chirurgical.

II. — ABCÈS DE LA PROSTATE. — CAVERNES.

Les tubercules de la prostate, les corps étrangers dans le canal, les calculs prostatiques sont quelquefois la cause des abcès de la prostate ; mais la principale cause, c'est la prostatite.

Ces abcès sont généralement localisés par compartiment, de sorte qu'un guéri, un autre peut se former autre part : il peut s'en produire assez pour mettre à la fin la vie du malade en danger.

Diagnostic. — Le diagnostic se fait surtout soit par le toucher rectal, soit pour ainsi dire à l'insu du chirurgien ; mais, comme pour les calculs de la prostate, cela dépend de la situation qu'occupe l'abcès par rapport à la glande.

On reconnaît les abcès de la prostate, des abcès périprostatiques à ce que, dans les premiers, on peut toujours déterminer les contours d'un lobe et le séparer de l'autre, tandis que dans les autres on sent par le toucher rectal un empâtement douloureux, et la prostate ne peut être délimitée ni dans les deux lobes, ni dans un lobe particulier.

Traitement. — M. Caudmont ne touche jamais aux abcès de la prostate, ils s'ouvrent généralement tout seuls, et les dégâts ne sont pas plus considérables qu'après les abcès ouverts par les incisions.

D'autres chirurgiens veulent qu'ils soient ouverts de bonne heure, afin de ne pas abandonner la rupture au hasard, aux progrès naturels de la maladie.

Il est d'abord quelquefois très-difficile de savoir par quel endroit de la cage prostatique, le pus sortira : ensuite les opérations nécessaires à l'ouverture de cet abcès sont dangereuses ; enfin on ne reconnaît pas toujours un abcès aussitôt son début.

Pour Velpeau qui s'est beaucoup occupé de la question et est partisan de l'incision, il est évident qu'il vaudrait mieux, toutes choses égales d'ailleurs, ouvrir l'abcès de la prostate du côté du périnée : on se trouve alors dans le cas d'un abcès sous-aponévrotique : c'était le moyen de Lallemand et de Civiale. Dans ce cas, on fait l'incision comme s'il s'agissait d'exécuter la taille latéralisée, ou bien la taille prérectale.

Velpeau regardait l'incision par le rectum comme donnant rarement lieu à une fistule : il la pratiquait de la manière suivante : on introduit le bistouri à plat sur l'index ; après on relève le tranchant de l'instrument contre la glande, et l'on incise largement. Desprès se servait d'un doigt armé d'un ongle solide et taillé en pointe pour faire la même opération. Roser recommande la ponction avec le trocart à l'aide d'un spéculum anal.

Velpeau donne le conseil de rompre l'abcès par l'urèthre, quand il proémine de ce côté. On choisit une sonde de métal : quand on rencontre un obstacle derrière le pubis, on sait qu'on est au-devant de l'abcès :

on fait alors avec modération des efforts pour entrer dans la vessie, et quelquefois l'on s'aperçoit que l'on a ouvert un abcès.

Il faut employer la sonde conique au lieu de la sonde mousse, s'il y a de la résistance, dit Velpeau : on porte un doigt dans le rectum, on presse sur la prostate en la poussant à la rencontre du bec de la sonde, à laquelle on communique une légère impulsion.

N'étant nullement partisan des opérations à l'aveugle dans l'urèthre, nous nous en tenons à la pratique de notre maître, et, comme lui, nous avons eu généralement à nous louer de notre abstention.

Les cavernes de la prostate sont peu guérissables pour ne pas dire inguérissables : on recommandera des sondages dans la journée pour éviter que l'urine n'arrive dans la poche : environ quatre sondages par jour dont un sera suivi d'injection d'eau tiède.

III. — TUMEURS URINEUSES.

J'aurais pu placer ce chapitre dans la deuxième partie de cet ouvrage, car les tumeurs urineuses sont produites généralement par une rupture du canal dans la portion spongieuse : cependant, comme c'est surtout le périnée qui est envahi le premier, comme la description anatomique que nous allons donner peut servir pour la marche des abcès prostatiques, j'ai cru mieux faire de placer ici la description des aponévroses du bassin pour expliquer le chemin de l'urine infiltrée.

Diagnostic. — Pour porter un diagnostic précis et de là instituer un traitement rationnel, il est nécessaire que le chirurgien connaisse l'anatomie du périnée : il faut qu'il puisse découvrir en quel point s'est faite la rupture du canal, rien que par la marche de l'infiltration. Souvent la rapidité avec laquelle les tissus sont envahis empêche le praticien de résoudre ce problème, même lorsqu'il arrive une heure après l'accident : cependant, il n'en est pas moins intéressant de connaître cette anatomie topographique : il ne suffit pas de reconnaître une tumeur, de diagnostiquer si elle est liquide, quelle est la nature de ce liquide ; mais encore quelle portion du périnée elle occupe, quel chemin elle a suivi.

Le meilleur moyen de rendre cette anatomie facile et de ne pas embrouiller les différentes parties, c'est de prendre pour point de départ l'aponévrose moyenne du périnée, et d'étudier ce qui est situé au-dessus et au-dessous.

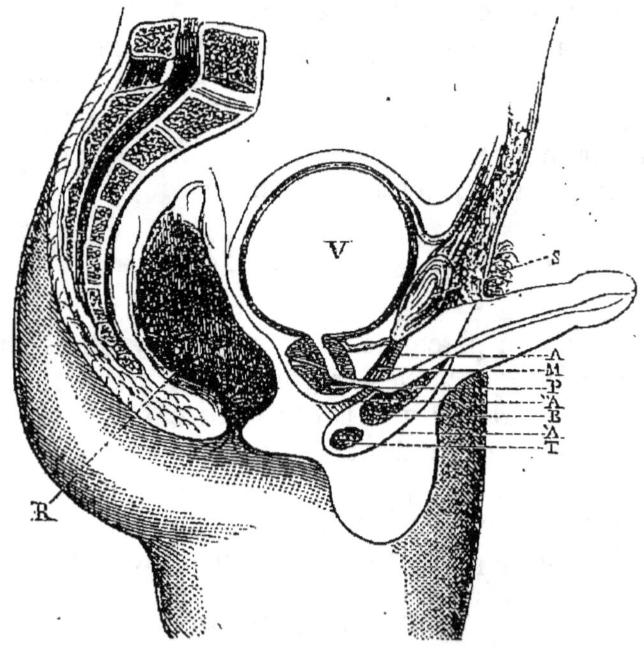

Fig. 84. — Bassin de l'homme, coupe médiane montrant les aponévroses.

A, aponévrose moyenne. A', aponévrose superficielle. A″, aponévrose prostato-péritonéale. T, muscle transverse. B, muscle bulbo-caverneux. P, prostate. V, vessie. S, symphyse. R, rectum.

L'aponévrose moyenne du périnée a la forme d'un triangle qui bouche l'excavation antérieure, triangulaire

aussi, formée par les branches du pubis. Cette aponévrose n'est pas composée d'une lamelle unique, mais de
deux feuillets laissant entre eux un certain intervalle
où se trouvent le passage de l'urèthre entouré par le
muscle de Guthrie, au centre ; l'artère honteuse contre
les branches osseuses, les glandes de Cooper ; ces deux
feuillets s'attachent sur les bords des os du pubis, le
sommet correspondant au ligament sous-pubien de l'arcade. A la base de ce triangle, il y a séparation des
deux feuillets : l'un inférieur passant derrière le muscle
transverse se réunit à l'aponévrose superficielle ; l'autre
supérieur allant rejoindre le péritoine en formant l'aponévrose prostato-péritonéale de Denonvilliers.

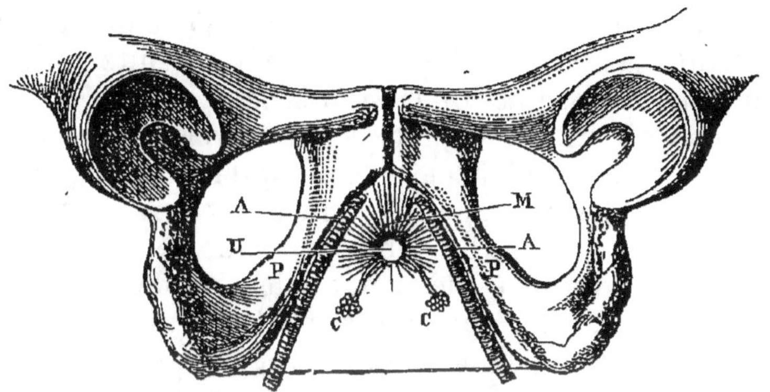

Fig. 85. — Aponévrose moyenne du périnée, figure schématique.

M, muscle de Guthrie. C, glandes de Cooper. A, artère honteuse interne. P, os
du pubis. U, urèthre.

L'aponévrose superficielle ou inférieure a aussi la forme
triangulaire : nous venons de voir que sa base se confond
derrière le muscle transverse avec celle du feuillet antérieur de l'aponévrose moyenne, ses bords sont accolés
aux os, et enfin à son sommet les fibres viennent se
croiser sur le dos de la verge et se mêlent avec les fibres
du ligament suspenseur, de sorte que l'on peut dire que
les deux aponévroses forment un sac carré dont l'un des
côtés aurait été serré par une coulisse : en effet, les deux

faces de ce sac sont formées par les deux aponévroses ; les trois côtés cousus sont formés par la base derrière le transverse, et les deux côtés accolés aux branches du pubis : ce sac n'est donc ouvert que par sa partie antérieure : l'une des faces s'arrête à l'arcade pubienne ; l'autre au ligament suspenseur.

Dans ce sac nous trouvons, à la base ou au fond, le muscle transverse ; sur les côtés, les muscles ischio-caverneux ; au milieu le bulbe et le muscle bulbo-caverneux : tous ces muscles sont eux-mêmes renfermés dans des gaînes : l'urèthre traverse ce sac en biais, pour sortir par le sommet.

On voit que s'il y avait une rupture du canal dans sa portion bulbeuse, l'urine ne pourrait sortir que par le sommet du sac : elle serait donc obligée de remonter en haut et en avant, et de redescendre ensuite pour arriver dans le tissu cellulaire qui sépare la peau de l'aponévrose superficielle à moins de traverser directement cette dernière : d'où cette conséquence pratique, c'est que toutes les fois que le périnée est pris d'emblée, il s'agit d'une rupture du canal en avant de l'angle péno-scrotal, ou d'un abcès siégeant au-dessous de l'aponévrose superficielle ; d'un autre côté, tout ce qui est situé au-dessous de cette aponévrose, c'est-à-dire entre elle et la peau, peut se répandre de suite jusqu'à l'anus d'une part, et dans les bourses de l'autre ; enfin aussi dans l'abdomen.

Quand, au contraire, l'abcès ou la rupture du canal a lieu dans le sac, le liquide ne peut fuser par derrière, car il rencontre le muscle transverse d'abord, puis la jonction des deux aponévroses ; il ne peut fuser sur les côtés, puisqu'il y a les os ; il n'a de porte qu'en haut, pour se répandre soit dans l'abdomen, soit dans le tissu cellulaire sous-cutané du périnée.

Ajoutons cependant que l'aponévrose superficielle n'offre pas une résistance considérable, de sorte qu'il est quelquefois difficile de bien se rendre compte du point de départ de la rupture ou de l'abcès.

L'aponévrose moyenne du périnée offre un rempart presque infranchissable aux abcès développés dans le sac, aux infiltrations d'urine dues à la rupture du canal dans ses portions bulbeuse et spongieuse.

Étudions ce qui se trouve au-dessus de cette aponévrose ; la démonstration n'est pas aussi facile : nous rencontrons là aussi une aponévrose dont la disposition est généralement peu comprise, car elle est la réunion de plusieurs aponévroses.

J'ai pris pour terme de comparaison un sac dans le cas précédent ; je prendrai ici la figure représentée par la coupe verticale d'un instrument destiné à mesurer la quantité de pluie tombée et que l'on appelle un pluvio-

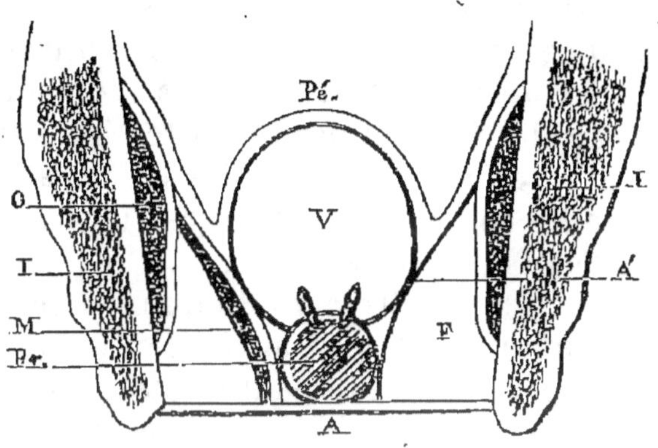

Fig. 86. — Aponévroses, figure schématique.

Pe, péritoine. V, vessie. Pr, prostate. I, os du bassin. F, fosse ischio-rectale. A, aponévrose moyenne. A', aponévrose latérale. M, muscle releveur de l'anus. O, muscle obturateur du bassin.

mètre ; à la coupe nous avons une caisse rectangulaire et au milieu un entonnoir ; les bords rectangulaires seront représentés par la coupe des os du pubis, la partie horizontale par la coupe de l'aponévrose moyenne ; les deux bords de l'entonnoir seront représentés par la coupe de l'aponévrose supérieure ; cette aponévrose qui recouvre le muscle releveur de l'anus sépare ces muscles de la prostate, et on l'a appelée aponévrose latérale de la prostate, au sommet de cet entonnoir se trouve la prostate ; l'espace triangulaire compris de chaque côté entre les bords de l'entonnoir et ceux de la caisse rectangulaire représentent les fosses ischio-rectales, que M. Paulet a comparées à des bonnets de police.

Nous voyons donc que ce second sac, supérieur au premier, n'a d'ouverture aussi qu'en avant : car en bas, il y a l'aponévrose moyenne ; en arrière, l'aponévrose prostato-péritonéale ; en haut, sur les côtés, l'aponévrose latérale de la prostate ; au milieu, la vessie ; en avant et en haut, la loge n'est fermée que par les tendons antérieurs de la vessie.

Il en résulte : 1° qu'une communication directe est impossible soit latéralement, soit inférieurement entre les deux parties séparées par l'aponévrose moyenne ; 2° que les abcès de la prostate et les infiltrations urineuses ne peuvent sortir que par en haut du côté de l'abdomen ou par derrière en perforant (ce qui est très-facile) l'aponévrose prostato-péritonéale ; de là le liquide peut se répandre soit au-devant du rectum, soit dans la fosse ischio-rectale de chaque côté.

Il est facile de se rendre compte que, vu cette conformation anatomique : 1° tout abcès senti dans la partie antérieure du périnée, c'est-à-dire, en avant de la ligne bi-ischiatique, est idiopathique, abcès circonscrit du tissu cellulaire, ou symptomatique d'une lésion profonde qui ne peut exister que dans les organes situés au-dessous de l'aponévrose moyenne (glandes de Cooper, tissu cellulaire péri-spongieux, portion spongieuse de l'urèthre) ; donc pas d'abcès de la prostate venant se montrer dans cette portion du périnée ; 2° que toute infiltration d'urine venant du bulbe ira d'abord dans l'abdomen, puis dans la verge et dans le scrotum pour redescendre ensuite envahir le périnée ; 3° que tout abcès de la prostate ne venant pas à s'ouvrir sur ses faces extérieures ne peut fuser ni par en bas, ni sur les côtés, mais seulement en arrière, où, traversant l'aponévrose prostato-péritonéale, il arrive facilement au-devant du rectum et

17.

envahit consécutivement les fosses ischio-rectales et vient au pourtour de l'anus. Cependant il peut arriver que cet abcès fusant par en haut arrive sur le péritoine, car nous avons vu que l'aponévrose ne fait qu'envelopper la prostate sur les côtés laissant le sommet libre et que le péritoine descend beaucoup en arrière et sur les côtés des parois vésicales ; 4° la rupture de l'urèthre dans la portion musculeuse sera diagnostiquée par l'urine venant se répandre au-devant de l'anus et dans la paroi abdominale avant d'envahir le périnée : le cas est rare.

Nous adopterons donc les conclusions auxquelles est arrivé M. André Martin.

A la partie antérieure du périnée, les collections purulentes sont : ou *idiopathiques*, abcès circonscrits du tissu cellulaire, ou bien *symptomatiques* d'une lésion profonde dont le siége ne peut être supérieur à l'aponévrose du ligament de Carcassonne du périnée.

A la partie postérieure : 1° pour la tumeur urineuse, il n'y a pas de doute possible ; il faut aller chercher la lésion dans la loge supérieure de la partie antérieure du périnée ; 2° pour les tumeurs purulentes elles sont *idiopathiques* et alors *superficielles*, nées dans le tissu cellulaire sous-cutané, ou bien profondes, elles sont dues à un phlegmon profond de la fosse ischio-rectale ou bien *symptomatiques*, et il faut interroger les glandes mucipares de l'anus, les vaisseaux hémorrhoïdaux, la partie inférieure du rectum, la colonne vertébrale, l'ischion, en dernier lieu la prostate.

Boyer appelle *abcès urineux*, une tumeur formée par l'inflammation et la suppuration du tissu cellulaire au contact de l'urine : pour beaucoup de chirurgiens, il faut qu'il y ait rupture de l'urèthre pour qu'il existe un abcès urineux.

Civiale, au contraire, a parfaitement démontré que l'urine peut filtrer à travers les tissus : « Ces abcès, dit-il, paraissent avoir lieu de deux manières, soit que l'urine transsude à travers les parois uréthrales, quoiqu'il n'existe aucune solution de continuité appréciable, et que le ca-

nal présente seulement les traces d'un travail inflammatoire, soit qu'une irritation prolongée de la muqueuse
uréthrale et des tissus qu'elle recouvre se propage au
loin, par voie de continuité ou seulement par sympathie.

Il ne faut pas confondre les abcès urineux avec ceux
qui se développent dans les parties voisines et où il n'y
a pas d'urine mélangée au pus : d'un autre côté, il ne
faut pas non plus mêler les tumeurs urineuses qui se
forment lentement par transsudation avec ces tumeurs
péri-uréthrales, qui sont dues quelquefois à une inflammation chronique : ici on ne rencontre jamais de pus : le
tissu coupé représente exactement du tissu fibreux ;
nous nous en sommes déjà occupés.

Traitement. — Lorsqu'un chirurgien est appelé auprès d'un malade atteint subitement d'infiltration urineuse, il ne doit pas rester inactif, ni chercher de suite
quelle en est la cause ; généralement, il y a eu rétention,
puis le malade s'est senti tout d'un coup soulagé et au
même moment tout le tissu cellulaire péno-scrotal a
augmenté de volume : ce qu'il faut éviter à tout prix,
c'est que cette infiltration gagne le tissu cellulaire abdominal ; car une fois cette partie du corps un peu prise,
il est très-difficile de se rendre maître de la marche de
l'urine à travers ces mailles très-fines. Des incisions profondes sur la ligne médiane, au périnée, aux aines, sur
le scrotum doivent être faites et profondément : on croit
avoir fait des ouvertures d'une grande profondeur, très-
longues, dont on est quelquefois soi-même effrayé, et
cependant une fois que les tissus sont dégorgés, on est
tout étonné de la petitesse des incisions : il faut surtout
bien s'assurer que le foyer urineux communique avec
l'extérieur : on peut placer des drains qui rejoindront
deux ouvertures : par exemple, une ouverture périnéale
avec une située dans l'aîne.

Il faut opérer sur-le-champ, car rien ne gangrène
plus les tissus que le contact de l'urine : plus on diffère,
plus on s'expose à la propagation et à l'infiltration des
tissus.

Boyer le dit catégoriquement : « La première chose à faire est de pratiquer une incision au périnée le plus tôt possible pour donner issue à l'urine épanchée ou infiltrée.

« Cette incision doit pénétrer jusqu'au siége du dépôt qui, pour l'ordinaire, est situé profondément, et avoir une étendue proportionnelle à celle du dépôt. S'il y a plusieurs abcès, il faut les ouvrir chacun en particulier, et alors même qu'il n'y en a qu'un, si l'infiltration des bourses, de la verge, de l'hypogastre, etc., est considérable, et surtout si la peau de ces parties est rouge, violacée, il faut multiplier les incisions et en proportionner le nombre au degré de l'infiltration. En vain voudrait-on ménager quelques-unes de ces parties ; celles qui ont été une fois abreuvées d'urine, n'échappent presque jamais à la gangrène. »

Civiale émet les mêmes principes : agir promptement et faire de grandes incisions qui, d'une longueur effrayante, se réduisent presque à des mouchetures après le dégorgement opéré.

Il faut bien avoir présent à l'esprit que plus on ouvre de voies à l'urine, plus vite les tissus sont dégorgés.

Il n'y a pas de lieu d'élection pour ces incisions : il est évident que la ligne médiane vaut mieux ; mais il faut les faire partout où l'on sent de la fluctuation.

M. Verneuil cautérise au fer rouge les bords de la plaie et aussi la surface de la poche ; malgré les avantages que l'on peut en tirer, je crois qu'il vaut mieux ne le faire qu'à la dernière extrémité : où le fer rouge peut être employé avec succès, c'est pour aider à la fonte de ce tissu lardacé qui compose les tumeurs péri-uréthrales fibreuses.

Des compresses d'eau froide suffisent ; les drains se passent facilement avec une pince à pansement.

Quand on est parvenu à arrêter cette infiltration, il faut empêcher que l'urine n'arrive constamment augmenter cet accident et ne s'écoule toujours par la rupture : on doit s'occuper alors de remédier à la cause : le cas est moins sérieux avec les drains qui conduisent pour ainsi dire l'urine à l'extérieur sans qu'elle se répande dans les tissus.

Si la rupture a lieu derrière un rétrécissement, il faut obtenir la dilatation immédiate de cet obstacle et laisser une sonde à demeure; s'il y a contracture du col ou engorgement sénil, que le cathétérisme soit assez facile, il vaut mieux sonder le malade toutes les fois que le besoin d'uriner se fait sentir.

Dans le cas où on ne pourrait passer un instrument et où la rupture aurait lieu derrière la coarctation, il faut faire des ponctions vésicales avec le trocart capillaire et vider la vessie par ce moyen.

Quelquefois il reste des trajets fistuleux, il faudra les traiter comme nous l'avons indiqué plus haut.

ARTICLE IV

Lésions organiques.

I. — ENGORGEMENT SÉNIL DE LA PROSTATE.

L'engorgement de la prostate est une altération particulière du tissu de la glande, qu'on retrouve dans tous les cas et qui ne présente jamais que de légères variations : on peut donc caractériser l'engorgement de la prostate uniquement d'après les changements physiques qu'a subis cet organe.

Cet état morbide n'est pas dangereux par lui-même; mais il produit des troubles considérables soit dans la miction, soit dans des organes importants. La glande, en augmentant de volume, essaie de faire hernie à travers la capsule prostatique, ce qui arrive surtout en haut, et explique pourquoi les tumeurs saillantes en dehors de la prostate sont plus molles que la partie de l'organe sur laquelle elles s'implantent.

Anatomie pathologique. — Il ne faut pas confondre l'hypertrophie et l'engorgement aussi bien au point de vue anatomo-pathologique que pour les changements de direction du canal : l'hypertrophie se produit sous l'influence inflammatoire et peut se résorber ; tandis que l'engorgement est un état morbide coïncidant avec l'âge avancé, c'est une transformation de la glande, il y a une transformation dans la glande comme chez la femme dans l'utérus : l'utérus s'atrophie *en s'atrophiant*, tandis que la prostate s'atrophie en *se gonflant :* il se passe là, comme je le dis, une transformation de la glande qui n'est pas simplement une hypertrophie.

Dans l'engorgement sénil, les canaux sécréteurs de la prostate ne donnent plus de liquide prostatique, mais un mucus albumineux, qui, sous le microscope, a la forme de tubes albumineux se ramifiant ; dans le catarrhe prostatique chez l'adulte, c'est un produit composé de muco-pus qui donne aux premières gouttes d'urine soit directes, soit par une sonde, un aspect laiteux.

Sous l'influence de cet état morbide, la prostate se développe du côté de la vessie et de l'urèthre : quand les deux lobes latéraux s'accroissent également, les parois du canal sont appliquées plus fortement l'une sur l'autre : au contraire, lorsqu'un lobe s'accroît plus que l'autre au point de s'y creuser une cavité, le canal est dévié du côté du lobe le moins proéminent.

Il ne faut pas admettre des engorgements mous et des engorgements durs : il n'y a qu'une espèce d'engorgement ; la glande devient dure en se gonflant, et nous avons vu que les excroissances sont molles quand elles dépassent la cage prostatique.

Lorsque l'on rencontre une prostate très-dure, c'est que généralement une inflammation est venue se greffer sur le lobe déjà engorgé sénilement : les glandes s'atrophient complétement dans ce cas, et il se forme du tissu fibreux : lorsqu'il se prend dans ce tissu des filets nerveux, ils occasionnent des douleurs considérables et contre lesquelles il y a peu de remèdes : la prostatite arrivant dans une prostate engorgée est bien plus mauvaise que celle arrivant dans une prostate saine des adultes : cette dernière, d'ailleurs, durant généralement .

peu de temps. Dans le premier cas, on ne peut guère soulager les vieillards qu'en les engageant à se sonder, et qu'en appliquant des cataplasmes, des lavements et quelquefois des sangsues : il y a de ces maladies qui durent deux et trois ans et même plus, et font croire, comme nous le verrons, à une pierre.

On remarquera en outre que lorsque la prostate s'enflamme dans l'engorgement sénil, il n'y a jamais atrophie de la glande ; elle reste de la même grosseur; elle s'indure, et c'est l'état que M. Mercier appelle *hypertrophie indurée.*

Si nous ajoutons que l'atrophie peut exister à la suite d'une hypertrophie inflammatoire ; que dans cette hypertrophie, le canal reste au milieu de la glande, tandis que dans l'engorgement sénil, il se place à la partie postérieure de cette même glande, nous voyons qu'il y a une très-grande différence entre l'engorgement et l'hypertrophie, non-seulement au point de vue pathologique, mais encore lorsque l'inflammation atteint la glande dans ces deux états, et enfin au point de vue de la situation du canal.

Si l'on touche par le rectum une prostate engorgée, on sent que la face postérieure, plane à l'état normal, est devenue légèrement convexe, et le sillon qui la divise longitudinalement, plus profond : la longueur de cette face ne paraît pas changée : tandis que la face antérieure a pris dans le sens vertical beaucoup de développement (Caudmont).

La partie antérieure s'est étendue d'un côté vers la portion musculeuse de l'urèthre, et de l'autre vers la vessie dont elle a refoulé la paroi en arrière dans une proportion variable, de sorte que la face supérieure de la prostate qui, à l'état normal, est dirigée en bas et en avant, est, dans l'engorgement, en haut et en arrière.

Les trois lobes de la prostate peuvent s'engorger en même temps, quelquefois un seul ; mais, règle générale, il est rare que le lobe moyen soit engorgé sans que les lobes latéraux le soient.

Le lobe moyen, en se tuméfiant, s'avance toujours du côté de la vessie et non du côté de l'urèthre : M. Caudmont en a parfaitement expliqué les motifs. Lorsque le lobe moyen est malade, on aperçoit à la pointe du trigone, immédiatement derrière l'orifice externe de l'urèthre, une tumeur dont la grosseur varie depuis le volume d'un pois et au-dessus, jusqu'à celui d'un œuf de poule ; M. Caudmont croit qu'il est rare qu'il dépasse

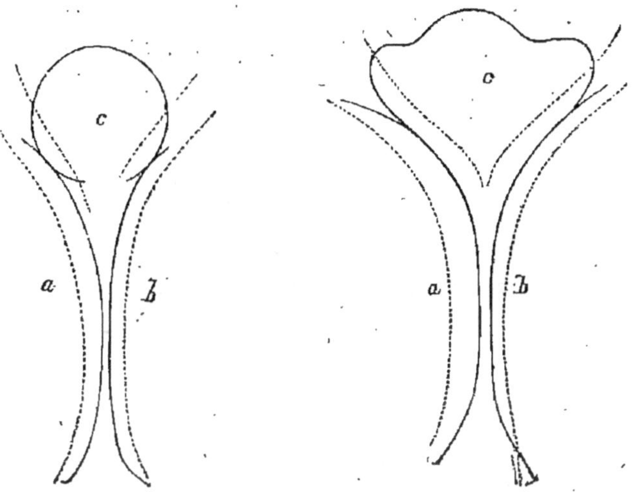

Fig. 87. — Déviations de l'urèthre par suite de l'engorgement de la portion médiane.

a, lobe droit. b, lobe gauche. c, partie médiane (lobe moyen).

ces dimensions, les tumeurs à base large sont généralement uniques ; les tumeurs à base pédiculée sont au contraire souvent multiples : dans ce cas elles occupent non-seulement la base du trigone, mais aussi les côtés et quelquefois le devant de l'orifice. Le lobe moyen engorgé s'enclave comme un coin entre les deux lobes latéraux et, par sa partie postérieure, il se continue avec le trigone par une pente douce : les lobes latéraux en faisant proéminence dans la vessie laissent un espace entre eux et les parois vésicales, espace qui peut loger quelquefois des calculs, et qu'il est très-difficile de diagnostiquer.

Nous donnerons d'après M. Caudmont et ayant sous les yeux trois prostates engorgées, les changements subis par le canal dans cette circonstance : d'ailleurs, pour bien étudier les changements introduits dans les dimensions, la forme, la direction, etc., de la partie correspondante de l'urèthre, il suffit de faire des coupes transversales dans la hauteur de la prostate et ouvrir le canal par sa paroi antérieure.

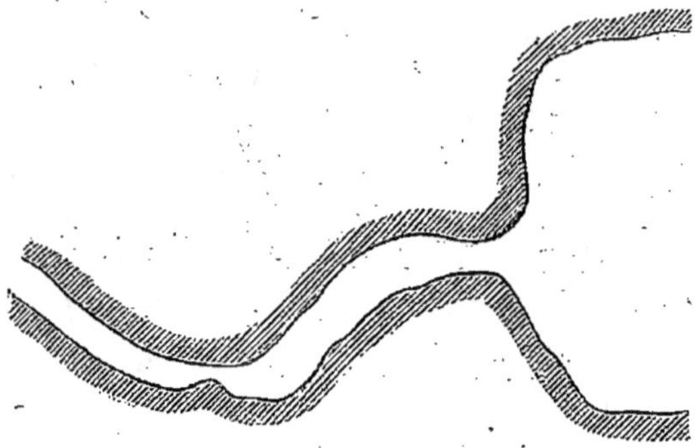

Fig. 88. — Valvule prostatique.

Le premier moyen permet surtout d'étudier l'influence qu'exerce sur la forme et la largeur de l'urèthre l'engor-

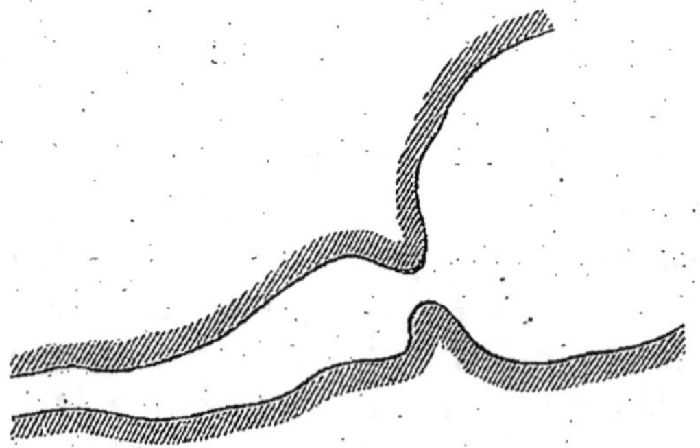

Fig. 89. — Cul de sac antérieur et postérieur.

gement des lobes latéraux, et il fait voir que, dans ce cas, le canal se présente sous l'aspect d'une fente verticale qui est simple antérieurement et bifide postérieurement ;

c'est un Y renversé : les deux sillons latéraux de l'état normal sont conservés ; ce sont maintenant deux fentes obliques en arrière et en dehors, se réunissant à angle sur la ligne médiane, et circonscrites entre la paroi postérieure qui est anguleuse en avant, et l'antérieure, qui, après avoir recouvert la précédente dans toute son étendue, se prolonge en haut en continuant une troisième

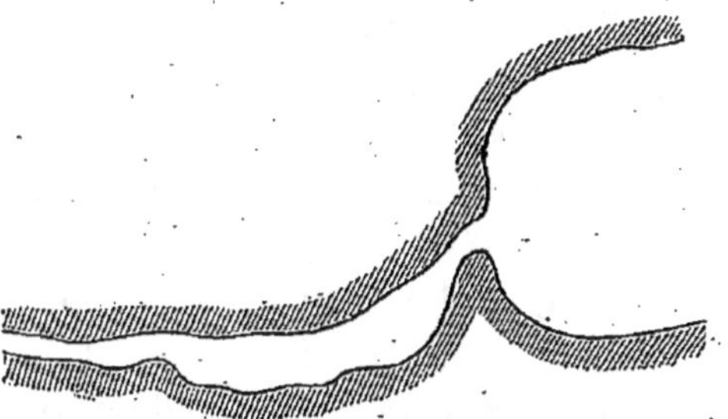

Fig. 90. — Valvule musculaire.

fente : celle-ci est verticale quand les deux lobes sont de même volume ; légèrement oblique, quand l'un est plus volumineux que l'autre ; des deux fentes obliques celle qui est la plus haute est recouverte par le lobe le plus volumineux.

L'urèthre s'accroît d'avant en arrière, par suite de l'engorgement des lobes latéraux : seulement, comme l'observe Civiale, la hauteur du canal est rarement aussi considérable qu'on l'a prétendu ; le canal s'est accru aussi en largeur, mais surtout plus par le fait du déplissement de la muqueuse que par un accroissement réel.

Si on ouvre l'urèthre par la paroi antérieure, sans intéresser la portion prostatique, afin de voir comment se présente l'extrémité inférieure des lobes latéraux quand ils sont engorgés, on observe qu'ils s'avancent dans la portion musculeuse sous la forme d'une tumeur résistante convexe, dirigée obliquement en bas et en avant d'une face de la glande à l'autre. Ils oblitèrent à la manière d'un diaphragme la lumière du canal de l'urèthre : ce qui exige, pour le cathétérisme dans ce cas, que le bec de la sonde passe sous une espèce de pont et que, pour y arriver, il faille enfoncer la sonde assez profondément comme si l'on voulait appuyer sur le rectum, avec le talon de l'instrument.

La direction du canal est beaucoup modifiée. La partie qui avoisine le méat interne est fortement relevée en haut et en avant, et présente une courbure dont la concavité regarde plus ou moins directement le pubis. La déviation n'affecte que la paroi postérieure du canal ; l'autre demeure rectiligne. Une deuxième courbure de la paroi postérieure existe à la pointe de la prostate ; elle est courte, peu prononcée, et sa concavité regarde directement en haut. Entre les deux, la paroi du canal est rectiligne et oblique en haut et en arrière. Il est important de bien connaître cette direction de cette paroi de l'urèthre, puisque c'est elle que paraissent suivre l'urine et les sondes, du moins celles qui sont assez flexibles pour se diriger elles-mêmes.

Comme nous l'avons vu, le canal est dévié à droite ou à gauche suivant la proéminence des lobes l'un sur l'autre.

Le vérumontanum est pour ainsi dire atrophié dans l'engorgement sénil.

Enfin, quand le lobe moyen est considérablement tuméfié en même temps que les lobes latéraux, il est difficile de voir la forme de l'orifice ; mais alors, on remarque de chaque côté un sillon linéaire plus ou moins profond, interposé entre le lobe moyen et les lobes latéraux, et par lequel passent l'urine et les instruments.

Diagnostic. — D'après ce que nous venons de dire concernant l'anatomie pathologique de l'engorgement sénil de la prostate, on voit que le diagnostic doit porter non-seulement sur les lésions uréthrales, mais aussi sur les lésions vésicales : il est donc très-important de se rendre compte de ces états morbides dans les deux organes.

1° *Déformations uréthrales.* — Le toucher rectal ne peut nous donner que les renseignements indiqués plus haut ;

il faut surtout compter sur le diagnostic chirurgical ;
les instruments à employer sont :

La sonde de trousse ordinaire donne des résultats
peu nets, à moins d'avoir une courbure longue de 6 centimètres formant un quart de cercle : il faut se rappeler
qu'il y a une grande différence ici entre la forme des
instruments évacuateurs et ceux explorateurs :

Un instrument à grande courbure comme la sonde de
Gély passera facilement, car il suivra, tout le temps, la
paroi postérieure du canal, par suite de sa courbure, et
nous savons que la paroi postérieure ne présente pas d'obstacle ; au contraire, pour diagnostiquer l'engorgement
des lobes, il faut avoir un instrument qui passe entre eux,
c'est-à-dire un bec faisant une courbure brusque sur le
membre : la sonde coudée de Mercier remplit ces conditions ; mais il peut arriver que, même en abaissant fortement le pavillon entre les jambes du malade, on ne
puisse enfoncer suffisamment la sonde de manière à ce
que le bec pénètre dans la vessie, l'instrument étant trop
droit : dans ce cas, on se servira de la sonde bicoudée du
même auteur, sonde qui malheureusement ne peut plus
guère servir alors pour le diagnostic des affections prostatiques dans la vessie.

La bougie de cire molle employée par Civiale, la bougie exploratrice ordinaire, ne donnent pas d'excellents
résultats pour le diagnostic.

La sonde étant engagée dans la portion musculeuse,
si les lobes sont engorgés, on sent un premier temps
d'arrêt à la pointe de la prostate : on rencontre là le
pont formé par les deux lobes venant par leur tuméfaction se placer sur la paroi antérieure du canal ; il faut
alors communiquer au bec de la sonde une légère pression directement en bas vers le rectum, basculer ensuite
très-légèrement, en imprimant à l'instrument, s'il est
nécessaire, de petits mouvements de latéralité : le pont
existe, mais moins prononcé quand il n'y a qu'un lobe
d'engorgé.

Une fois la sonde engagée dans la portion prostatique, il se présentera plusieurs cas à déterminer par le chirurgien au moyen de la sonde : si les deux lobes sont engorgés également, on sent le bec pris et serré, mais le talon avance facilement, et on peut dégager le bec en relevant le pavillon de l'instrument : par ce mouvement, le bec rentre dans la portion du canal située en arrière des lobes engorgés.

Si l'un des lobes est engorgé, il y a un arrêt de la sonde au commencement de la déviation, et on est obligé d'incliner la plaque du pavillon du côté du lobe non engorgé : on redresse la plaque quand la tumeur latérale formée par le lobe est parcourue ; d'ailleurs, en laissant pour ainsi dire la sonde chercher toute seule son chemin, on connaît parfaitement ces changements de direction du bec si bien indiqués par les différentes positions que prend la plaque : s'il y a les deux lobes engorgés, dans ce cas, les deux promontoires ne sont pas situés à la même hauteur, et on est obligé, après avoir contourné une tumeur à droite par exemple, d'en contourner une plus haut en sens inverse : de sorte que la plaque du pavillon d'abord horizontale à la pointe de la prostate, s'inclinera en premier lieu du côté opposé au premier engorgement, redeviendra horizontale, puis s'inclinera du côté opposé, pour redevenir horizontale à l'orifice externe de la vessie, si le lobe moyen n'est pas pris lui-même.

Arrivé à l'orifice interne, il faut s'assurer qu'il n'y a pas de valvule antérieure ou postérieure ; savoir si l'on a affaire à une tumeur prostatique ou à une valvule musculaire.

D'abord, s'il y a engorgement du lobe moyen, le bec de la sonde n'entrera dans la vessie qu'en suivant une des deux rigoles ; il prend généralement celle qui est la plus considérable et est creusée pour ainsi dire dans le lobe le moins développé.

Quand on arrive au méat interne, il y a souvent un cul-de-sac qui arrête la sonde, surtout dans le cas de valvule musculaire : nous nous en occuperons plus tard.

Dans le cas de valvule prostatique, on a d'abord un arrêt ; puis, en abaissant fortement le pavillon entre les jambes du malade, et poussant légèrement, on sent que le talon monte en frottant sur un corps mou et qu'il se dégage petit à petit sans soubresaut. Une fois la sonde dans la vessie, si on la lâche, on la voit ressortir avec assez de vitesse, chassée qu'elle est par le lobe moyen : c'est encore un symptôme utile pour le diagnostic.

Lorsque le lobe moyen et les deux lobes latéraux sont engorgés, nous avons vu que la prostate est augmentée de longueur, que sa direction s'est rapprochée de la verticale : il faut donc se servir de sondes très-longues et souvent, au lieu de la sonde coudée ordinaire, il faut prendre la sonde bicoudée de Mercier, qui permet d'arriver plus facilement dans la vessie ; mais elle ne peut servir au diagnostic des déformations de l'orifice dans la cavité de la vessie comme nous l'avons déjà dit.

Règle générale, la sonde coudée rend parfaitement compte des déformations uréthrales produites par l'engorgement sénil de la prostate. Civiale se servait beaucoup de bougies en cire molle pour le diagnostic de ces affections. Voici comment il résume ce qu'il a observé. « Lorsque la tuméfaction prostatique est encore peu considérable, la bougie se trouve serrée et en quelque sorte arrêtée, au moment où l'on croit pénétrer dans la vessie. En appuyant légèrement sur elle, pendant quelques secondes, on la fait cheminer. Une fois qu'elle est parvenue dans la vessie, on l'y laisse séjourner pendant quelques instants, après lesquels on la retire, et l'on voit son extrémité vésicale recourbée de bas en haut ou latéralement, effet d'un obstacle peu développé.

« Dans certains cas la bougie n'avance point, quoiqu'on appuie assez fortement ; si on la retire alors, on trouve son extrémité rebroussée, formant une espèce de tubercule. C'est le résultat du même obstacle plus développé et produisant à l'orifice interne de l'urèthre, une déviation brusque, assez prononcée pour que la bougie ne l'ait pas traversée.

« Dans d'autres circonstances, moins communes, la bougie pénètre, même assez aisément, et ramène tantôt par côté, tantôt vers la face inférieure, des empreintes comme si elle avait été mutilée avec un emporte-pièce ; ce sont les effets d'excroissances, de fongosités dures et saillantes.

« Il faut toujours avoir soin, avant de retirer la bougie, de marquer avec l'ongle le point correspondant à l'orifice extérieur de l'urèthre. Un séjour de deux minutes au plus suffit pour qu'elle fournisse tous les renseignements qu'on peut attendre d'elle. »

Civiale a eu surtout en vue le diagnostic des tumeurs à l'orifice vésical : la bougie en cire, pas plus que la bougie exploratrice et les sondes à grande courbure ne peuvent renseigner sur l'engorgement des lobes moyens dans le canal, car le bec suit la paroi postérieure qui, comme nous l'avons vu, est toujours libre dans la portion prostatique : ces instruments excellents pour le cathétérisme ne sont pas aussi utiles pour le diagnostic.

2° *Déformations vésicales*. — Le toucher rectal donne peu de renseignements, puisque la tuméfaction de la prostate a surtout lieu en avant et en haut.

Quant aux autres moyens de diagnostic tels que les symptômes décrits par le malade, ils sont peu utiles : comme le dit Civiale, rien de constant, rien de spécial, rien, par conséquent, de caractéristique, relativement aux tumeurs de la prostate, soit dans les sensations du malade, soit dans les troubles fonctionnels de l'appareil urinaire.

L'exploration directe est donc le meilleur moyen de diagnostic, et nous la résumerons ainsi :

Une fois arrivé à la pointe de la prostate, la distance parcourue par le bec, de ce point jusqu'à ce que l'urine coule, indique l'augmentation de longueur.

Abaissement du bec pour passer sous le pont à la pointe de la prostate.

Déviation de la plaque du pavillon du côté opposé au lobe le plus engorgé.

Arrêt de l'instrument au méat interne, le bec de l'instrument paraît glisser sur un plan incliné, à mesure, qu'on abaisse le pavillon, et il faut que la sonde chemine encore assez longtemps pour arriver dans la vessie.

Grosseur de la tumeur jugée par le degré d'abaissement du pavillon et la longueur de la sensation de frottement.

Il ne faut pas craindre d'abaisser fortement le pavillon entre les jambes du malade, même au délà du parallélisme des cuisses : aussi est-il important de placer le siége du malade sur un coussin quand on veut l'examiner couché.

Ajoutons que le canal est plus dur, qu'il a perdu sa souplesse, son élasticité, et qu'il faut presser davantage sur l'instrument pour le faire avancer.

Souvent la muqueuse saigne, car elle est altérée : il faut toujours y faire attention; le retentissement sur les reins peut être dans ce cas plus considérable.

Traitement. — Les sondages répétés sont la meilleure méthode de traitement dans l'engorgement sénil de la prostate.

Il arrive quelquefois, lorsqu'on sonde des malades alités, de retirer par la sonde une urine trouble, bourbeuse, lactescente ou sanieuse, alors que les malades n'en rendent que de très-claires. Cela arrive surtout lorsque les malades urinent dans leur lit, couchés sur le dos : il y a alors une espèce de décantation de l'urine. C'est pour le même motif et par suite de la même habitude du malade, qu'on voit souvent l'urine de la nuit très-claire, tandis que celle du jour est trouble. On peut souvent constater ce fait sur les personnes qui ont la prostate volumineuse : la vessie ne se vidant qu'incomplétement, c'est la portion claire de l'urine qui sort et le dépôt reste. La dépression que subit alors le bas-fond, dont l'amplitude augmente favorise singulièrement ce phénomène. Or, ce dépôt de l'urine est précisément la partie irritante du liquide, celle qui entretient l'irritation de la surface interne de la vessie et dont l'on doit au contraire favoriser la sortie. Aussi, est-ce une habitude à prendre pour les malades, et même pour les personnes bien portantes, de ne jamais uriner couchés sur le dos, de toujours se lever pour accomplir cette fonction, de sauter à bas du lit et même de faire quelques pas dans la chambre, afin de remuer l'urine que contient la vessie, de l'agiter un peu et de faire que le dépôt se mêle au restant du liquide.

Si, dans les engorgements de la prostate, les injections sont utiles, c'est précisément parce qu'elles entraînent ces dépôts.

Pour maintenir la courbure des sondes en gomme élastique, il faut introduire, dans leur intérieur, lorsqu'on ne s'en sert plus, un mandrin fortement courbé, qu'on retire au moment de sonder le malade. Mais, par l'humidité qui reste dans la sonde, il arrive fréquemment que le mandrin se rouille, et si on n'a pas soin d'essuyer ce dernier chaque fois, la rouille qui le recouvre salit l'intérieur de la sonde en s'y attachant et peut ensuite être entraînée avec les premières portions d'urine. Cela peut alors en imposer pour une matière morbide sécrétée par la partie prostatique de l'urèthre ; et il est bon d'être averti de cette circonstance pour éviter toute erreur.

II. — VALVULE MUSCULAIRE.

M. Mercier a décrit, il y a déjà longtemps, une affection qu'il a désignée sous le nom de *valvule musculaire*, affection située à l'orifice vésical et que l'on peut confondre avec la valvule prostatique ; cette valvule peut être antérieure ou postérieure : l'antérieure a été surtout étudiée par M. Caudmont, la postérieure par M. Mercier.

Diagnostic. — A. *Déformations uréthrales.* — 1° *Valvule postérieure.* — Nous avons vu que des fibres circulaires s'attachent à la pointe du trigone et qu'on a, pour ainsi dire, à l'orifice vésical une bague dont le chaton est représenté par les fibres du trigone et l'anneau par les fibres demi-circulaires. Or à l'état normal ces fibres sont en contraction tonique et forment la lèvre antérieure du col, à la mort ces fibres se relâchent ; ce qui fait que l'on ne voit la lèvre supérieure antérieure qu'à l'état pathologique. Lorsque l'on veut fermer un sac, il suffit de faire une constriction circulaire ; mais, comme nous l'avons déjà dit, cette constriction n'est pas suffisante pour retenir des liquides, et il faut une soupape : cette soupape ne doit pas être permanente, car, sans cela, il y aurait ce que l'on a dans la valvule hypertrophique, rétention continuelle : cette soupape s'efface pour laisser la miction se faire : quelques gouttes d'urine s'engageant dans le col, font contracter les fibres, et il y a rétention normale, jusqu'à ce que la vessie se remplissant, les fibres longitudinales s'appuyant sur le liquide venant à vaincre la résistance des fibres circulaires et enlevant la soupape, donnent lieu à une ouverture. Cette soupape est encore maintenue par la colonne de liquide appuyant dessus. M. Mercier n'a jamais voulu admettre cette soupape antérieure parce qu'il ne l'a jamais rencontrée : or il est évident qu'elle ne peut exister à l'état normal sur le cadavre.

A l'état pathologique, sous l'influence d'un état morbide, cette contraction exagérée amène une contracture qui finit par produire à la longue un état permanent de la soupape plus ou moins prononcé, et, comme nous avons vu que cette occlusion se fait, un cinquième par la paroi postérieure, quatre cinquièmes par la paroi antérieure, cette contracture peut porter sur l'une ou l'autre paroi. L'exploration fournit seule des renseignements positifs sur cet état morbide ; car les autres symptômes que M. Mercier a attribués, en général, à la valvule musculaire, ne sont pas autres que ceux de la contracture dont la valvule est une dépendance. L'exploration se fait avec la sonde coudée de Mercier, qui a parfaitement indiqué les motifs de l'invention de cet instrument. « Lorsque ma sonde arrive au col de la vessie, dit-il, ce n'est pas par son extrémité, mais par sa face dorsale que le bec se présente à l'espèce de soupape qui ferme cet orifice : on peut donc user d'une certaine force pour soulever cette soupape, sans avoir à craindre de s'enfoncer dans son épaisseur. Or, si la sonde est moins courbe, il est évident que cela ne sera plus le dos, mais l'extrémité qui se présentera à la valvule, et qu'on sera bien exposé à faire fausse route. »

Dans le cas de valvule postérieure, on éprouve un arrêt brusque avec le talon de l'instrument; en abaissant le pavillon entre les jambes du malade, on sent que l'on ne fait que décrire un arc de cercle, mais que l'instrument n'avance pas, ce qui est le contraire, quand on a affaire à une valvule prostatique, puis tout à coup, la résistance est vaincue, un soubresaut fait pénétrer la sonde dans la vessie, et l'urine coule immédiatement.

D'un autre côté, on n'a pas été obligé d'enfoncer l'instrument plus profondément qu'à l'état normal, la prostate n'ayant pas augmenté de longueur : on voit que de grandes différences de sensations existent entre les deux valvules.

Avec la valvule musculaire, la sonde, abandonnée à elle-même, est bien aussi rejetée de la vessie, mais moins brusquement, et, pour bien se rendre compte du pont à franchir, il suffit d'enfoncer plusieurs fois de suite le bec dans la vessie et de le retirer en faisant décrire au pavillon un arc de cercle de bas en haut et, appuyant sur la face postérieure de l'orifice vésical, on sent un soubresaut caractéristique auquel M. le professeur Guyon a donné avec raison le nom caractéristique de *ressaut d'escalier.*

Il n'est pas toujours facile dans le cas de valvule musculaire postérieure de faire parvenir le bec de la sonde dans l'orifice vésical ainsi déformé : il faut dans ce cas employer la manœuvre suivante : le talon arrêté, redresser le pavillon légèrement en haut en sentant toujours la paroi avec l'instrument, puis ramener doucement le pavillon de haut en bas en faisant suivre au bec les parois postérieure et inférieure du cul-de-sac, poussant un peu, et enfoncer dès que la résistance est vaincue. Quand on n'a pas réussi par ce procédé, il faut prendre une sonde à grande courbure en gomme, munie d'un mandrin : on l'introduit jusqu'à la valvule, puis retirant le mandrin qui fait courber le bec par son retrait, enfoncer légèrement : c'est une manœuvre qui m'a souvent réussi : si l'on n'a pas obtenu de résultat une première fois, on ne doit pas essayer de replacer le mandrin, la sonde restant dans le canal, car on peut s'exposer à le faire passer par un des yeux de la sonde, et blesser la muqueuse.

2° *Valvule antérieure.* — Dans le cas de valvule antérieure, on peut aussi se servir de la sonde coudée de Mercier : il faut alors que le bec suive la paroi antérieure du canal après avoir ramené le pavillon d'abord de haut en bas, puis de bas en haut : cependant, dans cet état particulier, une sonde courbe ordinaire vaut mieux ; la courbure étant moins prononcée, le bec a moins de chance de dépasser en avant l'orifice vésical ramené pathologiquement plus en arrière.

Nous voyons donc que divers instruments doivent être employés dans le diagnostic des affections uréthrales à la portion prostatique, de même pour le sondage.

Règle générale, pour le diagnostic, la sonde de Mercier est excellente ; pour le sondage, il faut employer soit la sonde à grande courbure à bout olivaire en gomme, soit la sonde à béquille en gomme de Leroy-d'Etiolles, soit la sonde en gomme avec mandrin, soit enfin la sonde courbe ordinaire dans le cas de valvule musculaire antérieure.

M. Caudmont se sert dans le cas de cathétérisme difficile avec engorgement sénil de la prostate d'une sonde métallique spéciale à grande courbure : on ne peut mieux la définir qu'en disant que c'est une sonde à grande courbure de Gély avec le manche des bougies Béniqué, c'est-à-dire, faisant un coude à la jonction de la partie droite avec la partie recourbée.

Ajoutons que souvent il y a complication de valvule

musculaire et de valvule prostatique; dans ce cas le diagnostic devient très-difficile.

B. *Déformations vésicales.* — La valvule musculaire ne donne aucune déformation dans la cavité vésicale; il n'en est pas de même de la valvule prostatique qui, soulevant le trigone à sa pointe, forme un premier bas-fond pathologique derrière cette pointe.

Le diagnostic de ces tumeurs peut se faire soit avec la sonde coudée de M. Mercier, soit avec la sonde exploratrice de M. Caudmont. A l'état normal, une de ces deux sondes ramenée de l'intérieur de la vessie contre l'orifice pourra accomplir un mouvement de rotation com-

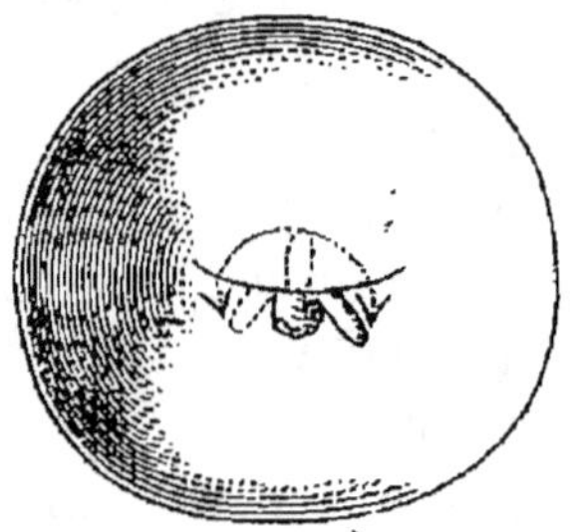

Fig. 91. — Manœuvre de la sonde dans la vessie (tumeur).

plet, sans avoir aucun temps d'arrêt : il en sera de même, s'il n'existe qu'une valvule musculaire.

Le résultat change si l'un des lobes latéraux fait saillie dans la vessie, ou s'il y a valvule prostatique.

En effet, dans ces cas, la rotation ne se fait plus complète en circonférence : quelques principes généraux faciliteront ce diagnostic ; si, prenant pour point de repère la lèvre antérieure qui est fixe, on appuie dessus le bec de l'instrument et que l'on imprime à ce bec un mouvement de rotation à droite ou à gauche, on aura les sensations suivantes :

1° Lobe droit seul engorgé, arrêt du bec au côté droit de l'orifice et impossibilité de faire la rotation de gauche à droite en partant de l'axe à la paroi inférieure; circulation libre dans tout le reste de l'orifice (fig. 91).

2° Lobe gauche seul engorgé ; aucun résultat en sens inverse.

3° Deux lobes seuls engorgés, circulation arrêtée à droite et à gauche, et n'existant qu'en bas et en haut.

4° Trois lobes engorgés, arrêt en bas et sur les côtés.

5° Partant de ce principe que le lobe moyen ne peut pas être engorgé sans que les lobes latéraux le soient, il est évident que si nous rencontrons un arrêt à la partie inférieure sans le trouver sur les côtés, nous avons affaire non pas à un engorgement du lobe moyen, mais à une tumeur ou un fongus : un autre signe de diagnostic, c'est que les lobes engorgés sont durs, tandis que les tumeurs sont, au contraire, molles en général.

Ce diagnostic fait, il faut chercher la longueur de la proéminence dans la cavité vésicale, et savoir si l'on a un lobe moyen pédiculé ou non. On se sert des mêmes instruments pour juger de la longueur : après l'arrêt du bec, on enfonce doucement la sonde en sentant constamment la tumeur, puis, quand on est arrivé à l'extrémité, on la contourne en sens inverse ; la tige de l'instrument étant graduée on remarque le point où se trouve le méat sur cette tige, lorsque le bec est à l'orifice vésical, et on relit quand il est au sommet de la tumeur, c'est d'ailleurs un moyen très-approximatif.

Pour reconnaître si le lobe moyen est pédiculé ou non, on se sert soit de la sonde coudée à deux branches de M. Mercier, soit du petit brise-pierre à mors plats, qui est l'instrument qu'emploie M. Caudmont.

Méthode de Mercier. — Avec la sonde coudée simple, il est difficile de se rendre compte si le lobe moyen est pédiculé ou non, car il se couche facilement sous la pression de l'instrument. M. Mercier a décrit sa sonde et les services qu'elle peut rendre de la manière suivante :

« Les deux branches de ma sonde double sont coudées au même degré que ma sonde exploratrice simple : sa branche mâle, c'est-à-dire celle qui rentre et tourne dans l'autre, dépasse celle-ci extérieurement de plusieurs centimètres, et rien ne l'empêche de monter et de descendre isolément. Voici les indications qu'elle me fournit.

En rapprochant les branches, la tumeur qui se trouve entre elles ne se couchera pas ; mais ces branches monteront graduellement et finiront par se croiser, si la tumeur est à large base, tandis qu'elles ne le pourront pas si la base est moins large que le sommet. »

Méthode de Caudmont. — On ouvre l'instrument dans la vessie, puis on le ramène au contact de la lèvre antérieure. On lui imprime un quart de rotation sur son axe, et l'on élève les mains, jusqu'à ce que le bec dont les deux branches sont écartées, soit sur le trigone. On rapproche les mors, et leur distance donne l'épaisseur de la base de la tumeur. On ouvre l'instrument, on abaisse le pavillon, on rapproche les mors qui embrassent alors le sommet de la tumeur, et leur distance donne l'épaisseur de ce sommet. Si la base est moins large que le sommet, c'est une tumeur pédiculée ; sinon, c'est une tumeur à base non pédiculée. Ces dispositions sont souvent nécessaires à connaître dans la lithotritie.

MM. Mercier et Horion font remarquer avec juste raison, que ces instruments sont applicables aux cas où les lobes, saillants dans la vessie, sont isolés, et où l'on peut faire pénétrer les instruments entre eux. Mais ces résultats sont impossibles à obtenir quand la base du lobe moyen est plus ou moins confondue avec celle des lobes latéraux. Ces cas s'apprécieront par l'impossibilité de faire pénétrer les instruments entre eux.

Toutes ces opérations doivent être faites avec la plus grande douceur ; il ne faut pas croire qu'elles soient exemptes d'accidents, et j'avoue que, pour ma part, je regarde le bénéfice que l'on peut en tirer comme bien inférieur aux dangers qui peuvent en résulter, surtout chez les vieillards.

En effet, nous avons déjà insisté particulièrement sur la grande sympathie qui existe entre le col de la vessie et les reins surtout chez les gens âgés, ce n'est donc pas impunément qu'on explore l'orifice vésical chez un vieillard ; on ne doit le faire que dans les cas où il y a réellement utilité à se renseigner soit pour un cathétérisme difficile, soit pour une opération de lithotritie en comparaison avec la taille, ou pour l'opération de la lithotritie en elle-même.

Traitement. — Si les explorations offrent beaucoup de dangers par les inflammations rénales qu'elles peuvent développer et consécutivement par les phénomènes d'urémie, à plus forte raison peut-on craindre les mêmes résultats avec les opérations pratiquées en vue de combattre ces altérations pathologiques.

Aussi, actuellement, se contente-t-on de faire sonder les malades quand ils sont atteints d'engorgement sénil de la prostate avec les lobes faisant hernie dans la vessie ; la compression de la glande, la section de la lèvre postérieure, sont des opérations qui sont peu employées à notre époque : l'électricité même ne donne pas les résultats que l'on peut désirer, malgré les guérisons annoncées, il n'y a pas longtemps que j'ai perdu un malade qui, malgré mes avis, s'était fait électriser, espérant guérir par ce mode de traitement d'une rétention d'urine due à un engorgement sénil de la prostate.

Thompson, après avoir examiné les différentes méthodes, termine ainsi : «En récapitulant ces propositions, je pense que beaucoup de chirurgiens anglais se contenteront d'attendre de nouvelles expériences de la part de ceux qui ont paru jusqu'ici portés à les adopter. Pour ma part, je ne crois pas que le malade retire jamais aucun bénéfice de semblables méthodes, en supposant même qu'il n'existe aucun doute sur la possibilité de les mettre à exécution. J'en fais mention ici uniquement parce qu'il n'y a pas de bonnes raisons pour ignorer la pratique suivie par les chirurgiens bien connus de la grande capitale du continent. »

. Je me range complétement de l'avis de Thompson qui est d'ailleurs aussi celui de M. Caudmont en ce qui concerne le traitement des valvules prostatiques, et je crois en outre que, pas plus sur le continent qu'en Angleterre, ces méthodes ne sont actuellement employées. Mais si ces procédés ne sont pas efficaces contre l'engorgement sénil, ils peuvent rendre quelques services contre la valvule musculaire non compliquée d'autres accidents morbides à l'orifice vésical.

La cautérisation en masse, la pression, la dilatation, n'ont réussi qu'à guérir des contractures, mais non des valvules ; l'incision est le procédé à employer généralement, et encore quand il y a absolue nécessité.

Nous parlerons aussi de l'excision.

Valvule postérieure. — Nous n'insisterons pas sur ces cas de guérison après des opérations de taille, sans qu'il y eût de pierre ; cependant ils ont mis sur la voie pour employer l'incision comme méthode de traitement.

Inciseur de Mercier. — C'est un lithotriteur ordinaire ayant les dimensions de la sonde coudée : la branche femelle a le bec fenêtré, la branche mâle est munie d'une lame qui coupe en avant et en arrière ; c'est l'incision à lame courante pouvant aller en deçà et au delà de la branche femelle : on fait deux incisions et même trois, puis l'on place une sonde à demeure.

Un autre instrument de M. Mercier appelé *sécateur* (fig. 92) est aussi composé d'une branche femelle ayant la forme d'une sonde coudée, et la branche mâle est terminée par une lame coupante qui se ferme et s'ouvre en décrivant un arc de cercle dont le centre de rotation est au centre du talon de l'instrument.

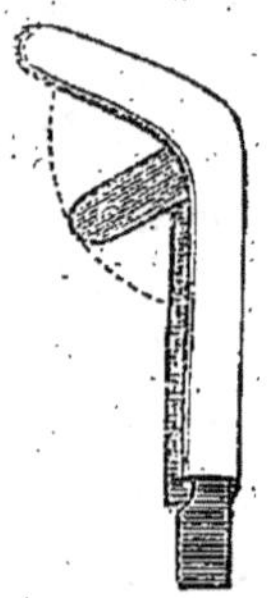

Fig. 92. — Sécateur de la lèvre inférieure du col vésical.

Civiale se servait d'un instrument appelé *Kiotome* ou *coupe-bride* qui n'est plus employé.

Ce qui est à craindre dans ces opérations, ce sont :

1° Les hémorrhagies ;

2° L'infection purulente ;

3° La blessure du vérumontanum, des canaux éjaculatoires et même des vésicules séminales.

Aussi Civiale recommande-t-il de ne recourir à l'inci-sion de la barrière que dans des cas parfaitement déterminés, qu'après avoir précisé les points sur lesquels l'instrument doit agir, et avoir acquis la certitude que tout autre moyen est impuissant.

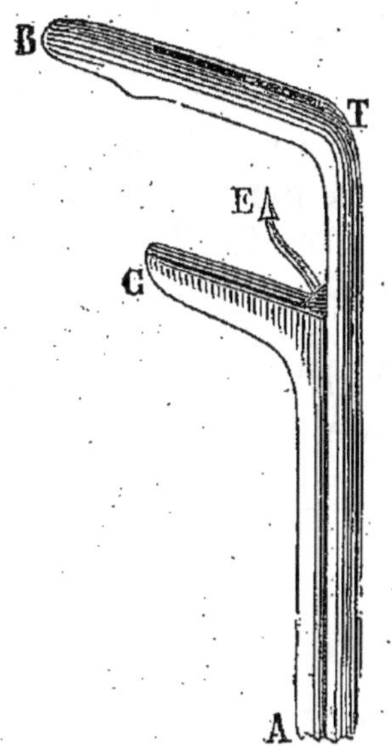

Fig. 93. — Exciseur de Mercier, les becs (gran-deur naturelle).

A, tige métallique. B, bec de la branche femelle. E, ai-guille. I, fenêtre.

On a essayé, pour remédier aux accidents d'hémorrhagie et d'infec-tion purulente, le cautère électrique. M. Horion a donné trois descrip-tions d'appareils. C'est en résumé l'exciseur de Mercier, à chacune des branches duquel est attaché un fil conducteur. Ce fil est fixe dans la grande branche, mobile dans la pe-tite, de sorte qu'en retirant celle-ci en avant de la valvule, le fil s'étend entre les extrémités des deux becs et appuie sur la valvule de son bord libre vers la base.

Excision. — M. Mercier emploie surtout son exciseur pour les valvules prostatiques (fig. 93); il n'attaque avec les valvules muscu-laires que quand elles ont résisté à l'in-cision.

Valvule antérieure. — Elle complique ordinairement l'engorgement des lobes latéraux de la prostate et se reconnaît à la résistance qu'elle oppose alors que le pavillon de la sonde a basculé en dessous de l'axe du corps. Nous avons vu que, de même que la valvule posté-rieure, elle peut exister seule; nous avons vu aussi que le cathétérisme avec les sondes coudées et les lithotriteurs n'est pas toujours facile avec cet état

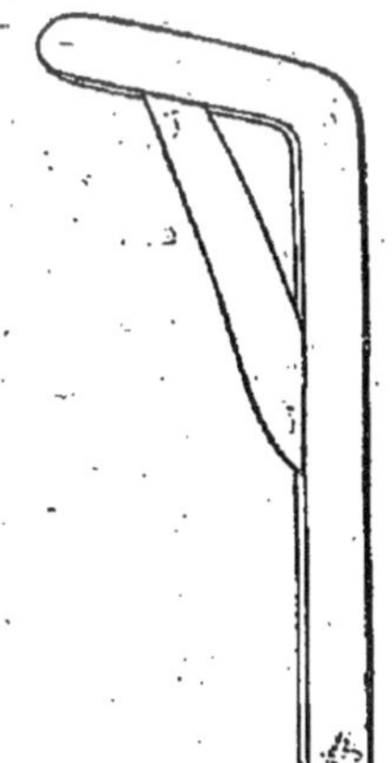

Fig.94.—Instrument de Mercier à lame fixe.

morbide. M. Caudmont fait l'inci sion de cette valvule,

dans les cas de névralgies très-douloureuses avec contracture, sans engorgement prostatique, de même que pour
la valvule postérieure. Il se sert de l'instrument de
Mercier, à lame courante ou à lame fixe (fig. 94),en dirigeant le bec de l'instrument en haut, et abaissant le
pavillon. Il a obtenu de bons résultats par cette méthode,
et je crois que c'est aussi en attaquant cette affection seule
que M. Mercier a obtenu les succès qu'il décrit.

Ajoutons que cette incision ne doit porter que sur les
lèvres de l'orifice et non sur le muscle de Wilson, et qu'il
faut surtout l'employer chez les sujets jeunes.

QUATRIÈME PARTIE

OPÉRATIONS PRATIQUÉES DANS LA VESSIE.

CHAPITRE PREMIER

ANATOMIE.

La vessie est un réservoir musculo-membraneux.

SITUATION. — Elle est placée dans la partie antérieure du petit bassin, derrière les pubis, au-dessus et au devant du rectum chez l'homme, au devant de la matrice chez la femme.

Pendant la vie intra-utérine et les premières années qui suivent la naissance, les pubis étant peu développés, la vessie dont le développement a été plus rapide et dont la forme est plus allongée, les déborde très-notablement et remonte vers l'abdomen, entre le péritoine qui la sépare des circonvolutions de l'intestin grêle et les muscles droits abdominaux auxquels elle adhère par un tissu cellulaire lâche. Mais ses dimensions verticales diminuant ensuite et celles des pubis augmentant au contraire, on la voit descendre peu à peu dans l'excavation du bassin, où elle se loge en totalité vers la fin de la deuxième année. A cette époque son sommet, dans l'état de vacuité, répond en général à la partie la plus élevée de la symphyse pubienne (Sappey).

Civiale dit que la face antérieure ne s'élève pas, même chez les enfants, aussi haut qu'on l'a prétendu. Quelques individus en très-petit nombre et surtout pendant le jeune âge, ont une vessie d'une forme plus conique s'élevant vers l'ombilic.

Ce qu'il y a de certain, c'est qu'à l'état de vacuité, la percussion ne donne aucun signe; à l'état de plénitude, elle forme au-dessus des pubis une tumeur globuleuse qui peut aller jusqu'à l'ombilic et située tantôt sur la ligne médiane, tantôt à droite ou à gauche. M. Richet a vu un cas où elle a été prise pour un kyste, le malade urinant par regorgement.

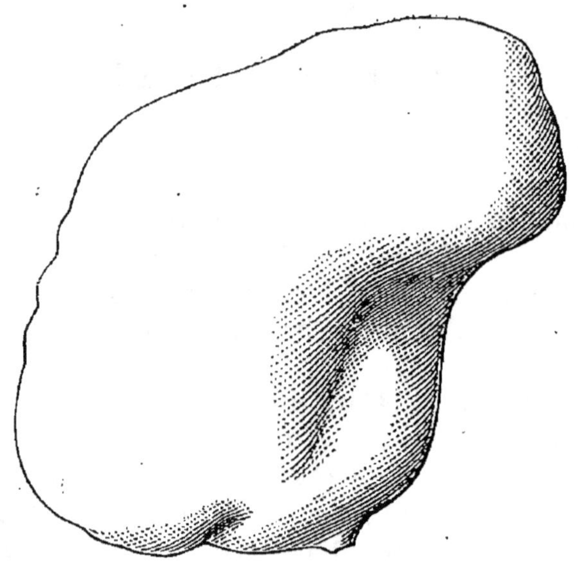

Fig. 95. — Profil d'un moule en plâtre de la vessie.

Forme. — A l'état de vacuité, elle a la forme d'une poche arrondie, légèrement conoïde et dont le volume égale celui d'un petit œuf de poule, le sommet du cône tourné en haut et en avant correspond à la partie postérieure de la symphyse pubienne; la base regarde en bas et en arrière; quand le malade est couché, cette base est horizontale; elle est constituée par le trigone vésical qui a la forme d'un triangle dont les trois sommets sont les embouchures des uretères et le méat interne du canal.

Chez les vieillards, derrière le trigone, se trouve un bas-fond qui loge quelquefois des calculs; c'est surtout dans cette circonstance que l'utilité d'un coussin pour la lithotritie se fait sentir.

La paroi postérieure est oblique, et vient s'accoler sur les parois antérieure et inférieure. On voit donc que si l'on fait une coupe antéro-postérieure de la vessie, à l'état de vacuité, elle présente encore la forme d'un triangle ayant un côté presque vertical dirigé de haut en bas et d'avant en arrière, un côté horizontal (tous les deux fixes, ou à peu près) et un troisième côté qui s'applique sur les deux autres et se déplisse à mesure que la vessie se remplit.

On peut se rendre compte du mécanisme de l'expulsion de l'urine, par ce fait que, soit, dans les rétentions d'urine où l'on est obligé de se servir d'une sonde, soit par la miction ordinaire, l'urine claire sort toujours la première, puis l'urine trouble : ce qui devrait être l'inverse, l'urine dans la vessie déposant comme dans un vase, la partie claire au-dessus, la partie trouble au-dessous. Quand la miction se fait, la vessie se vide donc de la façon suivante : La partie supérieure de la face postérieure appuie sur le liquide clair, qui venant sur la face antérieure d'abord, va gonfler ensuite la partie inférieure de la face postérieure, y chasse dans le creux le liquide trouble et passe le premier. Ce n'est donc pas par la pression directe du sommet sur le trigone, mais successivement de la face postérieure sur l'antérieure, en commençant par le sommet que se vide la vessie.

DIMENSIONS. — Nous avons vu qu'à l'état de vacuité, la vessie se pelotonne derrière le pubis et n'est pas accessible ; ce qui exige de la remplir préalablement d'un liquide, ou d'attendre que l'urine la dilate pour faire la taille ou la ponction hypogastrique.

Dans l'état de moyenne distension, elle occupe le tiers inférieur de la région hypogastrique.

Sa capacité est de 500 à 600 centimètres cubes. La moyenne est de 300 centimètres ; elle varie avec l'âge, le sexe, le régime, l'habitude. Civiale dit qu'elle se trouve remplie à l'état ordinaire avec 125 à 350 grammes.

D'ailleurs la vessie peut aller jusqu'à contenir 6, 8 et même 10 litres de liquide.

Le péritoine enveloppe la vessie dans ses parties supérieure et latérales. A l'état de vacuité, il arrive en avant jusqu'à la symphyse pubienne. A l'état de plénitude, malgré l'opinion de Sappey, il est relevé et laissé entre son cul-de-sac et le bord supérieur de la symphyse du pubis, un espace suffisant pour faire la taille sans le léser. Le cul-de-sac postérieur du péritoine descend plus bas qu'on ne le croit généralement : il est relié à la prostate par l'aponévrose prostato-péritonéale.

STRUCTURE. — La structure de la vessie a été décrite par un grand nombre d'anatomistes, mais les difficultés que l'on éprouve à débrouiller les fibres de la vessie et de la prostate, et à suivre toutes leurs directions, expliquent toutes les divergences d'opinions.

Jusqu'à ces derniers temps on admettait la description donnée par M. Mercier. D'après ce spécialiste distingué, presque toutes les fibres naissent de la face supérieure ou vésicale de la prostate, et forment deux couches, l'une profonde, l'autre superficielle.

Il y a quatre plans superficiels et deux profonds.

1º Le plan superficiel antérieur naît de la face postérieure du pubis sous la forme de deux tendons, et de là, monte sur la face antérieure de la vessie.

2º Les fibres des plans superficiels postérieurs prennent naissance derrière le col de la vessie, dans l'intervalle qui sépare les deux crêtes de la prostate au bord supérieur et postérieur de cette glande ; elles marchent régulièrement de bas en haut jusqu'à l'embouchure des uretères et là s'épanouissent en gerbe.

3º et 4º Les fibres des plans superficiels latéraux prennent naissance à la partie supérieure des lobes latéraux de la prostate, et notamment sur leurs crêtes obliques. Ces fibres divergent de suite et s'épanouissent sur la vessie en forme d'éventail.

Le plan profond comprend les fibres horizontales du trigone et des fibres longitudinales sous-muqueuses.

Dans ces derniers temps, un chirurgien anglais est arrivé aux conclusions suivantes que nous n'avons pu encore vérifier.

Les fibres de la vessie sont curvilignes et en forme de spirales. Elles forment, à quelques exceptions près, des anses de huit de chiffre, et les anses se dirigent différemment suivant qu'elles sont superficielles ou profondes.

Elles se divisent en deux plans, un externe et un interne. Chacun de ces plans comprend trois groupes d'anses, séparé de l'autre par une couche centrale; ce qui fait sept groupes d'anses. Les première et septième sont faiblement développées et ont une direction plus ou moins horizontale ou verticale.

Les deuxième et sixième consistent en fibres plus fortes qui se croisent à angle aigu de manière à former une figure de huit allongé.

Les troisième et cinquième qui se présentent en faisceaux fortement aplatis, se croisent à angle obtus ou plus obliquement que dans une figure de huit aplati par le haut ou élargi latéralement. La dernière couche centrale a aussi la forme de huit de chiffre.

Les deux boucles se font autour du col de la vessie et de l'ouraque.

CHAPITRE II

EXPLORATION A L'ÉTAT SAIN.

Pour explorer la vessie, on peut se servir de tout instrument courbe ou coudé; cependant, en général, les sondes courbes sont mieux supportées à l'introduction que les sondes coudées qui distendent les parois du canal, ainsi que le montre la figure 21 dessinée d'après nature. Il faut donc se servir soit de la sonde de Caudmont, soit de celle de M. Félix Guyon pour l'exploration de la vessie à l'état sain : nous nous occuperons de la première à l'article *Lithotritie* : la deuxième, imitée de celle de Thompson, se compose d'un pavillon en forme de tambour et d'une tige métallique très-mince. Nous préférons celle de Caudmont, qui réunit les sensations sur les deux coquilles au lieu de les éparpiller sur toute la surface cylindrique du barillet.

Après avoir franchi le sphincter interne du col de la vessie avec le bec, on sent l'instrument devenir libre, mais le coude de la sonde est appuyé sur un plan résistant qui est le trigone. Dans une vessie saine, le bec de l'instrument doit, la tige restant dans l'axe du corps, être incliné à droite et à gauche, sans résistance sensible. Le frottement du bec de l'instrument contre les parois ne fait sentir aucune rugosité ou élévation ; on dirait qu'il glisse sur une surface unie. Les douleurs sont peu vives pour le malade, surtout si la vessie renferme beaucoup d'urine. Cette exploration de la vessie faite à l'état de plénitude, on la termine par celle à l'état de vacuité : pour cela, il suffit d'ouvrir le robinet de l'instrument ; le jet est lancé comme dans la miction ordinaire, il est plein, occupe toute l'ouverture du pavillon et s'arrête brusquement, quand il n'y a plus de liquide dans la cavité : à ce moment, il est impossible de faire manœuvrer la sonde : les parois vésicales sont venues la coiffer, les douleurs sont un peu plus vives, et la percussion au-dessus du pubis donne le son tympanique indiquant la vacuité vésicale.

CHAPITRE III

MALADIES ET MANUEL OPÉRATOIRE.

ARTICLE PREMIER

Anomalies.

L'anomalie la plus fréquente qui se présente surtout chez l'homme est un vice de conformation appelé *inversion congénitale* de cet organe.

Diagnostic. — Elle est facile à reconnaître. La moitié postérieure de la vessie remplace une portion de la paroi abdominale ; comme celle-ci est très-faible, le paquet intestinal appuie sur elle, la fait bomber et alors l'individu présente au-dessus du pubis une tumeur presque globuleuse qui a l'apparence d'un fongus et dont le volume varie depuis celui d'une noix jusqu'à celui du poing. La surface de cette tumeur est d'un rouge plus ou moins vif, enduite de mucosités, tantôt peu sensible, tantôt au contraire d'une grande sensibilité ; elle saigne facilement. On voit, dit Boyer, à sa partie inférieure deux petites ouvertures peu éloignées l'une de l'autre, et d'où l'urine suinte goutte à goutte, continuellement et involontairement. Un stylet boutonné, légèrement courbé, introduit dans ces ouvertures, peut pénétrer dans les uretères à la profondeur de 10 à 13 centimètres, sans faire souffrir le malade ou en n'excitant qu'une légère douleur vers les reins et le plus souvent du côté opposé à celui où le stylet est introduit. La tumeur n'est point réductible par le taxis. Elle adhère dans tout son contenu aux enveloppes du bas-ventre. Il y a toujours dans ces cas une difformité dans les organes de la génération.

Traitement. — On ne peut guérir ce vice organique.

La situation de ces malheureux est cependant plus que digne d'intérêt. Le traitement a été palliatif jusqu'à présent quoique des essais aient été faits pour amoindrir les accidents de cette difformité. Plusieurs chirurgiens ont inventé des espèces d'urinoirs qui conduisent l'urine et l'empêchent de mouiller les vêtements.

Jamain (1) a rapporté plusieurs essais qui n'ont pas réussi; aussi ne nous étendrons-nous pas sur ce traitement chirurgical; d'ailleurs il se résume dans deux procédés.

1° Soit à aviver les bords de la plaie et à les réunir par des sutures de manière à fermer la poche par devant, puis dilater la vessie au moyen d'une poche de baudruche introduite vide dans le réservoir et de la développer progressivement par l'insufflation.

2° Soit de faire la paroi antérieure au moyen d'un lambeau pris au scrotum (procédé de Roux (de Toulon), procédé de Nélaton). Il y a toujours à craindre la péritonite qui est la maladie à laquelle succombent les opérés.

Cependant, quand l'anomalie n'existe pas à un haut degré, de telle sorte qu'il n'y a qu'un orifice de la vessie au nombril ou un canal persistant de l'ouraque, on pourrait peut-être essayer d'oblitérer l'ouverture par une opération consistant en l'avivement suivi de suture. Peut-être en prenant les cas au début de la vie pourrait-on transformer la vessie entièrement ouverte ou une vessie ouverte seulement en bas, à la racine du pénis rudimentaire et atteint d'épispadias. Roser recommande un appareil composé d'une pelote creuse à laquelle s'adapterait un tube; la pelote devrait être maintenue en place par un ressort de bandage herniaire (2).

(1) Jamain, *De l'Exstrophie ou extroversion de la vessie*. Thèse. Paris, 1845.
(2) Thézet, *De l'Exstrophie de la vessie*. Thèse, 1872.

ARTICLE II

Lésions physiques.

I. — RUPTURES DE LA VESSIE.

Une vessie saine peut-elle se rompre par le seul fait de la distension excessive par le liquide; Cruveilhier ne le croit pas; d'un autre côté, l'anatomie pathologique rend compte des difficultés de cette rupture spontanée.

Quand il y a un rétrécissement qui diminue beaucoup la miction, cela a lieu généralement chez un homme jeune, et, dans ce cas, la vessie s'hypertrophie pour lutter contre cet obstacle, et cette augmentation de volume du pénis met à l'abri des ruptures spontanées.

Chez un vieillard, la difficulté de la miction a lieu généralement par suite d'engorgement sénil de la prostate, et dans ce cas la vessie, n'ayant plus de vitalité, se laisse distendre très-facilement et à un très-haut degré; peut-être dans ce dernier cas peut-il y avoir rupture par l'altération de l'organe.

Il faut donc pour qu'il y ait rupture de la vessie, coïncidence de deux circonstances, causes prédisposantes et causes déterminantes.

Ces causes prédisposantes sont la plénitude de la vessie, qui met dans ce cas l'organe au-dessus du pubis, en dehors de la cavité pelvienne, et fait correspondre la face postérieure avec l'angle sacro-vertébral qui est en saillie. De sorte que, soumis à un choc violent, le réservoir ne se trouve plus à l'abri, dans sa paroi antérieure, et sa paroi postérieure presse contre un angle. Lorsque la vessie a l'habitude d'être surdistendue, soit par paralysie, soit par rétention, la muqueuse fait hernie à travers les fibres musculaires enveloppantes, et alors ce sont autant de points faibles.

Ces ruptures qui sont en général traumatiques, siégent dans toutes les parties de la vessie; mais il faut observer que ce qui rend le traumatisme très-dangereux, c'est la péritonite consécutive à l'épanchement d'urine, péritonite plus fréquente dans les ruptures de la face postérieure.

Diagnostic. — Le diagnostic se base surtout ici sur les symptômes. Ceux-ci sont locaux et généraux. Parmi les symptômes locaux, il faut noter une douleur très-vive dans le bas-ventre ; elle gagne promptement tout le ventre ; les symptômes généraux sont ceux de l'infiltration urineuse.

Une sonde introduite n'amène pas d'urine.

Boyer regardait ces cas de ruptures de la vessie, soit spontanée, soit traumatique, comme toujours mortels ; Laugier était arrivé aux mêmes conclusions. M. Houel (1) cite deux cas de guérison.

Traitement. — Tant que l'urine ne s'est pas répandue d'une quantité très-considérable, il peut y avoir espoir d'enrayer la maladie par de larges incisions abdominales et une sonde à demeure ouverte. Mais il faut bien se rappeler que toutes les fois que l'infiltration urineuse gagne le bas-ventre, il est très-difficile de s'en rendre maître, même par de profondes incisions, l'urine s'insinuant rapidement et sourdement dans les mailles du tissu cellulaire très-lâche en cet endroit.

Voici un malade qui vient de tomber sans connaissance, son pouls est très-petit, sa respiration faible ; en revenant à lui, il raconte qu'il a ressenti une vive douleur à l'épigastre ou à l'hypogastre ; quelques heures après l'accident, le malade est pris de frissons, de sueurs ; il exhale une forte odeur urineuse, ses linges sentent l'urine ; la sonde introduite dans la vessie ne ramène que peu de liquide et, comme le dit Vidal, on est étonné de la facilité de l'introduction de l'instrument, ce qui tient à ce que le col de l'organe peut être impunément irrité, les contractions de l'organe ne pouvant plus réagir sur l'instrument par suite de la plus ou moins large déchirure de la vessie.

____

(1) Houel, *Des plaies et ruptures de la vessie.* 1857.

Cependant quelquefois l'introduction de l'instrument est difficile par suite d'un rétrécissement ou de l'engorgement sénil de la prostate. A la fin du jour se déclarent les rapports, les hoquets, les vomissements, le ventre se ballonne.

Faut-il rester stationnaire? Non.

Le premier soin du chirurgien doit être d'introduire une sonde dans la vessie en vainquant, comme nous l'avons vu, les obstacles qui peuvent se présenter. Je ne suis pas de l'avis de Denonvilliers, de faire des injections d'eau tiède pour débarrasser la sonde des caillots qui l'obstruent. La raison est facile à comprendre. Il faut essayer d'arriver à ce résultat, au moyen de mandrins. On peut faire de larges incisions abdominales pour donner issue à l'urine; des cataplasmes froids, de la glace, sont placés sur le ventre; on peut essayer des purgatifs, en un mot le traitement local de l'infiltration urineuse, et le traitement général de la péritonite.

Les malades meurent généralement du sixième au huitième jour.

II. — CELLULES DE LA VESSIE.

Les cellules de la vessie constituent une cause morbide prédisposante aux ruptures de la vessie et on peut même les considérer comme une plaie intime pour ainsi dire, puisqu'elle écarte les fibres musculaires qui forment les parois. Civiale les a beaucoup étudiées au point de vue de leurs causes.

Diagnostic. — Les moyens dont l'art dispose comme diagnostic, dit Civiale, ne procurent dans beaucoup de cas que des notions insuffisantes. La situation des cellules vésicales les place trop souvent hors de la portée de nos moyens d'exploration; toutes les fois qu'elles occupent la face postérieure de la vessie, il est presque impossible de les reconnaître sur le vivant.

Tout ce qu'on a pu faire généralement jusqu'ici, c'est de les soupçonner; à leur début elles passent inaperçues;

les envies fréquentes d'uriner peuvent être dues à d'autres causes; un signe meilleur, ce sont les bouclures senties par la palpation.

Toutes les fois que j'ai lieu de soupçonner l'existence d'une vessie à cellules, je procède de la manière suivante: il ne s'agit que des cas dans lesquels l'organe ne renferme pas de calculs (Civiale):

« Après avoir exploré l'abdomen et le rectum avec soin, j'introduis une sonde dans la vessie, et je laisse couler toute l'urine qu'elle contient. L'instrument étant maintenu, je l'enfonce et le retire successivement d'une petite quantité. Le malade est engagé à faire de légers mouvements d'inclinaison à droite et à gauche; si un peu de liquide s'échappe, je sollicite le malade à pousser, je comprime sur l'hypogastre et je note avec soin s'il coule encore de l'urine. Je cesse la pression, pour recommencer un instant après, et remarquer encore si j'obtiens une nouvelle quantité de liquide. Cela fait, j'injecte dans la vessie assez d'eau pour la remplir, jusqu'à ce que le malade éprouve un fort besoin d'uriner; puis, au moment où le liquide s'écoule, je répète les manœuvres ci-dessus. Si le même résultat a lieu un certain nombre de fois, c'est-à-dire, si en procédant comme je viens de le dire, l'urine ou l'injection s'écoule, à de courts intervalles, par de petites portions, par jets interrompus, je suis porté à croire qu'il existe des cellules, puisque dans l'état normal, et quand la cavité vésicale est régulière, tout ce qu'elle contient s'échappe par la sonde sans discontinuer, surtout lorsque l'on comprime l'hypogastre, et qu'on engage le malade à faire effort comme s'il devait aller à la selle. Je suppose qu'on n'a pas découvert de tumeur extérieure à la vessie, car la présence d'un gonflement, d'une saillie ou d'une bouclure de ce genre qui s'affaissent par l'écoulement de l'urine et que l'injection fait reparaître, convertit presque toujours la conjecture en certitude. »

Traitement. — Le traitement consistera:

1° A détruire les obstacles qui rendent la miction difficile.

2° Dès que l'urèthre est libre, à aider la vessie à se débarrasser de son contenu et à faciliter l'expulsion du dépôt lithique, muqueux ou purulent formé dans les cellules, d'où sondages, injections aidées de compressions exercées sur les parois abdominales; il faut varier les positions du sujet, varier et multiplier les pressions sur l'hypogastre, et sur les flancs engager le malade à faire des efforts d'expulsion, enfoncer, retirer la sonde, la laisser en place quelques minutes, au bout desquelles on voit quelquefois l'urine recommencer à couler. Quelquefois l'usage d'une ceinture abdominale peut être utile. La ponction des cellules ne doit pas être faite, c'est un mauvais procédé qui expose aux mêmes accidents que ceux de la rupture, excepté toutefois avec le trocart capillaire de Dieulafoy, mais il faut être bien sûr de son diagnostic.

III. — PLAIES DE LA VESSIE.

Les plaies peuvent être dues à des causes extérieures ou des causes internes. Ces dernières sont produites par un corps introduit dans la cavité vésicale, soit dans un but chirurgical, soit dans un but inavouable. J'ai cité déjà des cas de perforation avec une sonde, et j'ai recommandé à ce sujet de ne jamais sonder un malade sans avoir percuté la vessie. M. Caudmont en a rapporté un cas cité par Aug. Bérard.

Quant aux corps étrangers introduits, ils ne produisent plaie que lorsqu'ils sont pointus; généralement ces corps se recouvrent vite de croûtes phosphatiques par suite de l'inflammation consécutive de la muqueuse vésicale. M. Caudmont (1) a rapporté un exemple intéressant de quatre plaies faites par un porte-plume. M. Mercier (2) a rapporté la même observation, et ajoute qu'il eût mieux valu recourir à la taille hypogastrique; j'en fis part à M. Caudmont (3) qui me répondit que le malade était

(1) Caudmont, *Bulletins de la société anatomique.*
(2) Mercier, *Traitement préservatif de la pierre.* Paris, 1872, page 177.
(3) Caudmont, Communication orale.

mort par imprudence. Il allait bien, mais il fit une promenade en voiture au Jardin des Plantes, et la partie du porte-plume qui était restée frottant contre la vessie, amena la perforation du réservoir urinaire avec abcès périvésical et infiltration d'urine dans le petit bassin ; je conserve d'ailleurs le calcul dans ma collection et le montre dans mes cours à l'École pratique comme exemple de corps étranger introduit dans la vessie.

M. Mercier cite un autre cas où le malade mourut par suite d'imprudence.

Les instruments au lieu de pénétrer par les voies naturelles peuvent pénétrer par le rectum ou le vagin. Nous ne parlerons pas des plaies faites dans un but thérapeutique ; telles sont les différentes espèces de taille, et la ponction de la vessie.

Les calculs ne produisent généralement pas de plaies par eux-mêmes, mais ils donnent lieu à une cystite chronique et même à la gangrène de la vessie, gangrène qui peut être localisée ou générale, plus ou moins profonde, et consécutivement à cette affection, une infection urineuse.

A l'exemple de M. Houel, nous diviserons les plaies en trois variétés (1) :

1° La plaie peut intéresser seulement une des parois de la vessie et être simple et unique.

2° La vessie peut être perforée de part en part, et avoir deux plaies placées sur des points opposés.

3° Simple ou double, la plaie peut être compliquée des lésions des parois de la vessie, des parties voisines, ou contenir un corps étranger.

Il est évident que les plaies de la vessie offrent une importance tout à fait différente suivant qu'elles intéressent ou n'intéressent pas la péritoine. Aussi la plénitude de l'organe, en l'exposant aux blessures, en diminue aussi la gravité, en éloignant le péritoine. Dans le cas où l'urine se déverse dans la cavité péritonéale, il en résulte

(1) Houel, ouvrage cité.

une péritonite très-aiguë à symptômes d'une très-grande violence.

Lorsque l'ouverture de la vessie s'accompagne d'une large plaie cutanée qui permet le libre écoulement de l'urine au dehors, le cas est moins grave, surtout si les ouvertures sont parallèles. Ces plaies peuvent être dues, soit à une arme piquante ou tranchante, soit à un projectile, soit à un écrasement des os du bassin.

Il ne faut pas oublier que si le péritoine varie comme étendue dans la partie antérieure de la vessie, il est fixe à la partie postérieure par suite de l'aponévrose prostato-péritonéale.

Hippocrate regardait les plaies de la vessie comme mortelles ; Larrey a dit que tous les blessés à la vessie, sont morts dans les quarante-huit heures des effets de l'inflammation ou de la gangrène.

Il est facile de se rendre compte de la vérité de ce triste pronostic, quand on verra qu'il y a toujours ou infiltration d'urine dans le tissu cellulaire, ou infiltration d'urine dans le péritoine. Quelquefois et même souvent les deux réunies.

Généralement les plaies par armes à feu, amènent des eschares qui, suivant Vidal, donnent à ces plaies moins de gravité qu'à celles produites par les armes blanches ou les incisions.

Traitement. — Le traitement est exactement le même que celui employé après les opérations de taille, avec cette différence qu'il faut adopter les procédés au genre de blessure et à sa situation.

La sonde à demeure devra être placée immédiatement pour éviter l'infiltration d'urine et l'hémorrhagie ; les accidents locaux et généraux seront combattus :

1° Par la saignée en rapport avec l'intensité des symptômes ;

2° Par les bains, les cataplasmes, les ventouses ;

3° Par des purgatifs.

Si la plaie est postérieure, on peut éviter l'infiltration en faisant tenir constamment le blessé couché sur le ventre.

Si une rupture se trouve immédiatement derrière le
pubis, ou bien si une balle a blessé le col de la vessie, on
peut quelquefois écarter le danger en faisant des incisions
au-dessus du pubis ou au périnée.

En résumé, nous pouvons dire que, malheureusement
dans la généralité des cas, le rôle du chirurgien est bien
limité.

IV. — CORPS ÉTRANGERS.

Les corps étrangers peuvent être de formation interne,
ou avoir été introduits par l'urèthre ou par une voie suite
de traumatisme. Les premiers, qui sont constitués par les
calculs vésicaux, nous occuperont d'abord.

1° *Calculs vésicaux.*

ORIGINE ET FORMATION. — De nombreuses théories sur
sur l'origine des calculs ont été données demandant de
nombreuses considérations pour les combattre ou les
accepter. Ce dont nous avons surtout à nous occuper
ici, c'est, le calcul étant formé, de savoir reconnaître sa
présence, sa nature, son volume, etc.

Les calculs peuvent être divisés d'abord en deux grandes classes :

1° Les *calculs primaires*, c'est-à-dire qui, une fois formés
dans le rein, arrivent dans une vessie saine, s'y développent et occasionnent par leur présence un état morbide
de cet organe, tels sont les calculs d'acide urique, etc. ;

2° Les *calculs secondaires*, c'est-à-dire ceux qui se développent sous l'influence d'une décomposition de l'urine
dans la vessie, comme les calculs de phosphate de chaux,
de phosphates ammoniaco-magnésien.

Est-ce à dire que, dans la pratique, cette division très-
tranchée se rencontre toujours ? C'est, au contraire le
cas le plus rare : presque jamais un calcul n'est composé
d'une seule et même matière.

En effet un calcul se forme généralement de la manière suivante :

Le malade rend pendant longtemps de la gravelle, puis un jour, un grain s'arrête dans les calices ou le bassinet, il s'augmente peu à peu, produit une colique néphrétique en traversant l'uretère et tombe dans la vessie ; là, faisant l'office du fil dans la formation du sucre candi, il s'augmente par l'agglomération des cristaux d'acide urique : tant que la vessie n'est pas enflammée par le contact de ce corps étranger, il n'y a que des cristaux d'acide urique agglomérés ; mais bientôt la vessie s'irrite, l'urine se décompose vite au contact de la muqueuse enflammée, l'urée se transforme en carbonate d'ammoniaque, et le liquide devenant alcalin laisse déposer les phosphates qui forment une croûte sur le calcul formé, c'est généralement dans ces conditions que l'on extrait les calculs d'acide urique d'une vessie enflammée.

D'un autre côté, il peut se faire que la muqueuse revenant pendant quelque temps à des conditions plus saines, ou l'acide urique augmentant dans les urines, il se dépose de nouveau des cristaux d'acide urique, on a ainsi alternativement des couches d'acide urique et de phosphates.

On voit donc que si les calculs n'étaient formés que par la précipitation de sels que l'urine ne peut tenir en dissolution, il serait facile de se rendre maître de leur formation en agissant sur l'urine elle-même ; mais il peut se former des calculs avec une urine normale, il faut alors chercher la tendance aux affections calculeuses dans des transformations chimiques entravées par des modifications dans les fonctions digestives, dans les sécrétions de la peau.

Nous avons vu qu'il y a des calculs de formation secondaire, c'est-à-dire dus à une précipitation anormale de sels tenus ordinairement en solution dans l'urine, et qui par suite de l'alcalinité de cette dernière se déposent et forment le calcul. On les rencontre surtout chez les vieillards.

DIVISION DES CALCULS. — Quoique formés généralement d'un grand nombre d'éléments différents, il y en a toujours un qui domine et c'est celui-là même qui donne son nom au calcul.

En outre des sels, les calculs contiennent une matière organique qui agglutine les particules, elle est plus ou moins considérable pour chaque calcul.

Enfin nous dirons que les calculs peuvent encore être formés de substances qui n'existent pas dans l'urine normale, *oxalate de chaux, cystine*, etc.

La division à faire parmi les calculs ne doit pas être la même suivant qu'on veut les étudier chimiquement, ou au point de vue de l'opération.

Pour l'analyse chimique, ils seront classés suivant la proportion relative de matières organiques qu'ils contiennent :

1° *Calculs combustibles*. — Acide urique, urate d'ammoniaque, de soude, de chaux et de magnésie et les rares calculs xanthiques, fibrineux et sanguins et ceux à base de cystine ;

2° *Calculs incombustibles*. — Oxalate de chaux, phosphate de chaux.

Je crois utile de donner ici un tableau résumant l'analyse chimique des calculs (1) ; il est très-souvent nécessaire pour le praticien de savoir au juste à quelle espèce de calcul il a affaire.

(1) Delefosse, *Procédés pratiques pour l'analyse des urines, des dépôts et des calculs urinaires*, 2ᵉ édition. Paris, 1877.

TABLEAU.

RÉSUMÉ DE L'ANALYSE D'UN CALCUL

RÉDUIRE UN PETIT FRAGMENT EN POUDRE TRÈS-FINE, LE PLACER SUR UNE LAME DE PLATINE, CHAUFFER

1° Il y a flamme.
— Soluble dans l'éther. { Matières grasses. / Cholestérine.
— Soluble dans l'ammoniaque. — Odeur nauséabonde. — Flamme vert bleuâtre. Se reformant après l'évaporation de la solution en belles lames hexagonales. } *Cystine.*

2° Il n'y a pas de flamme :

Pas de résidu après calcination.
— Réaction de la murexide.
  - Pas de dégagement d'ammoniaque. | *Acide urique.*
  - Dégagement d'ammoniaque. | *Urate d'ammoniaque.*
— Pas de réaction de la murexide.
  - Insoluble dans le carbonate de potasse. | *Xanthine.*
  - Soluble dans la potasse caustique. — Odeur de corne brûlée. | *Fibrine.*
  - Précipité par le cyanoferrure de potassium.

Résidu après calcination.

Faible. — Réaction de la murexide. — Urates. — Rechercher les bases.
  - Soude. { Laisse une trace de matière fondue sur la lame.
  - Chaux. { Dissous dans un acide et traité par l'oxalate d'ammoniaque, donne des cristaux d'oxalate de chaux. / Se dissout avec effervescence dans l'acide sulfurique.
  - Magnésie. { Donne un précipité de phosphate ammoniaco-magnésien, avec le phosphate de soude ammoniacal.

Considérable.
— Effervescence avec une goutte d'acide ajoutée au résidu. — Insoluble dans l'acide acétique. | *Oxalate de chaux.*
— Pas d'effervescence. — Le résidu est dilué dans un acide et traité par l'ammoniaque.
  - Précipité de granules amorphes. | *Phosphate de chaux.* { La chaux se reconnaît à ce que, diluée dans un acide et traitée par l'oxalate d'ammoniaque, elle donne un précipité d'oxalate de chaux.
  - Précipité de cristaux en forme de cercueil. | *Phosphates ammoniaco-magnésien.*

Si le calcul est formé de carbonate de chaux, on a l'effervescence avec une goutte d'acide avant de soumettre à la chaleur, ce qui indique la présence de l'acide carbonique. La chaux se reconnaît comme précédemment.

Les calculs, au point de vue chirurgical, doivent être étudiés autrement ; on doit s'occuper de leur dureté, de leur volume, de leur nombre, etc.

1° *Calculs d'acide urique.* — La plus grande partie des calculs que l'on rencontre sont composés d'acide urique : ils se forment généralement dans les reins, occasionnent de vives douleurs dans cette région ; ils peuvent rester dans cet organe et alors prennent la forme en polypes de corail ; dans le plus grand nombre des cas, ils arrivent dans la vessie : là, ou ils sont expulsés, ou au contraire, ils demeurent et augmentent progressivement de volume. — Ils sont généralement de forme ovale, aplatis sur les deux faces ils ressemblent souvent à des galets : le noyau peut être formé de mucus, de sang, d'oxalate de chaux. Les couches successives sont concentriques comme celles d'un oignon, leur surface est lisse, rarement mamelonnée, ils ont une couleur qui varie du brun au blanc sale, il ne faut pas oublier que l'acide urique pur est blanc : ils sont le plus souvent durs et compactes ; quand on les brise, ils se divisent en petits fragments anguleux ; il est généralement unique.

Nous avons vu que les calculs d'acide urique sont quelquefois recouverts d'une couche phosphatique.

2° *Calculs composés d'urates.* — Ces calculs sont ordinairement formés d'urate de soude, d'ammoniaque et de chaux. Le docteur Prout dit qu'on les rencontre souvent chez les enfants.

3° *Calculs de cystine.* — Cette espèce est d'une couleur d'un vert pâle ; sa surface est lisse, et rien dans sa structure ne démontre l'existence de couches concentriques ; les fragments sont luisants et demi-transparents.

4° *Calculs d'oxalate de chaux.* — D'après Beale (1), ils ont pour origine de petits cristaux en sablier formés dans le rein et qui plus tard se groupent, forment ainsi des concrétions que vient recouvrir la matière cristalline. — Ces petits calculs, avant de former des calculs muraux,

---

(1) Béale, *De l'urine, des dépôts urinaires et des calculs.* Paris, 1865.

restent longtemps dans le rein ; ils y sont ordinairement très-nombreux, et s'échappent un à un par les uretères ; une fois dans la vessie, ils peuvent se recouvrir ou d'oxalate de chaux ou d'acide urique ou de phosphates. — La surface du calcul formé d'oxalate de chaux est mamelonnée ; cependant il y en a de lisses ; la couleur varie du brun pâle au brun-rouge foncé ; ils sont durs, pesants et peuvent acquérir un volume considérable.

5° *Calculs de phosphate de chaux et de phosphates ammoniaco-magnésien.* — D'après les remarques de Prout, les phosphates recouvrent très-souvent d'autres couches calculeuses, tandis qu'il est très-rare que l'acide urique, les urates ou l'oxalate de chaux, soient déposés sur les phosphates.

Les calculs formés de phosphates ammoniaco-magnésien ont une structure très-poreuse ; ils sont légers, très-blancs et se laissent facilement écraser sous le doigt ; leur surface est rugueuse.

A côté de ces calculs libres ou enchatonnés dans les parois vésicales, il faut classer des plaques calcaires qui s'incrustent sur la muqueuse ou sur des fongosités ; ce sont généralement des plaques phosphatiques.

NOMBRE. — La vessie ne renferme généralement qu'un calcul, mais il n'est pas rare d'en rencontrer deux et même trois ; au delà de ce chiffre, l'exception est la règle ; d'ailleurs quand on dépasse le chiffre 4, on trouve de suite des chiffres beaucoup plus élevés : 200, 300 ; rarement dans ce cas, il y en a de volumineux.

Chez les enfants, la pierre est généralement unique.

FORME. — La forme est très-variable ; celle des calculs rénaux représente une partie centrale avec des excroissances ; celle des calculs vésicaux est ovale, quelquefois presque ronde ; très-souvent le calcul prend la forme de la partie vésicale où il séjourne ; au bas-fond de la vessie : derrière une tumeur prostatique : au col de la vessie : la moitié dans la cavité vésicale, l'autre dans la portion prostatique.

SURFACE. — La surface est généralement polie, lisse

comme les pierres d'acide urique ; d'autres sont raboteu-
ses, garnies de petites aspérités comme les calculs muraux ou d'oxalate de chaux ; généralement lorsqu'il y a
plusieurs calculs dans la vessie, ils sont taillés à facettes
ou complétement ronds.

Volume. — Le volume des calculs varie aussi considérablement ; aussi a-t-on cherché des points de comparaison faciles à retirer. On dit qu'un calcul est gros comme
un grain de millet, un pois, une olive, un œuf de pigeon,
de poule, une noix, le poing.

Il ne faut pas oublier que très-souvent la vessie se ra-
cornit sous l'influence du calcul et que dire de ce dernier
qu'il remplissait la vessie ne donne pas une idée suffisante de son volume.

Le volume n'est pas toujours en rapport avec la dureté
de la pierre : il y a des pierres très-volumineuses qui sont
très-friables ; d'autres de grosseur moyenne et qui sont
excessivement dures.

La dureté, le volume, la composition et le nombre : tels
sont les principaux caractères du calcul que le chirurgien
doit chercher à connaître.

Nous verrons dans le choix de la méthode de traitement les altérations produites par le calcul sur les organes urinaires.

Diagnostic de la pierre. — Y a-t-il un signe pathognomonique de la pierre ? Malheureusement non : ici, comme
dans toutes les affections des voies urinaires, le diagnostic
ne peut s'appuyer que sur un faisceau de symptômes qui
ont une plus ou moins grande valeur ; et cependant il serait si important de reconnaître la pierre au début qu'il
ne faut rien négliger pour affirmer la présence du calcul
le plustôt possible. Quand on ne connaissait que la taille
comme remède à l'affection calculeuse chez l'homme,
peu importait de reconnaître le corps étranger à son début : il valait même mieux, pour le trouver plus facilement avec les tenettes, qu'il fût d'un certain volume.

Depuis l'invention de lithotritie, il y a au contraire tout
intérêt à découvrir le calcul le plus tôt possible ; car le

malade peut être débarrassé en une séance, sans danger, ni accident consécutif. Tous nos efforts doivent donc tendre à découvrir la pierre presque à sa formation.

Le diagnostic s'appuiera :

1° Sur les *antécédents;*

2° Sur les *symptômes actuels;*

3° Sur l'*exploration directe.*

1° ANTÉCÉDENTS. — *Age.* — L'âge joue un rôle dans le diagnostic des affections calculeuses. Les enfants sont sujets à la pierre, surtout les enfants pauvres, scrofuleux et rachitiques. Chez les personnes adultes, les riches sont plus sujets que les pauvres à cette affection. Thompson (1), contrairement aux faits admis, nie la plus grande fréquence de la pierrre chez l'enfant que chez l'adulte; il s'appuie sur des statistiques où il fait entrer en ligne de compte le chiffre proportionnel de la population aux différents âges.

En dehors des enfants, l'âge adulte qui est le plus propice à la formation des calculs, se trouve de cinquante à soixante-cinq, soixante-dix ans (50 à 65, 70).

« Je ne connais pas, dit Thompson, d'affection dont les relations avec les différentes couches sociales soient plus tranchées ni plus curieuses. La pierre est relativement si fréquente chez les enfants pauvres qu'à « *Guy's Hopital,* » placé au centre d'un quartier populeux, dont les habitants sont les plus mal nourris de la ville, une bonne moitié des cas de pierre s'observe chez les enfants; tandis qu'on a bien rarement l'occasion de pratiquer l'opération de la pierre chez les enfants de la classe moyenne ou des classes élevées. Néanmoins, dans les classes nécessiteuses, l'affection qui nous occupe, n'apparaît que rarement à l'autre extrémité de la vie, et nous ne comptons à Londres que très-peu d'ouvriers âgés qui en soient atteints. Par contre, les classes aisées et bien nourries, généralement épargnées pendant l'enfance, fournissent dans l'âge avancé un plus fort contingent. »

(1) Thompson, *Traité des maladies des voies urinaires.* Paris, 1874.

M. Mercier, qui s'est longuement occupé de cette question d'étiologie (1), donne la plus grande part aux dyspepsies, aux habitudes qui troublent les digestions, aux professions qui exigent de grandes tensions d'esprit. « Les savants, les artistes, les prêtres, les jurisconsultes, les notaires, apportent un fort contingent aux statistiques de la pierre. Si nous descendons dans l'échelle sociale, nous verrons que les plus sujets à la pierre sont aussi les hommes à professions sédentaires, les cordonniers, les tailleurs, etc. »

Ce qui fait que la femme, qui est plus sédentaire que l'homme, n'a pas souvent la pierre, c'est qu'elle la rend plus facilement lorsqu'elle est encore à l'état de gravier, par suite de la brièveté de son canal.

L'hérédité joue aussi un rôle dans ces circonstances.

A l'exemple de M. Mercier, je regarde la dyspepsie comme une des causes les plus ordinaires de la pierre de formation primaire.

Les concrétions de formation secondaire sont dues généralement à des affections vésicales et se rencontrent surtout chez les vieillards, qui ont en outre souvent des néphrites chroniques ou autres maladies rénales tendant à rendre l'urine alcaline.

2° SYMPTOMES ACTUELS. — Quand un malade se présente dans votre cabinet avec des indices de la pierre ou qui vous font soupçonner la pierre, il faut d'abord s'assurer, comme nous venons de le dire, s'il ne compte pas dans sa famille des parents goutteux, s'il a des digestions difficiles, quelles sont ses occupations ordinaires, quel genre de nourriture il a.

Puis s'il a déjà eu des crises néphrétiques, et enfin s'il a déjà rendu quelques calculs.

Avant d'entrer dans l'étude des symptômes qui nous permettent de croire à une affection calculeuse, disons qu'il n'y a pas de signe pathognomonique de la présence de la pierre dans la vessie ; il y en a un grand nombre,

(1) Mercier, *Traitement de la gravelle*. Paris, 1874.

mais pas un seul n'est constant ; au premier abord, cela paraît invraisemblable qu'un corps étranger dans la vessie ne signale pas sa présence par des symptômes faciles à reconnaître. Cependant, il est parfaitement admis actuellement qu'un homme peut avoir un calcul dans la vessie, même volumineux, sans s'en apercevoir.

D'un autre côté, c'est dans la première période de la formation de la pierre, qu'il serait utile d'avoir des signes certains, et très-souvent malheureusement ils sont très-incertains et très-irréguliers à ce moment. Sous l'influence d'un régime approprié ou même sans cause appréciable, survient un calme trompeur qui éloigne l'idée de la pierre.

Les principaux symptômes sont :

1° La *douleur* ;

2° L'*hémorrhagie* ;

3° Les *troubles de la miction* ;

4° L'*état de la verge*.

1° *Douleur*. — La douleur provoquée par la pierre réside souvent au col de la vessie, s'irradiant au-dessus du pubis ; cependant une douleur reflexe se fait sentir à l'extrémité de la verge ; les anciens chirurgiens regardaient cette sensation au gland comme un indice suffisant pour pratiquer la taille ; nous avons vu que la contracture du col et la prostatite chronique donnaient quelquefois lieu à la même sensation. Une douleur sourde existe au périnée, principalement chez les vieillards.

Le genre de douleurs n'est pas toujours le même : tantôt ce sont des épreintes vives, intolérables ; tantôt des chatouillements, des picotements, des sensations de brûlure. Cette douleur est généralement plus forte après un exercice, une marche, un séjour prolongé en voiture, une promenade à cheval. Après la miction, elle est aussi très-considérable ; les parois vésicales viennent s'appliquer directement sur le calcul, le coiffent, et le pressent sur l'orifice vésical.

Ajoutons, d'après Civiale, des douleurs reflexes dans

les membres; elles affectent la forme périodique des crises vésicales.

Un phénomène bizarre et encore inexpliqué, c'est la cessation de ces douleurs pendant quelquefois de longues années; cette cessation peut avoir lieu à la suite d'un repos prolongé ou même d'un simple cathétérisme. On peut l'expliquer chez les vieillards, le calcul pouvant se loger dans le bas-fond de la vessie ou entre un lobe de la prostate faisant saillie dans le réservoir et une paroi vésicale; mais chez l'adulte, c'est plus difficile. Faut-il accepter l'interprétation de la diminution des contractions du réservoir urinaire; tout ce que l'on peut dire à ce sujet, c'est qu'en effet, il y a quelques vessies paresseuses, qui ne se vidant pas complétement empêchent le contact direct du calcul avec la muqueuse.

M. Mercier dit avec juste raison que si les pierres phosphatiques occasionnent plus de douleurs, c'est qu'elles sont généralement accompagnées d'un état très-fâcheux de la membrane muqueuse.

En résumé, au point de vue douleur, nous dirons que, lorsqu'un malade est atteint d'une affection calculeuse, la douleur provoquée est irrégulière comme force, augmentée par la marche, etc., se fait sentir surtout après la miction, au niveau du gland; si la pierre touche continuellement l'orifice vésical, la douleur est permanente; mais si elle augmente après l'expulsion des urines seulement, ce signe est un des plus certains de l'existence de la pierre. Les pierreux ne souffrent pas ou presque point, tant que la pierre ne s'avance pas en urinant jusqu'au méat interne de l'urèthre. Observons enfin que les petites pierres font souvent plus souffrir que les grosses.

2° *Hémorrhagie.* — Les hématuries manquent souvent et quand elles existent, elles peuvent être dues, même après un exercice, à d'autres causes (cystite, prostatite, etc); elles se présentent généralement, soit à la fin de la miction, soit après une course ou un exercice qui a pu faire remuer le calcul; il peut y avoir du sang pur.

« L'hématurie paraît coïncider souvent, dit Dolbeau, avec certaines époques de l'année » ; ainsi beaucoup d'individus qui ont la pierre pissent du sang vers le printemps.

Un chirurgien de Londres rapporte qu'il soupçonna la pierre chez un malade, ayant rencontré des globules sanguins dans son urine examinée au microscope ; c'est, je crois, pousser un peu loin la déduction.

3° *Troubles de la miction*. — La miction est généralement peu régulière ; les envies d'uriner deviennent de plus en plus fréquentes ; quelquefois le jet s'arrête brusquement pour reprendre après.

4° *État de la verge ; l'urine*. — Chez les calculeux, la verge est généralement volumineuse, presque toujours dans un état de demi-érection ; elle a subi une élongation quelquefois considérable.

L'urine renferme souvent du muco-pus ; elle est quelquefois très-claire.

Un fait qui m'a souvent frappé, mais que je n'ai pu expliquer, est celui-ci : un malade rend beaucoup d'acide urique ; un jour cette émission cesse, et naturellement c'est une raison de croire à l'existence d'un calcul ; mais ce calcul met généralement trois, quatre et même six ans à se former, et atteindre la grosseur d'un œuf de poule ; or, si l'on avait calculé la quantité d'acide urique rendu antérieurement, on verrait que si le calcul, faisant l'office du fil dans la cristallisation du sucre candi, absorbait tout cet acide urique, il obtiendrait le même volume en dix mois au maximum ; il est donc constant que sous l'influence du calcul, souvent la production de l'acide urique est diminuée. Pourquoi? faut-il attribuer cette diminution à une modification dans la sécrétion rénale sous l'influence de la pierre dans la vessie ?

Nous voyons que tous ces signes isolés donnent peu de résultats satisfaisants ; il faut les grouper, et encore n'existent-ils pas tous suivant les âges.

Chez l'enfant, l'hématurie manque ; le développement du pénis, du prépuce, la rougeur du méat, les douleurs en urinant, les contorsions vraiment caractéristiques, mettent sur la voie à cet âge.

Chez l'adulte, les symptômes sont plus sensibles; cependant ils peuvent être confondus avec ceux des blennorrhagies, des rétrécissements, des prostatites chroniques, des contractures du col de la vessie.

Chez les vieillards, le diagnostic devient plus difficile, non-seulement au point de vue des symptômes, mais aussi, comme nous allons le voir, au point de vue de l'exploration; ici tous les symptômes se croisent; on a souvent affaire à plusieurs maladies à la fois.

Enfin aux symptômes locaux se joint un état général particulier dû à l'influence du calcul sur les reins: de l'inappétence, du dégoût pour la viande, la langue sèche et sale, le pouls intermittent, un affaiblissement général, le moral très-faible et très-souvent un dégoût profond pour la vie de relation.

M. Caudmont conseille les eaux de Contrexéville pour s'assurer de la présence d'un calcul. Lorsqu'il existe un calcul dans la vessie, dit-il, les eaux de Contrexéville donnent lieu, au bout de trois ou quatre jours, à des accidents douloureux qui mettent sur la voie du diagnostic; je rejette les eaux de Vichy, qui, dans ce cas, calment les douleurs et pourront faire croire à la non-existence d'un calcul.

3° EXPLORATION DIRECTE. — L'exploration est la meilleure méthode de diagnostic de l'affection calculeuse, mais elle n'est pas infaillible.

Toutes les fois que l'on cherche dans la vessie avec une sonde exploratrice et que le résultat a été nul, on ne peut affirmer qu'il n'y a pas de pierre, mais seulement une forte présomption.

D'un autre côté, on croit quelquefois trouver une pierre là où il n'y en a pas : j'ai vu, avec M. Caudmont, un malade qui avait été opéré par la taille pour un calcul qui n'existait pas : l'exploration montrait que l'on pouvait s'être trompé, car il existait exactement les sensations que fournit l'instrument au contact d'une pierre et ce n'était qu'une colonne charnue. Le point est encore bien plus délicat quand l'on a à diagnostiquer une pierre d'un encroûtement calcaire, ou qu'il faut découvrir une pierre enchatonnée.

Je ne saurais trop engager les élèves à s'exercer sur le cadavre pour bien avoir dans les doigts et dans les oreilles les sensations et les sons fournis par l'instrument choquant le calcul.

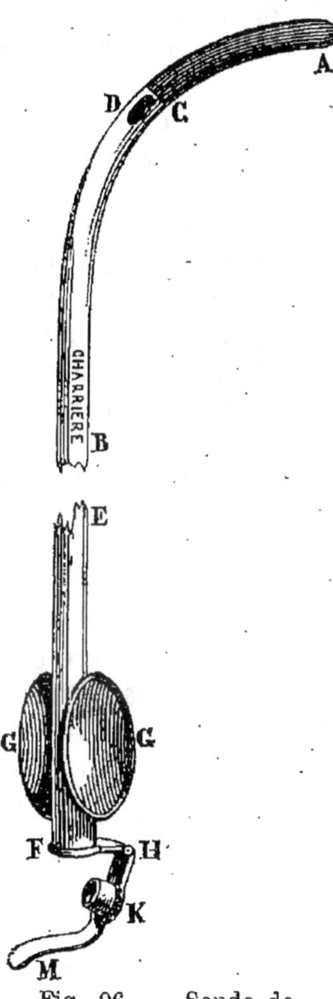

Fig. 96. — Sonde de Caudmont.

Quel instrument faut-il employer ? — Un instrument métallique quelconque peut servir pour cette exploration : la sonde de trousse, la sonde à béquille de Mercier, l'explorateur de Thompson, la sonde de Caudmont, peuvent être employés. — C'est ce dernier instrument que je préfère. M. Félix Guyon se sert de l'instrument de Thompson : la sonde de trousse a le bec trop long, ce qui gêne beaucoup ses mouvements dans la vessie : la sonde de Mercier a une introduction très-douloureuse. La sonde de M. Caudmont est une sonde en argent à courbure comprise dans un angle droit, elle est très-légère, du calibre n° 13 (fig. 96); le bec est formé d'un morceau d'acier plein d'une longueur de 2 cent. $^1/_2$, ce qui donne un son plus net; le pavillon est muni de deux coquilles pour placer le pouce et l'index ; il est fermé par un bouchon métallique, attaché au moyen d'une charnière : ce système d'occlusion offre un inconvénient : quand l'instrument est un peu vieux, la charnière n'est plus très-solide et, en faisant aller l'instrument à droite et à gauche, on obtient un petit cliquetis qui peut induire le chirurgien en erreur. M. Mathieu a paré à cet inconvénient par un robinet très-facile à manœuvrer, il rend peut-être l'instrument trop lourd, et il faut qu'il soit très-léger; son introduction dans la vessie se fait comme celle de la sonde courbe ordinaire.

La sonde de Thompson est à bec court renflé à l'extrémité et à brusque et petite courbure ; la tige est munie d'un curseur, la poignée cylindrique, qui est semblable à celle de son lithotriteur, donne, d'après l'auteur, de grandes commodités pour la manœuvre : « elle permet d'imprimer à l'instrument des mouvements de rotation sur son axe, soit à droite, soit à gauche, soit même en bas, et cela avec beaucoup plus de facilité que ne le comporte le manche plat ordinaire. » J'avoue que pour ma part, il m'est impossible de faire une différence appréciable entre cette sonde et celle dont je me sers habituellement.

Le lithotriteur est aussi un excellent moyen de diagnostic et de recherches, surtout à la fin de la lithotritie quand on veut constater la disparition complète du calcul, ou confirmer les résultats d'une première exploration : l'instrument légèrement ouvert dans la vessie offre deux becs explorateurs au lieu d'un.

D'après les renseignements que le malade vous donne, vous croyez à une pierre ; faut-il faire de suite l'exploration ? C'est une question très-importante, car une exploration intempestive peut amener une néphrite : toutes les fois que l'on est en présence d'un calculeux, il faut songer aux ravages que ce corps étranger a produits sur les reins, à la sensibilité exagérée du col de la vessie chez les vieillards calculeux.

Aussi poserons-nous les règles générales suivantes :

1° A moins de cas urgents et pressants, ou que le malade ne soit jeune et robuste, il ne faut pas explorer la

vessie avant d'avoir tâté le terrain par le traitement préparatoire ; mais on dira que si le malade n'a pas de pierre,
c'est du temps de perdu. Je répondrai que huit jours
de temporisation ne sont rien au prix de quinze à trente
de maladie par suite d'une néphrite consécutive à une
exploration intempestive.

2° Lorsqu'un malade se présente chez vous, après un
long voyage, il ne faut pas l'explorer de suite.

3° Un malade qui est en traitement d'eaux minérales
ne doit être exploré qu'avec la plus grande réserve : je
sais bien qu'en avançant cette proposition, je combats
une pratique qui se fait tous les jours : je n'en persiste
pas moins à regarder cette méthode comme tout au
moins dangereuse ; car les reins sont surexcités par les
eaux, il est inutile de les enflammer davantage.

4° Il sera toujours procédé d'abord à un traitement
préparatoire, qui consistera en passage de bougies en
cire, en cataplasmes, bains de siége, lavements.

Voici la méthode que je suis généralement et qui est
celle de M. Caudmont. Le malade est laissé au lit pendant le traitement préparatoire ; tous les deux jours,
suivant la sensibilité du canal, je passe une bougie en
cire n° 14 au début et j'augmente progressivement jusqu'au n° 21, ne laissant l'instrument qu'une minute dans
le canal ; le malade prend un ou deux bains de siége par
jour, nuit et jour un cataplasme chaud entre les jambes ;
le ventre est tenu libre. Si les urines sont purulentes, on
fait des sondages en quantité nécessaire et quelquefois,
mais pas souvent, des injections pour lavage : c'était
d'ailleurs le procédé de Civiale ; il n'est pas utile de donner des grands bains qui fatiguent le malade ; s'il y a
un peu de néphrite, j'insiste sur le lait ; s'il y a de la débilité je fais prendre de la macération de quinquina :
c'est ici que l'on peut dire avec juste raison que « la prudence est la mère de la sûreté ». Ces passages de sonde
nous indiquent d'abord la susceptibilité du canal, la facilité de l'économie à supporter ces introductions : ils
émoussent la sensibilité de la muqueuse et dilatent l'urè-

thre pour le passage des instruments lithotriteurs : ils améliorent l'état de la vessie.

Bien des chirurgiens distingués regardent ce traitement préparatoire comme inutile : j'engage les praticiens à toujours l'employer ; rarement l'on connaît de longue date le malade qui vient se mettre entre vos mains ; quelquefois aucun instrument n'a été introduit dans son canal : si on explore immédiatement l'organe dans ces conditions, il peut survenir des symptômes alarmants dus au traumatisme transmis aux centres nerveux, un retentissement considérable sur les reins : d'ailleurs même le voudrait-on, l'exploration n'est pas toujours possible immédiatement par suite des contractions violentes du col de la vessie au contact du bec de l'instrument.

Il faut aller très-doucement dans l'introduction des bougies et on peut être obligé de faire deux ou trois séances avant d'arriver dans la vessie.

Il est bon de donner quelquefois en même temps un peu de bromure de potassium, si le système nerveux est trop surexcité.

Le malade étant dans les conditions que l'on peut désirer, on fera l'exploration.

Il sera placé sur un lit, avec un coussin sous le siége, exactement comme nous l'avons décrit pour une séance de lithotritie : si la vessie ne contient pas d'urine, on fera une injection vésicale : car il faut toujours explorer le réservoir étant d'abord plein, puis vide.

Lorsque la sonde est arrivée dans la cavité, on rencontre généralement la pierre au col de la vessie ; si on ne la trouve pas, on maintient l'instrument le bec en l'air, on suit avec le talon le trigone et on arrive ainsi directement jusqu'à la paroi postérieure de la vessie, puis on ramène le bec vers le col en maintenant toujours l'instrument le manche dans le plan vertical, et en faisant tourner le bec d'abord à droite, puis à gauche ; on pourrait résumer cette petite opération en mouvements :

1° Aller directement au fond de la vessie, en suivant le trigone avec le talon de l'instrument.

2° Ramener l'instrument jusqu'au col, le bec tourné à gauche ;

3° Enfoncer de nouveau l'instrument ;

4° Ramener de nouveau l'instrument jusqu'au col, le bec à droite.

Si ces résultats n'ont rien donné, il faut, le bec au milieu de la cavité, diriger le pavillon en bas et faire pivoter l'instrument sens dessus dessous pour explorer le bas-fonds en relevant le pavillon.

On explorera ensuite la cavité supérieure.

Si l'on n'a rien trouvé et que l'on ait reconnu une proéminence des lobes dans la vessie, ce qui permettrait à un calcul de se loger latéralement entre le lobe et la paroi vésicale, on imprimera un petit mouvement au bassin du malade, de manière à faire descendre la pierre à la partie la plus déclive du réservoir urinaire.

Si la pierre est trouvée, on toque par de petits coups secs sur elle, de manière à étudier si ce sont bien les sensations que fournit le choc de l'instrument sur un calcul ; une fois le corps étranger reconnu, on essaie de mesurer son volume, en longeant toute la paroi susceptible d'être atteinte ; on cherchera s'il y a plusieurs pierres et enfin on ne quittera pas la vessie sans avoir étudié sa structure interne.

Si les résultats n'ont rien donné, la vessie pleine, on ouvre le robinet de la sonde et pendant que l'urine coule on fait battre le bec à droite et à gauche, le manche restant dans le plan médian, et en ramenant vers le col de la vessie.

Après l'exploration, le malade sera maintenu au lit le reste de la journée, avec cataplasmes laudanisés entre les jambes ; on lui donnera de suite un quart de lavement laudanisé et 1 gramme de sulfate de quinine en deux paquets, à une demi-heure d'intervalle.

Avec les sondes exploratrices ordinaires, il est assez difficile de bien se rendre compte du volume de la pierre et du nombre de calculs ; l'instrument lithotriteur explorateur rend de meilleurs services à cet égard : on peut saisir la pierre dans différents sens et calculer l'intervalle entre les becs : une pierre étant saisie on peut faire manœuvrer l'instrument dans la vessie et reconnaître s'il y en a d'autres.

Lorsque l'on a eu affaire à des concrétions, à des placages calcaires, la séance d'exploration est généralement suivie de l'expulsion de quelques fragments de ces plaques : ils ont une forme aplatie, de peu d'épaisseur, plus ou moins longue, et de nature molle à leur sortie du canal; ce n'est que par la dessiccation qu'ils deviennent durs et se racornissent.

Il ne faut pas regarder la séance d'exploration comme une opération insignifiante et sans danger pour le malade : elle doit être faite aussi méthodiquement qu'une séance de lithotritie et de peu de durée, car l'organe supporte, généralement, difficilement cette première introduction, et cependant c'est d'après ses résultats qu'on décidera du choix de l'opération.

Explorer en très-peu de temps un organe au point de vue de sa structure interne, en évitant tout ce qui peut froisser la muqueuse ; reconnaître un calcul, sa forme, son volume, sa nature, le nombre : tels sont les solutions multiples que le chirurgien doit chercher ; ce n'est donc pas trop de recommander de la prudence et une très-grande légèreté de main.

Généralement lorsque la vessie n'est pas en très-mauvais état, l'exploration ne laisse plus de traces sensibles le lendemain ; à peine s'il y a quelquefois un peu d'hémorrhagie due plutôt à la muqueuse prostatique, qui généralement saigne assez facilement, qu'à la muqueuse vésicale.

Cependant il peut en résulter une cystite. Je soigne actuellement un malade pour une inflammation de la vessie, survenue à la suite d'une exploration faite par un chirurgien distingué, qui a l'habitude de ces genres d'opérations; elle dure depuis plus de trois semaines, et le malade allait bien auparavant (il n'y avait pas eu de traitement préparatoire).

Lorsque le sujet rend beaucoup de sang, avant l'exploration, que l'on soupçonne ou un fongus, ou une dilatation hémorrhoïdaire des veines vésicales, il faut être très-sobre de cette opération, car on réveille alors dans le premier cas des douleurs très-vives, qui sont difficiles à calmer, et dans le deuxième on peut augmenter l'hémorrhagie.

Je serais heureux si j'avais pu persuader à mes lecteurs que, s'il est déjà grave d'introduire d'emblée une sonde dans un canal, à la moindre supposition d'une affection uréthrale, il est bien plus dangereux de faire une exploration vésicale, à propos du symptôme le plus léger; je ferai mieux comprendre ma pensée en disant qu'un chirurgien ne doit jamais introduire un instrument dans les voies urinaires, sans être dans la probabilité « d'avoir tous les atouts dans sa main ». Je les engage à ne pas explorer un malade dans leur cabinet et les renvoyer ensuite; une exploration doit être faite dans des conditions telles que le malade n'ait pas à sortir après, et qu'il puisse rester au lit.

On peut, comme le recommande M. Gosselin (1) pour l'uréthrotomie interne, délayer les urines par des boissons rafraîchissantes : queue de cerise, chiendent, goudron, ou acide benzoïque, 1 gramme par litre de tisane de chiendent et houblon.

Ajoutons que l'exploration est quelquefois très-difficile et même impossible quand le calcul occupe toute la cavité, ou que la vessie le coiffe complétement par ses contractions spasmodiques.

DIAGNOSTIC DIFFÉRENTIEL. — La pierre peut être confondue soit avec un fongus, soit avec une colonne charnue, soit avec des incrustations calcaires, soit enfin avec des tumeurs de diverse nature faisant hernie dans la cavité vésicale.

Ce n'est très-souvent qu'après plusieurs séances de lithotritie, quand le calcul est à peu près complétement

____

(1) Gosselin, *Clinique chirurgicale de l'hôpital de la Charité*, 3ᵉ édition. Paris, 1878.

broyé que l'on peut reconnaître la présence d'un fongus, quand ils existent tous les deux simultanément.

Dans l'état normal, la vessie, déplissée par l'urine, présente une surface lisse, unie, qui ne présente aucune rugosité; il faut avoir le tact des doigts très-développé pour reconnaître l'embouchure des uretères; le trigone présente à sa base une espèce de barre transversale très-accentuée chez les vieillards; les fongus sont peu reconnaissables au moyen de la sonde; c'est surtout avec le lithotriteur que l'on est exposé à les saisir plutôt que la pierre.

Dans les cas de fongosités et de colonnes charnues, la sonde fait sentir une série d'aspérités, qui donne à la face interne de la vessie une surface irrégulière et bosselée; l'instrument navigue difficilement.

S'il s'agit d'un cancer, la sonde introduite est presque toujours noircie par le contact des liquides que contient ce viscère; il est vrai que le même cas peut se présenter pour les catarrhes avancés. D'ailleurs, dans ces circonstances, la sonde n'indique pas de tumeur proprement dite. Il y a un point plus douloureux que les autres.

La capacité de la vessie, son irritabilité, sa force de contractilité, seront observées par la quantité de liquide que l'on peut introduire et la manière dont il sort par la sonde.

On voit donc d'après ces quelques mots que, dans le diagnostic d'un calcul de la vessie, on est exposé à commettre bien des erreurs, qu'il est donc nécessaire de bien s'habituer aux sensations produites par la pierre sur l'instrument comme je l'ai déjà dit.

Traitement. — La guérison du calcul ne peut être obtenue que par une opération chirurgicale.

Après les nombreuses tentatives faites par les chirurgiens les plus autorisés, on est arrivé à ce résultat peu consolant: le traitement médical sera donc un traitement palliatif ou prophylactique.

Le traitement chirurgical comprend :

La *lithotritie ;*

La *taille;*

La *lithotritie périnéale.*

Après avoir décrit chacune de ces opérations en particulier, nous ferons leur parallèle, puis nous nous occuperons du traitement prophylactique.

Nous avons laissé de côté les essais de traitement par l'*électricité*, les *dissolvants*, les *irrigations continues*, notre cadre ne comprenant que ce qui est actuellement acquis à la science.

LITHOTRITIE. — *Instruments à employer.* — Quels sont les instruments qui doivent être en la main du chirurgien qui peut être appelé à faire la lithotritie?

Nous ne nous occuperons que des instruments définitivement adoptés et consacrés par l'expérience.

L'arsenal de la chirurgie doit, dans ce cas, comprendre :

1° Deux lithotriteurs à mors plats n° 2, n° 1 ou explorateur;

2° Deux lithotriteurs fenêtrés n° 2 et n° 2 et demi;

3° Un lithotriteur uréthral n° 00;

4° Un lithotriteur fenêtré pour enfant n° 0.

Étudions séparément chaque genre d'instrument.

Un lithotriteur se compose de trois parties :

La poignée;

Le corps;

Le bec.

Il est formé de deux branches, l'une appelée mâle, qui glisse dans une autre appelée femelle; toutes les deux sont terminées par une partie recourbée que l'on appelle mors.

De la poignée. — La poignée n'est pas la même suivant que l'instrument est destiné à faire des éclats ou à réduire le corps en poussière. Il faut un appareil ayant plus de force dans le premier cas que dans le second.

Lorsque l'on veut faire des éclats, il faut se servir d'une poignée appelée crémaillère, avec pignon; le mouvement de va-et-vient de la branche mâle est fourni par un pignon dont la roue dentelée s'engraîne avec une crémaillère située sur la branche mâle. Ce pignon doit

être en proportion de la force que l'on veut développer;
il sera donc moins fort dans le lithotriteur n° 2 que dans
celui n° 2 et demi.

Lorsque l'on veut pulvériser les éclats, on se sert

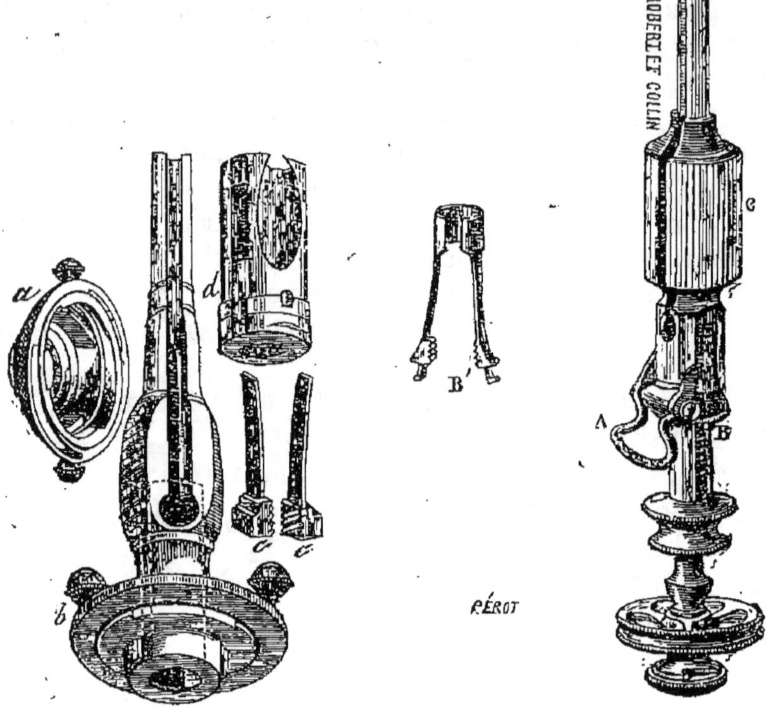

Fig. 97. — Écrou brisé   Fig. 98. — Nouveau modèle d'écrou
de Civiale.   brisé (Robert et Collin).

d'une poignée à écrou brisé; la figure de l'instrument indique comment il faut la faire manœuvrer.

Thompson a remplacé l'écrou brisé par un bouton
qui a été lui-même remplacé par un anneau par M. Collin. D'un autre côté, le même chirurgien a substitué au
carré destiné à saisir l'instrument de la main gauche une
poignée cylindrique (fig. 98).

Thompson (1) fait le plus grand éloge de ses nou-

(1) Thompson, *Traité pratique des maladies des voies urinaires.*
Paris, 1874.

velles inventions, et comme on s'engoue promptement en France de ce qui vient de l'étranger, on a laissé bien vite de côté l'ancien écrou de Charrière.

Est-ce véritablement un perfectionnement apporté par le chirurgien anglais dans la manœuvre de ces instruments? Je ne le crois pas ; rien, pour moi, ne justifie cette préférence; je suis loin de critiquer le système qui permet de mettre en jeu et de tenir l'instrument, je tiens seulement à prouver qu'il n'y a réellement pas eu de perfectionnement; en effet :

1° Substituer à l'écrou brisé un bouton ou un anneau n'était pas utile, car on ouvre, on ferme cet écrou par un mouvement de droite à gauche et de gauche à droite, qui est dans le sens du mouvement de rotation de la main pour broyer le calcul, et, en faisant manœuvrer l'instrument devant soi, on voit qu'on peut l'ouvrir et le fermer sans faire bouger le bec ; la manœuvre est donc très-facile, complétement innocente, et injustement dépréciée.

2° Le manche cylindrique ne donne pas de sensations plus nettes que la partie carrée ; je dirai même que la surface du premier étant plus grande, les sensations s'éparpillent davantage. J'ai vu M. Caudmont trouver dans la vessie des fragments de calculs gros comme des grains de chènevis avec son lithotriteur.

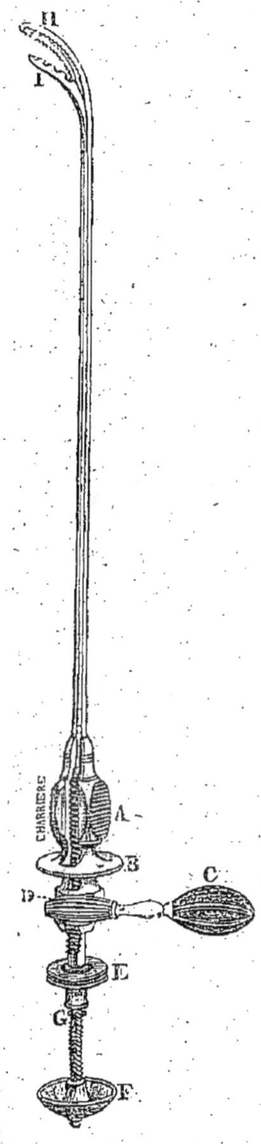

Fig. 99. — Brise-pierre à pignon et à crémaillère de Charrière.

3° Nous verrons qu'à la fin d'une séance de lithotritie, on est obligé, pour dégager l'instrument, de saisir la poignée femelle de la main gauche à pleine main, de manière à l'immobiliser, pendant que la main droite fait marcher la vis de la branche mâle ; or, pour bien saisir un instrument à pleine main, on emploie des manches carrés et non pas cylindriques, exemple : les couteaux à amputation.

En résumé, les prétendus perfectionnements n'existent pas, et j'engage les étudiants à revenir au lithotriteur français, tout aussi bon et même meilleur, et qui a, en outre, ce petit avantage de coûter 15 francs moins cher ; autant je crois qu'un perfectionnement réel doit être propagé et adopté, autant je regarde commé inutile de protéger ce qui est pour moi une affaire de mode.

Corps. — Les corps des lithotriteurs à crémaillère ont 7 millimètres de diamètre.

Ceux des lithotriteurs à écrou brisé en ont 6.

Le lithotriteur explorateur en a 5.

Bec. — Dans les lithotriteurs à crémaillère les mors ne sont pas les mêmes ; la branche femelle a un mors fenêtré ; la branche mâle ayant un mors avec des dents porte à faux.

Le lithotriteur n° 2 ½ a un bec mâle d'une longueur de 4 centimètres pris du commencement de la courbure, une épaisseur latérale de 6 millimètres et une largeur de 8 millimètres ; la courbure est brusque et semblable à celle dessinée.

Le lithotriteur n° 2 a un bec d'une longueur de 3 centimètres 4 millimètres, une épaisseur latérale de 5 millimètres prise au milieu, une largeur de 7 millimètres.

Dans les lithotriteurs à écrou brisé le n° 2 (fig. 100) a un bec d'une longueur de 3 centimètres, une largeur latérale au milieu de 5 millimètres, et une largeur postérieure de 8 millimètres ; près de l'extrémité, cette largeur est 10 millimètres.

Le n° 1 ou explorateur a 3 centimètres 5 millimètres de longueur de bec, une largeur latérale de 4 millimètres au milieu et une postérieure de 8 millimètres dans toute la longueur.

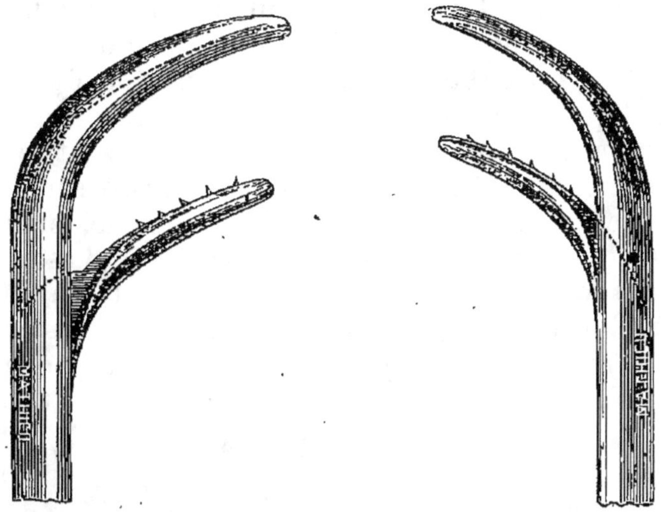

Fig. 100. — Bec du lithotriteur
à écrou brisé, n° 2.

Fig. 101. — Bec du lithotriteur
à écrou brisé, n° 1.

Les mors des lithotriteurs à crémaillère sont différents,

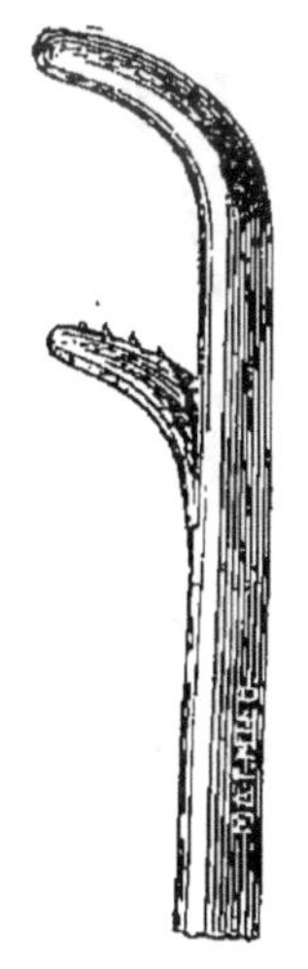
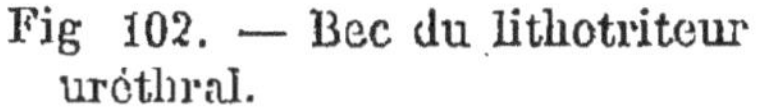
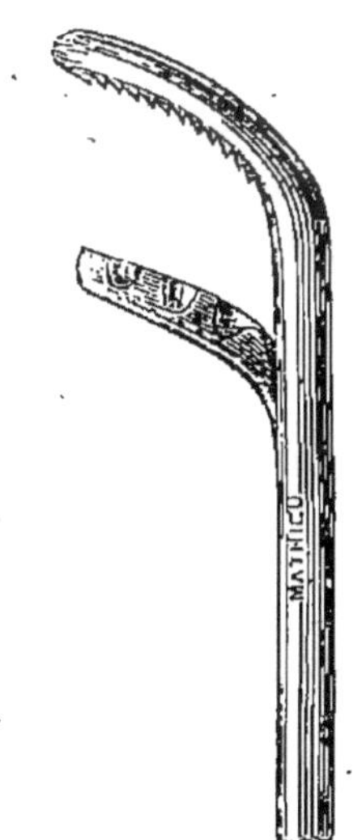

Fig 102. — Bec du lithotriteur
uréthral.

Fig. 103. — Bec du lithotriteur
fenêtré à crémaillère, n° 1.

comme nous l'avons dit, à la branche mâle et à la branche femelle ; la branche mâle a son mors muni de dents
dont la disposition a pour but de rendre plus facile
l'éclatement du calcul ; plusieurs instruments ont été
inventés dans ce but ; nous citerons ceux de MM. Mercier
et Reliquet. La branche femelle a le bord interne de
son mors muni de petites dents qui saisissent le calcul.

Les mors des lithotriteurs à écrou brisé sont formés
d'une excavation dans la branche femelle, excavation
dans laquelle vient se loger le mors mâle, qui est débordé
de tous les côtés ; une fenêtre placée au talon, et assez
grande, évite un peu l'engorgement de l'instrument ;
plusieurs formes de mors ont été inventées pour éviter

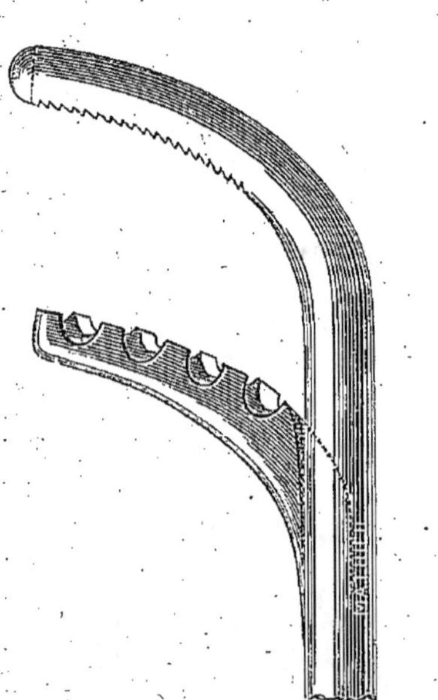 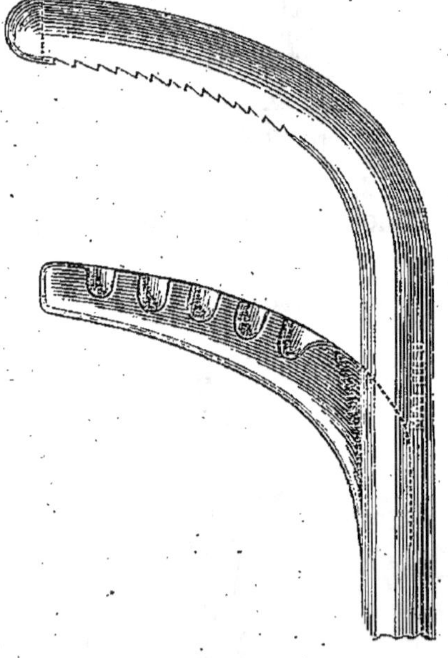

Fig. 104. — Bec du lithotriteur   Fig. 105. — Bec du lithotriteur
fenêtré à crémaillère, n° 2.   fenêtré à crémaillère, n° 2 1/2.

cet engorgement ; je ne crois pas qu'ils remplissent bien
le but que se sont proposé leurs auteurs, et alors il est
inutile de s'en encombrer.

La longueur totale de ces instruments est en général de 40 centimètres.

Le lithotriteur uréthral a un diamètre de 4 millimètres, le bec a une longueur de 13 millimètres et une largeur postérieure de 6 millimètres (fig. 102).

Le lithotriteur à crémaillère pour enfant a une longueur générale de 22 centimètres, un diamètre de 4 millimètres; le bec a une longueur de 2 centimètres et une largeur de 4 millimètres (fig. 103).

Avec ces quelques instruments, le chirurgien doit faire toutes les opérations de lithotritie; il ne faut pas les acheter à la légère, et accepter le premier que l'on présente; le lithotriteur doit être le prolongement des doigts dans la vessie; il faut qu'il soit aussi simple, aussi léger que possible; le bec bien trempé; l'écrou brisé et le pignon doivent avoir un volume proportionné à la force du poignet de l'individu; les deux branches doivent glisser l'une dans l'autre sans que la main ressente le moindre arrêt, car cet arrêt peut donner lieu à une fausse sensation et faire croire à l'existence d'un calcul; le diamètre doit être assez considérable pour éviter la rupture de l'instrument, mais assez mince pour que l'introduction ne divulse pas le canal ; la longueur doit être suffisante pour arriver à toucher le bas-fond de la vessie même avec un engorgement sénil de la prostate qui peut augmenter alors considérablement la longueur du canal.

Le bec n'aura pas une courbure trop forte, car l'introduction en serait très-difficile; d'un autre côté, un angle trop ouvert rendrait la prise du calcul plus ardue, et surtout son broiement; la courbure que je donne répond à ces deux indications.

La longueur doit être en proportion avec le volume de la pierre à saisir.

Nous ne citerons que pour mémoire le lithotriteur de M. Guillon père, les lithotriteurs anglais.

Il faudrait un volume rien que pour décrire tous les instruments inventés pour la lithotritie; j'ai indiqué ceux qui sont actuellement le plus ordinairement entre les mains des chirurgiens.

Opération. — Le traitement préparatoire et l'exploration nous ayant indiqué l'état des organes, la configuration de la pierre, sa dureté, on prend jour pour la première séance de lithotritie ; il vaut mieux ne pas faire cette première séance le jour même de l'exploration, les organes ont été fatigués, et il faut toujours avoir présent à l'esprit que la vessie est dans un état pathologique par suite de la présence du calcul.

On peut se passer d'aide ; cependant il est toujours bon d'en avoir un, soit pour donner les instruments, soit pour coopérer au placement du malade, soit pour confectionner le coussin, de manière à ce que le chirurgien n'ait qu'à s'occuper de l'opération.

On formule d'avoir tout prêt, pour le jour de la séance, de l'eau chaude, de l'eau froide, des cuvettes, et 1 gramme de sulfate de quinine en deux paquets préparés d'avance, de manière à ce que le malade puisse les avaler immédiatement après l'opération ; l'opéré prendra le matin, si la vessie est irritable, un quart de lavement d'eau tiède, avec 6 à 8 gouttes de laudanum ; peu de nourriture le matin de l'opération.

Le chirurgien sait par le volume et la consistance de la pierre avec quel instrument il débutera ; si la pierre est volumineuse, très-dure, il emploiera le lithotriteur fenêtré à pignon à bec d'autant plus long que la vessie est plus spacieuse et la pierre plus grosse. Dans le cas de pierre moyenne, il se servira du lithotriteur à mors plats ; dès le début, il ne faut prendre les instruments fenêtrés que dans des cas absolument nécessaires ; ils font des éclats anguleux qui éraillent la muqueuse, et la longueur des becs rend la manœuvre plus douloureuse dans la vessie.

L'opérateur placera lui-même le malade sur le coussin, il ne devra pas oublier, comme je l'ai déjà dit, *qu'un malade bien placé, c'est la moitié de l'opération ;* aussi faut-il y mettre tout le temps voulu : il inclinera le patient un peu vers lui, en soulevant l'extrémité opposée du coussin; les organes urinaires devront être à la portée de sa main, de manière qu'il ne soit pas obligé d'opérer, soit sur la pointe des pieds, soit courbé en deux.

L'opération aura lieu le matin plutôt que le soir, pour pouvoir permettre au chirurgien de revoir le malade dans la journée.

Faut-il faire une injection préalable? C'est une question qui, quoique secondaire, a cependant son importance et n'est pas bien résolue; les partisans de l'injection disent qu'il est nécessaire de savoir la quantité de liquide contenue dans la vessie pendant l'opération, qu'il est impossible de connaître au juste cette quantité, rien qu'en se basant sur le temps écoulé entre deux mictions, et qu'enfin empêcher le malade d'uriner avant votre arrivée, c'est souvent augmenter ses douleurs et donner lieu à une contracture du col arrêtant l'introduction de l'instrument, par suite des efforts qu'il est obligé de faire pour empêcher la miction. Les adversaires de l'injection, au contraire, soutiennent que le traitement préparatoire a permis à l'opérateur de connaître avec une approximation suffisante la quantité d'urine que la vessie peut avoir au bout d'un temps déterminé; que, d'un autre côté, le passage d'une sonde pour faire l'injection peut, dans le cas de vessie irritée, amener une surexcitation qui donne de la difficulté pour le passage de l'instrument au col de la vessie, et pour sa manœuvre dans le réservoir urinaire.

Je crois qu'il faut accepter les deux méthodes dans ce qu'elles ont de bon; j'emploie généralement les moyens suivants :

Je prescris au malade d'uriner à sa guise, et ma première question en arrivant auprès de lui est de demander depuis combien de temps il a uriné; le traitement préparatoire me donne des renseignements suffisants pour savoir combien la vessie contient de liquide en un temps donné; si je juge qu'il y a un espace de temps trop éloigné ou trop rapproché depuis la dernière mic-

tion, que par conséquent le liquide est en trop grande
quantité, ou au contraire en trop petite, je fais une injection; dans le cas contraire, j'opère directement en conservant dans la vessie l'urine qui y était à mon arrivée.

L'injection sera faite de la manière suivante : Règle
générale : le chirurgien doit faire l'injection et tenir la
seringue lui-même; l'aide ne doit, dans cette circonstance, que passer les instruments.

On se sert d'eau tiède, plutôt chaude que froide. On
introduit doucement et par les procédés connus de cathétérisme une sonde en gomme élastique du n° 18 à 20,
et ayant la courbure qui a été jugée permettre l'introduction la plus facile; l'urine s'écoule dans le bassin
placé entre les jambes du malade; pendant cet écoulement, le chirurgien saisit la seringue de la main droite
et, quand la vessie est vide, il introduit la canule de la
seringue dans le pavillon de la sonde; tenant bien ce
pavillon de la main gauche, il injecte le liquide par une
pression douce et contraire sur le piston. Si la vessie se
contracte facilement, il arrêtera l'injection aussitôt que
le malade manifestera l'envie d'uriner; si la vessie est
atone et que par conséquent le malade ne peut accu-
ser aucune envie, il injectera 250 à 300 grammes de liquide. L'opérateur retire ensuite la seringue, puis la
sonde qui est bouchée avec le doigt, et introduit aussitôt
l'instrument lithotriteur.

Il faut profiter de cette injection pour sentir si les
pierres viennent frapper la sonde au col de la vessie,
quand cette dernière est vide, tout en ne faisant aucune
manœuvre dans la cavité.

Introduction de l'instrument. — L'instrument sera introduit comme une sonde coudée, tout en ayant égard à
la plus grande longueur du bec. Le chirurgien, placé à
droite du malade, fera suivre au bec la paroi supérieure
du canal, et, pour obtenir le passage de ce bec dans la
portion musculeuse, il n'oubliera pas ce mouvement
d'arc de cercle décrit par la verge et l'instrument, dans
l'axe du corps, et sur lequel nous nous sommes étendu

lors du cathétérisme avec la sonde coudée (fig. 21, 22).

Si, après ce mouvement qui place le bec horizontalement, on n'avait pu le faire entrer dans la portion musculeuse, il faudrait ramener la verge et l'instrument vers l'abdomen, dans l'axe du corps, et recommencer le même mouvement en tirant plus fortement sur la verge.

Pour faire parcourir au bec de l'instrument la portion fixe du canal, il suffira de laisser la poignée s'abaisser doucement entre les jambes du malade, et de pousser légèrement vers le rectum ; l'instrument arrive facilement dans la vessie par cette simple manœuvre, lorsque la prostate est saine ; on l'abaisse d'une manière d'autant plus lente que la courbure du lithotriteur est plus courte et plus prononcée. Mais, comme généralement on opère sur des hommes ayant dépassé la cinquantaine, on rencontre souvent des déviations du canal dues à l'engorgement sénil de la prostate. Il faut dans ce cas avoir bien soin de suivre les sinuosités produites par la proéminence des lobes engorgés. Dans ces cas pathologiques, il faut surtout redouter l'arrêt à l'entrée de la portion prostatique et au méat interne du canal.

Nous savons déjà que, dans l'engorgement sénil de la prostate, sa pointe forme une espèce de proéminence en recouvrant la paroi supérieure du canal, et diminue son calibre de ce côté ; il faudra donc appuyer assez fortement le talon de l'instrument du côté du rectum, pour faire passer le bec au-dessous de ce pont.

Au méat interne, nous pouvons trouver soit une valvule prostatique, soit une valvule musculaire, soit un fongus ; on baissera d'autant plus la main que la tumeur aura été reconnue plus volumineuse par l'exploration, tout en continuant de pousser, et on relâchera le plus possible le ligament suspenseur avec la main gauche en amenant la peau de l'abdomen vers le pubis. L'abaissement doit être toujours fait très-lentement en étudiant bien toutes les sensations pour éviter de froisser la prostate et de faire saigner la muqueuse. Dans le cas de valvule prostatique, il faudra abaisser la main, mais ne pas pousser, et on pénètre dans la vessie par un petit soubresaut.

M. Henriet (1) indique la manœuvre suivante pour l'introduction du lithotriteur, manœuvre enseignée par M. le Dᵣ Félix Guyon à l'hôpital Necker.

L'instrument est introduit, le manche placé perpendiculairement à la cuisse droite du malade, puis, à mesure que le bec s'engage, on redresse la poignée, de telle sorte qu'arrivé au fond du cul-de-sac du bulbe, le manche soit dans un plan vertical, et les mors placés dans une direction transversale : « un véritable demi-tour de maître » fait plonger le bec du lithotriteur dans la portion musculeuse. Voici les avantages de ce procédé d'introduction, d'après l'auteur : les mors, étant situés dans une position transversale, tendent dans le même sens les parois du canal, et cette traction a pour résultat, non-seulement de rendre béante l'ouverture de la portion musculeuse, mais encore d'effacer le cul-de-sac du bulbe en le soustendant.

Je ne crois pas que les choses se passent ainsi dans la pratique. En effet :

1° Cet effacement du cul-de-sac par traction latérale ne peut s'obtenir que si les mors sont perpendiculaires au manche, ce qui n'existe dans aucun instrument lithotriteur; il y a bien un écartement, mais le maximum est situé près du talon, qui est bien plus haut que le bec, l'instrument étant tenu vertical; ce bec peut donc facilement s'encapuchonner comme dans toutes les autres méthodes où il ne suit pas la paroi supérieure du canal.

2° L'ouverture n'est pas rendue béante par cette traction latérale, car il y a une force plus puissante qui agit en sens inverse, c'est la contraction du sphincter externe sous l'influence du contact de l'instrument, contraction qu'il est souvent difficile de vaincre.

Les explications données pour faire accepter ce nou-

____

(1) Henriet, *Sur la lithotritie.* Thèse inaugurale, Paris, 1877.

veau procédé, ne me paraissent donc pas justes; on peut réussir facilement avec lui, mais ce n'est pas une preuve de sa bonté. Thompson fait toutes ses opérations de lithotritie, la vessie étant à sec, ce que nous rejetons complétement, ce qui ne l'empêche pas de réussir; il faut, dans ces cas, faire beaucoup entrer en ligne de compte l'habileté du chirurgien.

Préhension de la pierre. — L'instrument introduit dans la vessie, ou on sent la pierre, ou on ne la sent pas.

La pierre est située au col de la vessie beaucoup plus

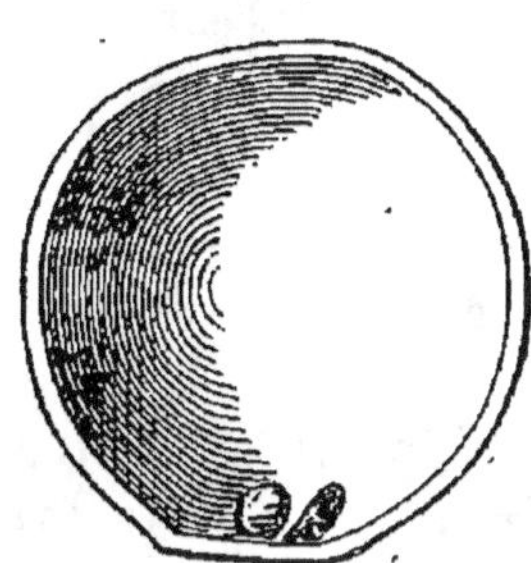

Fig. 106. — Coupe verticale et latérale indiquant la position du bec rencontrant une pierre au col et passant entre elle et la vessie en inclinant le bec du côté de la paroi vésicale.

souvent qu'on ne le croit, et, malgré la précaution de soulever le bassin par un coussin, c'est généralement à cet endroit qu'on la rencontre; beaucoup de personnes inexpérimentées vont chercher la pierre directement en arrière sur la face postérieure, ce qui est mauvais, car il vaut toujours mieux éviter autant que possible le contact de l'instrument avec les parois vésicales.

Deux conditions importantes :

1° La branche femelle doit généralement rester immobile; c'est la branche mâle qui manœuvre ;

2° Il faut toujours dans les recherches rapprocher les branches, l'instrument étant dans la même situation que lorsqu'on les a écartées.

1er *Cas.* —*On rencontre la pierre au col de la vessie* (fig. 106). —Il faut tâcher de faire passer l'instrument entre la pierre et la paroi vésicale, soit d'un côté, soit de l'autre, et on pousse l'instrument jusqu'à ce que l'on ne sente plus la pierre, le talon restant en contact avec le trigone (fig. 107), en tournant le bec du côté de la paroi vésicale, de manière à éviter de refouler le calcul vers la paroi posté-

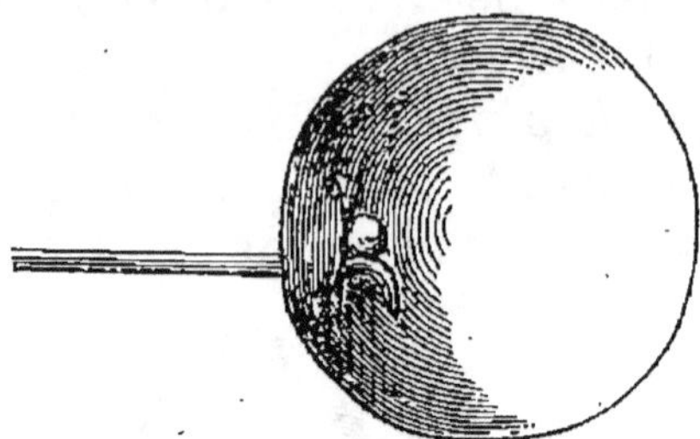

Fig. 107. — L'instrument conduit fermé derrière la pierre (l'inclinaison du bec est exagérée).

rieure de la vessie. Une fois l'instrument libre, on élève légèrement la main droite pour faire baisser le bec, on saisit le carré femelle avec le pouce et l'index de la main gauche, sur les côtés, les autres doigts soutenant l'instrument en dessous; on tire la branche mâle (fig. 108), l'instrument restant toujours dans la même direction, d'une quantité d'autant plus grande que la pierre est plus grosse;

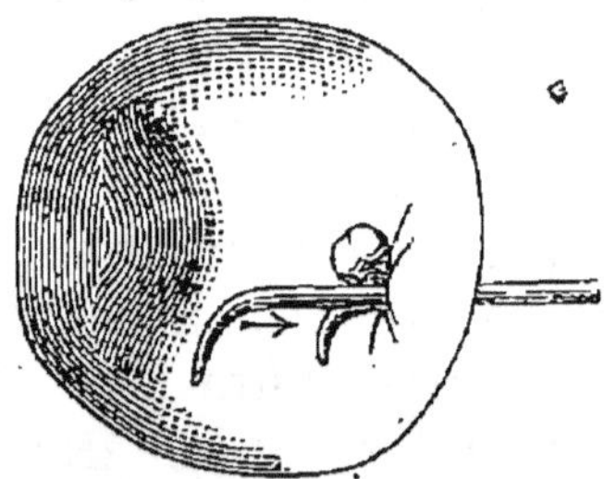

Fig. 108. — L'instrument ouvert en tirant la branche mâle seule.

on ramène l'extrémité des becs sur la ligne médiane, et en donnant à l'instrument un petit mouvement de trépidation (fig. 109), la pierre vient tomber entre les deux mors. On ferme la branche mâle, on abaisse légèrement la main droite, pour relever le bec de l'instrument, et on fixe la pierre. Pour cela, si l'on s'est servi de l'instrument à pignon, la pierre est maintenue entre les mors par la main

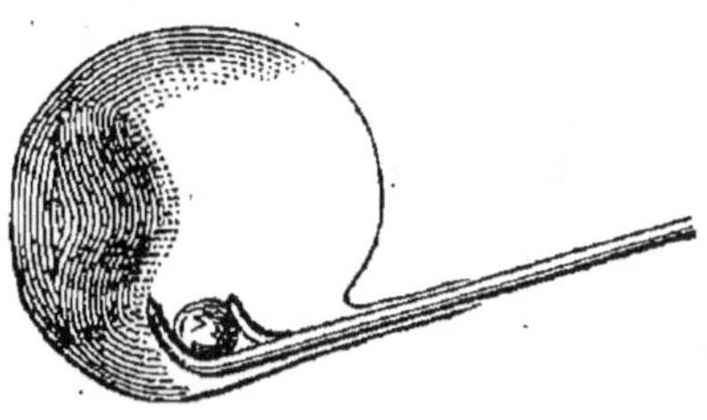

Fig. 109. — Pierre saisie après avoir relevé la main droite et le mouvement de trépidation, en pressant sur la branche mâle.

gauche, les quatre doigts sur la branche femelle et le pouce sur la branche mâle. On introduit ensuite le pignon et l'on broie (fig. 110).

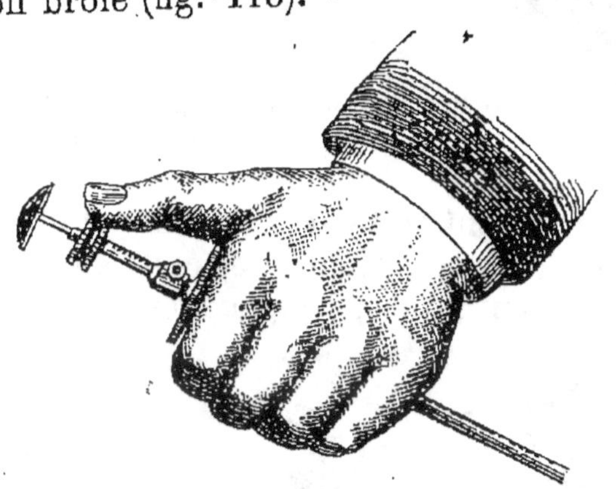

Fig. 110. — Main gauche fixant la pierre dans la manœuvre avec le lithotriteur à pignon.

Si l'on s'est servi de l'instrument à mors plats qui a un écrou brisé, on fixe la pierre au moyen d'un mouvement de rotation de la boîte de cet écrou (fig. 111). Pour cela l'opérateur avec le pouce et l'index de la main droite presse les boutons de la boîte à écrou soit de droite à gauche, soit de gauche à droite, suivant le mécanisme adopté par le fabricant : un petit tour de roue fixe davantage la pierre : pour opérer le broiement, il faut, tenant fortement la branche femelle à pleine main gauche et la rondelle avec le pouce et l'index de la main droite, continuer le mouvement de rotation de la rondelle ; on doit avoir soin que, dans ce mouvement, il n'y ait que la main qui agisse et non le bras : ici, comme sur le piano, il ne faut pas que l'exécutant joue du bras, le

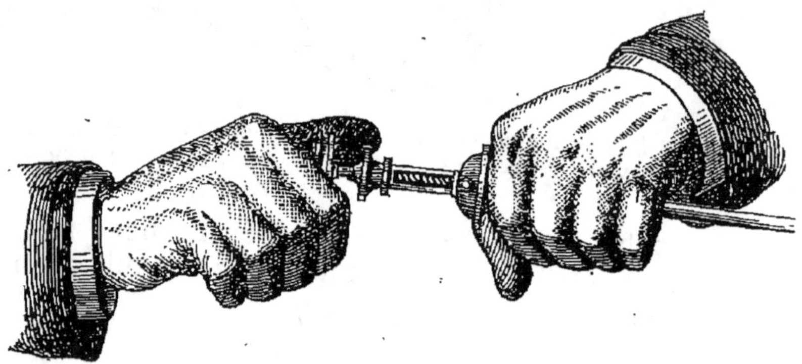

Fig. 111. — Position des mains pour écraser la pierre avec l'instrument à écrou brisé.

mouvement doit partir du poignet et non de l'avant-bras ; inutile d'avoir ce dernier collé au corps, ce qui donne de la raideur ; aussi j'engage les débutants à s'exercer sou-

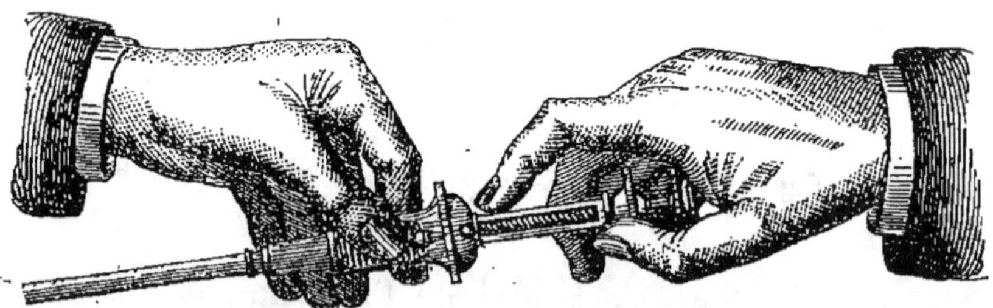

Fig. 112. — Position des mains sur l'instrument pendant la recherche de la pierre.

vent et longtemps à manœuvrer la rondelle pour donner de la souplesse au poignet. Il faut écraser jusqu'à ce que le contact des deux poignées se fasse de nouveau. Avant de faire rentrer l'écrou dans sa boîte par un mouvement de rotation en sens inverse de celui exécuté, il est bon d'imprimer à la rondelle un mouvement de quart de cercle opposé à celui qu'il a exécuté pour écraser la pierre. Les branches étant libres, on va à la recherche des nouvelles pierres ou des fragments (fig. 112), que l'on vient de former : s'il s'en présente de suite, on emploie la manœuvre qui vient d'être indiquée ; si, au contraire, on n'en rencontre pas, il faut opérer comme nous allons le dire en rentrant dans le cas de l'instrument ne trouvant rien au col de la vessie.

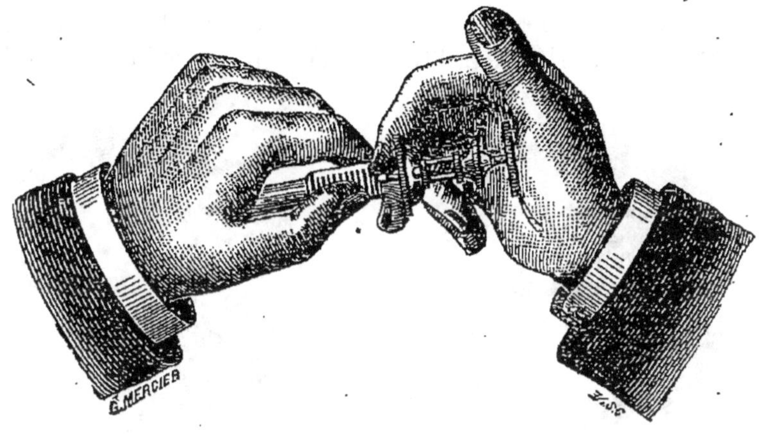

Fig. 113. — Indiquant la manière de broyer la pierre par la simple pression de la main.

Ajoutons encore quelques mots. Quand la pierre a été saisie, il est bon, avant de la broyer, de promener d'avant en arrière et réciproquement très-doucement l'instrument chargé dans la vessie pour savoir s'il n'y a pas d'autres pierres, ou tâcher d'avoir des renseignements plus précis sur la nature de celles que l'exploration a fait reconnaître.

Quand la pierre est très-dure, il vaut mieux quelquefois opérer par saccades que par une pression continue et progressive, surtout pour l'instrument à pignon ; dans les cas, au contraire, où la pierre est très-friable, il suffit souvent de la pression de la main qui rapproche les deux poignées, pour amener l'écrasement, sans être obligé de se servir de l'écrou (fig. 113).

2ᵉ *Cas.* — *La pierre ne se rencontre pas au col de la vessie.* — L'instrument étant au col, vous le poussez doucement en effleurant le trigone et vous vous arrêtez lorsque le bec est arrivé près de la face postérieure de la vessie, en la touchant légèrement; puis on le retire d'une très-petite quantité pour éviter le contact. Cette quantité d'instrument à introduire est calculée d'après les résultats que l'exploration a donnés sur la capacité vésicale. Le bec est dans l'axe du corps; saisissant, comme il a été indiqué, avec la main gauche, on tire la branche mâle avec la main droite très-doucement de manière à l'emmener contre le col (fig. 114); on relève la main droite

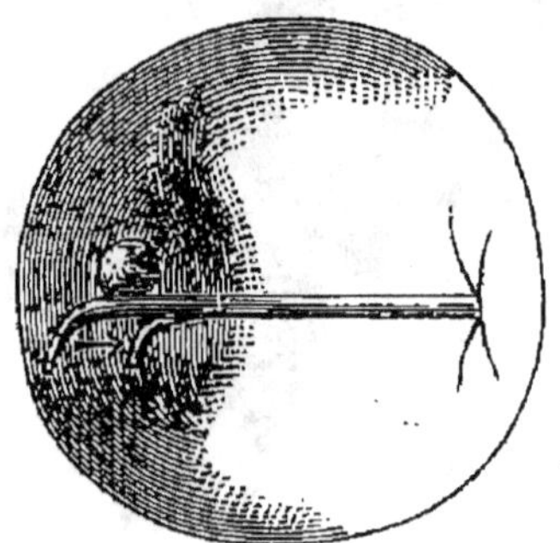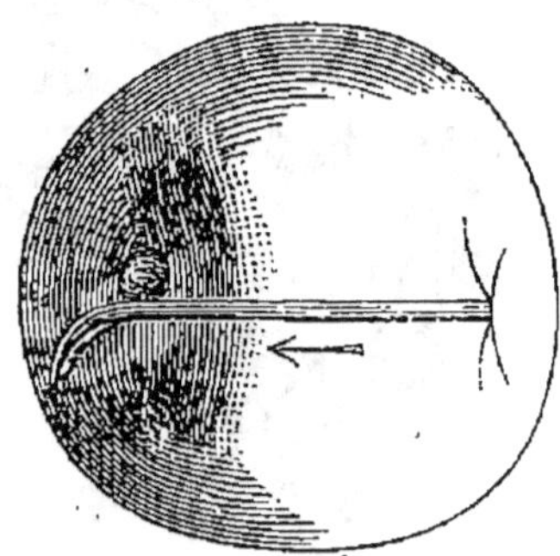

<table>
<tr><td>

Fig. 114 — Ouvrir l'instrument la branche mâle bougeant seulement du côté opposé à la pierre (inclinaison exagérée ici).

</td><td>

Fig. 115. — On rencontre la pierre vers la paroi vésicale. Passer derrière l'instrument et incliner le bec du côté opposé.

</td></tr>
</table>

pour abaisser le bec et on donne le petit mouvement de trépidation, on ferme l'instrument en repoussant la branche mâle. Si l'on n'a rien senti, on relève le bec de l'instrument et on l'incline à gauche, puis à droite, en ayant bien soin de refermer les branches toujours dans la même direction où était le bec quand on les a ouvertes.

Si ces différentes manœuvres n'ont rien donné, il faut alors examiner le bas-fond et le sommet de la vessie.

Pour examiner le bas-fond, l'instrument étant dans

l'axe du corps, il faut abaisser la main droite de manière à pouvoir tourner l'instrument sens dessus dessous sans s'exposer à rencontrer les parois vésicales ; une fois la rotation faite, on relève la main droite, pour faire plonger le bec dans le bas-fond ; il suffit, pour examiner le sommet de la vessie, de baisser un peu plus la main droite pour relever le bec.

Dans toutes ces manœuvres de préhension, il faut, une fois le calcul senti, aller derrière, l'instrument fermé, tirer la branche mâle (la branche femelle restant immobile) en inclinant les becs du côté opposé à la pierre (fig. 115), de manière à ne pas avoir à craindre de la chasser en faisant l'écartement ; d'un autre côté, la pierre sera toujours broyée, les becs étant revenus d'abord prendre leur position normale au centre de la vessie et tournés en haut. Si l'on a saisi une petite pierre, ou un éclat, on doit non-seulement, pour le broyer, amener l'instrument dans la position normale d'introduction, mais encore essayer de faire tomber le corps étranger au coude de l'instrument pour faire le broiement avec le talon et non avec la pointe : il suffit pour cela, le calcul étant saisi, d'écarter les branches d'une minime quantité par un mouvement de rotation très-léger de la rondelle en sens inverse de celui pour le broiement.

Quand faut-il arrêter l'opération ? — Au début de la séance, on entre et on manœuvre généralement assez facilement dans la vessie, mais au bout d'un temps très-court, la vessie se fatigue, le col s'irrite et se serre sur l'instrument ; le chirurgien sent alors que non-seulement la tige manœuvre moins facilement dans son mouvement de va-et-vient, mais que les mors sont moins libres, la vessie se contractant plus énergiquement ; l'urine sort en coulant entre l'instrument et les parois du canal : les calculs se trouvent moins facilement : il faut alors retirer l'instrument, continuer serait enflammer la vessie et faire de la mauvaise besogne, et on doit être très-prudent surtout pour la première séance ; c'est donc une affaire de tact et non le temps écoulé qui doit avertir le chirurgien de retirer son instrument ; en thèse générale, les séances seront de courte durée.

Une autre raison doit limiter la durée des séances : il ne faut pas trop faire de fragments par séance, surtout ceux produits par l'instrument fenêtré ; il arrive quelquefois qu'une pierre lisse et unique fait plus souffrir dans cet état qu'après un premier broiement, quoique la surface unie doive être supportée plus facilement par la muqueuse vésicale que des éclats anguleux ; mais ce n'est pas le cas général : il faut donc ne pas trop faire d'éclats à la fois dans la même séance.

Lorsque l'on se sert d'un instrument à mors plats, il faut le dégorger le plus possible avant de le retirer : pour cela, saisissant solidement l'instrument de la branche femelle à pleine main gauche, et la rondelle de la branche mâle à pleine main droite, on donne à cette dernière main de forts mouvements de rotation de quart de cercle dans les deux sens, de droite à gauche et de gauche à droite.

Après la séance, si la pierre a été broyée avec l'instrument fenêtré, le malade restera sur son coussin de manière à éviter que les fragments pointus ne viennent titiller le col de la vessie et s'engager dans le canal ; d'ailleurs les calculs sont rarement rendus le premier jour, le col étant contracturé par le passage des instruments ; ce n'est guère que le deuxième ou le troisième jour que le malade rend de la poussière, lorsqu'on s'est servi du lithotriteur à mors plats.

Le malade prend 1 gramme de sulfate de quinine en deux paquets à une demi-heure d'intervalle, chaque paquet étant suivi d'une tasse de tilleul chaud ; il ne se nourrira que de potages dans la journée ; malgré la pratique de Civiale, il vaut mieux ne pas donner de bain le jour ni le lendemain de la séance.

Après cette première séance, il ne faut pas faire d'injection. Ici commence le traitement que le malade suivra jusqu'à sa guérison : la conduite de ce traitement médical est aussi importante que la manière d'opérer, pour arriver à un bon résultat.

Quand faut-il refaire une deuxième séance? quel traitement dans l'intervalle des séances? l'instrument à employer dans les séances suivantes? l'emploi des injections? l'hygiène du malade? autant de questions qui viennent assaillir le chirurgien et dont il ne peut se rendre maître que par des études approfondies sur chaque observation, par la connaissance de l'état général du malade et par son expérience personnelle.

Après le premier broiement, le malade devra rester au lit jusqu'au suivant ; il ne faut pas qu'il se lève pendant les jours consécutifs aux deux ou trois premières séances ; aussi, si nous n'admettons pas que l'on puisse faire lever le malade deux ou trois jours après une introduction d'instrument lithotriteur, comme l'indiquent quelques chirurgiens, regardons-nous comme une grave imprudence d'opérer un malade dans son cabinet et de le renvoyer chez lui après la séance de lithotritie : cela peut réussir quand même, mais je n'hésite pas à regarder ces cas comme l'exception.

L'opéré sera donc tenu au lit, après la première séance, dans une chambre à température de 18 à 20° ; on évitera les courants d'air, les refroidissements ; les malades ne devront quitter la chambre sous aucun prétexte, même pour les garde-robes, la température fût-elle la même dans tout l'appartement ; en un mot, l'individu qui a subi une séance de lithotritie doit être tenu en serre chaude ; il n'y a pas d'opération qui soit plus tributaire de la température. Cataplasmes chauds de farine de graine de lin entre les jambes, nuit et jour. La nourriture sera modérée ; il ne faut pas oublier que ces malades ont souvent de la néphrite, néphrite qui est réveillée par l'opération ; que cette néphrite amène de l'urémie et qu'enfin cette urémie est augmentée par l'ingestion d'aliments azotés. J'ai suivi des malades opérés par la lithotritie pour ainsi dire pas à pas, et j'ai pu remarquer ce fait déjà signalé : au bout de quelque temps après l'opération, les symptômes urémiques qui s'étaient ravivés diminuent peu à peu, l'appétit revient, la langue se nettoie, la fièvre n'existe plus ;

on donne une nourriture plus azotée ; immédiatement les symptômes d'empoisonnement urémique reparaissent ; il faut donc surveiller journellement les malades au point de vue des aliments, et ceux qui sont ruinés par la néphrite doivent être tenus pendant quelque temps au régime lacté ; en un mot, le chirurgien doit toujours avoir devant les yeux, pendant le traitement, la néphrite et ses complications urémiques.

Cette première séance de lithotritie est généralement la plus douloureuse ; chez la plupart des malades, un peu de frisson, des douleurs de moins en moins vives en urinant, une irritabilité nerveuse un peu prononcée, sont la suite de cette séance ; le lendemain et le surlendemain, le malade va beaucoup mieux ; dans cet état, on fait une deuxième séance de lithotritie aussitôt que le choc traumatique sur les organes est apaisé, c'est-à-dire du quatrième au huitième jour après la première séance.

D'autres fois, des symptômes très-graves se déclarent chez les opérés, soit dans la journée, soit le lendemain de la première introduction, soit même quelques jours après : le malade est pris de frissons, suivis de chaleur, puis de sueurs, en un mot un accès de fièvre intermittente complet : ces accidents consécutifs peuvent être dus, soit au choc traumatique qui a retenti sur les reins, soit aussi à des fragments de calculs trop anguleux qui, venant titiller le col de la vessie, occasionnent de violentes douleurs et cet état fébrile : dans le premier cas, il faut laisser le malade au lit, couvert de telle sorte qu'il soit dans une douce moiteur : bouteille d'eau chaude aux pieds ; on provoque la transpiration ; on met le malade au régime lacté et au sulfate de quinine, 1 à 2 grammes par jour : l'action de ce médicament a été très-contestée dans les accès de fièvre des voies urinaires ; les cas que j'ai été à même de suivre dans la pratique de M. Caudmont et la mienne me donnent au contraire la plus grande confiance dans l'emploi de ce fébrifuge ; le malade prendra de la macération de quinquina, 9 grammes à 15 grammes par litre, s'il est affaibli ; des cataplasmes de farine de graine de lin arrosés de laudanum nuit et jour entre les jambes, et, si les douleurs dans le bassin sont trop vives, les envies d'uriner très-fréquentes, un quart de lavement laudanisé matin et soir. Injections sous-cutanées de morphine au pubis. Si l'urine devient rare, des vésicatoires ammoniacaux seront placés à la région rénale.

On remettra à une époque éloignée la deuxième séance, et on attendra, pour opérer, le retour du malade à un meilleur état de santé.

On peut utiliser aussi comme boisson les alcools, le rhum : il faut éviter de donner aux malades une eau minérale quelconque pendant ce temps, malgré la recommandation de quelques chirurgiens ; ces eaux, en traversant les reins, les excitent et les congestionnent : je profiterai de cette remarque pour recommander de ne jamais opérer un malade qui revient de prendre les eaux immédiatement, ou qui les prend encore.

Ces suites assez graves de l'opération se présentent généralement lorsque la pierre grosse, dans une vessie très-irritable, a été prise avec difficulté ; que la séance a été prolongée, les manœuvres douloureuses : cependant de graves accidents peuvent survenir à la suite de séances très-courtes et très-bien faites ; il faut alors chercher du côté des reins ; d'ailleurs on ne doit pas oublier que cette introduction d'instruments surexcite la contractilité vésicale, et amène la contraction exagérée du col de la vessie.

Dans le cas de calculs anguleux appliqués fortement contre le col par la contractilité exagérée de la vessie, et occasionnant ces accidents fébriles intenses ainsi que des douleurs atroces, faut-il introduire de suite l'instrument lithotriteur pour broyer ces calculs ; on insiste sur le traitement antiphlogistique. « Le meilleur remède dans ce cas, qu'on le sache bien, est une nouvelle séance à courte échéance, séance dans laquelle les fragments, cause de tout le mal, sont broyés plus menus » (Demarquay). Je ne crois pas qu'il soit toujours avantageux de faire ce qu'indique l'éminent chirurgien ; il est quelquefois très-difficile de faire passer l'instrument dans le col, qui est très-contracturé, puis les manœuvres dans une vessie enflammée, surexcitée, gardant à peine l'urine, ne sont pas faciles et souvent très-dangereuses ; il faut, selon nous, essayer d'abord, tâter du traitement antiphlogistique, cataplasmes laudanisés, lavements laudanisés, injections morphinées, siége du malade sur un coussin (ce moyen fut imaginé par M. Caudmont à Necker lorsqu'il était dans le service de Civiale), ne tenter une deuxième séance que très-doucement et, si ces moyens ne réussissent pas, abandonner la lithotritie pour la lithotomie.

Le chirurgien a pris jour pour la deuxième séance, le malade étant complétement rétabli de la première. Quel instrument prendra-t-il? Si la pierre n'a été qu'écornée, ou que réduite en gros éclats, encore très-durs, il faut de nouveau introduire un lithotriteur fenêtré, soit le même qu'à la séance précédente, soit d'un bec plus petit. Si au contraire les fragments calculeux peuvent être broyés facilement, on prendra le brise-pierre à mors plats ; la séance se fera dans les mêmes conditions que la première, les soins consécutifs seront les mêmes; à partir de cette deuxième séance, se pose la question des injections. Actuellement les chirurgiens sont divisés en deux camps : les uns, regardant les injections comme inutiles, les rejettent complétement; les autres, les trouvant au contraire nécessaires, ont cherché quelle était la meilleure forme à donner à l'instrument évacuateur pour l'extraction la plus complète possible des graviers, d'où la quantité de sondes évacuatrices inventées.

Examinons les raisons données pour les premières.

« Nous pouvons dire ici, sans crainte d'être taxés d'exagération, que les injections évacuatrices pratiquées à la suite des séances de lithotritie n'ont pas leur raison d'être. Tout l'arsenal chirurgical inventé pour les pratiquer est donc absolument inutile.

« Ces injections constituent en fait une manœuvre violente qui ne fait qu'ajouter à l'irritation du canal et de la vessie provoquée par le passage des instruments lithotriteurs et qui ne peut en réalité conduire au résultat qu'on en attend.

« En effet, de deux choses l'une : ou les fragments de calcul obtenus par la lithotritie sont assez petits pour traverser naturellement le canal de l'urèthre dans les jours qui suivront la séance, ou ils sont trop volumineux pour s'engager spontanément dans les voies naturelles. Dans le premier cas l'évacuation n'a pas sa raison d'être, puisqu'elle constitue une manœuvre qui ne fait qu'accroître les dangers que peut avoir l'opération de la lithotritie en elle-même, et que les fragments auxquels elle pourrait donner issue sortiront facilement à un moment donné ; dans le second cas, un fragment déjà trop gros pour traverser l'urèthre avec facilité, traversera encore bien moins aisément le calibre de la sonde, employât-on même l'aspiration la plus énergique.

« Joignez à cela les accidents résultant d'un gravier placé dans l'orifice vésical de la sonde. »

J'ai tenu à citer ce passage de Demarquay (1), car il résume toutes les objections faites à ce traitement.

Partisan des injections et ayant été à même maintes et maintes fois d'en apprécier les effets, j'essayerai de combattre les propositions précédentes. Je crois, en effet, que dans certains cas les injections sont fort douloureuses ; c'est lorsqu'on remplit outre mesure la vessie. Il y a cependant des calculeux chez lesquels on peut à peine faire entrer quelques cuillerées de liquide : dans ce cas, la vessie est racornie, sa capacité est réduite presque à rien, et par suite il faut bien peu de liquide pour la remplir complétement. D'autant plus que, dans ces circonstances, l'irritabilité de la vessie, et par suite sa contractilité sont plus susceptibles, et le contact du liquide injecté suffit pour faire entrer la vessie presque immédiatement en contraction.

Il est évident que l'injection après la première séance

(1) Demarquay, Article LITHOTRITIE du *Nouveau Dictionnaire de méd. et de chir. prat.*, tome XX. Paris, 1875, p. 656.

est inutile et même nuisible; c'est là qu'il faut craindre ces « manœuvres violentes qui ajoutent à l'irritation du canal » sans bénéfice; mais, dans les séances suivantes, il n'en est pas de même; ces séances se supportent plus facilement, il y a moins de douleurs, la vessie est moins susceptible et même très-souvent pas assez, on voit quelquefois, à mesure que le volume de la pierre décroît, son action sur les parois vésicales diminuer en même temps et, quand elle est détruite, la contractilité de la vessie due à la présence de la pierre et à la première introduction des instruments, arriver petit à petit à l'atonie, et alors on observe que des calculs très-petits, qui parcourraient facilement le canal, ne le font pas parce qu'ils ne peuvent sortir de la vessie : c'est dans ces cas que l'injection est utile : elle réveille l'atonie vésicale, et enlève les débris que le malade ne rendrait pas sans cela.

Donc les injections vésicales bien faites et dans les conditions voulues ne peuvent qu'être très-utiles et abréger le traitement.

Comment seront faites ces injections et quel instrument devra-t-on employer, quelle position à donner aux malades ?

Si le chirurgien juge qu'une injection est nécessaire pour évacuer des débris qu'un engorgement sénil de la prostate ou autre cause au col empêchent de sortir; que, d'un autre côté, on ait à craindre l'engagement d'un fragment anguleux dans l'œil de la sonde, en un mot que c'est plutôt une injection de lavage qu'une injection évacuatrice dans le sens propre du mot, le malade sera couché et on se servira d'une sonde en gomme élastique; d'un autre côté, on tâte la susceptibilité vésicale pour les injections.

Pour une injection évacuatrice ordinaire, le malade sera debout, sans appui; le chirurgien, assis devant lui, aura une cuvette pleine d'eau à la température voulue, et une seringue chargée, à sa droite; à sa gauche, l'aide tenant une cuvette et prêt à recevoir le liquide évacué.

Quel instrument prendra-t-on ? J'engage à laisser de

côté tout l'arsenal inventé pour cette opération, car rien ne vaut la grosse sonde courbe en argent.

Cette sonde de la courbure indiquée a un diamètre de 8 centimètres ; on a soin que les bords des yeux ne soient pas tranchants. A l'appui de cette assertion, je signalerai le fait suivant : Ayant laissé ma sonde évacuatrice chez un malade, je dus, pour faire une injection chez un autre, prendre de suite une sonde neuve chez un fabricant ; l'injection fut suivie d'une hémorrhagie dans la journée : étonné de ce fait qui ne s'était pas produit les fois précédentes, et que rien n'avait engagé à prévoir le jour de l'opération, j'examinai la sonde et je trouvai les bords des yeux tranchants : il faut donc que ces bords soient très-mousses ; en outre le pavillon ne sera pas évasé, mais droit, de manière à bien se rendre compte de la manière dont chasse la vessie par la forme du jet. Le chirurgien, après avoir introduit la sonde, injecte avec force de l'eau dans la cavité vésicale, et répète l'opération deux ou trois fois suivant qu'il le juge convenable ; la dernière évacuation est arrêtée au milieu, pour laisser un peu de liquide dans le réservoir urinaire ; il faut retirer la sonde avec la plus grande douceur, et bien sentir, au niveau du col, si des pierres ne sont pas engagées dans les yeux, ou même des portions de la muqueuse prostatique ; il y a souvent là fausse sensation de calcul engagé.

Ces injections sont utiles non-seulement après des séances de lithotritie, mais encore dans l'intervalle des séances pour aider la vessie à se débarrasser de ses graviers, quand, comme on dit, le malade *emmagasine* et ne rend rien.

Les séances suivantes se continuent de la même manière, en se basant sur les principes suivants :

1° Ne jamais faire une séance, sans que les accidents occasionnés par le choc traumatique de la précédente ne soient apaisés ;

2° Ne jamais continuer une séance lorsque l'on sent que la vessie n'en veut plus ;

3° Dégorger l'instrument le plus possible avant de le retirer en faisant la manœuvre prescrite ; quelquefois il sera bon de retirer l'instrument chargé de manière à ne pas blesser le canal, puis de le réintroduire pour le retirer de nouveau chargé ; cette manœuvre, qui ne sera pas d'un usage journalier ni répétée trop souvent dans la même séance, est utile quand, le malade ne rendant pas les débris calculeux, on les extrait par l'instrument qui fait ici pour ainsi dire l'office de la sonde évacuatrice ;

4° Faire une injection après la séance, quand on le jugera convenable ; dans les premières séances le malade urinera toujours couché ;

5° Après chaque séance, sulfate de quinine, repos au lit le jour de l'opération, peu de nourriture ce jour-là ;

6° Dans les séances suivantes, à mesure que l'on approche de l'extraction complète du calcul, le malade peut se lever dans l'intervalle des séances ;

7° Éviter le froid, l'humidité et les brusques variations de température ;

8° Nourriture légère, pas d'eaux minérales, pendant toute la durée du traitement chirurgical ; éviter les liqueurs, le vin pur, le cresson, les tomates, les haricots verts, l'oseille, les asperges.

Quand on croit que la vessie est complétement débarrassée, il est bon de faire une dernière séance qu'on appelle séance exploratrice ; les jours qui précéderont cette séance, on aura fait voyager le malade en voiture, sur des terrains raboteux, de manière à le cahoter le plus possible.

Cette séance exploratrice sera faite dans les mêmes conditions que les précédentes avec l'instrument lithotriteur à mors plats ; elle pourra être plus longue que les autres ; elle est généralement plus douloureuse, par suite des recherches multiples ; cette exploration dans la vessie sera suivie d'injections.

Telle est la pratique généralement suivie par M. Caudmont et que j'ai adoptée, en ayant constaté les excellents résultats.

Traitement consécutif et prophylactique. — Le traitement ne sera pas le même suivant que la pierre broyée était d'acide urique ou phosphatique.

Dans le premier cas, le malade se soumettra à un régime hygiénique qui pourra faciliter la formation de l'urée et la diminution de l'acide urique.

Air pur de la campagne, vie peu sédentaire, repas réguliers, vie sobre, ventre toujours libre; nourriture légère et très-digestible; manger des fruits, des légumes herbacés, excepté les tomates, l'oseille, le cresson, les haricots verts, qui produisent de l'acide urique en excès, les asperges qui augmentent la contracture du col, ainsi que j'en ai rapporté, autre part, des exemples. Éviter la bière, les alcools.

Pour rendre les urines alcalines, on pourra prendre soit de l'acide benzoïque, 4 gramme par litre d'eau, soit du carbonate de lithine effervescent de Le Perdriel, soit des eaux minérales alcalines, Vichy, Capvern, Évian, Contrexéville.

Il y a une différence très-grande entre l'eau de Vichy et l'eau de Contrexéville; en termes généraux, on peut dire que l'eau de Contrexéville nettoie, lave, mais n'agit en rien sur la gravelle; ces eaux n'ont jamais guéri de calculeux, elles contiennent surtout du chlorure de sodium, ce qui les rend excitantes et purgatives, mais elles sont si peu alcalines que Rayer (1) les considérait comme acides, et les donnait dans la gravelle blanche. Ces eaux, ne faisant que laver et pouvant être prises en grande quantité, sont bonnes toutes les fois qu'il y aura des graviers dans le rein ou dans la vessie à chasser, graviers assez petits pour traverser les voies naturelles sans opération. Mais comme elles causent une suractivité très-grande, les opérations sur les malades revenant de Contrexéville seront plus dangereuses; ces opérations seront encore plus sérieuses pour ceux qui ont les reins malades.

<hr>

(1) Rayer, *Traité des maladies des reins et des altérations de la sécrétion urinaire*. Paris, 1839-41.

L'eau de Vichy, au contraire, très-alcaline, agissant sur la crase du sang et ne pouvant être prise en grande quantité, guérit la gravelle. Lorsqu'elle donne la diarrhée, c'est qu'au lieu de passer par les reins, elle va dans l'intestin et ne produit alors aucun effet sur les voies urinaires. Même recommandation pour les opérations.

Si le malade a été atteint de calculs phosphatiques, il faut faire des lavages fréquents avec de l'eau tiède.

Quelquefois, au lieu d'un calcul, on rencontre des fongus, incrustés de plaques calcaires; il est dans ces cas très-difficile de faire la lithotritie; ce n'est même plus cette opération que l'on pratique, mais un raclage; il arrive souvent qu'à la suite de cette dénudation de la tumeur, les douleurs cessent, même après la première séance; les plaques sont expulsées soit directement, soit par des injections.

Accidents de la lithotritie. — Lorsqu'un malade a une petite pierre dans une vessie peu altérée, on peut détruire ce calcul en une séance; le malade est vite remis sur pied et c'est le triomphe de la lithotritie dans ces cas. Car, avant l'invention de cette opération, il eût fallu faire la taille, ce qui eût été, dans le cas précédent, une opération délicate, une petite pierre ne se trouvant pas facilement avec des tenettes.

La maladie peut être plus compliquée comme volume de la pierre, et cependant le malade n'avoir aucune douleur pendant tout le temps du traitement chirurgical, aucun accident. Je citerai entre autres un malade demeurant rue du Regard chez lequel, il y a quatre ans, M. Caudmont fit sept séances de lithotritie pour broyer une pierre; il n'y eut ni douleur pendant l'opération, ni sentiment de fièvre après : en un mot, le malade a été débarrassé de sa pierre, sans qu'il s'en fût aperçu, comme il le disait lui-même.

Dans la généralité des cas, une opération de lithotritie faite sagement et bien conduite, dans les conditions bien déterminées pour ce genre de traitement chirurgical, donne d'excellents résultats, et je puis dire n'avoir pas vu un seul malade mourir par la manœuvre de la lithotritie entre les mains de M. Caudmont depuis huit ans que j'ai l'honneur de suivre sa clientèle.

A côté de ces résultats plus que satisfaisants, il faut placer un tableau plus sombre d'accidents que l'on peut rencontrer et qui, sans être mortels, n'en sont pas moins dangereux.

Nous ne signalons qu'en passant ces calculeux qui, après une première séance de lithotritie, sont pris de frissons irréguliers très-légers, sans fièvre, qui s'amaigrissent de plus en plus, chez lesquels l'appétit diminue progressivement et qui meurent d'urémie chronique.

Les accidents de la lithotritie peuvent être immédiats ou consécutifs. Mais il faut avoir bien soin de distinguer ceux dus à la maladresse du chirurgien, de ceux inhérents à l'état du malade. Trois causes peuvent produire ces accidents :

1° Opération mal faite et mal conduite;

2° Accidents dus à l'opération en elle-même;

3° Accidents dus à l'état du malade.

Accidents dus à l'opération mal conduite. — Civiale s'es élevé contre les chirurgiens qui voulaient pratiquer la lithotritie sans études préalables sérieuses de l'opération

Une lithotritie mal faite est plus dangereuse que la taille, même dans les cas les plus favorables au broiement. La lithotritie ne peut et ne doit être faite qu'après une préparation spéciale du tact des doigts.

La lithotritie n'est plus la même sur le cadavre que sur le vivant. Lorsqu'on ouvre une vessie par sa partie antérieure pour y loger le calcul à étudier et saisir, sa flaccidité ne fait qu'augmenter, le bas-fond augmente aussi, et on ne peut nullement juger de ce qui se passe sur le vivant. Il faut toujours se guider sur les sensations pour que les opérations sur le cadavre soient profitables

C'est une opération qui ne rentre pas dans le cadre de la chirurgie ordinaire. L'instrument mal dirigé dans la vessie froisse la muqueuse, l'éraille et ouvre une porte à l'infection urineuse.

La durée des séances, l'omission du traitement préparatoire sont encore des causes d'accidents. Un chirurgien écrivait dernièrement qu'il avait pu faire durer une séance de lithotritie cinq minutes après avoir injecté de l'huile dans le canal. — Cet exemple seul prouve combien la lithotritie est encore mal connue.

Accidents dus à l'opération et à l'instrument. — Actuellement on apprécie mieux les mesures propres à prévenir le développement des accidents ; cependant il y a des effets inévitables des instruments lithotriteurs sur les organes, et ce sont les véritables causes d'accidents que l'on peut porter au compte de la méthode par broiement.

Action ordinaire des instruments lithotriteurs sur les organes. — Quand l'opération est faite en suivant les règles établies par l'expérience et après que les organes ont été préparés au contact des instruments par le traitement préparatoire, les résultats pathologiques sont généralement minimes et même nuls ; dans les cas de petite pierre dans une vessie saine, il n'y a généralement aucune suite de la séance, pas de réaction..

Lorsque l'instrument a manœuvré dans une vessie racornie ou dont la capacité est réduite, qu'il y a eu une grosse pierre à saisir, nous avons vu qu'après la séance, il y a des envies plus fréquentes d'uriner, des douleurs en urinant et quelquefois une petite hémorrhagie ; enfin arrive la fièvre uréthrale ; ces accès ne se répètent pas généralement après les autres séances de lithotritie.

Il y a réveil de la surcontractilité du col, et une excitation des muscles vésicaux. Des néphrites peuvent se présenter soit produites par l'instrument, soit augmentées par lui.

Il est extraordinaire comme les opérations des voies urinaires en général, et la lithotritie en particulier, réveillent les crises rhumatismales, et les accès de goutte dans les articulations. D'un autre côté, un individu est goutteux, rhumatisant, vous l'opérez par le broiement, il arrive souvent que les séances sont interrompues par une crise rhumatismale, se portant sur le col de la vessie ; il faut alors attendre, pour reprendre les séances, que cette crise soit calmée, ou qu'elle se soit jetée sur un autre organe.

Un autre point important à constater, c'est qu'il arrive très-souvent chez les vieillards qu'à la suite de la lithotritie, il y ait une prostatite chronique ; cette affection est dans ce cas très-douloureuse et très-rebelle, occasionne souvent des demi-érections, plus tard s'y joint de la contracture du col, puis la difficulté, sinon l'impossibilité d'uriner. Cette prostatite venant se greffer sur une prostate engorgée est bien plus mauvaise que celle arrivant dans la prostate saine des adultes, comme nous l'avons déjà dit ; cette dernière durant très-peu.

Contre ces prostatites rebelles, il y a peu de chose à faire. Beaucoup de chirurgiens, voyant les douleurs persister, s'imaginent qu'il y a encore des pierres dans la vessie et font de fréquentes explorations qui augmentent ces douleurs. On ne peut guère soulager qu'en engageant les malades à se sonder ; des cataplasmes laudanisés, des lavements et quelquefois des sangsues. Il y a de ces prostatites qui durent deux et trois ans, et même plus.

Il faut éviter autant que possible d'irriter le col vésical chez les vieillards. De même qu'il serait désirable que l'on pût dilater les rétrécissements sans les toucher, de même il faudrait pouvoir entrer dans la vessie sans passer par le col. Les manœuvres sur le col de la vessie sont donc toujours dangereuses, elles amènent facilement de la néphrite, comme nous l'avons vu ; néphrites qui, chez les vieillards, donnent lieu souvent à une encéphalite mortelle.

Répétons en outre que beaucoup de malades, qui pouvaient uriner avant l'opération, ne peuvent plus après. Cela s'explique, comme nous l'avons vu, par le stimulus de la pierre sur la vessie, stimulus qui n'existe plus une fois la pierre enlevée.

On a cité l'hémorrhagie parmi les accidents de la lithotritie ; elle est excessivement rare, et le sang qui sort mêlé à l'urine ou au liquide des injections est généralement dû à la muqueuse du col. Quand la pierre a une date ancienne, la muqueuse de la portion du canal saigne facilement. Il n'est donc pas étonnant que le passage de l'instrument produise une petite hémorrhagie, contre laquelle il faut d'ailleurs toujours se tenir en garde, la néphrite arrivant plus facilement dans ce cas.

La cystite, la prostatite, en résumé, l'inflammation des organes urinaires peut être la conséquence d'une séance de lithotritie; quelquefois, de même qu'après le passage de simples bougies, il peut y avoir une orchite. Cependant ces résultats ne sont pas dangereux en général, on les combattra par les moyens ordinaires.

Je laisserai de côté les accidents dus à la rupture des instruments dans la vessie; actuellement la perfection dans la fabrication des lithotriteurs rend ce cas très-rare.

La complication la plus sérieuse est due à l'engagement des fragments calculeux dans le canal; nous en avons parlé à propos des corps étrangers dans l'urèthre.

Les malades qui ont été opérés par la lithotritie sont généralement très-sensibles au froid et aux variations de température longtemps encore après le traitement terminé.

Accidents dus à l'état du malade. — La constitution du malade, son état général jouent un grand rôle dans la production des accidents à la suite de la lithotritie : quelquefois, un malade de la ville supporte mieux l'opération qu'un homme des champs qui est plus robuste. Les individus gras, veineux, ceux qui transpirent peu, sont plus sujets à la néphrite et aux accidents attaquant l'organisme que les malades maigres ou transpirant facilement.

Les personnes atteintes de fongus vésical sont plus difficiles à traiter par la lithotritie, les hémorrhagies consécutives sont plus fréquentes.

On prend quelquefois pour des pierres, des tumeurs ou des fongus durs, solides, encroûtés de phosphates calcaires; les colonnes charnues de la vessie rendent la préhension de la pierre moins commode; lorsque le malade est très-nerveux, il est bon d'ajouter au traitement préparatoire local, pour calmer l'irritabilité du col vésical, du bromure de potassium (1 à 4 gr.) qui diminue cette sensibilité exagérée, occasionnant souvent des érections pénibles. Cet état nerveux du malade exige de longues distances entre les séances de lithotritie et, pendant les séances, rend difficile l'ouverture de l'instrument dans la vessie.

L'état des reins joue un grand rôle dans la lithotritie, comme d'ailleurs dans la taille. Ce sont ces affections rénales qui rendent ces opérations dangereuses.

Chez les individus atteints de néphrite chronique, nous avons vu qu'il ne faut pas donner trop de nourriture et surtout trop de matières azotées, car elles augmentent l'urémie et réempoisonnent le malade.

La surcontractilité vésicale peut être due à une ulcération de la vessie et dans ce cas rendre la séance difficile et même impossible. Généralement ces malades ne peuvent conserver d'urine et on est obligé de leur faire une injection avant la séance; il en résulte que le col, encore plus surexcité par le passage de la sonde, se refuse à celui de l'instrument lithotriteur.

Du chloroforme dans la lithotritie. — Il est généralement admis et avec juste raison que les douleurs produites par l'instrument dans la vessie, ne sont pas assez considérables pour exiger l'emploi du chloroforme, chez les adultes; les suites de l'inhalation sont quelquefois très-pénibles à supporter pour le malade; d'un autre côté, le malade ne rendant plus compte de ses sensations, c'est une pierre de touche qui manque à l'opérateur. Ce dernier ne peut plus bien apprécier de la durée de la séance par les sensations du malade; il opère dans une vessie inerte, quoiqu'on ait affirmé le contraire; le chloroforme est donc généralement mauvais dans la lithotritie chez l'adulte, et il faut résister le plus possible au désir du patient dans cette circonstance.

Lithotritie chez la femme. — La lithotritie chez la femme se fait dans les mêmes conditions que chez l'homme. Beaucoup de chirurgiens, se basant sur la courte longueur du canal, ont exalté la lithotritie chez la femme. Ils ont supprimé le traitement préparatoire. Nous sommes d'un avis complétement opposé; il est impossible ou du moins excessivement difficile d'introduire d'emblée un instrument lithotriteur dans le canal de la femme. En effet, le méat est très-étroit; d'un autre côté, on ne peut le fixer avec les doigts comme chez l'homme, de sorte que le bec tourne autour de lui sans y pénétrer. Enfin les accidents consécutifs sont aussi grands chez la femme que chez l'homme quand on n'a pas fait de traitement préparatoire. Je considère donc ce traitement aussi indispensable chez la femme que chez l'homme; il donne les résultats suivants :

Dilatation du méat, facilité d'introduction du bec, sensibilité du canal émoussée, accidents consécutifs moins considérables.

La femme sera placée, comme l'homme, le siége sur un coussin.

Les instruments lithotriteurs sont les mêmes. Il faudra procéder à leur introduction très-doucement, et ne pas se fier à la brièveté du canal. Sa situation peut être déviée par les nombreux accidents qui assaillent les organes génito-urinaires de la femme.

La forme de la vessie est souvent une cause de difficulté dans la recherche de la pierre. En effet, par suite de la proéminence de la matrice dans le réservoir urinaire, celui-ci peut avoir la forme d'un bissac, c'est-à-dire qu'il a deux fonds, ou bien ces deux fonds peuvent exister latéralement, un de chaque côté. Le doigt introduit dans le vagin peut aider à la recherche du calcul.

La conduite de l'opération, et les procédés d'exécution sont les mêmes en tous points que ceux de la lithotritie chez l'homme.

Lithotritie chez les enfants. — Cette question est actuellement à l'ordre du jour, elle est considérée comme devant remplacer la taille chez les enfants au-dessus de trois ou quatre ans par beaucoup de chirurgiens. Dolbeau (1) a pris sa défense ; tous généralement sont d'accord qu'on ne doit pas employer la lithotritie avant l'âge de deux ans. Si, d'un autre côté, nous prenons l'opinion de spécialistes éminents, nous voyons que la lithotritie chez l'enfant est une mauvaise opération : « On soumet rarement l'enfant à la lithotritie, parce que la taille est bien moins dangereuse chez lui que dans le reste de la vie, et que le broiement est plus difficile pour plusieurs raisons. » (Mercier.)

« La lithotritie chez l'enfant est une mauvaise opération en général, car elle expose à l'engagement d'un fragment calculeux relativement volumineux dans la portion profonde du canal, et alors on n'a plus d'autres ressources que la taille dans de très-mauvaises conditions ; la taille est si facile, si indemne chez les enfants, qu'il n'y a aucune raison pour l'abandonner. » (Caudmont.)

Sir Henry Thompson (2) préfère aussi la taille.

Il suffirait de rapporter ces opinions émanant d'hommes dont on ne peut suspecter l'autorité en chirurgie des voies urinaires, pour condamner la lithotritie chez l'enfant, malgré les résultats fournis par des statistiques récentes (3).

Nous ajouterons les principales raisons qui ont été données contre cette opération. Généralement la pierre est formée d'oxalates ou d'urates, de sorte que, quoique petite, elle exige des instruments très-forts, c'est-à-dire volumineux, d'où la difficulté de les faire passer par les organes urinaires de l'enfant.

La vessie a la forme d'une poire, elle est située assez haut dans le bassin, elle n'a pas de bas-fond, toutes con-

---

(1) Dolbeau, *Traité pratique de la pierre dans la vessie.* Paris, 1864.

(2) Thompson, *Traité pratique des maladies des voies urinaires.* Trad. par Campenon. Paris, 1874.

(3) Voy. Holmes, *Thérapeutique des maladies chirurgicales des enfants,* trad. par O. Larcher. Paris, 1870.

ditions anatomiques qui rendent la préhension de la pierre difficile.

La vessie jeune est très-irritable, les fragments calculeux sont alors très-souvent propulsés dans le canal, ce qui est une grave complication. Enfin on ne peut introduire les instruments qu'en endormant les sujets vu l'impossibilité où l'on est d'obtenir leur immobilité; la durée de l'opération est généralement très-considérable.

Nous n'accepterons donc la lithotritie chez les enfants que dans les cas tout à fait spéciaux de pierre petite, très-friable, pouvant être extraite très-facilement et très-promptement; l'enfant sera endormi, et son bassin très-élevé pour amener autant que possible la pierre à la paroi postérieure de la vessie.

Enfin, rappelons pour terminer que le canal a une direction particulière dans chaque cas donné; car la pierre amenant un arrêt dans le développement de l'individu, on ne peut se baser sur l'anatomie normale des organes urinaires aux différents âges; que le péritoine enveloppe plus complétement la vessie que chez l'homme, que celle-ci étant plus mince, l'inflammation se propage plus rapidement aux organes environnants, d'où la fréquence plus considérable de la péritonite dans cette opération.

Taille. — J'ai souvent remarqué qu'il était difficile pour les élèves de se retrouver au milieu des noms que l'on employait jadis pour désigner la taille que l'on faisait. J'ai cru leur être utile en débutant dans cette étude par un historique succinct de l'opération.

On extrait le calcul soit par une incision faite au-dessus du pubis, soit au périnée.

On appelait jadis la première opération, au-dessus du pubis, *haut-appareil*; on l'appelle actuellement *taille hypogastrique* ou *suspubienne*. Nous nous en occuperons à la fin du chapitre.

La taille au périnée s'appelait *bas appareil* et est actuellement nommée *taille périnéale*.

I. *Bas appareil ou taille périnéale*. — Cette taille *bas appareil* pouvait être faite de trois manières différentes :

1° Le *petit appareil* ou *méthode de Celse ;*

2° Le *grand appareil ;*

3° L'*appareil latéral*.

Actuellement, elle peut être faite des manières suivantes :

1° *Taille médio-bilatérale ;*

2° *Taille médiane ;*

3° *Taille latérale ;*

4° *Taille latéralisée ;*

5° *Taille bilatéralisée ;*

6° *Taille prérectale*.

A. *Méthodes anciennes*. — Occupons-nous succinctement des anciennes manières, puis nous donnerons des détails plus développés pour les nouvelles.

1° La *méthode de Celse* est ainsi appelée parce que cet auteur est le premier qui l'ait décrite : on l'a appelée le *petit appareil* pour l'opposer au grand appareil qui fut inventé au commencement du seizième siècle ; ce nom lui vient du peu d'instruments nécessaires pour la pratiquer : un bistouri, une curette.

La description nous fera comprendre pourquoi elle n'était possible que chez les enfants.

Un homme saisissant le patient, l'asseyait sur ses genoux, de manière à présenter le périnée : le chirurgien introduisait l'index et le médius dans le rectum et tâchait d'amener la pierre à faire une saillie au périnée, du côté gauche ; avec la main droite armée du bistouri, il faisait sur l'éminence une incision profonde oblique du haut en bas et de dedans en dehors, jusqu'au calcul : la pierre en vue, on la poussait en dehors avec le doigt si elle était petite, avec la curette si elle était grosse.

2° *Grand appareil*. — Cette méthode tirait son nom de la quantité d'instruments qu'il fallait employer ; on l'appelle aussi *taille de Marianus sanctus*.

Il consiste à inciser la peau du périnée sur le côté gauche du raphé parallèlement à cette ligne, depuis le dessous des bourses jusqu'à un travers de doigt de l'anus ; à fendre l'urèthre dans une étendue proportionnée à celle de l'incision des téguments, à dilater le reste de ce canal et le col de la vessie avec divers instruments pour porter une tenette dans ce viscère, charger la pierre et l'extraire.

Comme instruments on se servait :

D'un cathéter en acier cannelé ;

D'un lithotome composé de deux pièces : une lame et une châsse ;

De deux conducteurs ou sondes droites qui furent remplacés par le gorgeret ;

D'un bouton et de tenettes ;

D'un dilatatoire.

3° *Appareil latéral.* — Cette méthode fut apportée à Paris par frère Jacques en 1697 ; elle consiste à faire l'incision périnéale, au côté interne de l'ischion gauche et coupant obliquement de bas en haut : cette méthode, défectueuse entre les mains du frère Jacques, fut modifiée par Raw, puis par Cheselden, en Angleterre : en France Garengeot, Perchet, Morand, modifièrent l'opération ; plus tard on eut les procédés de Moreau, Foubert, Thomas, frère Côme, Le Cat, Pouteau.

Boyer préférait le procédé du frère Côme qui a d'ailleurs été peu modifié de nos jours.

B. *Méthodes actuelles.* — Une pierre étant reconnue et le chirurgien ayant fait choix d'une méthode de taille, quelques indications préliminaires doivent être remplies.

a. *Indications préliminaires.* — Le temps propre à l'opération ne joue plus un si grand rôle pour les chirurgiens qu'il y a un siècle ; cependant il est évident que les saisons du printemps et de l'automne sont les meilleurs moments à choisir quand on est libre d'attendre le temps propice.

Je crois utile d'entrer dans certains détails qui, quoique minutieux, ont leur importance.

La guérison des malades dépend en bonne partie de l'administration de soins nécessaires après la taille, sans

quoi il survient des accidents que les malades n'auraient
pas eus s'ils avaient été mieux soignés : c'est une remarque que j'ai été à même de faire mainte et mainte fois
dans la clientèle de la ville : il faut donc être bien sûr
des gardes que l'on met auprès du malade.

La chambre choisie pour l'opération doit être celle où
couchera le malade, de manière à ne pas avoir loin à le
porter après la taille : cette chambre sera large autant
que possible, ayant surtout une fenêtre donnant beaucoup de jour.

Le lit sur lequel sera couché le malade après l'opération sera fait en vue de ne pas être touché pendant huit
jours au moins. On bannira les matelas de plumes ; rien
que des matelas de crin ou de paille : le lit sera fait de
manière à aller en pente, pour éviter l'écoulement des
urines vers le dos ; entre le matelas et le drap on placera
une toile cirée, assez grande : à l'endroit où reposera le
siége du malade, on mettra plusieurs alèzes pliées en
double, ou des journaux.

Lorsqu'on opère en ville, il faut improviser un lit de
douleur, il sera fait de la manière suivante :

Une commode remplacera la table d'opération : elle
sera placée en face d'une fenêtre à une distance d'un
mètre et demi environ, de manière à permettre à l'opérateur de se retourner : dessus le marbre, on placera un
matelas, dont le bord sera au niveau du bord latéral de
la commode près la fenêtre ; ce matelas sera recourbé du
côté opposé : s'il paraît au chirurgien que le malade
aura le siége trop bas, on place entre le matelas et le
marbre une descente de lit roulée, de la grosseur nécessaire. Si la tête ne doit pas être suffisamment élevée par le
matelas plié en deux, on augmente l'élévation en glissant
le dos d'une chaise entre le marbre et le matelas. Ce matelas est recouvert d'une toile cirée qui descend sur le
côté de la commode situé devant la fenêtre ; un drap est
placé dessus ; puis le tout est maintenu par une corde ;
des oreillers sont placés à la tête ; une cuvette aux pieds
de la commode.

Tout doit être préparé d'avance ; car le désordre occasionné par l'opération dans l'esprit des habitants de la maison du malade expose à n'avoir personne au moment du besoin et à des confusions regrettables.

Par une ordonnance de la veille, le chirurgien prescrira :

1° Du chloroforme, du perchlorure de fer, de l'ammoniaque, du cérat ;

2° Un lavement purgatif le soir, et le lendemain matin avant l'opération, un ou deux lavements d'huile d'olive ;

3° Des éponges, du fil ciré, de la charpie, deux pièces de cordonnet blanc, l'une large de 3 centimètres, l'autre de 1 centimètre et demi.

4° Des compresses de vieux linges, de la poterie en quantité suffisante, de l'eau chaude et de l'eau froide, un feu de réchaud ;

5° Des bourdonnets de charpie attachés au milieu par un fil seront préparés par avance dans le cas de tamponnement contre l'hémorrhagie ;

6° Des serviettes et des tabliers pour les aides ;

7° Si le temps n'est pas très-chaud, il y aura du feu dans la chambre.

Depuis que le chloroforme est venu supprimer les douleurs des malades, il n'est plus nécessaire de leur cacher le jour qu'ils seront opérés.

Les aides ainsi que le chirurgien arriveront à heure fixe chez le malade ; celui qui a la confiance de l'opérateur et qui passera les instruments, doit arriver avant pour voir si tout est bien préparé, et placer sur une table, dans une pièce voisine, les instruments nécessaires à l'opération par ordre d'emploi.

b. Instruments nécessaires. — Un rasoir ;

Un cathéter cannelé ;

Un bistouri à lame convexe ;

Un bistouri à lame pointue ;

Un lithotome double de Dupuytren, mis d'avance au numéro jugé par l'opérateur ;

Un bouton curette ;

Un gorgeret ;

Trois tenettes droites de différentes grandeurs ;

Trois tenettes courbes de différentes grandeurs ;

Une seringue à longue canule ;

Des cautères en cas d'hémorrhagie ;

Une canule à chemise toute préparée ;

Une grosse sonde en gomme, droite et nᵒ 24 ;

Différents lithotriteurs.

Tous les instruments qui répondent seulement à un cas particulier, doivent être de même préparés, car il y a toujours quelque chose d'imprévu dans les opérations de taille.

Six aides sont nécessaires, un pour le chloroforme, un pour le cathéter, un pour les instruments, deux pour tenir les jambes du malade, un dernier pour répondre aux demandes imprévues.

Les instruments étant disposés sur la table et recouverts d'une serviette, sont portés dans la chambre du malade pendant qu'on l'endort.

Tout étant préparé, on fait monter le patient sur le lit de misère, à l'aide d'une chaise ou d'un tabouret, observant de relever sa chemise par derrière, pour éviter qu'elle ne soit ensanglantée pendant l'opération. On le couche à plat sur le dos, un oreiller sous la tête seulement. On lui avance les fesses sur le bord du matelas, qu'elles ne doivent pas déborder.

Dans cette situation, on introduit d'abord dans la vessie le cathéter de grosseur convenable ; pour faire ce cathétérisme l'opérateur se place à droite du malade ; une fois l'introduction faite, il confie l'instrument à un aide. Cependant il peut se présenter des cas où l'introduction du cathéter est presque impossible, le malade étant dans cette position : il vaut mieux alors, si l'on craint des difficultés d'introduction, faire le cathétérisme avant de placer le patient sur le lit.

Étant parvenu dans la vessie, on fait de nouveau la recherche de la pierre, pour bien constater son existence et la faire remarquer aux assistants. Si par hasard on ne la trouvait plus, il faut retirer le cathéter, et introduire une sonde exploratrice. Jamais il ne faut commencer une opération de taille sans avoir reconnu la pierre de nouveau.

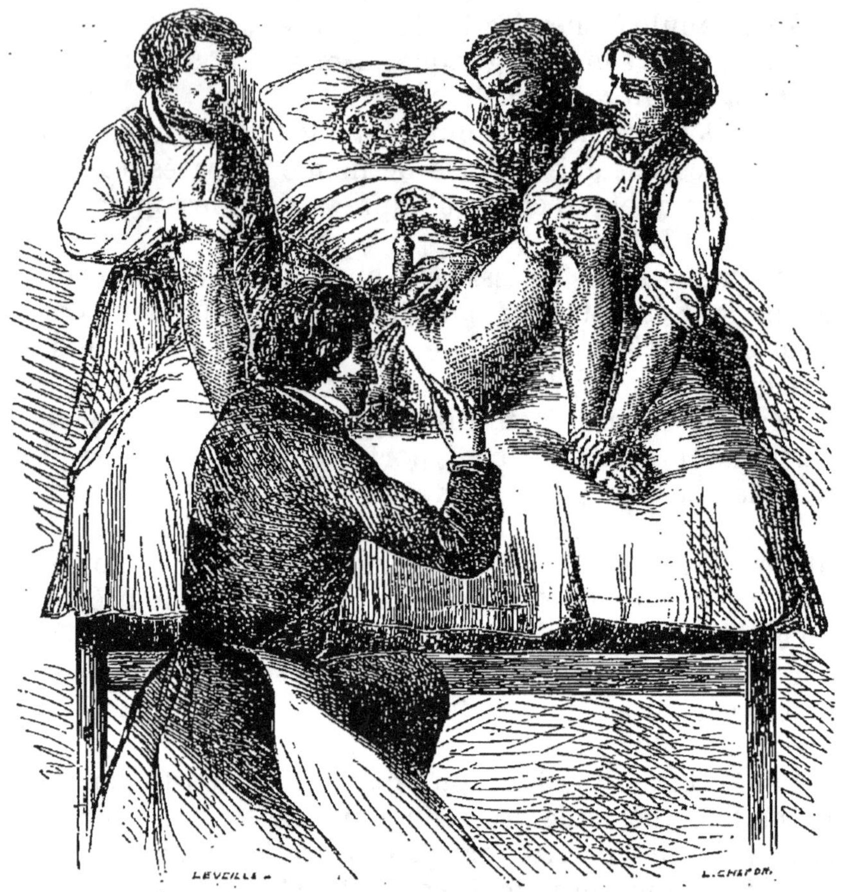

Fig. 116. — Taille latérale.

Le cathéter introduit et la pierre reconnue, les aides mettent les entraves, un autre rase les poils du périnée et on commence à endormir le malade; l'aide qui tient les instruments doit tenir prêts les bistouris.

Celui qui tient le cathéter doit observer qu'il fasse un angle droit avec le corps, en ayant soin d'avoir la plaque bien droite, ou inclinée vers l'aine droite suivant la taille choisie, et faisant bomber légèrement le périnée; il relève le scrotum avec la main gauche; il est à gauche du malade.

Les deux aides qui doivent maintenir les cuisses et les jambes, appliquent l'avant-bras qui correspond à la tête du malade sur la partie interne du genou et sur la partie supérieure et antérieure de la jambe, l'autre main sur le cou-de-pied. S'ils plaçaient cette main sur la plante du pied, le malade y trouverait un point d'appui pour soulever le bassin.

Tout étant ainsi disposé, le chirurgien commence l'opération en suivant le manuel opératoire de la méthode choisie.

c. Anatomie chirurgicale du périnée. — Avant de nous occuper de chacune des méthodes, je crois utile de rappeler quelques notions d'anatomie chirurgicale concernant le périnée, en le disséquant couche par couche.

L'homme étant placé dans la position de la taille, le périnée se présente sous la forme d'un losange coupé en deux par la ligne bi-ischiatique; la partie antérieure de cette surface est la seule qui doive nous occuper. Ce triangle a pour côté les deux branches ascendantes de l'ischion et descendantes du pubis, et pour base cette même ligne bi-ischiatique.

L'anus se trouve en arrière de cette ligne.

La peau est pourvue de poils que l'on rase pour l'opération; elle est plus dense sur le raphé médian.

Au-dessous se trouve une couche de tissu cellulaire qui est d'autant plus dense que l'on se rapproche de l'anus.

La peau et le tissu cellulaire enlevés dans toute la surface du triangle, on rencontre l'aponévrose superficielle du périnée qui, comme nous l'avons vu, s'attache sur les côtés aux os du bassin, se continue par sa base avec le feuillet inférieur de l'aponévrose moyenne, et se perd par son sommet sur le dos de la verge en se mêlant avec les fibres du ligament suspenseur. Cette aponévrose est peu épaisse, elle se déchire facilement avec le doigt.

Derrière cette aponévrose se trouve la première couche musculaire que l'on doit rencontrer ; elle est formée par trois muscles disposés aussi en triangles.

La figure que l'on a alors sous les yeux représente un triangle avec une perpendiculaire à la base partant de son sommet.

Les trois côtés du triangle sont formés par :

1° Les muscles ischio-caverneux de chaque côté ;

2° Le muscle transverse à la base ;

3° Le muscle bulbo-caverneux qui représente la perpendiculaire.

On voit donc que ce triangle se divise par suite de cette perpendiculaire en deux plus petits, rectangles, à droite et à gauche de la ligne médiane.

Chaque triangle a donc un espace libre au milieu.

Jarjavay signale un petit muscle qui traverserait obliquement l'aire de ce triangle ; mais ce qu'il y a de plus important, c'est que aucune artère ne traverse normalement la base de ce triangle. Aussi dans la taille latéralisée, est-ce par la partie postérieure ou base de ce triangle que l'on pénètre.

M. Richet fait ressortir avec juste raison l'importance pratique qui s'attache à ce que les côtés de ce triangle sont exactement en parallèle avec les lignes extérieures. Ainsi les muscles ischio-bulbeux correspondent exactement aux branches de l'ischion et du pubis extérieurement ; le muscle bulbo-caverneux au raphé médian de la peau et le muscle transverse à la ligne bi-ischiatique ; donc, en opérant sur la peau, les incisions faites dans le triangle extérieur sont reproduites à la même place dans le triangle interne.

Le muscle bulbo-caverneux est réuni par sa base au muscle transverse et aux attaches antérieures du sphincter externe du rectum. M. Reliquet se sert de cette jonction des muscles comme point de repère dans l'opération : « De là la règle que j'enseigne. Quelle que soit la taille périnéale que l'on pratique, l'incision de la peau

23.

et des tissus sous-cutanés faite, on doit reconnaître le bulbe doublé des muscles bulbo-caverneux, suivre le raphé médian de ces deux muscles d'avant en arrière, reconnaître le faisceau du sphincter anal, couper transversalement ce faisceau musculaire, relever le bulbe et ponctionner l'urèthre. » Notre savant collègue se base, pour exprimer la justesse de cette règle, sur ce que, quand on coupe ce faisceau musculaire du sphincter anal, il est très-facile de relever le bulbe et de le maintenir relevé pour découvrir la face inférieure de la portion musculeuse de l'urèthre. Cette disposition anatomique permet d'arriver à l'urèthre en évitant sûrement le bulbe.

Tout en reconnaissant ce qu'il y a d'excellent dans le précepte donné par M. Reliquet, je crois qu'il est difficile d'éviter le bulbe. J'emploie toujours le procédé de M. Caudmont qui consiste à arriver jusqu'au cathéter en écartant les tissus simplement avec le doigt; le bulbe est toujours senti sur le vivant par suite de sa turgescence, et, avec l'extrémité du doigt, on peut facilement le relever.

Quant à la blessure du bulbe, je crois qu'il est presque toujours éraillé ou légèrement coupé, quelle que soit la taille employée; mais ce n'est pas cette petite lésion du bulbe qui est à craindre, car dans l'opération de la boutonnière on le coupe quelquefois; ce qu'il faut surtout éviter, c'est la section de l'artère transverse du bulbe qui produit des hémorrhagies difficiles à arrêter, et pour lesquelles on est quelquefois obligé de lier l'artère honteuse interne qui longe les branches ischio-pubiennes.

Après avoir dépouillé le bulbe de son enveloppe musculaire et coupé les attaches indiquées par M. Reliquet, on le relève et on se trouve en présence d'une aponévrose, blanche, nacrée, résistante, qui n'est pas autre chose que l'aponévrose moyenne du périnée ou ligament de Carcassonne; à un centimètre et demi de la partie inférieure de l'arcade pubienne, on voit le canal de l'urèthre qui traverse l'aponévrose.

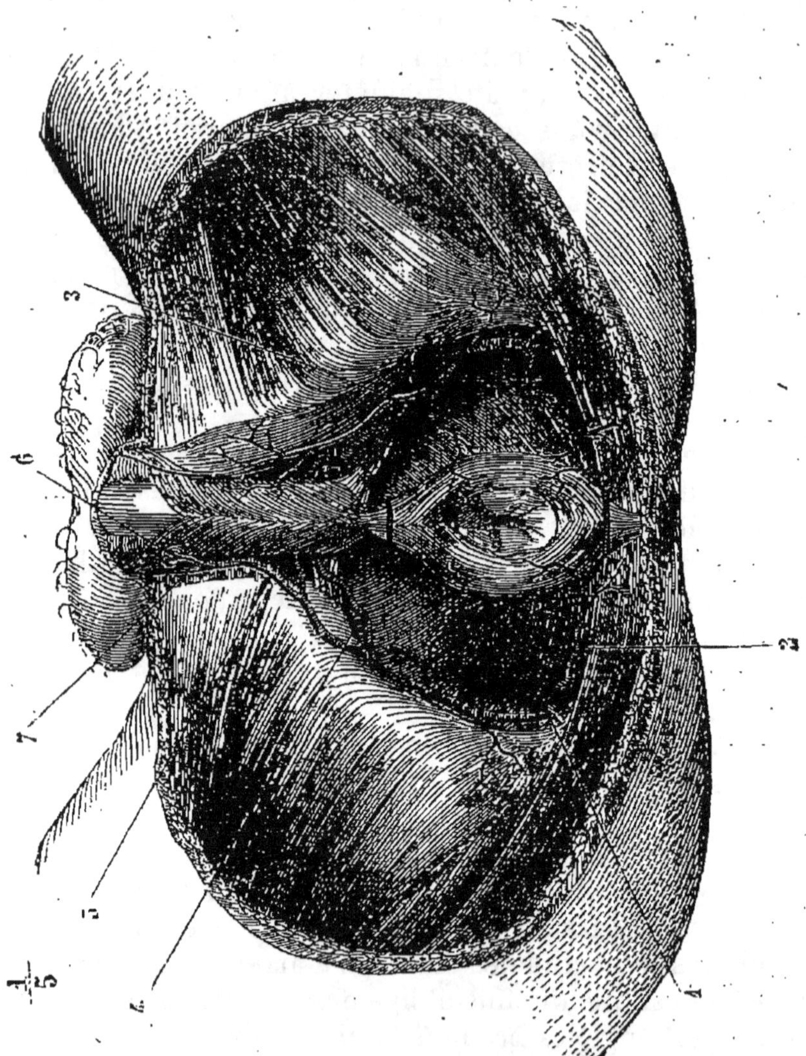

Fig. 117. — Artère honteuse chez l'homme (région périnéale).

1, tronc de l'artère honteuse de l'homme ; 2, artère hémorrhoïdale inférieure ;
3, artère superficielle du périnée (elle est coupée à droite) ; 4, artère transverse
du périnée ou bulbeuse ; 5, continuation du tronc de l'artère honteuse externe ;
6, artère caverneuse pénétrant dans le corps caverneux sectionné: 7, artère
dorsale de la verge (Beaunis et Bouchard, *Anatomie descriptive*).

Cette aponévrose enlevée, le muscle transverse coupé, le bulbe relevé, nous sommes en présence de la figure 117.

Au-dessous de la masse bulbeuse se trouve un orifice ovalaire, d'où partent horizontalement de chaque côté des fibres musculaires. C'est le canal de l'urèthre dans sa portion musculeuse et entouré du muscle de Wilson, qui, partant du pubis, vient former cravate autour de lui.

Au-dessus de ce muscle se trouve de chaque côté un petit triangle, formé par le bulbe, par le muscle ischio-caverneux et le muscle de Wilson ; c'est dans ce petit triangle que se trouve l'artère transverse du bulbe (fig. 117).

Au-dessous du muscle horizontal de Wilson on aperçoit la glande prostate, limitée en bas par le bord antérieur du releveur de l'anus ; c'est dans cette portion de la prostate qu'il faut faire l'incision suivant le rayon choisi.

A la surface de la prostate se trouve un réseau très-serré d'artères et de veines mais qui n'est pas dangereux.

Si j'ai bien pu me faire comprendre, nous voyons qu'il y a trois triangles à traverser quand on plonge directement un bistouri à droite ou à gauche du raphé et près des bourses. D'abord le triangle extérieur, formé par des os, la peau et une ligne conventionnelle, puis un triangle interne formé par trois muscles et enfin un troisième triangle plus petit, où la ligne horizontale formée par le transverse est remplacée par une ligne horizontale formée par le muscle de Wilson. C'est dans ce troisième triangle que l'on rencontre l'artère bulbeuse.

En ponctionnant plus bas au contraire, plus près de la ligne bi-ischiatique, on traverse toujours les deux premiers triangles, mais on arrive au-dessous du côté horizontal du troisième, et on n'a pas à craindre la lésion de l'artère bulbeuse.

Le bulbe est très-important à étudier ; il est évident qu'il n'est pas le même chez l'enfant que chez l'adulte ; chez le vieillard, il est ordinairement très-développé, aussi, comme le rectum reste toujours à la même place, le bulbe laisse alors un espace beaucoup moins considérable entre eux deux, et on est bien plus exposé à les blesser que chez l'adulte et l'enfant.

L'artère bulbeuse, qui est la plus importante à étudier dans ces circonstances, naît du tronc de l'artère honteuse interne au niveau de l'origine du transverse. Elle est très-volumineuse, et, comme le dit M. Richet, son tronc égale quelquefois celui de l'artère honteuse dont elle semble une bifurcation ; sa direction presque transversale va cependant un peu obliquement de bas en haut et de dehors en dedans ; elle pénètre dans le bulbe à 12 ou 15 millimètres de sa base.

Je crois, avec M. Richet, qu'il y a rarement anomalie de cette artère.

Prostate. — Couper la prostate dans son plus grand rayon, et éviter de dépasser avec l'instrument la loge prostatique, tel a toujours été le but des chirurgiens qui se sont occupés spécialement de la taille.

Les dimensions de la prostate ont donné lieu à de grandes dissidences entre les auteurs. M. Caudmont, dans sa thèse sur « les engorgements de la prostate, » a donné des chiffres qui ont été acceptés par Jarjavay, et que j'ai vérifiés moi-même sur plus de 60 prostates.

Voici comment M. Caudmont a procédé : la prostate placée par sa face rectale sur un plan bien horizontal a été incisée de haut en bas dans le sens transversal ; on a ainsi des coupes verticales. Trois coupes ont été faites :

La première à 6 ou 8 millimètres de la pointe ;

La deuxième à une égale distance en arrière de la première ;

La troisième à quelques millimètres de l'orifice interne de l'urèthre.

	1re coupe.	2e coupe.	3e coupe.
	mm	mm	mm
Largeur....................	86	43	45
Hauteur....................	22	25	14
Epaisseur au-dessus de l'urèthre...................	9	12	»

Épaisseur au-dessous de l'urèthre	7	10	14
Épaisseur directement en dehors	16	18	15
Épaisseur au dehors et en bas	18	20	23 à 24

On voit que le diamètre oblique est le plus long ; que, d'un autre côté, il y a une différence de 8 à 9 millimètres entre le diamètre oblique et le transverse, au voisinage de l'orifice vésical. Le lithotome peut donc avoir une ouverture de 4 centimètres, sans danger de dépasser les limites de la prostate.

Loge prostatique. — Placée dans l'excavation du bassin, au voisinage du détroit inférieur, la prostate présente avec les organes contenus dans la même cavité des rapports qui méritent la plus sérieuse attention.

La profondeur à laquelle se trouve la prostate, par rapport au périnée, est excessivement variable, et en général les différences sont relatives au degré d'embonpoint de l'individu.

Dupuytren et Deschamps donnent de 4 à 12 centimètres ;

Blandin, de 6 à 8 centimètres. M. Richet attribue aussi ces différences au développement plus ou moins exagéré du système veineux.

Les aponévroses pelviennes forment à la prostate une cage épaisse et résistante, qui l'enveloppe de toutes parts, et qu'au premier abord on confond avec sa membrane propre. Cette cage aponévrotique produit surtout la résistance extérieure de la prostate, et maintient cet organe fixe et immobile dans la cavité pelvienne.

Elle est composée de la manière suivante.

En avant et en haut, la cage est un peu ouverte, elle est fermée par les tendons des fibres antérieures de la vessie et par les bords antérieurs de l'aponévrose supérieure du périnée, déjà décrite.

Sur les côtés, l'aponévrose latérale de la prostate qui

n'est pas autre chose que l'aponévrose recouvrant le muscle releveur de l'anus.

En bas l'aponévrose moyenne du périnée.

En arrière l'aponévrose prostato-péritonéale de Denonvilliers.

Tous les auteurs ont insisté sur le grand nombre de vaisseaux veineux qui entourent la prostate et sur l'élargissement qu'ils prennent à un âge avancé. Ces veines sont placées entre les différents plans d'aponévroses, et adhèrent toujours intimement au pourtour des ouvertures que leur fournissent ces toiles fibreuses.

Il en résulte qu'elles demeurent béantes, lorsqu'elles sont divisées ; que, par suite, elles donnent lieu à un écoulement de sang considérable, et qu'elles sont très-disposées à s'enflammer à cause de leur contact avec l'urine et le pus. Lenoir, qui a signalé cette disposition, y trouve une raison nouvelle de ne pas dépasser la prostate dans la taille périnéale.

A ce sujet, M. Ripoll, de Toulouse, posait la question suivante, au mois de septembre 1876. — Les limites que l'on ne doit pas dépasser dans l'incision de la prostate sont très-restreintes suivant les données de l'anatomie chirurgicale. « Si l'on a égard aux diamètres acceptés de la prostate, on aura tout à redouter d'une incision bilatérale ou d'un déchirement de 4 centimètres et demi au plus ; c'est cette étendue, en effet, que peut atteindre le plus grand écartement possible des lames de lithotome double.

« Or, le développement d'une plaie résultant d'une incision de 4 centimètres et demi donne une circonférence de 9 centimètres, soit un diamètre de 3 centimètres. Tout calcul qui présentera un diamètre supérieur auquel doit s'ajouter l'épaisseur des cuillers des tenettes, ne pourra donc être extrait sans occasionner des déchirures extra-prostatiques. Voilà pour l'adulte. Mais que sera-ce chez l'enfant, qui n'a pour ainsi dire pas de prostate ? Combien limitée devra être l'incision ! Quel petit volume devront avoir les calculs, pour que l'opération ne soit pas suivie de mort !

« Eh bien, il est notoire que des calculs d'un volume très-considérable ont été extraits sans le plus léger accident.

« Il faut donc qu'un des termes du problème ait été mal posé ; et cela est, en effet ; on a négligé les facilités ménagées par cette dilatation et cette extensibilité sur la réalité desquelles il n'existe pas pour moi le moindre doute. »

Après plusieurs considérations, qu'il serait trop long de rappeler ici, M. Ripoll (1) établit que le manque d'accidents prévus par l'anatomie chirurgicale est dû « à la distension progressive du col de la vessie et de la portion prostatique de l'urèthre, sous l'influence répétée d'un calcul, qui tend sans cesse à s'y engager, d'une part par son propre poids et de l'autre à chaque effort provoqué par l'excrétion des urines. »

J'avoue ne pas accepter les idées émises par le professeur de Toulouse : ce n'est nullement à la distension du col de la vessie et de la prostate occasionné par le calcul qu'il faut attribuer la réussite de l'opération : d'abord la pierre n'est pas toujours au col de la vessie ; ce qui est la règle pour les adultes est, au contraire, une exception pour le vieillard, dont le bas-fond de la vessie est assez excavé généralement pour recevoir et garder le calcul : les anciens ne faisaient la taille qu'à des enfants ordinairement, et si la pierre faisait saillie, ce n'était pas parce que le col de la vessie était dilaté à la longue, mais au contraire parce qu'il n'y avait que très-peu de prostate, et que le tissu existant ne pouvait empêcher de faire proéminer le calcul.

Sous l'influence de la pierre, il y a plutôt une constriction exagérée du col de la vessie, qu'une dilatation : la prostate devient généralement de plus en plus dure et c'est justement ce qui explique le peu de réussite de la lithotritie périnéale chez les vieillards : j'ai vu quatre fois M. Caudmont ayant commencé la lithotritie périnéale

(1) Ripoll, *Mouvement médical*, année 1876, nᵒˢ 35 et 36.

de Dolbeau chez des vieillards, être obligé d'abandonner le dilatateur pour le lithotome par suite de la difficulté de la dilatation de la prostate.

Mais si les idées nouvelles énoncées par M. Ripoll ne me paraissent pas devoir être acceptées, la question posée est vraie et demande une solution : je donnerai mon avis en quelques mots, m'étant déjà étendu sur cette question plus longtemps que ne le comporte le but de ce livre : La prostate est entourée d'une cage prostatique résistante, il est vrai, mais élastique, de sorte que, lorsque l'on extrait une pierre, c'est comme si on la tirait d'un tube en caoutchouc qui cède, mais ne rompt pas ; à moins que la distension ne soit trop grande : d'un autre côté, lorsque la prostate n'a pas subi l'engorgement sénil, son tissu sain est très-élastique et se prête aussi à la distension : et ici je suis de l'avis de M. Ripoll quand il ajoute qu'il ne faut pas avoir un lithotome trop tranchant, car, sans cela, le tissu sain fuit sous l'instrument qui ne coupe pas. En résumé, le rôle que le professeur de l'école de Toulouse fait jouer à la pierre pour la dilatation des parties, je l'attribue à l'élasticité soit de la prostate, soit de la loge prostatique, soit des deux réunies : et je crois que cette raison s'accommode mieux avec l'anatomie pathologique de la prostate chez les calculeux.

1° *De la taille médio-bilatérale.* — J'ai préféré m'étendre complétement sur une taille et n'avoir plus qu'à signaler les différences qui existent dans les autres méthodes : la taille médio-bilatérale est celle que j'emploie de préférence, nous verrons qu'elle répond à tous les cas, je l'ai déjà donc choisie pour type de la description de l'opération.

Le patient étant placé comme nous l'avons dit, page 403, le chirurgien se met debout entre les jambes du malade, et commence l'opération.

Saisissant le bistouri à lame convexe avec la main droite, il tend les téguments du périnée horizontalement avec le pouce et l'index de la main gauche ; une incision entourant la peau et le tissu cellulaire sous-cutané est faite sur le raphé médian, dans une étendue de 3 à 4 centimètres, en allant de haut en bas et s'arrêtant à environ 2 centimètres au-devant de l'anus : il n'est pas nécessaire que cette incision soit très-considérable, on sera toujours à même de l'agrandir si les suites de l'opération l'exigent (fig. 118).

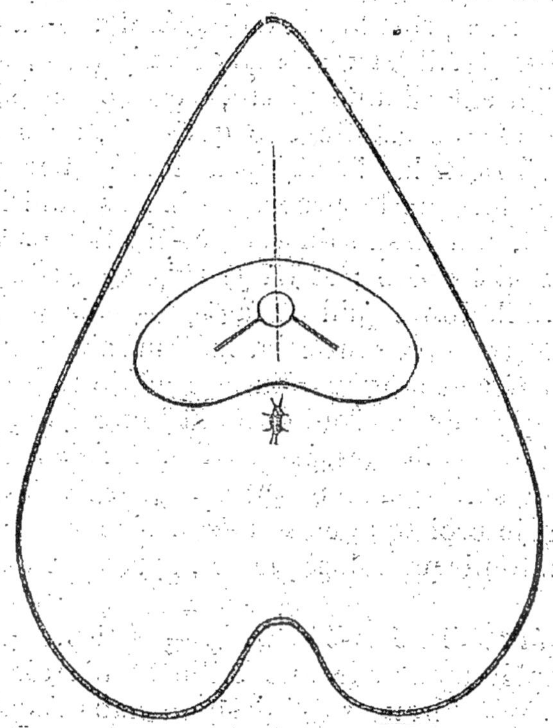

Fig. 118. — Incisions superficielles et profondes dans l'opération médio-bilatérale.

Une fois que la peau, le tissu cellulaire, l'aponévrose superficielle du périnée sont coupés, le chirurgien introduit l'index de la main gauche dans la plaie et l'enfonce droit devant lui en écartant doucement les tissus qu'il rencontre ; si la résistance est trop grande, un léger coup de bistouri débride l'ouverture. Le doigt va ainsi à la recherche du bulbe reconnaissable par sa turgescence et une masse globuleuse assez dure : ce guide étant obtenu, on soulève le bulbe toujours avec le même doigt, et on va à la recherche du cathéter : si l'on ne peut avancer, on peut employer le précepte déjà recommandé de M. Reliquet de couper transversalement le sphincter anal, à son attache avec le transverse.

Une fois le doigt arrivé sur le cathéter, il faut y engager l'ongle de manière à bien sentir la rainure : pour rendre ce contact plus facile, le chirurgien saisissant le cathéter de la main droite, fait bomber le périnée et, une fois la rainure trouvée, remet le cathéter à sa place et le fait tenir de nouveau par l'aide.

Il faut avoir soin de ne placer que l'ongle seul dans la rainure, la pulpe du doigt devant rester en dehors de cette fente.

Le chirurgien prend alors le bistouri droit à lame ordinaire très-pointue et, le tenant comme une plume à écrire, le tranchant en bas, dans une direction horizontale, il lui fait longer l'indicateur qui est dans la plaie, jusqu'à ce qu'il soit à plat sur l'ongle de ce doigt ; il s'assure que ce dernier est bien dans la rainure et on fait pénétrer la pointe dans la portion musculeuse. L'incision de la portion musculeuse exige quelques précautions et un manuel opératoire spécial.

Dupuytren a fait observer que, pendant l'incision de l'urèthre sur la cannelure du cathéter, on peut blesser le rectum, si on élève trop le manche de l'instrument en faisant glisser celui-ci ; d'un autre côté, comme le fait judicieusement observer M. Reliquet, le chirurgien doit avoir l'ongle de son indicateur gauche assez long, pour bien sentir la rainure. Mais alors, ajoute-t-il, un chirurgien peu expérimenté s'expose, s'il se sert d'un bistouri droit à se piquer l'ongle sur lequel il en conduit la pointe ; delà des arrêts, des soubresauts, et il lui arrive de conduire le bistouri en dehors du cathéter (fig. 119).

Pour éviter ces manœuvres, M. Reliquet recommande un instrument de son invention pour ponctionner l'urèthre et conduire le lithotome dans le cathéter.

C'est une tige droite rectangulaire, terminée d'une part par un croissant à extrémités arrondies ; l'autre extrémité se continue avec le manche qui est d'un volume suffisant.

La face supérieure a une cannelure profonde qui est ouverte au milieu du croissant. En arrière de la cannelure est un curseur qui, mobile d'avant en arrière et d'arrière en avant, sert à presser ou tirer la lame.

Sur la face inférieure, et appliquée contre elle, est une pièce longitudinale terminée en avant par une lame, dont le dos s'applique contre la tige. En arrière, cette pièce de la lame est fixée au curseur mobile de la face supérieure. Enfin, en arrière du croissant, cette face inférieure a deux saillies latérales qui masquent le tranchant de la lame. Quand on pousse en avant le curseur de la face supérieure, la lame s'avance dans l'axe de la tige occupant le milieu entre les deux branches du croissant.

Manœuvre. — La lame étant cachée, on le conduit sur le doigt indicateur gauche, dont la pulpe est placée sur le cathéter au-dessous du bulbe : on place les deux becs du croissant de chaque côté du cathéter, on comprime sur le cathéter. Puis la lame poussée en avant ponctionne forcément l'urèthre qui ensuite est incisé par pression directe comme avec le bistouri. Alors, tenant fixe l'instrument, sans retirer la lame qui est saillante dans la cannelure du cathéter, on conduit le lithotome d'abord dans la cannelure, pris sur la lame du conducteur jusque et contre le cathéter (fig. 119).

M. Mercier a inventé un cathéter à dard : c'est un cathéter ordinaire muni d'un talon sur la convexité de la courbure et d'un dard à l'intérieur de ce cathéter : ce dard sert pour le talon. Une fois le bulbe reconnu, on le place au-dessus et à droite du talon, et on commande à l'aide de pousser lentement le dard pendant qu'on observe avec soin son point d'émergence pour le rectifier s'il en est besoin ; on prend alors un bistouri concave et on l'engage dans la rainure du talon.

Une autre méthode consiste à placer près de la plaque du cathéter une charnière à laquelle s'articule une tige terminée par une lame coupante.

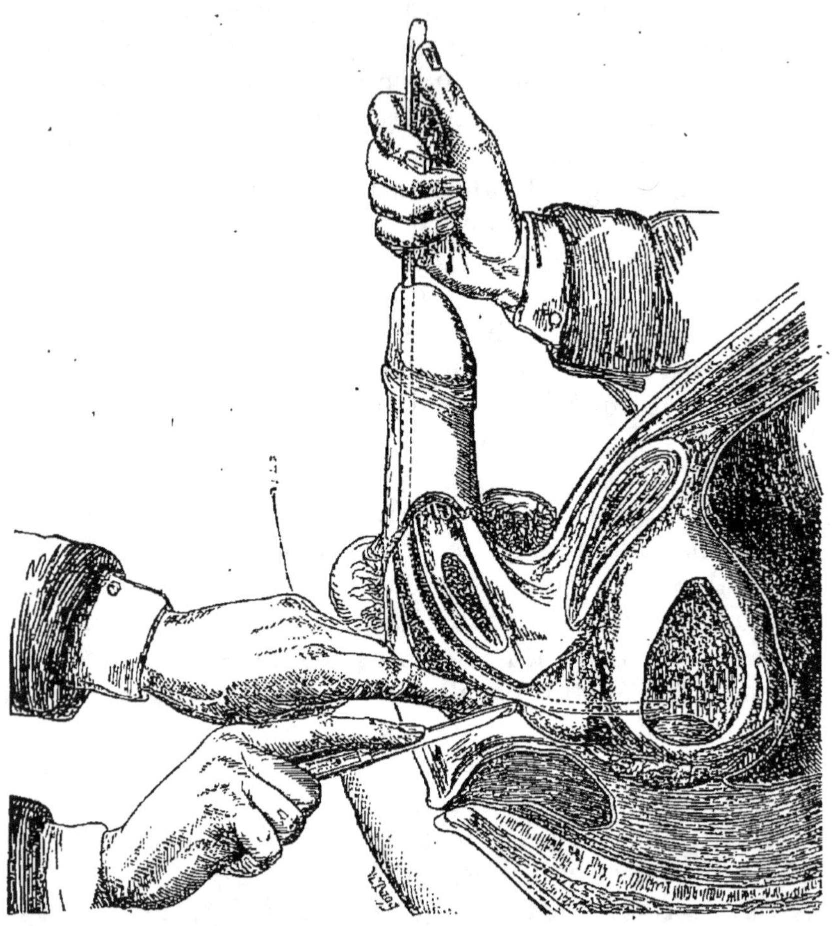

Fig. 119. — Position des mains pendant l'incision (Thompson. *Traité pratique des maladies des voies urinaires*).

Lorsque l'on n'emploie que le bistouri, la ponction et l'incision se font de la manière suivante :

Quand la pointe du bistouri est amenée sur le cathéter, on change la disposition du doigt indicateur dont on porte la pulpe sur le dos du bistouri; on presse légèrement sur l'instrument pendant qu'on le pousse avec la main droite en élevant un peu le manche, et abaissant un peu la pointe, pour faire glisser la pointe dans la cannelure du cathéter : ensuite on baisse le manche du bistouri pour faire décrire à cet instrument un arc de cercle autour de sa pointe qui reste immobile, et couper toute la partie de l'urèthre qui couvre cette pointe : la portion musculeuse se trouve incisée dans une longueur de 5 à 8 millimètres.

En résumé, on fait une première petite incision en élevant le manche, puis, la pointe restant fixe, on continue cette incision en abaissant le manche.

Il n'est pas cependant absolument nécessaire de mettre le doigt sur le bistouri pour ponctionner l'urèthre.

Introduction du lithotome. — Le chirurgien, laissant l'index de la main gauche en place, retire le bistouri et prend le lithotome à lame cachée ; nous avons vu que ce lithotome a été d'avance mis au point voulu par le chirurgien : l'écartement des lames sera en rapport avec l'âge du malade ; on doit couper jusqu'aux limites de la prostate, dit Senn, mais jamais au delà : d'un autre côté, comme on n'est jamais bien sûr des dimensions exactes de la pierre, et qu'il vaut mieux une plus grande plaie régulière à la prostate que sa déchirure si l'ouverture était trop petite, il vaut mieux mettre l'écartement trop grand que trop petit : les dangers de l'incision sont plutôt dans la manière de tenir l'instrument pendant l'opération ou dans les dimensions du rectum.

L'instrument est introduit renversé ; et j'engage le chirurgien à recommander à son aide de le lui dire avant d'ouvrir le lithotome, j'ai vu deux fois des chirurgiens oublier de retourner l'instrument : ainsi l'instrument est conduit jusqu'au cathéter, renversé, dans un plan médian ; l'opérateur saisit alors de la main gauche le cathéter : il s'assure en faisant manœuvrer les deux instruments à la fois qu'ils sont bien en contact l'un de l'autre et, abaissant la plaque du cathéter, il conduit le lithotome dans la vessie, son bec étant toujours dans la cannelure.

Une fois l'instrument dans la vessie, on retire définitivement le cathéter : le chirurgien retourne alors le lithotome et s'assure par des mouvements de va-et-vient qu'il est bien libre dans la vessie ; il en appuie alors le dos contre l'arcade pubienne et, tenant l'instrument, il l'arme en appuyant sur le ressort à bascule, et tire doucement à lui : à peine l'incision est-elle commencée que l'urine coule ; quand l'instrument est presque complétement retiré, il faut faire écarter les lèvres de la plaie extérieure par un aide pour éviter de les couper avec les branches du lithotome ; il faut avoir bien soin de tirer toujours l'instrument horizontalement le dos appuyé sur l'arcade pubienne, sans obliquer ni à droite ni à gauche.

Nous nous servons du lithotome double de Dupuytren. M. Amussat en a inventé un autre plus simple, mais qui, n'ayant pas cette tige médiane conductrice, fait que le chirurgien peut tourner légèrement l'instrument sans s'en apercevoir.

Si l'introduction du lithotome et du cathéter ensemble dans la vessie est simple chez les enfants et les adultes, il n'en est pas de même chez les vieillards ; le cathéter peut avoir son bec arrêté par une valvule prostatique ou une valvule musculaire, c'est pour cela que je recommande de bien s'assurer que le lithotome est dans la vessie par des mouvements de va-et-vient, de l'enfoncer assez profondément, et même, si l'on peut, de tâcher de sentir la pierre.

Une fois l'incision faite et le lithotome retiré, l'opérateur introduit l'indicateur gauche dans la plaie, jusqu'à ce qu'il soit dans la vessie ; puis, saisissant le bouton de la main droite, il lui fait suivre le même chemin en longeant le doigt ; le bouton en place, sa crête en haut, il retire le doigt de la plaie et saisit le bouton avec la main gauche à l'endroit de la curette, puis de la main droite prenant une tenette droite, il l'introduit en plaçant la crête du bouton entre les deux mors de la tenette ; une fois cette dernière dans la vessie, il retire le bouton qu'il confie à l'aide.

Recherche de la pierre. — La tenette ne doit pas être saisie comme des ciseaux, mais un anneau dans chaque main. Manœuvrant les deux branches dans tous les sens, le chirurgien tâche de saisir la pierre; s'il ne la rencontre pas, que les tenettes soient trop courtes ou qu'il faille des tenettes courbes, il retire celle qu'il tient, réintroduit le doigt, puis le bouton, puis la curette voulue; la tenette courbe doit toujours être introduite la concavité en haut, de manière à contourner le pubis. Ce n'est que dans la cavité vésicale que l'on doit la retourner; il faut avoir soin, en outre, de tâcher que l'articulation de la tenette soit toujours au col de la vessie, pour éviter la déchirure qui serait produite par un écartement trop considérable des branches à ce niveau.

D'ailleurs, cet inconvénient est en grande partie évité par les tenettes inventées par Charrière.

Le doigt peut être suffisant pour conduire les tenettes sans le bouton chez les enfants ou les adultes, mais chez les vieillards et les individus chargés d'embonpoint, il vaut mieux se servir du gorgeret, crainte de se fourvoyer et d'enfoncer la tenette dans le rectum ou la prostate. On place le doigt indicateur dans l'angle inférieur de la plaie, on prend le gorgeret de la main droite, on applique sa concavité sur le bord radial du doigt, et on l'enfonce doucement en le dirigeant un peu obliquement de bas en haut. Quand il est parvenu dans la vessie, on retire le doigt et on fait tourner l'instrument sur lui-même, de manière à ramener sa concavité en haut et sa convexité en bas.

La préhension de la pierre n'est pas toujours une manœuvre très-facile, et c'est ordinairement le temps le plus long de l'opération. Si elle est friable, elle s'en va par morceaux, ce qui rend les recherches plus longues; il arrive souvent que la pierre dure fuit les tenettes et ne peut être saisie.

Lorsque la pierre est au-devant de la tenette, il suffit d'ouvrir les mors pour la saisir; si elle est au-dessous, il faut tourner les tenettes de droite à gauche et essayer de

la saisir dans le sens vertical, une branche au-dessous
et l'autre au-dessus. Il faut se rappeler que les mors vont
en sens inverse des anneaux.

Quand la pierre a été saisie dans le bas-fond de la vessie, avec une tenette courbe, il faut toujours ramener la
concavité de l'instrument en haut avant de le tirer au
dehors.

La pierre une fois prise, on s'assure s'il n'y en a pas
d'autres, et on reconnaît sa grosseur par l'écartement des
branches. Si le diamètre est trop grand, il vaut mieux
quelquefois lâcher la pierre pour essayer de la saisir par
un diamètre plus petit, en un mot mettre le plus petit
diamètre transversalement, le plus grand verticalement.

Pour l'extraction du calcul, le chirurgien emploie la
même manœuvre que pour le forceps dans l'accouchement, il tire avec les bras seulement et non avec tout le
corps par un mouvement continu et non par saccades ; la
direction est un peu de haut en bas et d'arrière en avant ;
il faut quelquefois développer une grande force ; si l'on
tirait en même temps du corps on s'exposerait à ce que,
les tenettes lâchant prise, on soit renversé en arrière,
dans la fenêtre ; si l'on craint que le volume considérable
de la pierre ne déchire la plaie extérieure, on peut la
faire agrandir par un aide avec de petites incisions transversales ; comme je l'ai dit plus haut, on ne peut pas
mieux comparer cette opération qu'à celle de l'accouchement avec le forceps.

L'extraction se fera toujours les mors de la tenette
placés verticalement ; l'instrument sera tenu comme des
ciseaux, dans le cas de pierre de petit volume. Mais si la
pierre est grosse, ce que l'on reconnaît, comme nous l'a-
vons dit, à l'écartement des branches, il faut embrasser
les deux anneaux avec la main droite, la main gauche
étant sur les branches de l'instrument le plus près possible de la plaie.

Il faut, avant de commencer l'extraction, s'assurer que
la vessie n'est pas saisie, et pour cela imprimer aux mors
de la tenette un mouvement de rotation.

DELEFOSSE, Voies urin.   24

On doit éviter de faire toucher l'arcade pubienne au calcul et par conséquent appuyer sur la partie inférieure de l'incision.

Le calcul peut sortir des tenettes pendant l'extraction : si cela arrive, il faut aussitôt introduire le doigt pour se rendre compte de la nouvelle situation du corps étranger. S'il est retombé dans la vessie, on recommence la même manœuvre; si, au contraire, il est engagé dans le canal, on peut ou le saisir avec une tenette plus petite ou la curette, ou enfin le rejeter dans la vessie.

Dans toutes ces manœuvres, on ne doit pas oublier que l'on travaille dans une vessie à vide, qui est quelquefois atone, mais aussi et plus souvent très-susceptible, et coiffant la pierre de manière à rendre l'introduction des tenettes et la préhension de la pierre très-difficiles; beaucoup de vessies de calculeux sont hypertrophiées et ratatinées sur elles-mêmes, de sorte que leur cavité est très-petite.

La difficulté de l'extraction peut donc venir, soit du peu de cavité de la vessie, soit du volume de la pierre.

On a proposé de broyer la pierre dans la vessie quand elle est dure et volumineuse, au moyen de tenettes spéciales; c'est une opération très-dangereuse et qui ne doit être employée qu'*in extremis*, malgré les opinions de M. Dolbeau à ce sujet.

Aussitôt la pierre retirée, le chirurgien a bien soin de l'examiner avec la plus grande attention; d'abord, pour savoir si elle est entière, et, d'un autre côté, si par l'aspect qu'elle présente, on peut en préjuger d'autres.

S'il reste d'autres calculs ou des fragments, on va à la recherche en procédant comme nous l'avons indiqué.

Une dernière exploration est faite au moyen de la curette.

Quand on est sûr autant que possible qu'il ne reste plus rien, on fait une injection dans la vessie, plusieurs fois répétée, avec de l'eau tiède, et une longue canule adaptée à la seringue; l'extrémité de la canule doit aller jusque dans la vessie.

Quand la vessie est lavée, on nettoie un peu la peau du malade avec une éponge, et l'on introduit la sonde bien graissée. Cette sonde n° 24, en gomme élastique, doit être introduite, l'opéré étant encore sur le lit de misère et non une fois dans son lit, car alors les difficultés d'introduction augmentent. Il est nécessaire de mettre une sonde à demeure dans tous les cas; on ne la retire que si le malade ne peut pas la supporter.

Une fois la sonde introduite, le chirurgien la tient dans sa main et ne la confie à personne, pendant le transport du malade du lit de l'opération à son lit ordinaire.

Le chirurgien l'attache alors avec les lacets indiqués plus haut; le plus large forme ceinture autour de l'opéré, en imitant les attaches du suspensoir, et c'est à lui que s'attachent les bouts du petit lacet qui maintient la sonde.

Il faut placer la sonde ouverte au-dessus d'une petite terrine; et cette terrine doit être abaissée par un gros poids; en effet, si on laissait la terrine sans la maintenir enfoncée, elle serait au-dessus du niveau du pavillon de la sonde; dans cette situation, elle tirerait en haut le pavillon; ou l'urine ne coulerait plus que difficilement, ou il y aurait tendance de la sonde à sortir; ce qu'il faut éviter à tout prix, vu les difficultés qu'il y a à la replacer, car il arrive souvent que la prostate revient si vite sur elle-même, qu'il est impossible de passer une sonde le lendemain.

Il faut toujours laisser un aide auprès du malade pendant une heure ou deux après que l'opéré a été mis dans son lit pour parer à une hémorrhagie.

On donne un peu d'eau rougie, et le malade est laissé au repos; le régime sera très-sévère pendant les trois ou quatre premiers jours; l'urine sera rendue adoucissante et délayée par une boisson au goût du malade, de manière à ce qu'il en prenne avec plaisir et en boive une plus grande quantité; le malade doit avoir toujours les jambes écartées.

Les accidents inflammatoires dus au traumatisme

chirurgical ont généralement lieu avant le troisième jour ; ceux de l'urémie n'arrivent guère que du huitième au dixième jour, et quand les malades meurent d'urémie, c'est du quinzième au vingtième jour.

C'est pendant les jours qui suivent l'opération que le résultat dépend beaucoup des soins donnés ; il faut toujours entretenir une douce chaleur dans la chambre ; éviter que le malade reste autrement que sur le dos ; il doit être changé avec des linges chauffés et éviter de le faire pendant qu'il est en transpiration. Nous ne pouvons nous étendre sur des considérations qui se trouvent dans tous les livres didactiques.

Cette taille médio-latérale a été celle employée par Civiale, il en a obtenu de très-bons résultats ; son élève M. Caudmont n'a jamais employé que celle-là dans les cas ordinaires et s'en est aussi très-bien trouvé ; c'est aussi celle que je préfère.

Elle donne la plus grande largeur possible à l'incision prostatique, puisque la glande est coupée dans ses deux plus grands rayons ; il ne faut jamais armer le lithotome de manière à craindre de dépasser les plans aponévrotiques de la loge prostatique ; quand le calcul est volumineux, il distend ces plans sans les déchirer, tandis qu'avec le lithotome trop ouvert on les coupe ; et c'est dans ces cas que l'infiltration urineuse se présente consécutivement à l'opération.

Quant à l'incision extérieure se faisant dans le plan médian, on évite ainsi la production des hémorrhagies, par suite des lésions de vaisseaux volumineux. La section du bulbe ne doit pas être une cause de rejet de cette opération, car, comme le dit parfaitement Blandin, la section du bulbe est presque impossible à éviter, on ne l'évite même jamais chez l'adulte et chez le vieillard dans les tailles latéralisée et bilatérale.

Dans la taille médio-bilatérale, on a grande chance pour ne pas léser l'artère transverse du bulbe, puisqu'il y a près de 1 centimètre et demi de distance entre l'artère et l'extrémité du bulbe. D'un autre côté, l'artère superficielle du périnée n'est coupée que dans des petits filets.

Cette taille réunit donc les deux conditions principales suivantes :

Par le choix de la situation de la section extérieure, on évite les accidents qui peuvent se présenter, dans ce premier temps de l'opération, et on donne à l'incision prostatique la plus grande largeur possible.

2° *Taille médiane* (fig. 120). — Cette opération est géné-

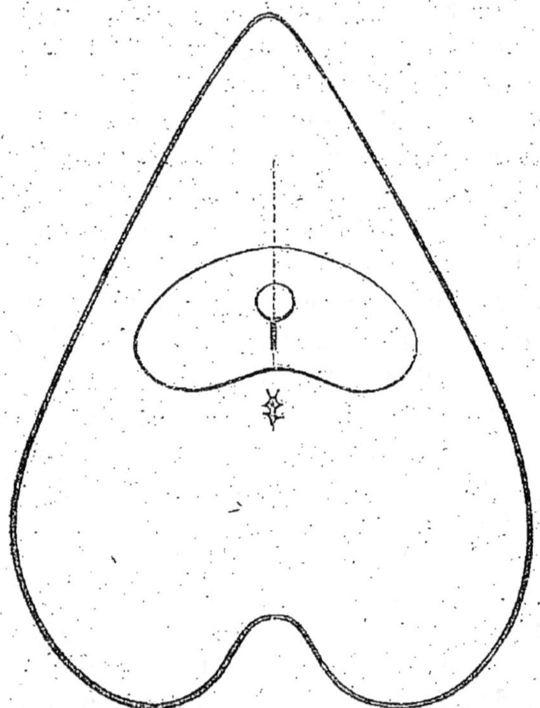

Fig. 120. — Incisions de la taille médiane.

ralement abandonnée, car elle coupe la prostate dans son plus petit diamètre; c'est là son plus grand défaut, sans cela avec elle, on évite l'hémorrhagie produite par la section des veines du plexus prostatique qui se trouvent surtout à la partie supérieure et sur les côtés. Il est vrai que ces veines sont développées en proportion de l'âge, d'où la presque innocuité de leur section chez l'enfant.

24.

Le premier temps est le même que dans la taille médio-bilatérale ; quand le chirurgien a ouvert la portion musculeuse de l'urèthre, il introduit un long bistouri droit dans la cannelure du cathéter jusque dans la vessie ; puis il le retire en élevant un peu le poignet et en pressant de haut en bas, pour diviser plus sûrement la prostate.

3° *Taille latérale.* — La taille latérale, qu'il ne faut pas confondre avec la taille latéralisée, n'est plus employée ; on ne se servait pas de cathéter ; c'est la méthode de Celse avec une incision sur le côté du raphé, de 5 centimètres, et parallèle à la branche ischio-pubienne.

4° *Taille latéralisée.* — Cette taille est employée par beaucoup de chirurgiens (fig. 121).

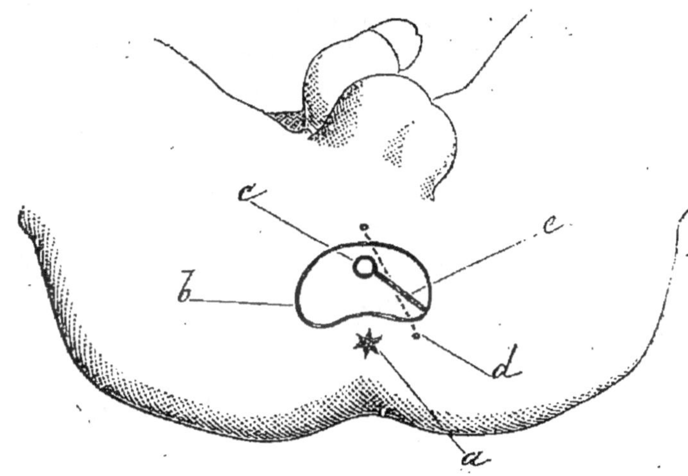

Fig. 121. — Taille latéralisée.

a, anus ; b, prostate ; c, urèthre ; d, incision cutanée ; e, incision de la prostate.

Le cathéter étant introduit dans le canal, le chirurgien fait avec le bistouri à lame convexe une incision oblique à la peau ; cette incision commence sur la ligne médiane à 15 à 18 millimètres en avant de l'anus et vient aboutir au milieu d'une ligne qui irait de l'anus à la tubérosité de l'ischion. La peau et le tissu cellulaire ayant été incisés, l'opérateur porte la pulpe de son indicateur gauche au fond de l'extrémité supérieure de la plaie pour guider le bistouri qui incise plus profondément en ce point, jusqu'à ce qu'il puisse sentir distinctement le cathéter à travers une couche mince de tissu ; tournant alors le doigt de manière que son bord radial soit en bas et sa face palmaire à droite, il cherche la cannelure; l'incision est faite comme nous l'avons indiqué : on introduit un lithotome à une seule lame; cet instrument placé perpendiculairement au périnée, sa gaîne est tournée de telle sorte que la lame qu'elle renferme sorte dans la direction de la plaie extérieure.

Il faut tirer l'instrument en appuyant toujours son dos sur l'arcade pubienne. La suite de l'opération est la même que plus haut. On saisira la pierre comme il est indiqué. M. A. Guérin dit avec juste raison : Il ne suffit pas toujours pour saisir la pierre d'ouvrir et de fermer la tenette. Mais si l'une des cuillers appuie sur la paroi inférieure de la vessie et la déprime, la pierre tombera d'elle-même dans sa cavité. Si l'on échouait en opérant ainsi, il faudrait, tenant un des anneaux de la tenette dans chaque main, faire faire à l'instrument un demitour sur lui-même, de manière qu'une des cuillers vînt balayer la face inférieure de la vessie et ramasser la pierre.

La section de la prostate ne se fait pas toujours comme nous l'avons indiqué plus haut. Pour éviter de léser le rectum, Boyer, au lieu de porter le dos du lithotome contre la symphyse, l'applique contre la branche descendante du pubis, du côté droit, dirigeant ainsi le tranchant de la lame presque transversalement. M. Guérin fait judicieusement remarquer à ce sujet que, par ce procédé, on ne peut donner plus de 20 millimètres environ d'ouverture à l'incision intérieure, sous peine de dépasser les limites de la prostate.

5° *Taille bilatéralisée.* — Cette taille ne diffère de la taille médio-bilatérale que par l'incision extérieure. On fait une incision semi-circulaire, dont la convexité est à

1 centimètre et demi de l'anus sur le raphé médian, et 2 centimètres sur les côtés.

6° *Taille prérectale.* — Cette opération est employée pour l'extraction de gros calculs ; elle donne une plaie extérieure plus grande. On fait une incision qui contourne les deux tiers antérieurs de la circonférence de l'anus, et qui est distante de son orifice d'environ 4 à 5 centimètres (fig. 122). On introduit l'indicateur de la main gauche dans l'intestin, la pulpe tournée en avant, ce qui permet

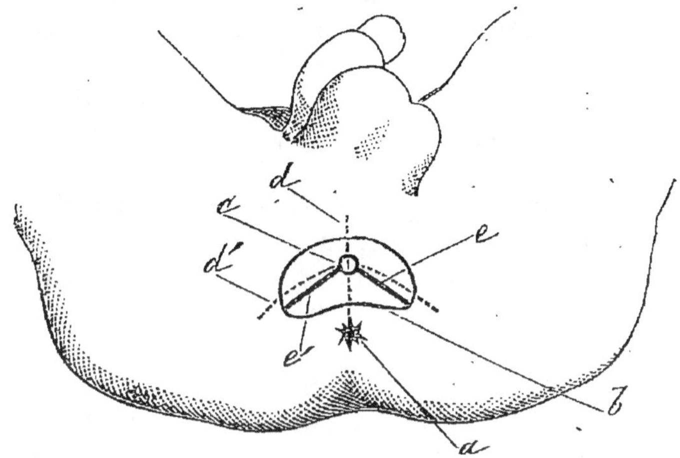

Fig. 122. — Tailles prérectale, bilatérale et médio-bilatérale.

a, anus ; *b*, prostate ; *c* urèthre ; *d*, incision cutanée de la taille médio-bilatérale *d'*, incision cutanée de la taille bilatérale ; *ec'*, incision de la prostate.

de tirer en arrière la lèvre postérieure de l'incision en la pinçant au moyen du pouce et de l'indicateur. On arrive ainsi jusqu'au sommet de la prostate, qui est le point de repère dans l'opération, et on ponctionne l'urèthre à cet endroit.

La taille se termine avec le lithotome double de Dupuytren.

Dolbeau vante beaucoup cette taille qui est la seule, dit-il, devant être employée avec la médio-bilatérale. Il la préfère dans les cas de calculs volumineux, trouvant la voie plus large, plus courte et plus directe.

Je partage l'avis du savant professeur, tout en restreignant l'emploi de la taille prérectale pour des cas très-rares.

Je terminerai ces considérations sur les différentes tailles par ces quelques lignes qui résumeront ma pensée.

Dans toutes les tailles quelles qu'elles soient, le bulbe est toujours blessé ; seulement dans la taille prérectale le bulbe est blessé en arrière, tandis que dans les autres, il est blessé en avant, ce qui est plus dangereux, parce que on a plus de chance en avant de blesser l'artère transverse du bulbe.

Dire que la lésion du bulbe donne lieu à l'infection purulente, est une théorie plutôt que le résultat de la pratique.

La lésion du bulbe, quand elle est un peu profonde, est dangereuse pour deux raisons :

La première, c'est que l'on peut atteindre l'artère du bulbe, ce qui produit une hémorrhagie difficile à arrêter.

La deuxième, c'est que si on ne blesse pas l'artère, on peut s'en rapprocher assez pour que le travail morbide ulcère cette artère et donne une hémorrhagie consécutive par ulcération.

Il n'y a qu'une taille, c'est la taille médio-bilatérale. Ce qu'il faut surtout chercher dans le manuel opératoire, c'est l'ouverture prostatique la plus large, aussi bien pour les petites que pour les grosses pierres. Quant à l'ouverture de la peau, il ne faut pas s'en occuper, car on peut toujours la faire assez grande pour le passage de la pierre qui aura pu passer dans la prostate.

Les fistules consécutives à cette taille sont rares ; elles sont fréquentes au contraire dans la taille prérectale.

Pourquoi chercher plusieurs procédés de taille, quand il y en a un qui répond à tous les cas, et que pas un seul n'évite le bulbe ?

d. Accidents de la taille. — Parmi les accidents de la

taille, les uns sont immédiats et consécutifs aux manœuvres opératoires; les autres éclatent au bout d'un temps plus ou moins long, après l'extraction des corps étrangers.

Accidents primitifs. — Ils peuvent avoir lieu soit pendant l'opération, soit immédiatement après.

Hémorrhagie. — L'hémorrhagie est un des accidents primitifs les plus communs; elle peut être due, comme nous l'avons déjà vu, soit à une lésion de l'artère transverse du bulbe, soit à une lésion du plexus veineux qui entoure le col de la vessie.

Ce dernier accident peut être produit, soit avec l'instrument tranchant, soit par le passage de la pierre. Cependant il y a souvent moins à craindre d'hémorrhagie consécutive avec une grosse pierre qu'avec une petite, la première mâchant pour ainsi dire les tissus et arrêtant d'elle-même l'écoulement de sang. Quelquefois cette hémorrhagie ne se présente qu'une heure ou deux après que le malade a été remis dans son lit; nous avons vu qu'il était nécessaire de laisser toujours quelqu'un auprès de l'opéré pendant deux ou trois heures après l'opération. Nous nous sommes déjà étendu longuement sur l'hémorrhagie artérielle. Quant à l'hémorrhagie veineuse, elle est d'autant plus fréquente que le sujet est plus âgé.

Pour arrêter l'hémorrhagie, il faut placer dans la plaie la canule de Dupuytren munie d'une chemise, et faire la compression par des bourdonnets de charpie introduits entre la canule et la chemise. Un autre moyen consiste à garnir la sonde que l'on met à demeure d'un sac en caoutchouc, que l'on fait glisser sur l'instrument à la hauteur de la plaie; s'il n'y a pas à craindre d'hémorrhagie, on laisse le sac à plat sur la sonde; dans le cas contraire. il suffit de gonfler cette poche en insufflant de l'air au moyen d'un tube muni d'un robinet, adapté à cette poche.

Enfin, en dernier lieu, si l'on n'a pas réussi, il faut faire la ligature de la honteuse interne, soit en saisissant le vaisseau avec une aiguille à manche, soit en passant derrière lui une aiguille sur laquelle on serre l'artère, à l'aide d'un point de suture entortillée.

Lésions du rectum, du péritoine, etc. — Quant aux accidents consistant en lésions du rectum, du péritoine, des vésicules séminales, des uretères, des canaux déférents, il faut plutôt les attribuer au chirurgien qu'à l'opération en elle-même.

Accidents consécutifs. — Une lésion très-importante, c'est l'infection purulente. Elle se produit surtout quand pour une cause ou pour une autre la cage prostatique a été ouverte.

Enfin, l'urémie consécutive à une néphrite. Nous ne saurions trop le répéter, les opérations de taille et de lithotritie sont surtout dangereuses par suite de leur retentissement sur les reins.

Chez les opérés atteints d'urémie, la figure est jaunâtre et abattue, la langue saburrale, le pouls est intermittent, leur haleine a une odeur de noisette caractéristique; très-souvent, il y a du muguet, ce qui est un très-mauvais signe, comme dans les autres opérations chirurgicales; la soif est vive, la peau sèche, les urines rares et sentant mauvais : chez ces malades, il y a des frissons assez intenses; et si, allant mieux, on leur donne une nourriture azotée, ils se réempoisonnent facilement; il y a alors recrudescence d'urémie; quelquefois les efforts de vomissements font sortir la sonde de la plaie; il ne faut pas essayer de la remettre; comme traitement, on donnera de l'eau de Vichy en gargarismes dans le cas de diphthérie de la gorge, du lait à discrétion; ces cas de diphthérie avec fausses membranes épaisses comme des pièces de 10 centimes, ne sont malheureusement pas rares après les opérations de la taille; il faut aussi tonifier le malade avec du vin de Malaga et de la macération de quinquina, glace, bouillon gras et potages.

Les malades qui ont de l'urémie sont pris très-gravement généralement du huitième au dixième jour, et meurent aussi d'urémie du quinzième au vingtième jour.

Les accidents inflammatoires dus à l'opération en elle-même apparaissent généralement avant le troisième jour. La plaie se referme du vingtième au trentième jour. Cependant elle peut ne se fermer qu'au bout de quarante-cinq jours et même deux mois.

En résumé les accidents sérieux sont à craindre dans les quinze premiers jours; lorsque la fièvre arrive le quatrième ou le cinquième jour, il faut craindre un état très-grave.

Un autre accident consécutif et tardif, c'est l'incontinence d'urine, due à l'affaiblissement du sphincter après l'opération; cette incontinence a ordinairement lieu la nuit, quand le malade dort; une fois réveillé, il n'urine plus involontairement. Cette incontinence consécutive à l'opération persiste quelquefois longtemps; c'est d'ailleurs la même incontinence qui peut se produire après l'incision de l'orifice vésical pour remédier à une contracture; quand la plaie périnéale se cicatrise et que la vessie garde l'urine pendant quelque temps, il peut y avoir recrudescence d'urémie. J'ai vu ce phénomène chez un enfant de sept ans auquel j'avais fait l'opération de la taille; il allait très-bien, mais au commencement de la fermeture de la plaie, il fut pris d'accidents urémiques, heureusement de peu de durée.

Il arrive aussi très-souvent que les malades étant opérés en pleine néphrite, l'opération amène un temps d'arrêt à cette néphrite pendant sept à huit jours, puis elle reprend, et quelquefois avec des symptômes plus violents.

La diarrhée est une complication grave; mais elle dépend surtout de l'influence urémique.

II. *Taille hypogastrique* ou *sous-pubienne* ou *haut appareil.* — La taille hypogastrique est actuellement peu employée. M. Caudmont ne l'a jamais faite dans le cours de sa longue carrière chirurgicale; nous l'indiquerons cependant pour être complet.

Plusieurs procédés ont été employés:

1° *Procédé du frère Côme*;

2° *Procédé de Rousset* ;

3° *Procédé de Vidal* ;

4° *Procédé de Baudens* ;

5° *Procédé d'Amussat avec le galvano-cautère.*

1° *Procédé ordinaire.* — Le malade est couché comme pour l'opération de la hernie, le bassin un peu plus élevé. On introduit dans la vessie, par le canal, une sonde à dard, qui est confiée à un aide. Le chirurgien se place à sa droite et pratique sur le raphé médian une incision d'environ 8 centimètres partant du pubis ; on coupe d'abord la peau et le tissu cellulaire, puis pratiquant une incision de 10 à 13 millimètres sur la ligne blanche près du pubis, on passe le doigt par cette ouverture et on continue l'incision de bas en haut avec bistouri boutonné. La vessie qui a d'abord été distendue par de l'eau, se sent alors parfaitement. Le chirurgien reconnaît alors le bec de la sonde à dard, et a soin de le placer au-dessous du cul-de-sac péritonéal refoulé en haut par les doigts. Le bec bien assujetti entre le pouce et l'indicateur de la main gauche, il fait sortir la flèche qui perce aussitôt la vessie.

L'incision de la paroi antérieure de la vessie se fera en saisissant la flèche de la main gauche, et glissant un bistouri dans la cannelure de haut en bas. L'incision doit s'arrêter avant d'arriver à l'orifice vésical.

On place le gorgeret suspenseur dans l'angle supérieur de la plaie ; on retire la sonde à dard et on enlève la pierre avec des tenettes.

Il ne faut pas suturer la plaie ; le mieux est tout simplement de mettre un peu de charpie et une compresse, et, comme le dit Vidal, la nature fera ensuite les frais de réunion.

2° *Procédé de Vidal.* — Il consiste à faire l'opération en plusieurs jours, de manière à permettre aux tissus de s'organiser pour opposer une barrière à l'infiltration urineuse.

Voici comment on l'exécutera : le malade ayant la vessie pleine, on fait une incision au-dessus du pubis ; cette incision va jusqu'à la vessie ; on remplit la plaie d'une tente de charpie que l'on renouvelle tous les jours, et que l'on remplacera même par de l'éponge préparée. Si au bout de huit jours, la suppuration est de bonne nature, on ouvrira la vessie avec un bistouri à lame droite, puis si le calcul n'est pas volumineux on l'extrait de suite, sans cela on attend encore quelque temps.

3° *Procédé de Baudens.* —La vessie n'est pas remplie; on opère à vide, sans sonde à dard; l'incision se fait directement sur la pierre. « Pour cela, la région hypogastrique ayant été incisée de haut en bas et un peu en dehors de la ligne blanche, le chirurgien porte l'indicateur gauche, derrière la symphyse du pubis, et, refoulant le péritoine en haut, il gratte avec l'ongle la face antérieure de

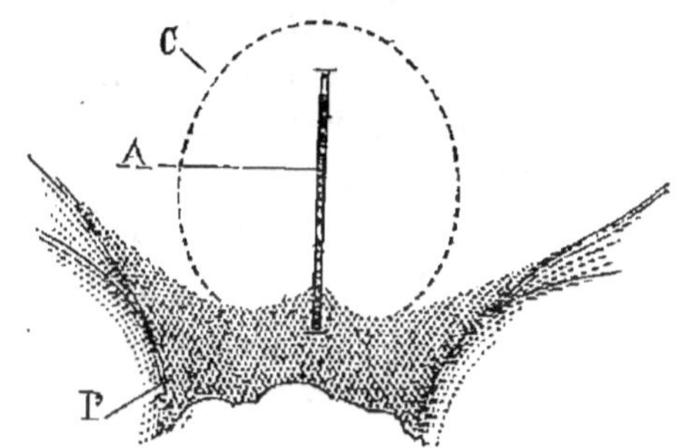

Fig. 123. — Taille hypogastrique.

A. incision de la paroi abdominale ; C. vessie ; P. pubis.

la vessie pour la tendre et l'élever un peu. Le bistouri étant alors porté au-dessous de l'ongle du doigt qui refoule le péritoine, on incise la vessie au-dessus de son col et en dehors de la ligne médiane. Les lèvres de la plaie étant écartées, on fait l'extraction de la pierre comme dans les autres procédés. » (Guérin.)

Doit-on rejeter la taille suspubienne, complétement; actuellement dans les cas de pierre volumineuse, les avis sont partagés : pour quelques chirurgiens, il vaut mieux faire la taille périnéale et fragmenter le calcul; pour d'autres (MM. Mercier et Gosselin), la taille hypogastrique est préférable. Malgré les précautions indiquées par

M. Mercier pour éviter l'infiltration urineuse dans l'opération suspubienne, je regarde cette opération comme tellement dangereuse que je me range à l'avis de M. Reliquet, et je préfère la taille avec broiement.

4° *Procédé d'Amussat avec le galvano-cautère.*— M. Amussat fils a essayé le galvano-cautère pour ouvrir les téguments et la vessie. L'hémorrhagie consécutive qui résulte d'une si longue section avec le fil galvanique me fait regarder cette opération comme ne devant être employée que sous bénéfice d'inventaire. Les faits arrivés à ma connaissance ne m'engagent pas à propager cette méthode, malgré le procédé ingénieux indiqué par l'auteur.

LITHOTRITIE PÉRINÉALE. — La lithotritie périnéale inventée par Dolbeau est en train de subir le sort de beaucoup de procédés pour le traitement des maladies des voies urinaires ; portée d'abord au pinacle, elle tend actuellement à prendre un rang bien plus modeste dans la thérapeutique chirurgicale des affections calculeuses. Nous ne nous arrêterons pas à chercher si Dolbeau a inventé cette opération, ou s'il n'a fait que modifier la taille de Marianus sanctus ; occupons-nous seulement de la méthode telle que l'a décrite le savant professeur, et de ses résultats.

Le nom de *lithotritie périnéale* est bon pour le public ; car c'est un moyen de lui déguiser le mot de *taille* qui fait toujours un triste effet ; mais pour des chirurgiens le véritable nom de cette opération doit être : *taille médiane avec dilatation du col.*

Manuel opératoire. — Je ne saurais mieux faire que de citer textuellement ce qu'a écrit à ce sujet Dolbeau.

« Pour pratiquer la destruction d'une pierre vésicale au moyen d'un lithotriteur introduit par la boutonnière périnéale, il faut avoir à sa disposition les instruments suivants : 1° un bistouri à lame droite et courte ; 2° un cathéter cannelé ; 3° un dilatateur ; 4° un lithotriteur ; 5° des tenettes à mors étroits ; 6° un bouton dont la curette soit bien creuse ; 7° une bonne seringue à injection.

« *Dilatateur.* — Il se compose de six branches uniformes

et disposées parallèlement, se réunissant à leur extrémité libre de manière à constituer un cône très-allongé ; au centre de ces diverses branches se trouve une tige munie de deux renflements ; au moyen d'un pas de vis on fait avancer la tige centrale, et les boules qu'elle supporte font diverger les branches du dilatateur. Un système de charnières disposé vers l'articulation des branches assure une dilatation régulière et parallèle.

« *Lithotriteur*. — C'est un brise-pierre de forme ordinaire ; il a un diamètre d'environ 16 millimètres ; les mors ont beaucoup de puissance.

« Pour pratiquer la lithotritie périnéale, il faut placer le malade dans la position qui est recommandée pour l'opération de la taille. Cela fait, on introduit lentement un cathéter cannelé jusque dans la vessie, puis on l'abandonne à un aide chargé de le maintenir exactement sur la ligne médiane. Le chirurgien, armé d'un bistouri, fait suivant le raphé périnéal une incision de 4 centimètres qui vient se terminer à environ 5 millimètres de la muqueuse anale : cette première incision comprend la peau et le tissu cellulaire sous-jacent. On coupe ensuite lentement, et bientôt les fibres circulaires du sphincter de l'anus apparaissent dans la plaie. L'anneau musculaire doit être ménagé absolument, mais il faut constater sa présence comme un point de repère ; c'est en effet, au niveau de sa pointe, c'est-à-dire là où il s'entrecroise avec le muscle bulbo-caverneux qu'il faut pénétrer pour atteindre l'urèthre.

« Lorsque les fibres musculaires apparaissent dans la plaie, l'opérateur place son doigt index gauche dans l'angle postérieur de l'incision, et en déprimant les tissus, il arrive facilement à reconnaître le cathéter ; il fait alors à l'urèthre une ponction de 1 centimètre. Sans quitter la rainure du cathéter, le chirurgien substitue le dilatateur au bistouri ; il s'assure que les deux instruments sont bien en contact, puis il pousse lentement le dilatateur et le fait pénétrer dans la vessie, comme s'il s'agissait du lithotome caché ; avec un peu d'habitude, on s'aperçoit aisément que le sommet du cône a franchi le col vésical.

« Il faut bien se garder d'agir brusquement, car, pour que le dilatateur progresse, il est nécessaire qu'on ait agrandi l'ouverture périnéale en refoulant ses parois. Voici d'ailleurs comment on doit procéder : de la main gauche, on maintient l'instrument en place, en résistant mais sans pousser ; puis on dilate très-lentement ; parvenu au milieu du pas de vis qui fait ouvrir le dilatateur, au lieu d'aller plus loin, on rétrograde ; l'instrument reprend alors son volume primitif et une légère pression suffit pour qu'il pénètre dans la vessie. Il est assez souvent nécessaire de faire exécuter plusieurs fois ces alternatives de développement et de resserrement avant que le cône puisse franchir complétement le col de la vessie. Dans tous les cas, lorsque l'orifice est ouvert, on reprend la dilatation et on la conduit très-lentement jusqu'aux limites du dilatateur ; ce dernier est ensuite retiré doucement en ayant soin de desserrer la vis si l'extraction présentait quelques difficultés.

« Lorsque le dilatateur est sorti de la vessie, il existe dans l'épaisseur du périnée un trajet qui commence en avant de l'anus et qui finit au col de la vessie : ce conduit, qui résulte du refoulement des tissus, permet l'introduction du doigt. La voie actuellement faite, il ne reste plus qu'à fragmenter la pierre et à en faire sortir les débris ; le long de l'indicateur gauche qui sert de guide, on fait pénétrer le gros lithoclaste dans la vessie.

« La manœuvre qui consiste à saisir la pierre, ne diffère pas notablement de celle qu'on exécute dans la lithotritie ordinaire : elle est peut-être un peu plus difficile, mais elle exige surtout une certaine habitude. Lorsque le lithoclaste est dans la vessie, il faut diriger son bec la pointe en haut vers la partie latérale gauche du réservoir ; cela fait on ouvre largement l'instrument en portant la branche femelle vers la paroi postérieure ; il suffit alors d'un mouvement de rotation de gauche à droite pour s'emparer du calcul.

« La pierre saisie, on la mesure, on la fixe, on tente de

l'écraser : si elle résiste on percute lentement et à petits coups répétés. Aussitôt que le calcul a été fragmenté, on abandonne le casse-pierre et on lui substitue un instrument à mors plat avec lequel on prend les différentes portions de la pierre.

« L'extraction des débris calculeux s'effectue sans règles bien précises : on emploie successivement les tenettes, le bouton et les injections à grande eau. »

Étudier en détail cette opération, serait sortir du cadre de cet ouvrage : nous allons essayer d'esquisser ses défauts et quel genre de modifications il faut lui faire subir pour la rendre une méthode utile.

Instruments. — Le dilatateur de Dolbeau a l'inconvé-

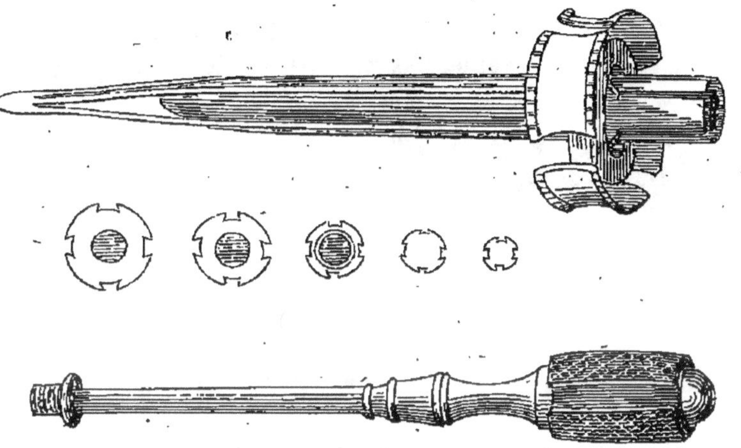

Fig. 124. — Dilatateur de MM. Guyon-Duplay.

nient de refouler les tissus ; de sorte que plus on l'enfonce, plus on rencontre de résistance pour la dilatation : aussi les chirurgiens ont-ils essayé de le modifier. Demarquay fit un instrument dont les branches s'écartent de manière à faire un cône en sens inverse de celui introduit : depuis on a inventé des dilatateurs dont le sommet arrive immédiatement dans la vessie ; il ne reste plus qu'à dilater progressivement et latéralement sans faire avancer l'instrument.

Le dilatateur de MM. Guyon et Duplay (fig. 124) se com-

pose : 1° d'un conducteur formé de quatre lames métalliques soudées à une de leurs extrémités, et constituant
en ce point une sorte de bouton mousse; à l'autre extrémité, ces lames sont fixées à un cercle métallique brisé,
qui permet de maintenir l'instrument, tout en laissant les
lames s'écarter; 2° d'une série de mandrins gradués, de
forme cylindrique, terminés en cône à une extrémité, et
creusés sur toute leur longueur de quatre rainures, dans
lesquelles glissent les quatre lames du conducteur. Les
mandrins, au nombre de 5, présentent 7, 10, 13, 16 et
20 millimètres de diamètre, ils sont vissés sur un
manche.

M. Caudmont, sans avoir connaissance de l'instrument

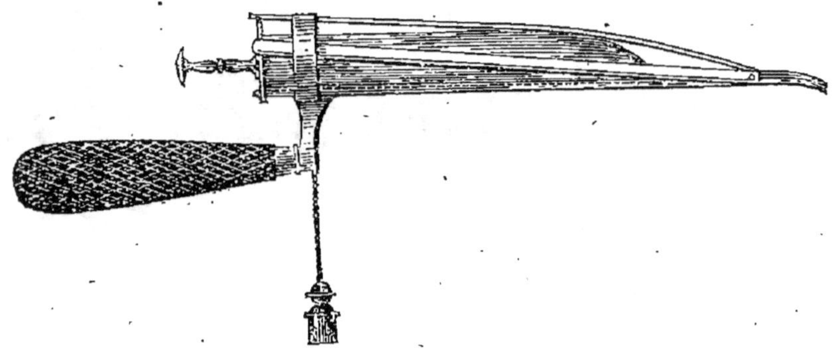

Fig. 125. — Dilatateur de Caudmont.

précédent (puisque c'est moi qui lui en ai indiqué l'existence quand il me montra le sien), a inventé un dilatateur fondé sur le même principe, mais bien plus commode; la figure 125 en donne parfaitement les détails.

Lithotriteurs. — Actuellement, à l'exemple de Dolbeau,
les chirurgiens remplacent cet instrument par des tenettes à mors courts et à branches très-longues pour
leur donner une grande puissance : il y a des mors de
toutes les formes, de manière à augmenter leur action.

Opération. — La dilatation se fait facilement chez un
enfant et chez un adulte ; chez un vieillard atteint d'engorgement sénil, elle est difficile et pour ainsi dire im-

possible ; d'un autre côté travailler une heure et même deux, dans une vessie à sec, avec de gros instruments, pour saisir une grosse pierre est une opération très-dangereuse.

La pierre broyée, on peut laisser des fragments dans la vessie autant qu'avec la lithotritie ordinaire ; car l'ouverture du col est peu considérable.

Enfin par suite du séjour de la pierre, la vessie est enflammée ; la taille dans ce cas enlève non-seulement le calcul, mais guérit l'inflammation, en empêchant l'urine de séjourner, bénéfice qui n'est pas obtenu avec la lithotritie périnéale.

Après la lithotritie périnéale, il est rare que le malade ne soit pas atteint de prostatite et quelquefois d'incontinence.

Les meilleurs cas où cette opération rendrait des services, sont ceux où l'on emploie la lithotritie ; il vaut mieux naturellement se servir alors de cette dernière ; reste donc la comparaison entre la taille proprement dite et la taille avec dilatation du col.

Si la prostate est engorgée, il faut rejeter la dilatation.

Si la pierre est trop grosse, il vaut mieux la fragmenter après avoir fait la section de la prostate.

Si la pierre est petite ou moyenne, il vaut mieux l'enlever d'un coup que de faire des fragments qui forcent à *farfouiller* dans la vessie pour aller les chercher.

Voici comment M. Caudmont a modifié l'opération et, à son exemple, je ne l'ai jamais faite que dans les conditions suivantes, qui nous ont donné toujours d'ailleurs d'excellents résultats : il ne faut pas fragmenter les pierres, elles doivent être extraites entières, ce qui indique déjà qu'on ne doit, à l'inverse de Dolbeau, opérer que sur des pierres petites. Il y a des cas où, malgré des pierres de petit volume, il faut remplacer la lithotritie par la taille, comme nous le verrons tout à l'heure : or, avec la taille, on peut faire perdre du sang au malade, ce qui est quelquefois grave ; on emploie alors la lithotritie périnéale.

En résumé, cette opération sera très-bonne, lorsque la

lithotritie ne pouvant être employée, les pierres sont petites ou moyennes, la prostate peu engorgée, le malade assez anémique pour qu'il soit nécessaire d'éviter toute perte de sang, la vessie en assez bon état.

On voit par cet exposé combien pour nous les occasions sont limitées; mais faite dans ces circonstances, cette méthode est excellente.

Dernièrement, M. Félix Guyon, dans une de ses leçons cliniques, montrait une tenette, à laquelle était adaptée la chaîne à écraseur : des expériences qu'il avait faites sur des pierres lui avaient révélé la grande puissance de ce système ; malheureusement l'application en est difficile ; non-seulement, il faut pouvoir saisir la pierre, mais encore bien la saisir par le milieu ; car sans cela la chaîne mord sur un plan incliné et ne fait qu'érailler au lieu de couper : ce qui est arrivé dans l'opération de taille vésico-vaginale, faite à la suite de la description de l'appareil.

Parallèle de la taille et de la lithotritie. — Une vessie rebelle, quinteuse, qui coiffe facilement la pierre, et accepte difficilement l'instrument, doit faire rejeter la lithotritie.

Généralement, comme nous l'avons vu, la première séance de lithotritie est la plus douloureuse, les autres le sont de moins en moins, quelquefois c'est l'inverse qui se produit et il faut alors remplacer le broiement par la taille.

Sous l'influence d'une introduction de l'instrument lithotriteur, une néphrite peut se déclarer et avec elle l'urémie et mettre les jours du malade en danger ; il ne faut pas, dans ce cas, faire des séances répétées de broiement pour en finir plus vite, comme le recommande Thompson, ce qui, d'ailleurs, ne lui a pas réussi avec Napoléon III ; il faut au contraire abandonner encore le broiement pour la taille.

Le volume de la pierre, tout en devant entrer en ligne de compte, doit cependant ne pas être une raison absolue ; le nombre et la dureté du calcul sont plus impor-

25.

tants ; car quelquefois et même souvent les grosses pierres sont plus friables que les petites.

Une opération de lithotritie qui doit demander plus de douze à quatorze séances doit être rejetée pour employer la taille.

L'état des reins joue un grand rôle dans le choix de la méthode ; s'ils sont attaqués assez fortement, il vaut mieux en finir en une seule séance, que de s'exposer à des néphrites consécutives à chaque introduction du lithotritéur ; c'est surtout dans ces circonstances que le choix de l'opération dépend du tact du chirurgien : poser des règles précises serait difficile. Chez les individus chargés d'embonpoint, qui ont une graisse molle sans consistance, flasque, à ventre pendant, il vaut mieux faire la lithotritie que la taille.

Pour nous résumer, nous donnerons les conclusions suivantes :

Chez l'enfant la taille est encore la meilleure opération.

Chez l'adulte, la lithotritie réussit presque toujours, quand la pierre n'est pas trop volumineuse, ou le nombre trop considérable, ou le malade trop nerveux.

Chez le vieillard, dans le cas de petite pierre et de prostate saine, la taille avec dilatation peut être faite : la taille médio-bilatérale et la lithotritie seront surtout les deux méthodes de traitement : l'état de la vessie et de la prostate, les caractères du calcul et surtout l'état des reins décideront de l'opération.

Actuellement ces deux méthodes ont chacune leur application déterminée ; on ne peut pas choisir indifféremment l'une ou l'autre ; les avantages et les accidents de chacune d'elles sont parfaitement connus ; tout dépend donc et de la sagacité du chirurgien et de la manière dont l'exploration de la vessie et du calcul aura été faite : il ne faut rien laisser au hasard et bien se rendre compte des résultats de chaque opération dans des circonstances données : c'est donc plutôt sur l'expérience personnelle et l'étude *in anima vili* qu'il faut s'appuyer que sur les descriptions données par les livres.

De la taille chez la femme. — Comme le dit M. Dolbeau, de nos jours, l'ensemble des faits permet de considérer que la lithotritie doit suffire le plus souvent pour débarrasser les femmes de la pierre vésicale. Cependant, dans les cas exceptionnels pour des calculs très-volumineux et compliqués de certaines circonstances défavorables, la taille peut être indispensable ; il faut alors employer la taille vésico-vaginale.

Cette dernière opération est des plus simples, l'incision peut être sans difficulté faite sur la pierre, mais mieux sur un cathéter : actuellement les procédés pour guérir les fistules nous ôtent toute crainte de ce côté.

La taille latéralisée et celle bilatéralisée se fait comme chez l'homme, la position de l'opérée est la même.

Lisfranc a décrit une taille vestibulaire. — Même position que pour la taille périnéale. Les grandes et les petites lèvres écartées, l'opérateur introduit dans la vessie un cathéter ordinaire, la convexité en bas, et le confie à un aide qui déprime l'urèthre et le vagin. Il pratique alors une incision semi-lunaire, à convexité supérieure, qui embrasse l'ouverture de l'urèthre, en longeant à droite et à gauche les branches du pubis, à 2 millimètres en dedans des bords osseux.

Le pouce et l'indicateur gauches placés dans le vagin pincent la lèvre inférieure de la plaie, et tendent les tissus, que l'opérateur divise en dirigeant un peu en haut la pointe du bistouri, jusqu'à ce qu'il soit arrivé sur la vessie, aussi tirée en avant. Il pénètre dans le réservoir en ponctionnant la paroi sur la cannelure du cathéter, et agrandit l'incision soit longitudinalement, soit en travers, pour ne pas s'exposer à blesser le péritoine. L'incision ne doit pas avoir plus de 2 $\frac{1}{2}$ à 3 centimètres de longueur.

Le doigt introduit dans la vessie reconnaît le calcul, et on procède à son extraction en suivant les règles indiquées. Ce procédé n'est plus employé, avec juste raison, car un calcul un peu gros ne peut passer se trouvant au sommet de l'arcade.

Taille vésico-vaginale. — La femme étant placée comme pour l'opération de la fistule vésico-vaginale, un cathéter cannelé introduit dans la vessie, la concavité en haut, est confié à un aide qui, le maintenant sur la ligne médiane, déprime l'urèthre et la paroi antérieure du vagin. Sur la pulpe de son indicateur gauche placé dans le vagin, ou sur un gorgeret dont la gouttière est mise en contact avec le cathéter, l'opérateur conduit un bistouri pointu qui, traversant la cloison vésico-vaginale, vient se placer dans la rainure du cathéter. Sur ce cathéter, il prolonge l'incision d'arrière en avant dans une étendue de 2 $^1/_2$ à 3 centimètres, en respectant le col vésical, ou au contraire en divisant la partie postérieure de l'urèthre, comme le conseille Malgaigne.

Pour donner à l'incision de la vessie une direction transversale, ce qui expose moins à blesser le péritoine, Vallet d'Orléans se sert d'un cathéter spécial, dont la portion cannelée, longue de 4 centimètres, joue sur la tige au moyen d'un pivot, et peut prendre une direction transversale après que l'instrument est introduit dans la vessie. La ponction et l'incision de la cloison vésico-vaginale se font sur cette cannelure servant de conducteur.

Le calcul extrait, on réunit la plaie par la suture métallique, suivant le procédé américain (Chauvel).

2° *Corps étrangers de provenance extérieure.*

En dehors des calculs, les corps étrangers reconnus dans la vessie sont tous généralement de provenance extérieure; aussi on peut dire que l'on peut rencontrer une infinité de corps différents, introduits presque toujours par suite de passions déréglées.

Les corps étrangers venant du dehors sont plus fréquents chez la femme que chez l'homme.

Traitement. — Les moyens d'extraction sont les mêmes dans les deux sexes.

Quand il s'est agi des corps étrangers situés dans le canal, nous avons adopté une division basée sur la forme des corps engagés; ici il vaut mieux prendre pour point de départ de la classification les instruments eux-mêmes.

Ces instruments peuvent être divisés en quatre classes:

1° Instruments d'extraction simple;

2° Instruments duplicateurs;

3° Instruments redresseurs;

4° Instruments coupeurs.

1° *Instruments d'extraction simple.* — Tous les instruments que nous avons indiqués plus haut, peuvent servir pour extraire les corps étrangers de la vessie; il vaut mieux cependant qu'ils soient plutôt courbes que droits. Les pinces seront encore les meilleurs instruments de ce genre à employer chez la femme, par suite de la brièveté du canal urinaire et de la facilité d'introduction.

2° *Instruments duplicateurs.* — Quand on est parvenu à saisir le corps étranger dans la vessie, l'opération est loin d'être terminée, car il faut encore faire traverser le col et le canal; si l'on a eu affaire à un corps allongé, il est difficile de l'extraire si la préhension a eu lieu au milieu de la longueur, à moins que sa mollesse ne lui permette de se plier.

Dans le cas de grande mollesse, les pinces de Hunter sont suffisantes pour plier le corps, de manière à ce que les deux moitiés s'appliquent l'une contre l'autre, au moment de traverser l'orifice vésical.

Depuis l'invention de la lithotritie, on a eu naturellement recours aux lithotriteurs pour la duplicature des corps allongés; malheureusement cette duplicature se fait en sens inverse de la précédente et ce sont les deux bouts du corps, éloignés l'un de l'autre qui se présentent à l'orifice vésical; depuis longtemps on a déjà cherché à remédier à cet inconvénient.

Leroy d'Etiolles inventa un lithotriteur dont la branche mâle pouvant traverser et dépasser la branche femelle fenêtrée saisissait le corps d'arrière en avant; mais les bouts du corps étranger venant s'appliquer contre les parois de l'instrument ajoutent leur diamètre à celui du bec.

M. Mercier a rendu le procédé excellent en inventant son duplicateur (fig. 126) qui est le seul resté dans la pratique.

La branche femelle excavée en forme de gouttière est profondément fenêtrée; le mors de la branche mâle, très-mince latéralement, mais très-fort d'avant en arrière, se termine par un crochet fortement échancré, qui lui donne la forme d'un S; ce crochet est beaucoup plus mince que la fenêtre de la branche femelle n'est large.

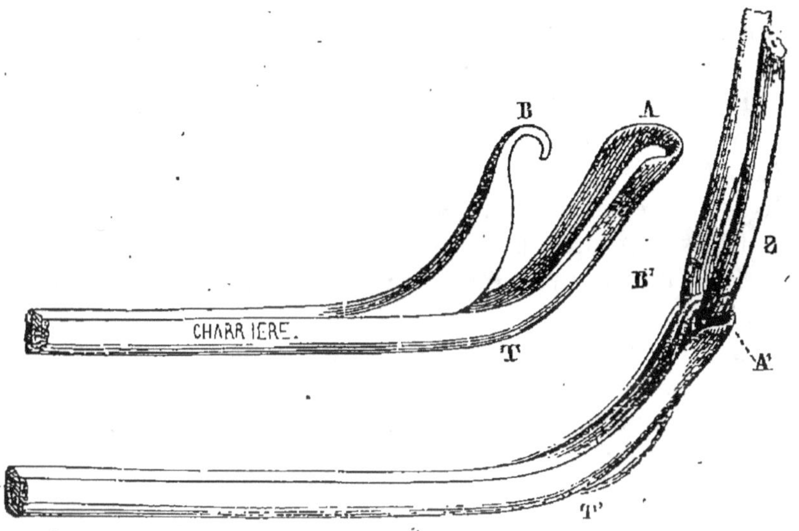

Fig. 126. — Duplicateur de Mercier.

Quand un corps étranger a été saisi avec les mors, il glisse sur la convexité de la branche mâle, au fur et à mesure que celle-ci s'engage dans la fenêtre de la branche femelle, et vient se loger dans le crochet.

Si l'on continue de presser, il se fléchit et s'engage dans la gouttière de la branche femelle, pendant que ces chefs se dirigent en haut, dans une direction qui continue l'axe des mors.

Comme fait remarquer M. Gaujot, le procédé devient dangereux, si le corps est rugueux, car il peut érailler la muqueuse.

Ségalas a, dans ce but, inventé un duplicateur dont il

donne la description suivante : « Il se compose d'une pince à deux branches, minces, étroites et inégalement recourbées à leur extrémité, logée dans une canule qui a la forme d'une sonde légèrement aplatie, et qui, comme dans la pince de Hunter, lui sert à la fois de constricteur et de conducteur. Le mouvement de retrait nécessaire à son resserrement s'opère à l'aide d'une vis de rappel, c'est-à-dire avec force et sans secousse. Il résulte de ce mécanisme la possibilité de plier en deux la sonde ou la bougie restée dans la vessie, et de l'obliger à rentrer en double dans la canule conductrice. »

Pour les corps métalliques (aiguilles, etc.), on peut se servir soit de l'instrument de Bianchetti, soit de celui de Courty. MM. Gaujot et Spillmann, dans leur excellent livre (1), en donnent les descriptions suivantes :

L'instrument de Bianchetti est composé :

1° D'une canule en acier poli de trois lignes de diamètre ;

2° D'une tige en fer terminée à son extrémité inférieure par une tenette dont les mors garnis de dents, sont tenus écartés par un ressort. Cette tige présente un pas de vis sur lequel un écrou roule à volonté.

L'instrument de Courty (fig. 127) se compose d'une canule dont le bec, légèrement recourbé, présente une ouverture à son talon ; dans cette canule joue une tige dont l'extrémité, recourbée en crochet, peut plier en deux, et faire rentrer, à l'aide d'une crémaillère et d'un pignon, dans le tube conducteur, le corps étranger dès qu'il a été saisi. Courty avait joint à son instrument un barreau aimanté destiné à attirer le corps étranger. Cette complication n'a pas été acceptée.

3° *Instruments redresseurs*. — Il en existe trois modèles qui ont actuellement la vogue :

L'extracteur par redressement de Leroy d'Étiolles ;

L'extracteur par redressement de Robert et Collin ;

L'extracteur par redressement de Mathieu.

(1) Gaujot et Spillmann, *Arsenal de la chirurgie contemporaine.* Paris, 1867-72.

Leroy d'Etiolles a inventé cinq modèles différents : le plus employé est celui en forme de brise-pierre ; les deux extrémités coudées des deux branches sont concaves dans toute leur hauteur.

Entre elles, à droite, se trouve un espace de 2 à 3 millimètres de largeur, dans lequel glisse de haut en bas un petit bouton mû par un mandrin qui, après avoir traversé toute la gouttière de la branche femelle, se termine par une petite plaque métallique ; du côté gauche, les mors arrivent en contact à leur extrémité supérieure dans l'étendue de 8 millimètres, au-dessous de laquelle ils se séparent de nouveau, pour former une large gouttière s'étendant jusqu'au coude de l'instrument.

Pour se servir de cet extracteur, on l'introduit fermé dans la vessie, après avoir tiré en arrière la plaque terminale pour que le bouton soit placé au niveau de la courbure ; le corps étranger étant saisi transversalement, on presse en avant le mandrin et par conséquent le bouton ; celui-ci dans sa marche ascensionnelle presse contre le corps et le force à se coucher dans la gouttière, et par conséquent à prendre une situation rectiligne.

Le redresseur de Robert et Collin (fig. 128) se compose de deux branches dont les mors sont taillés en cône. Le mors de la branche femelle est muni à son extrémité, et

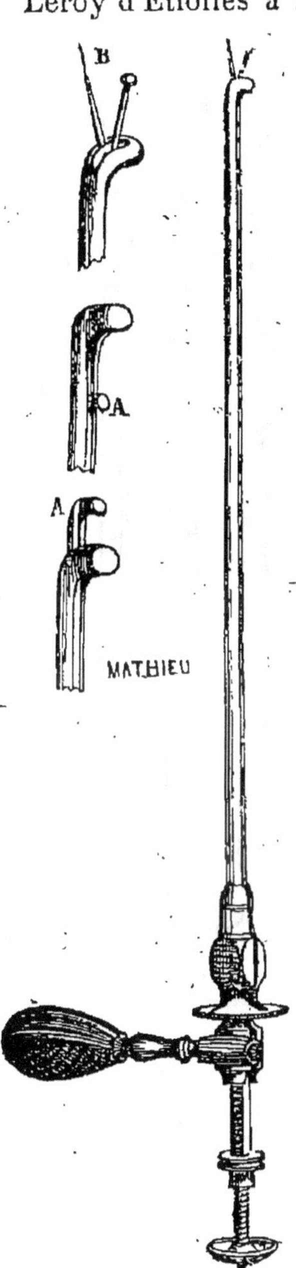

Fig. 127. — Duplicateur de Courty.

sur son bord gauche, d'une saillie en forme de crochet;

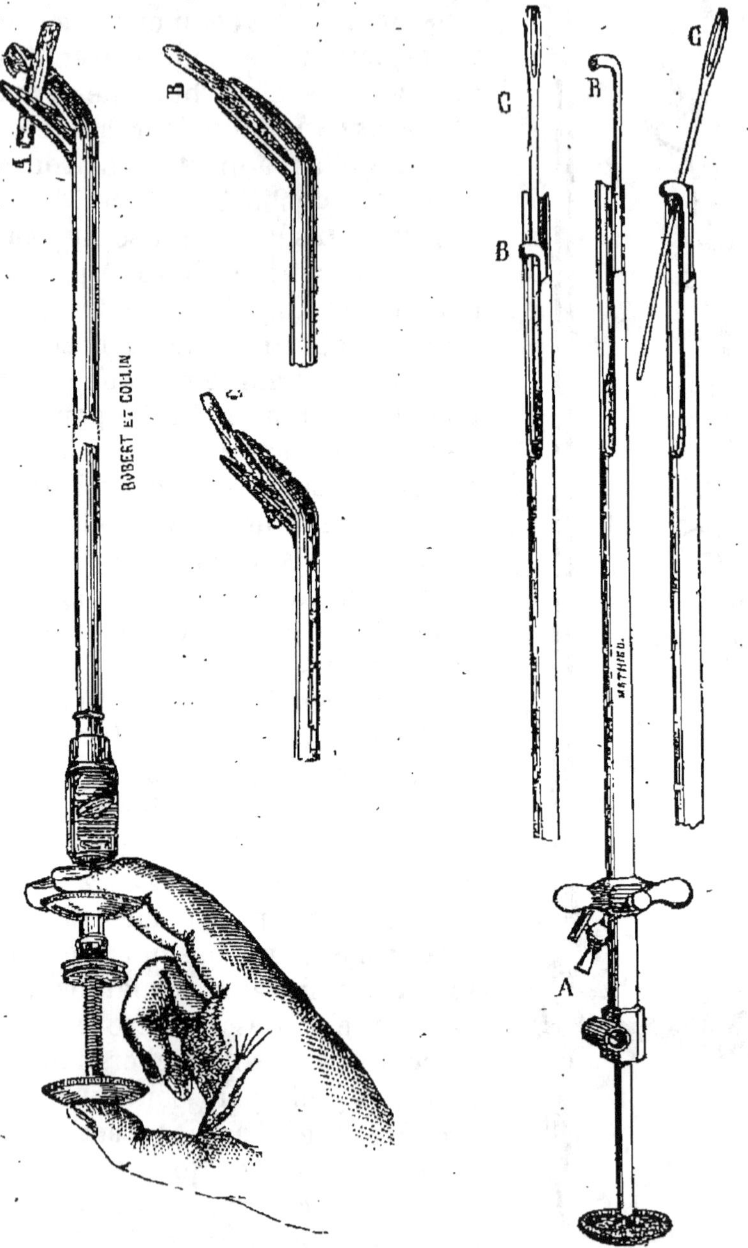

Fig. 128. — Redresseur de Robert
et Collin.

Fig. 129. — Redresseur
(modèle Mathieu).

le mors de la branche mâle présente, sur sa partie médiane et postérieure, une saillie disposée en forme de plan incliné descendant du bec au talon ; une étroite fenêtre longitudinale est ménagée dans le mors femelle pour recevoir ce plan incliné quand les deux mors sont en contact. Sur le côté gauche du mors est une gouttière longitudinale séparant les deux mors dans toute leur longueur, si ce n'est au niveau du crochet de la branche femelle. Dès que l'extracteur a rencontré le corps étranger, les mors sont écartés ; le corps étranger une fois saisi, les deux mors, en se rapprochant, le forcent à s'incliner en s'arc-boutant contre le crochet du mors femelle et en glissant le long du plan incliné, jusqu'à ce qu'il vienne se placer dans la gouttière.

Le redresseur de Mathieu (fig. 129) est semblable à celui de Leroy d'Étiolles ; seulement le mandrin à bouton est remplacé par un crochet qui saisit le corps étranger, le fait basculer et le fixe dans la gouttière.

Civiale se servait du trilabe : « le corps étranger étant saisi par son milieu oppose une grande résistance aux efforts d'extraction. On cesse de tirer l'instrument, on desserre la vis de pression de la canule extérieure, que l'on retire de quelques millimètres ; les branches du trilabe, étant moins serrées, laissent plus de liberté au corps étranger ; en tirant légèrement à soi, ce corps étranger, pouvant se mouvoir, se place dans le sens de sa longueur. »

Nous nous sommes contenté de décrire ces instruments sans y joindre d'observations. C'est que, pour nous, ce sont plutôt des instruments théoriques que pratiques.

Un instrument qui est entre les mains de tous ceux qui font de la chirurgie des voies urinaires, remplit toutes les indications désirables : c'est le lithotriteur à mors plats ; à quoi bon d'en essayer d'autres, dont on n'a pas le maniement habituel ; M. Caudmont (1), qui ne se sert

____

(1) Caudmont, *De l'extraction des corps étrangers de forme allongée introduits dans la vessie.* (*Gazette des Hôpitaux*, 1849, p. 271.)

que du brise-pierre à bec plat, a donné une excellente description du manuel opératoire ; nous la reproduisons en entier ; c'est celle que j'emploie toujours et que j'indique aux élèves après en avoir reconnu tous les avantages.

« Pour extraire de la vessie un corps étranger de forme allongée placé dans la vessie, il faut saisir ce corps par une de ses extrémités et de plus dans une direction parallèle à celle de l'instrument extracteur. On comprend que saisi par tout autre point ou dans une direction oblique à celle de la tige de l'instrument, il fera aux côtés de ce dernier une saillie plus ou moins proéminente et buttera contre les parties latérales du col de la vessie avant de s'y engager. Or cette condition fait que l'extraction des corps étrangers allongés est beaucoup moins simple que celle des corps qui ont une autre forme ; le plus souvent, on n'arrive à les prendre par une extrémité qu'après beaucoup de tâtonnements et, dans tous les cas, c'est le fait du hasard. Quelquefois même on ne peut y parvenir.

Quand le corps est simple et qu'il a une très-petite épaisseur, comme, par exemple, une bougie en gomme élastique de petit calibre, on n'a pas à se préoccuper de cet accident ; car les corps de cette nature fléchissent sous la pression qui est exercée sur eux, et laissant leurs deux bouts s'appliquer l'un contre l'autre, se présentent absolument comme un corps ayant deux fois l'épaisseur de celui qu'on doit extraire, et saisi par une extrémité dans la direction convenable ; mais si le corps a une trop grande épaisseur ou s'il est inflexible, on se trouve dans l'impossibilité de l'extraire. Il reste alors une ressource précieuse et qui, lorsqu'elle est applicable, est préférable à la taille ; je veux parler du broiement du corps étranger. M. Civiale (1) a publié plusieurs observations où ce genre d'opérations a parfaitement réussi.

On ne peut hésiter d'y avoir recours, toutes les fois

(1) Civiale, *Traité des maladies des organes génito-urinaires.* 3e édition. Paris, 1858-60.

qu'il s'agit d'une substance molle comme le caoutchouc. D'autre part, lorsqu'elle est métallique ou d'une dureté telle qu'elle doive résister à l'action du lithotriteur, il est évident qu'il n'y a plus qu'une chose à faire, la taille; il ne resterait à établir de discussion que pour les corps d'une dureté moyenne, par exemple un morceau de bois. Or, si comme toujours nous nous en rapportons à l'expérience, nous devons considérer la question comme jugée. M. Civiale se sert d'un sécateur ayant la forme d'un percuteur fenestré.

Comment reconnaître la manière dont le corps se présente dans l'instrument? Comment savoir s'il est pris par une extrémité ou par tout autre point?

J'ai remarqué que lorsque cet instrument buttait contre le col de la vessie, alors qu'il était chargé du corps étranger, on le voyait tantôt rester dans la même position, tantôt éprouver un mouvement de rotation sur ses axes; j'attribuai cette différence dans la position de l'instrument à ce que le corps étranger se présentait dans son intérieur d'une manière différente. En effet en ouvrant l'abdomen et la paroi antérieure de la vessie pour voir ce qui se passait dans la cavité de cet organe, je constatai que le lithoclaste restait dans la même position lorsque le corps étranger était pris par le milieu de la largeur et qu'il proéminait à peu près dans une égale étendue de chaque côté de l'instrument; au contraire qu'il éprouvait un mouvement de rotation très-prononcé sur son axe lorsque le corps était saisi par une extrémité dans une direction oblique à celle de l'instrument.

Quand le corps étranger est retenu dans le lithoclaste par un point autre que l'extrémité, mais de manière à avoir d'un côté de l'instrument un bout plus long que l'autre, le mouvement de rotation sur l'axe se produit encore, mais léger et en rapport avec l'inégalité qui existe entre la longueur des deux bouts; plus cette inégalité est grande, plus ce mouvement de rotation est considérable; et enfin il est complet quand le corps s présente par une extrémité, mais dans une mauvaise direction. L'instrument, dans ce cas, décrit un quart de cercle qui s'exécute en sens inverse du côté où le corps proémine. Ainsi quand le corps saisi par son extrémité droite est saillant à gauche du lithoclaste, ce dernier se tourne directement à droite, et *vice versa* ; dans le cas où il y a de chaque côté de l'instrument un bout d'inégale longueur, le bout le plus long est placé du côté opposé vers lequel est tourné le lithoclaste ; on voit donc que l'on peut être renseigné aussi exactement que possible sur la situation qu'affecte ce corps étranger dans l'intérieur de l'instrument.

Il est nécessaire de prendre quelques précautions pour que la constatation de ce signe puisse être faite sans aucune cause d'erreur ; voici le procédé que je conseille d'employer.

Une fois le corps saisi et fixé dans l'instrument, on ramène le lithoclaste vers le col de la vessie, et on fait le mouvement convenable pour le retirer à travers le canal de l'urèthre. Si le corps a été pris par une extrémité et dans une direction parallèle à celle de l'instrument, ce dernier s'engage facilement dans l'orifice uréthrale et l'extraction est bientôt terminée. Je suppose que le volume du corps n'oppose par lui-même aucun obstacle et dans tous les cas il est possible de lever toute incertitude à cet égard par la mesure de l'écartement qui existe à l'intérieur entre les extrémités des deux branches de l'instrument. Si l'on rencontre une résistance au col de la vessie, alors qu'on s'est assuré que le volume du corps à extraire n'est pas très-considérable, c'est que ce dernier est saisi par un point intermédiaire aux extrémités, ou par un des bouts, mais dans une direction oblique, de manière à faire un angle prononcé avec les mors de l'instrument.

Pour décider quelle est celle de ces deux présentations qui existe, on soutient le lithoclaste contre le col de la vessie, en ouvrant la main pour lui rendre toute liberté et en le soutenant simplement avec le médius et l'annulaire placés autour de la tige, au-dessous de la rondelle de

la branche femelle. Tantôt on verra l'instrument n'é-
prouver aucun mouvement, et alors l'objet est pris en
travers, vers le milieu de sa longueur ; tantôt au contraire
le lithoclaste tourne sur son axe et sa face supérieure
viendra regarder directement une des branches de l'arcade pubienne ; et, dans ce cas, on est certain que le corps
étranger a été saisi par une de ses extrémités et qu'il
proémine du côté opposé à celui vers lequel l'instrument
est tourné. Un excellent point de repère est fourni par
l'échancrure qui se trouve à l'extrémité extérieure de la
branche femelle ; quand on a reconnu que le corps étranger se présente par une extrémité, mais dans une mauvaise direction, on pratique la manœuvre conseillée par
M. Civiale. On peut la modifier avantageusement par
suite de la notion qu'on a acquise de la position précise
du corps ; en même temps qu'on resserre un peu les mors
du lithoclaste, et qu'on les engage légèrement dans le col
vésical, on se trouve bien de les tourner doucement vers
le côté où le corps fait saillie ; on arrive ainsi plus rapidement à redresser ce dernier, car, pendant qu'il chemine
vers la ligne médiane, l'instrument va au-devant de lui.

Quand le corps n'est pas pris par une de ses extrémités, toute manœuvre est inutile ; il faut alors le faire remonter dans la vessie pour chercher ensuite à le saisir
d'une manière convenable. Toutefois, on sait où sont les
extrémités, où est le bout le plus long, le plus court, et
on peut se servir de ces renseignements pour arriver
promptement au but qu'on se propose.

En résumé, les corps de forme allongée exigent, pour
être extraits, qu'ils soient pris par une extrémité et dans
la même direction que celle de l'instrument ; lorsqu'ils se
présentent d'une manière différente, on peut reconnaître
avec exactitude comment ils sont placés dans l'intérieur
de l'instrument, pourvu qu'on se serve du lithoclaste à
bec plat, et il est possible dans certains cas de modifier
leur mauvaise présentation, de manière à rendre leur
extraction non-seulement praticable, mais même assez
facile. »

A l'appui de l'avantage d'employer le lithotriteur à mors plats, je citerai une observation de M. Caudmont (1).

« Il s'agissait d'un bout de sonde en gomme élastique long de 7 centimètres que j'ai extrait dans les circonstances suivantes de la vessie d'un homme âgé de 67 ans.

Ce malade était affecté d'un rétrécissement de l'urèthre et probablement aussi d'un calcul vésical; pour lutter contre la dysurie entretenue par ces deux maladies, il avait l'habitude de se passer de temps à autre jusque dans la vessie une sonde en gomme élastique.

Un jour du mois d'octobre 1861, il sentit que l'instrument buttait contre l'orifice uréthro-vésical et ne réussit point à le faire entrer dans le réservoir urinaire; il le retira après avoir fait quelques tentatives infructueuses et s'aperçut qu'il ne revenait pas entier, une portion de l'extrémité inférieure étant restée dans le col de la vessie. Le lendemain de cet accident, éprouvant de la difficulté pour uriner, il poussa dans la vessie au moyen d'une sonde d'argent le corps étranger qui obstruait son urèthre; mais ces manœuvres, faites sans précautions, amenèrent un écoulement de sang abondant et déterminèrent peu d'heures après un accès de fièvre à forme pernicieuse. Le malade, interrogé par les médecins qui lui donnèrent leurs soins, ne parvint point à raconter clairement ce qui lui était arrivé et ne put représenter la sonde qu'il avait ramenée incomplète; tout le monde resta convaincu qu'il se trompait, et la fièvre ayant cédé aux moyens appropriés, il ne fut plus question de l'accident. Le malade voyagea pendant tout l'été suivant, alla aux eaux de Vichy et ne rentra à Paris qu'au commencement de cet hiver.

Appelé auprès de lui vers la fin du mois de décembre, je constatai l'existence d'un rétrécissement uréthral dur et long situé en avant de la courbure sous-pubienne, ainsi que la présence d'une pierre placée dans la cavité vésicale. Comme il ne me fut pas possible de dilater conve-

(1) Caudmont, *Corps étranger de la vessie* (*Gaz. des hôpitaux*, 1849).

nablement le rétrécissement, je le traitai par l'uréthrotomie interne, et enfin le malade ayant été convenablement préparé, je commençai le broiement du calcul le
19 mars dernier, dix-sept mois après l'époque de la rupture de la sonde.

Je me servis d'un brise-pierre à bec plat; je saisis une
première pierre d'un volume médiocre, je l'attaquai à
quatre reprises différentes, et comme je ne voulais pas
fatiguer mon opéré, j'arrêtai là mes manœuvres pour
cette première séance. Au moment de la sortie de l'instrument, quand j'arrivai au niveau du point occupé par
le rétrécissement et quoique l'opération de l'uréthrotomie eût donné des dimensions convenables à cette
partie du canal, il ne me fut pas possible d'aller au
delà sans exercer contre les parois uréthrales une pression
que je ne jugeai pas prudent de mettre immédiatement en
pratique. Je fis rentrer le brise-pierre dans la cavité vésicale; je le dégorgeai en employant la manœuvre connue, de
manière à mettre presque en contact les rondelles extérieures; ce qui indiquait que les mors n'étaient plus séparés que par une épaisseur insignifiante de matière interposée; et je procédai de nouveau à l'extraction de
l'instrument. Je rencontrai la même difficulté; je pensai
alors au bout de la sonde que le malade disait être resté
dans sa vessie et je compris que sa présence dans l'instrument pouvait seule expliquer ce qui se passait. Comme
j'avais pu m'engager dans l'urèthre et pénétrer jusqu'au
rétrécissement, je fus convaincu que le corps s'était
ployé en double et qu'en tirant avec un peu plus d'énergie, je surmonterais l'obstacle.

L'événement se passa selon ces prévisions et je trouvai entre les mors du brise-pierre le bout de sonde auquel on ne pensait plus et qui avait été saisi à peu
près par le milieu de sa longueur. La pierre que j'avais
écrasée, c'était l'incrustation qui recouvrait le corps
étranger : du reste, cette incrustation avait peu d'épaisseur, les fragments rendus par le malade à la suite de
l'opération permirent de le reconnaître d'une manière

exacte et la société peut voir que le morceau de sonde est revenu entièrement débarrassé de la matière calcaire qui l'enveloppait, malgré le petit nombre de manœuvres que j'avais pratiquées. J'ajouterai que l'extraction de ce corps étranger ne fut suivie d'aucune espèce d'accident et que je me suis assuré, il y a quelques jours, que la pierre reconnue par moi dans ma première exploration existait toujours dans la cavité de la vessie.

Les particularités de cette observation tendent donc à faire admettre que le bout de sonde est tombé dans la vessie alors que la pierre existait déjà, et c'est probablement à cette circonstance qu'est dû le peu d'épaisseur qu'a pris la couche d'incrustation du corps étranger, la masse la plus volumineuse ayant appelé de préférence le dépôt des sels calcaires, ou bien la pierre ayant gêné leur application sur ce bout de sonde en le recouvrant elle-même. Je ferai une dernière remarque : elle concerne la facilité avec laquelle le corps étranger a été pris

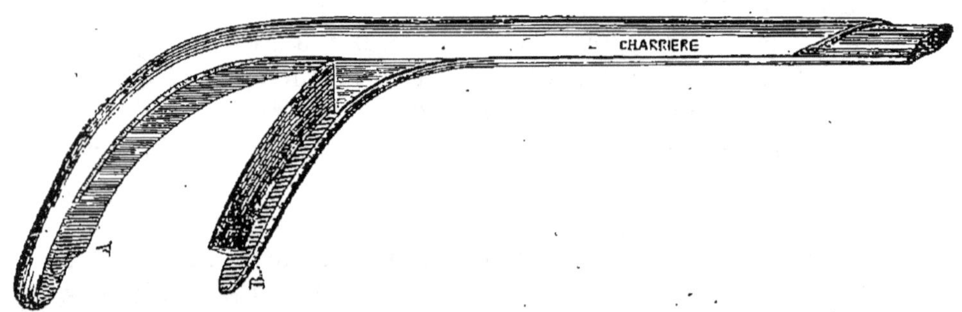

Fig. 130. — Diviseur de Caudmont.

et retiré au moyen du lithotriteur à bec plat, cette opération ayant été pour ainsi dire pratiquée en dehors de la volonté du chirurgien ; d'où il nous est permis de conclure que les indications pour employer en semblables circonstances des instruments spéciaux ne sont pas aussi communes qu'on pourrait le croire. »

4° *Instruments diviseurs*. — Civiale avait inventé un inciseur ou diviseur qui ne diffère du lithoclaste ordinaire qu'en ce que le mors de la branche mâle présente deux bords tranchants séparés par une rigole. Cet instrument fonctionne comme le lithotriteur ; chaque fois que les mors se rapprochent, le corps étranger est divisé en trois segments.

M. Caudmont a fait construire un appareil plus puissant que les précédents, avec lequel il se propose de diviser les corps métalliques ; c'est un lithotriteur à pignon dont le mors mâle est garni d'un fort biseau tranchant, en acier, qui s'engage et se cache dans la fenêtre du mors femelle (fig. 130).

ARTICLE III.

Lésions vitales.

§ Ier. — LÉSIONS DE NATURE NERVEUSE.

I. — PARALYSIE DE LA VESSIE.

La paralysie de la vessie peut être essentielle. Mais généralement, elle est symptomatique d'affection existant dans les voies urinaires, ou d'abus antérieurs. Elle débute lentement et c'est surtout chez les vieillards qu'on la rencontre.

Dans la première période, c'est plutôt de l'inertie que de la paralysie. Le malade vide mal sa vessie, les fibres musculaires ayant perdu de leur tonicité par suite d'une surdistension exagérée due soit à une rétention d'urine, soit à un excitant qui a été enlevé, comme un calcul. Avec l'âge, l'irritabilité de l'organisme diminue, les enveloppes musculaires perdent surtout cette propriété, la sensibilité nerveuse s'émousse. Cet état arrive inconsciemment ; car il n'y a pas de douleur. Quelquefois chez les vieillards, la vessie paralysée et distendue est le siége de douleurs très-vives, ce qui prouve que si l'irritabilité de l'organe est abolie, sa sensibilité existe encore, et s'éloigne même de son type naturel ; dans ces cas l'évacuation de l'urine amène du soulagement.

Beaucoup de causes étrangères peuvent amener la paralysie de la vessie.

On ne saurait combien la paresse de la vessie est commune chez les enfants ; c'est presque toujours elle qui, chez eux, est cause de l'incontinence d'urine qui est dans ce cas une incontinence fausse. Aussi est-il certaines précautions que les parents doivent prendre ; il faut faire pisser les enfants avant de les mettre au lit ; laisser dans la chambre une lumière afin de les éclairer si la nuit ils sentent le besoin de se lever et de les empêcher d'avoir peur des voleurs ou des revenants ; éviter de leur raconter des histoires de ce genre et surtout les faire coucher près d'eux dans leur chambre ou dans une chambre près de la leur, afin de leur ôter tout prétexte.

Un conseil applicable à tout le monde, c'est que dans aucun âge de la vie, il ne faut résister au besoin d'uriner. C'est parce que sous l'influence du sommeil, la vessie s'est trop remplie et est trop distendue, que souvent on est réveillé par une envie de pisser, et qu'on urine le matin plusieurs fois de suite, à des intervalles peu éloignés.

Il y a des malades qui, urinant dans leur lit, en se penchant sur le côté, ne vident pas leur vessie, et il peut s'en suivre une paralysie vésicale.

Un signe de paresse vésicale assez certain consiste dans les envies fréquentes d'uriner, sans éprouver de douleurs.

Dans les cas de paresse vésicale, le malade ne vide pas sa vessie ; il est facile de s'en assurer : en introduisant une sonde immédiatement après la miction, on retire encore une certaine quantité d'urine.

Traitement. — Bien des moyens ont été indiqués comme traitement : actuellement trois méthodes peuvent être employées séparément ou ensemble :

1° Les sondages fréquents ;

2° Les irrigations soit continues, soit intermittentes ;

3° L'électricité.

Le traitement médical peut aussi donner quelques résultats.

1° *Sondages*. — Le malade sera sondé ou se sondera lui-même une ou plusieurs fois par jour, suivant l'état des urines ; il faut employer des bougies en gomme élastique courbes à bout olivaire et d'un calibre moyen 16 à 18 pour ne pas fatiguer le canal ; ou la sonde coudée Leroy d'Étiolles, en gomme, s'il y a engorgement sénil de la prostate ; on peut se servir aussi avec avantage de sondes en caoutchouc vulcanisé qui sont extrêmement molles. Si le malade ne se sonde qu'une fois par jour, et qu'il y ait par conséquent beaucoup d'urine dans la vessie, il ne doit pas laisser le liquide sortir sans interruption ; il faut de temps en temps boucher la sonde avec le doigt de manière à arrêter le jet et vider la vessie petit à petit par ce moyen.

Ces introductions répétées de la sonde peuvent enflammer le canal ou le durcir ; il faut donc n'introduire l'instrument que juste la quantité de fois nécessaire dans les vingt-quatre heures.

2° *Irrigations*. — Elles peuvent être faites soit avec la seringue ordinaire, soit durer plus longtemps, et alors avec des instruments spéciaux.

Quelle que soit la méthode employée, il ne faut jamais débuter par de l'eau froide ; l'eau tiède doit être injectée au début et la température décroître progressivement.

Pour les irrigations continues, on peut employer la sonde à double courant qui est malheureusement volumineuse.

M. Reliquet a présenté à l'Académie de médecine, en 1865 (1), un instrument qu'il intitule *irrigateur continu de l'urèthre et de la vessie*, et qui me donne comme à son inventeur de très-bons résultats :

(1) Reliquet, *Appareil à irrigation continue de l'urèthre et de la vessie* (*Bull. de l'Acad. de méd.*, 1865, tome XXXI, p. 255).

« Pour obvier aux inconvénients de cette sonde volumineuse, à demeure dans l'urèthre, j'ai eu l'idée :

1° De conduire le liquide dans la vessie au moyen d'une sonde peu volumineuse (au plus 3 millimètres de diamètre ;

2° De faire revenir le liquide entre la sonde et les parois de l'urèthre ;

3° De placer dans le méat un petit pavillon creux, qui, en empêchant le liquide de se répandre et de salir, le conduit dans un tube en caoutchouc assez long pour aller dans un vase.

L'irrigateur se compose :

1° D'une sonde en gomme ayant un diamètre de 3 millimètres au plus, les parois aussi minces que possible, de façon à réunir une grande souplesse à un calibre suffisant. A son extrémité externe, la sonde a les bords de son orifice solidement fixés à un petit entonnoir métallique qui sert à le mettre en communication avec un système en caoutchouc chargé de fournir continuellement le liquide. Sur le trajet du siphon est un robinet qui permet de graduer l'écoulement.

2° Un pavillon conique creux, traversé suivant son axe par la sonde sur laquelle il glisse librement. L'ouverture de la base du cône présente un petit rebord saillant, destiné à retenir une rondelle en caoutchouc, dont la partie libre se rétracte sur la sonde et ferme l'espace qui existe entre la sonde et l'orifice du cône.

De plus, ce même orifice peut recevoir à frottement l'extrémité de l'entonnoir métallique de la sonde.

Ainsi, le liquide contenu dans le pavillon ne peut pas s'échapper le long de la sonde. La face convexe du cône présente, à partir de son sommet, dans les deux tiers de sa hauteur, de larges ouvertures. La circonférence de la base du cône, saillante sous la forme d'un angle mousse, se continue sur le côté avec un tube, chargé de faire communiquer la cavité du pavillon avec un tuyau en caoutchouc destiné à conduire le liquide dans un vase.

M. Reliquet a obtenu de très-bons résultats avec l'ir-

rigation continue non-seulement dans la paresse vésicale, mais aussi dans les affections chroniques du col de
la vessie. Ajoutons que cet appareil ne peut être utile
qu'à la condition que le malade urine déjà naturellement,
ce qui en limite beaucoup l'emploi.

3° *Électricité.* — L'électricité a quelquefois donné
de bons résultats : au lieu de poignée à l'un des pôles, il
vaut mieux se servir d'une plaque métallique : sous l'influence des courants continus, les fibres musculaires re-
prennent leur contraction d'autant plus vite qu'elles
ont été moins surdistendues et que le malade est plus
jeune. Nous partageons complétement l'avis de M. Onimus qui préfère les courants continus aux courants induits dans le traitement de la paralysie de la vessie.
« La paralysie de la vessie est rarement une affection
purement locale ; elle existe presque toujours en même
temps que d'autres affections, dont la plupart du temps
elle est la conséquence. Or, les courants induits ne peuvent agir que lentement, et leur utilité est peu considérable par cela seul que la lésion locale est d'une importance secondaire. »

Avec les courants continus on place un pôle sur la
moelle et l'autre sur le périnée ou le pubis : quand le
cathétérisme n'est pas douloureux, on peut placer un des
pôles dans la vessie au moyen d'une sonde contenant
un conducteur métallique très-souple : il faut dans ce
cas ajouter de l'eau pour électriser toute la surface : il
est préférable de mettre le pôle positif dans la vessie.
« Il est incontestable, dit M. Onimus, que les courants
continus ont une action puissante sur la vessie et constituent, dans toutes ces affections, un agent thérapeutique d'autant plus précieux, qu'ils agissent sans provo-
quer d'excitation et sans nécessiter d'opération douloureuse. Comme traitement médical, on ne peut guère
compter comme excitant que sur l'ergot de seigle, dont
on ne pourra donner que 40 à 50 centigrammes matin et
soir.

§ 2. — AFFECTIONS INFLAMMATOIRES.

I. — CYSTITE AIGUË

Cette inflammation de la muqueuse vésicale est plutôt tributaire de la médecine que de la chirurgie : car il faut se garder d'introduire un instrument quelconque lorsque la vessie est enflammée.

Traitement. — Le traitement à employer est le traitement antiphlogistique par excellence.

II. — CYSTITE CHRONIQUE, CATARRHE VÉSICAL.

Il n'en est pas de même du catarrhe vésical qui est excessivement fréquent chez les vieillards. Tout ce qui diminue ou empêche l'émission des urines peut amener l'inflammation chronique de la vessie : les affections calculeuses, le séjour de l'urine dans le réservoir urinaire, la paralysie de la vessie, la contracture du col, les affections de la prostate, les rétrécissements finissent presque toujours par amener le catarrhe vésical.

Cette affection existe aussi souvent chez la femme que chez l'homme : si on la rencontre moins souvent chez la première, c'est que, comme le dit Civiale, la plupart des femmes ne se soumettent qu'à la dernière extrémité aux investigations locales, et quelques-unes même gardent un silence obstiné sur les souffrances qu'elles éprouvent du côté de l'appareil génito-urinaire. — Chez les femmes cette affection a même quelquefois un caractère désespérant d'opiniâtreté, surtout chez celles qui sont très-nerveuses.

Traitement. — Le traitement du catarrhe vésical a donné lieu à beaucoup de controverses et à un plus grand nombre de formules pharmaceutiques : on écrirait un volume en traitant de tous les médicaments qui ont été essayés, ce qui prouve la difficulté de le guérir.

Comme toutes les affections catarrhales, on obtient d'autant moins de résultats heureux que la maladie est enracinée depuis longtemps, et qu'elle dépend d'une cause difficile à guérir en elle-même, comme par exemple l'engorgement sénil de la prostate.

Presque toujours on doit associer le traitement médical à la chirurgie, dans ces états morbides — et encore la chirurgie se réduit-elle à peu de chose : sondages et injections. Nous ne nous occuperons que du traitement du catarrhe vésical persistant même après la guérison de la cause qui l'a produit.

1° *Antiphlogistiques.* — Nous avons vu que les antiphlogistiques sont très-prodigués et avec juste raison dans la cystite aiguë. Ils ne produisent presque jamais d'aussi bons effets dans le catarrhe chronique, si ce n'est pour guérir les bouffées inflammatoires qui surgissent de temps en temps sous l'influence de causes indéterminées.

2° *Narcotiques.* — Civiale faisait peu de cas des narcotiques. Cependant on a vu des améliorations dues à l'opium. Barthez parle d'un malade qui rendait 15 livres de mucus en trente-six heures et qu'il guérit avec de fortes doses d'opium tant par les premières voies qu'en lavement. Nauche conseille dans les catarrhes opiniâtres l'extrait de jusquiame.

Nous répéterons qu'il ne faut pas abuser des opiacés, surtout chez les vieillards : ils sont surtout très-utiles pour calmer les douleurs, et c'est pour cela que l'injection sous-cutanée est encore le meilleur moyen à employer pour les introduire dans l'économie. Il y a des malades chez lesquels les opiacés exacerbent au contraire les douleurs.

3° *Balsamiques.* — Les balsamiques sont utilisés depuis longtemps comme traitement de l'affection catarrhale. Alibert rapporte que Jourda guérit un catarrhe vésical avec une potion balsamique contenant du copahu. Dans un tableau complet que Devergie a donné, relatant les principaux moyens internes, les balsamiques sont souvent cités : on les appelait l'âme des reins et des organes génitaux. Dupuytren donnait la térébenthine de Venise sous forme de pilules. Actuellement on est un peu revenu de l'abus de ces médicaments; employés dans de justes mesures, ils rendent d'excellents services. Caudmont les donnait souvent dans les affections catarrhales : à son exemple, j'emploie des capsules du docteur Clin à l'essence de santal, à l'essence de térébenthine, au cubèbe et au copahu : les capsules de cubèbe de Delpech sont aussi très-bonnes : je les prescris ordinairement à la dose de 3 capsules avant chaque repas : généralement ces préparations parfaitement faites sont bien supportées.

4° *Révulsifs* — Les révulsifs ont été souvent essayés pour déplacer l'irritation de la vessie : les vésicatoires, les sétons, les cautères, les frictions irritantes ont été préconisés. Civiale recommande beaucoup l'emploi de la pommade stibiée, soit en frictions sur l'hypogastre, soit en applications sur le sacrum; mais il ajoute qu'elle détermine quelquefois des vomissements et de la diarrhée.

5° *Injections vésicales.* — P. N. Devergie (1) divise les injections en cinq classes, suivant leurs propriétés balsamiques, émollientes, etc. : il est préférable de rechercher le but spécial que l'on se propose, et, à l'exemple de Civiale, nous dirons que ce but est : 1° d'enlever les dépôts que l'urine laisse dans la vessie ; 2° de modifier la sensibilité de la face interne de cet organe, pervertie par l'état phlegmasique, et 3° de ranimer la contractilité devenue insuffisante. Nous aurons donc :

1° Des injections délayantes ;

2° Des injections modificatrices ;

3° Des injections toniques.

Mais, surtout dans les deux catégories 1 et 3, ce n'est pas tant sur la nature du liquide qu'il faudra compter que sur sa température et la manière de l'introduire. Actuellement, il est parfaitement démontré que l'injection convenablement faite donnera d'excellents résultats

(1) P. N. Devergie, *Mém. sur un nouveau traitement du catarrhe chronique de la vessie.* Paris, 1836.

avec de l'eau simple, et que les prétendus émollients, comme l'eau de guimauve, etc., n'ont pas une importance suffisante pour être préconisés. La manière de conduire le traitement, la quantité d'injections à donner à la fois, la durée entre les séances, la température, voilà donc ce qu'il faut étudier.

Les injections délayantes et celles toniques se font, soit avec la sonde que possède le malade, soit avec la sonde métallique employée pour laver la vessie après les séances de lithotritie : on se sert de la seringue ordinaire : nous nous sommes déjà étendus sur ce sujet à l'occasion de la lithrotritie : cependant quelques détails complémentaires nous ont paru nécessaires.

L'eau doit être le véhicule de ces injections ; l'eau pure est excellente : il faut commencer avec de l'eau ayant une température agréable à la main : ce n'est que progressivement que l'on arrivera à des températures de plus en plus basses, en se réglant d'après les effets que l'on obtient.

« Une condition essentielle pour que les injections produisent tout le bien qu'on doit en espérer, c'est que le passage de la sonde destinée à les faire ne cause que peu ou point de douleur. Deux moyens se présentent pour obtenir ce résultat. Ils consistent, le premier, à diminuer d'abord la sensibilité de l'urèthre par l'emploi préalable des bougies molles ; l'autre, à introduire la sonde avec beaucoup de lenteur, sans secousses, sans brusquerie, sans violence. Alors l'injection produit dans la vessie l'effet sur lequel on comptait, sans qu'il y ait de réaction à craindre ; tandis que, si l'on néglige ces précautions, la douleur déterminée par le passage de la sonde, fait plus de mal que l'injection ne produit de bien, outre qu'elle suffit pour détourner le malade d'un moyen précieux que rien ne peut remplacer. » (Civiale.)

M. Mercier n'admet pas les injections d'eau froide ; elles occasionnent, d'après lui, plus de cystites et néphrites que l'introduction d'une solution argentique à haute dose. Les résultats que nous avons vu Civiale et Caudmont obtenir dans leur clientèle avec les injections d'eau froide, nous engagent au contraire à les préconiser ; si le malade peut uriner sans sonde, on le fait d'abord uriner, puis on le sonde et par ce moyen on se rend compte de la manière dont il vide la vessie : si le malade n'urine qu'avec l'instrument, il faut examiner la face du jet ; une fois la vessie vidée, on introduit dans le pavillon la canule d'une seringue contenant la valeur de 300 grammes d'eau tiède ; cette introduction du liquide doit se faire très-doucement dans les premières injections : on peut plus tard appuyer plus fortement sur le piston ; on arrête la poussée du piston quand le malade accuse la sensation d'uriner : on retire la canule et on laisse couler le liquide.

La première injection doit être unique : il vaut mieux en faire plus souvent une seule à la fois, que plusieurs de suite à des intervalles éloignés, bien entendu au début du traitement.

On ne doit refaire une injection le lendemain que si la première a été bien supportée ; sans cela, on attend que le canal soit moins irrité, et on donne un traitement approprié.

Quand la vessie supporte facilement une injection, on peut en faire deux de suite, puis trois ; quand la vessie est atone, on peut même aller jusqu'à cinq, et employer de l'eau à une basse température.

On peut résumer ainsi les préceptes à suivre pour les injections :

1° Se servir d'une sonde à œil d'autant plus grand qu'il y aura plus de mucosités à enlever ;

2° Ne mettre que de 50 à 100 grammes et arrêter aussitôt l'envie d'uriner accusée ;

3° S'il s'agit d'un simple lavage, pousser doucement le piston ; augmenter progressivement la force de l'injection dans les cas d'atonie ;

4° Commencer toujours par de l'eau tiède et arriver progressivement à une basse température ;

5° Ne faire d'abord qu'une injection à la fois, tous les

jours ou tous les deux jours; puis augmenter progressivement le nombre dans la même séance;

6° Si les injections amènent des troubles, les cesser, employer le traitement approprié et ne les recommencer que quand toute trace d'irritation a disparu.

Le malade doit toujours rester chez lui quelques heures après l'injection, de manière à prévenir tout accident consécutif; il ne faut pas oublier que le catarrhe vésical existe surtout chez les vieillards, que ce catarrhe amène, quelquefois par l'irritation des nerfs périphériques qu'il cause, une myélite diffuse chronique.

Les précautions ne sauraient donc être trop grandes dans ce cas.

Les irrigations vésicales rendent aussi quelques services dans le catarrhe vésical; surtout quand on veut obtenir une modification de la muqueuse ou une augmentation de la tonicité : car dans le cas de simple lavage, quelques injections coup sur coup suffisent. On les fera à l'eau froide, quand on voudra combattre l'atonie à l'eau chaude pour diminuer la sensibilité vésicale.

Ces injections peuvent être faites tous les jours ou tous les deux jours avec l'appareil de M. Reliquet (sauf les restrictions indiquées).

Thompson, dans la crainte d'irriter la vessie, ne veut pas qu'on injecte plus de 60 grammes de liquide à la fois, en se servant d'une sonde en gomme.

« On prend, dit-il, de l'eau à 37°; on en remplit une bouteille de caoutchouc d'une capacité de 120 grammes; on injecte d'abord le quart du contenu, on le laisse sortir; puis on introduit une nouvelle quantité égale. Ces quatre lavages séparés, de 30 grammes chacun, auront été certainement plus efficaces que deux de chacun 60 grammes, et vous aurez satisfait à mon invariable recommandation : réduire au minimum la somme d'irritation instrumentale. »

Je préfère la seringue à la poire en caoutchouc; avec la première, on sait mieux le degré de force de l'injection.

M. Bertholle (1) a indiqué un procédé qui a paru lui rendre d'excellents résultats pour une affection du col de la vessie dont il était atteint ; si j'ai bien compris le procédé, dont l'explication est malheureusement confuse, M. Bertholle se sert d'un irrigateur Éguisier, dont le cordon est terminé par une canule longue de 14 centimètres et large de 6 millimètres ; il introduit une petite portion de cette canule dans le canal, serre les parois de l'urèthre sur la canule et la force du jet suffit pour introduire le liquide dans la portion musculeuse et de là, dans la vessie ; aussitôt la vessie pleine, on tourne le robinet de l'irrigateur, on retire la canule et on rend l'injection ou on la retient à volonté. M. Bertholle a voulu supprimer l'introduction de la sonde dans la vessie, introduction qui est souvent douloureuse, dit-il ; l'espace que je puis consacrer à cette question ne me permet pas de la discuter à fond. Je répondrai seulement ceci. Quand l'introduction de la sonde est très-douloureuse, l'introduction de l'eau dans la portion musculeuse occasionnera la même douleur ; car, dans ce cas, une bougie filiforme même est douloureuse dans la contracture du col ; il se produira la même douleur au sphincter externe avec l'injection que celle produite au sphincter interne par l'urine au commencement de la miction : le symptôme douleur, que M. Bertholle veut supprimer, existe donc quand même, et, d'un autre côté, ce symptôme, comme nous l'avons vu, peut être diminué par un traitement préparatoire consistant en passage de sondes : il peut se faire, comme l'auteur l'indique, que l'eau ne produise pas de douleur ; quand le passage de la sonde la produit, au contraire, c'est qu'il s'agit de douleurs très-supportables et alors l'avantage de cette suppression de douleur ne compense pas le désavantage de la suppression d'une sonde. En effet, avec le procédé de M. Bertholle, le liquide s'insinuant, pour ainsi dire, dans le canal, obligé de vaincre l'élas-

(1) Bertholle, *Gazette hebdomadaire*, p. 187.

ticité des fibres musculaires du col de la vessie, des muscles de Wilson, de la prostate, élasticité augmentée par l'affection chronique dont cette partie de l'urèthre sera atteinte, n'arrivera dans la vessie que goutte à goutte ; quels avantages peut-on tirer d'injections faites dans ces conditions ; elles ne pourront remplacer les injections évacuatrices données avec la sonde, ni même les injections de lavage, car ce qui pourra passer par un canal rigide à dimensions déterminées, restera dans la vessie avec la miction ordinaire, ce qui arrive dans le catarrhe vésical.

D'ailleurs cette question, connue depuis longtemps, a été abandonnée, car elle n'offrait aucun avantage sérieux ; sans compter la difficulté de l'introduction du liquide dans la portion musculeuse dans les cas de contracture, la divulsion de la portion bulbeuse par suite de l'eau séjournant dans cette partie.

Nous venons de voir que l'eau simple, soit tiède, soit froide, suffit dans les injections délayantes et les injections toniques : pour les injections modificatrices, il faut employer de l'eau contenant en dissolution un médicament susceptible de modifier soit la muqueuse vésicale, soit l'urine elle-même.

Après bien des essais, on s'est généralement arrêté au nitrate d'argent employé à doses plus ou moins élevées, pour agir sur la muqueuse. M. Mercier les emploie à doses élevées, 1 gramme de nitrate d'argent pour 60 grammes d'eau : on nettoie d'abord la vessie avec une injection d'eau ordinaire, on introduit ensuite la solution argentique ; puis on lave de nouveau la vessie à l'eau simple : on met cinq à six jours d'intervalle entre chaque séance. « Je ne dirai pas que cette médication est souveraine, mais elle est une des plus efficaces que nous possédions, et rarement elle manquerait son but, si l'on pouvait toujours bien distinguer les cas où la vessie seule est malade et s'y borner. Je compléterai ma pensée en disant que le nitrate d'argent donne des résultats encore plus satisfaisants dans les cas de cystite chronique que dans ceux d'uréthrites. » (Mercier.)

Cependant M. Mercier (1) Ajoute : « ujourd'hui, je suis revenu à cette idée qu'on peut se borner à de faibles doses, dans la plupart des cas : une solution de 25 à 50 centigrammes d'azotate d'argent dans 125 grammes d'eau distillée me sert pour trois injections, que je fais à trois ou quatre jours d'intervalle, et ces trois injections suffisent le plus souvent. »

Thompson pratique ordinairement des injections ne contenant que 3 centigrammes de nitrate d'argent pour 150 à 200 grammes d'eau; elles sont faites tous les jours ou tous les deux jours. « Vous pouvez recourir à une faible solution d'azotate d'argent, 0^{gr},05 dans 120 grammes de liquide pour commencer. Vous augmenterez progressivement jusqu'à 0^{gr},025 ou 5 centigrammes tout au plus par 30 grammes de véhicule. »

Lorsque l'indication des astringents n'est pas très-évidente, il emploie la solution suivante :

Biborate de soude..........	30 gr.
Glycérine anglaise........... }	ãã 60 gr.
Eau distillée............... }	

Deux ou trois cuillerées à soupe de cette solution dans 120 grammes d'eau chaude, pour injections intravésicales.

Civiale n'admet l'injection au nitrate d'argent que lorsque les injections d'eau froide ont été infructueuses quoique pratiquées pendant longtemps; il commence à l'employer par 0^{gr},025 dans 125 grammes d'eau; puis il augmente progressivement la dose du sel, par fractions de 2 centigrammes et demi tous les deux jours, jusqu'à ce que le malade ressente des cuissons. « Je ne saurais conseiller celles de ces injections dans lesquelles on fait entrer 5 décigrammes à 1 gramme de nitrate d'argent dans 30 grammes d'eau distillée. »

(1) Mercier, ouvrage cité.

Je me sers ordinairement d'une solution contenant de 15 à 30 centigrammes pour 250 grammes d'eau; d'ailleurs, à l'exemple de Civiale, je suis très-sobre de ces injections.

Quant aux injections modificatrices de l'urine, elles sont aussi très-variées. Quand l'urine est alcaline et laisse déposer des phosphates, Thompson conseille l'acétate de plomb à la dose quotidienne de $0^{gr},05$, pas plus, pour 120 grammes d'eau ; puis l'acide nitrique, à la dose de 5 à 10 centigrammes pour 30 grammes d'eau.

L'acide phénique jouit actuellement d'une grande vogue. MM. Mercier, Reliquet, Valette, en ont obtenu de bons résultats. On l'emploie au début à la dose de 1 gramme pour 5 litres.

M. Reliquet donne la formule suivante :

Acide phénique, de...... 0 gr. 50 à 1 gr.
Alcool..................... q. s.

pour dissoudre dans

Eau distillée............... 1 litre.

Depuis deux ans, je me sers avec succès de solutions d'acide chlorhydrique à l'intérieur et d'injections d'eau iodée, sur les indications de M. le Dr Réal; je ne saurais mieux faire, pour décrire ce traitement, que de donner *in extenso* la note que M. le Dr Réal a bien voulu me rédiger sur ce sujet et dont je partage complétement les idées.

« Quand l'infection putride spéciale aux voies urinaires s'est emparée de ces voies, soit totalement, soit partiellement, le médecin ou le chirurgien doit rechercher les moyens les plus efficaces et les plus inoffensifs à la fois pour faire cesser cet état de choses préjudiciable généralement et localement; *généralement*, si cette infection persiste assez longtemps, je ne doute pas qu'elle n'expose à un dépérissement très-notable et même aux dégénérescences des grandes glandes, comme les transformations amyloïdes des cellules hépatiques et des reins qui surviennent dans les longues suppurations osseuses fétides. J'ai aussi vu des fièvres intermittentes ou rémittentes n'avoir pas d'autre cause que cette infection putride urinaire. Comme cette infection est liée à la présence d'ammoniaques *composées*, il en advient quelquefois des coliques néphrétiques *alcalines muqueuses* très-intenses.

« Ces coliques néphrétiques *alcalines muqueuses* sont la transition entre les accidents généraux et les accidents locaux causés par l'infection putride urinaire. Les épithéliums des voies urinaires n'aiment pas l'alcalinité du liquide avec lequel ils doivent rester en contact. On a beaucoup abusé de cette alcalinité qui est loin d'être inoffensive ; je crains donc l'abus des eaux minérales qui mènent à une alcalinité soutenue ; à moins d'avoir un but important à atteindre, un praticien prudent laissera toujours l'urine légèrement acide et il s'en fera rendre compte avec le papier de tournesol. Il faut savoir que la première urine du matin, avant le repas, peut être normalement neutre ou légèrement alcaline. Le manque d'alimentation peut intempestivement favoriser ou prolonger cette alcalinité matinale de l'urine.

« C'est surtout quand on doit porter des instruments d'une façon quelconque sur les voies urinaires qu'on doit se préoccuper de rétablir préalablement, autant qu'il est possible, la réaction acide normale qui exclut jusqu'à un certain point l'infection putride de ces organes. On ne peut mieux préparer la résistance physiologique aux inflammations de toutes natures.

« Quels sont les moyens les plus efficaces et les plus inoffensifs à opposer à l'infection putride alcaline des voies urinaires ? Il est évident que si on peut éviter d'introduire une sonde dans la vessie, on devra n'avoir recours tout d'abord qu'aux moyens internes, comme les térébenthines, le copahu, le cubèbe et surtout l'essence de santal, tous agents familiers aux praticiens, et que je ne mentionne qu'en passant. Je parlerai de deux agents qu'on peut employer successivement, d'abord la limonade minérale chlorhydrique (2 grammes d'acide chlorhydrique pur par litre d'eau) peut être prise comme boisson, aux repas avec le vin, sans vin dans l'intervalle des repas. Le malade peut en prendre autant qu'il le peut, sans inconvénient pendant une ou deux semaines ; j'ai vu des malades qui en avaient abusé impunément, de leur propre autorité, pendant plusieurs années ; mais ce n'est pas un exemple à imiter. La limonade chlorhydrique peut s'employer en même temps que les essences ou les résines.

« *Sulfite.* —Un autre moyen qui m'a réussi, c'est le *sulfite de soude* administré par la bouche ou en lavement (25 grammes en une fois dans un très-grand verre d'eau).

« Un avantage commun à ces divers moyens, c'est d'atteindre l'infection ou même simplement l'alcalinité, jusque dans les uretères et les voies rénales les plus profondes.

« Quand les moyens précédents n'ont pas suffi, et que d'ailleurs il y a lieu de porter une sonde dans la vessie, il se présente la question du choix du liquide à injecter dans cet organe. Voici ce que l'expérience directe m'a appris.

« Il faut employer autant que possible de l'eau filtrée récemment bouillie et redevenue tiède, pour éviter autant que possible toute substance fermentescible impure. Cette eau sera ensuite très-légèrement acidulée par quelques gouttes d'acide chlorhydrique. Il faut se servir du papier de tournesol éprouvé préalablement sur une urine normalement acide, en tâchant de se rapprocher de ce degré d'acidité. L'acide chlorhydrique étant de tous les acides à ma connaissance celui qui, sans doute à cause de son élément chlore, a le plus d'action sur l'infection putride urinaire lorsqu'il est pris à l'intérieur, c'est aussi à cet agent d'ailleurs non vénéneux que j'ai eu recours pour l'action directe sur la muqueuse vésicale imprégnée des produits putrides. Il y a cependant une solution tout au moins aussi inoffensive qui supprime instantanément la mauvaise odeur caractéristique de l'urine.

Cette solution est simplement l'eau iodée, c'est-à-dire de l'eau ordinaire agitée vivement avec de l'iode. On peut instantanément obtenir cette eau, approximativement, en ajoutant à de l'eau bouillie et refroidie quelques gouttes d'une forte solution de teinture d'iode dans un peu d'eau additionnée d'iodure potassique.

« J'ai expérimenté, au contraire, l'acide phénique, qui, malgré sa réputation d'antiputride si répandue, a été complétement sans action, même à forte dose, sur la putridité de l'urine. Cet agent est d'ailleurs un irritant fâcheux pour des organes aussi délicats que les organes urinaires. J'ajoute qu'il y a des raisons pour ne pas espérer mieux de l'acide salicylique, dérivé de l'acide phénique. »

Un nouveau procédé vient d'être mis en usage par M. le Dr Brémond fils : il permet de faire absorber directement la térébenthine par l'enveloppe cutanée, en respectant l'intégrité des fonctions digestives : c'est une des meilleures méthodes de traitement, dans les nombreuses maladies de l'appareil génito-urinaire où ce médicament est indiqué, en particulier dans le cas qui nous occupe, le catarrhe vésical. Il consiste en bains de vapeur térébenthinés. Le malade, soumis à ce traitement, n'éprouve aucune fatigue, l'appétit est surexcité, les forces se relèvent et cependant il pénètre dans l'organisme une quantité de médicaments plus grande que l'estomac ou l'intestin n'eût jamais pu en absorber, puisque cinq jours après une semblable absorption les urines dégagent encore une forte odeur de violette.

Un nouveau médicament vient d'être essayé en France ; je dis en France, car il y a déjà sept ou huit ans que des travaux ont été entrepris en Allemagne et en Angleterre sur l'avantage d'employer le salicylate de soude, dans les affections des voies urinaires. — Il a été parfaitement démontré, ce que j'ai d'ailleurs moi-même vérifié, que cet agent n'a pas plus d'influence sur les urines purulentes ou muceuses que l'acide phénique ; qu'en outre, il a un inconvénient très-grave.

Lorsque les urines sont purulentes, de mauvaise nature, il est rare que les reins ne soient pas atteints ou tout au moins congestionnés, congestion qui arrête la filtration de l'acide salicylique contenu dans l'urine. Or cet acide non éliminé reste dans l'économie et tout le monde connaît quelle force toxique possède ce médicament, même à faible dose.

ARTICLE IV

Lésions organiques.

Les lésions organiques les plus importantes qui peuvent atteindre la vessie, sont les fongus et le cancer.

Quant aux indurations des parois, aux cellules, aux abcès, leur diagnostic est tantôt très-difficile, comme les abcès, tantôt très-simple mais ne donnant pas des résultats très-utiles en tant qu'état morbide spécial, comme les colonnes charnues — d'ailleurs nous nous en sommes déjà occupé à propos du diagnostic d'autres maladies de la vessie, — ou des corps étrangers qu'elle peut renfermer pathologiquement.

I. — FONGUS DE LA VESSIE.

« J'appelle *fongus* ou *polypes* les tumeurs qui naissent de la face interne de la vessie, et dont la nature varie trop pour qu'on puisse rien établir de général à cet égard. » (Civiale.)

Ces fongus peuvent être situés tantôt à l'ouverture de la vessie, c'est-à-dire au méat interne, tantôt sur le corps de la vessie. — Le plus ordinairement, c'est au voisinage du méat que se développent les tumeurs fongueuses. Les fongus qui débutent sont pédiculés; plus tard ils ont une base consistante, dont l'étendue est presque toujours proportionnée au volume de l'excroissance, quoique cette règle ne soit pas sans exception.

Diagnostic. — Les fongus, quelquefois, ne se dévoilent pas par des signes propres — c'est en faisant un sondage, une séance de lithotritie, une taille, que l'on reconnaît leur existence : d'autres fois, ils donnent lieu à des rétentions d'urine passagères et intermittentes, des hémorrhagies légères ou graves ; le malade rend quelques petits fragments que l'on peut examiner au microscope — ces tumeurs sont souvent accompagnées d'hématurie, quand elles viennent au dehors. M. Caudmont regarde comme caractéristique de fongus la coïncidence d'hématuries avec orchites spontanées. — Ces hématuries sont spontanées.

L'appareil instrumental est encore le meilleur moyen de diagnostic. — Nous nous en sommes déjà occupés à propos du diagnostic des lobes prostatiques dans la cavité vésicale.

Civiale employait la manœuvre suivante : « Après avoir fait une injection, on ouvrira le trilabe dans la vessie, et on le ramènera à soi, comme pour le retirer tout ouvert : les branches viendront s'appliquer contre l'orifice interne de l'urèthre, qui se trouvera tendu par leur élasticité.

« Imprimant, dans cette position, de très-légers mouvements de rotation au trilabe, s'il existe, au col vésical ou dans le voisinage, une production morbide fongueuse ou autre, elle se placera dans l'intervalle des branches, fera saillie dans l'instrument et le stylet la fera reconnaître. »

Actuellement on se sert plutôt de la sonde coudée de Mercier ou du lithoclaste explorateur : nous en avons déjà parlé. — Occupons-nous des fongus dans l'intérieur de la vessie. La sonde est généralement arrêtée par ces fongus : — ils peuvent être saisis par le lithotriteur et confondus avec la pierre. — Cependant ils présentent une résistance, une élasticité, qui ne ressemblent pas à celles du calcul vésical. Ces fongus peuvent eux-mêmes être incrustés de plaques calcaires qui augmentent l'illusion et la difficulté du diagnostic.

27.

Traitement. — Ce traitement est essentiellement chirurgical (Civiale). M. Caudmont proscrit toute espèce d'injections irritantes : il veut qu'on s'en tienne aux injections tièdes et aux opiacés en lavements contre l'hyperesthésie et la contractilité vésicale : — les malades seront sondés souvent, surtout quand l'urine est peu abondante et irritante. Ces injections devront être supprimées quand elles amèneront de la réaction. Il s'adresse surtout à l'état général — toniques, ferrugineux, quand le malade est débilité — les urines sont rendues moins acides, soit par des eaux minérales, telles qu'Évian, Vichy, Contrexéville, soit par l'acide benzoïque, soit par les balsamiques ; dans les cas d'hémorrhagie, il faut employer les injections froides, mais avec une grande modération.

M. Caudmont a pour principe de toucher le moins possible à ces lésions de peur de transformer un fongus bénin en un fongus malin : aussi rejette-t-il les opérations qui ont pour but soit d'écraser, soit d'extirper ces productions morbides. Si cependant un fongus pédiculé obstrue le col et gêne la miction, on peut l'écraser avec le lithoclaste : ses idées sont donc opposées à celles de Civiale : elles n'ont pas changé depuis plus de vingt ans, car il les professait déjà en 1857.

Civiale a indiqué trois manières d'attaquer ces excroissances : la *ligature*, l'*arrachement*, l'*écrasement*.

Ligature. — Elle n'est plus employée, Civiale avait modifié la construction du trilabe pour qu'il pût facilement saisir la tumeur : on s'est aussi servi d'une pince dont les deux branches écartées sont réunies par un fil métallique, de manière à représenter un V fermé par en haut.

Arrachement. — Une circonstance qui fit arracher à Civiale un petit fongus pendant une séance de lithotritie avec le trilabe, l'engagea à se servir de ce moyen pour débarrasser la vessie de ces petites excroissances.

On se sert de l'instrument à trois branches. Seulement il faut avoir soin que le lithotriteur glisse avec beaucoup de facilité dans la canule de la pince : car la résistance des fongus étant très-faible, et la rencontre de ces productions avec l'instrument ne produisant qu'une sensation vague, on pourrait ne pas les sentir si le jeu de ce dernier n'était pas très-libre.

Lorsque le fongus est au col, on fait d'abord une injection pour dilater les parois de la vessie ; puis on introduit le trilabe, on l'ouvre largement et on le ramène à soi. On tourne légèrement l'instrument jusqu'à ce que l'on sente que la tumeur est venue se loger entre deux branches. Dès que la présence de cette tumeur est constatée, on rapproche les branches de l'instrument, très-doucement, de manière à ne pas déranger l'instrument. Puis on arrache le fongus en portant directement le trilabe chargé, en arrière.

Le cas serait le même lorsque le fongus est dans la cavité vésicale. Ce procédé, qui paraît très-simple au premier abord, est surtout difficile par suite du diagnostic précis qu'il exige avant d'être employé : ajoutons la difficulté de préhension quand la tumeur n'est pas pédiculée, et la douleur qui en résulte pour le malade.

Écrasement. — Ce procédé est encore celui qu'il faut préférer quand on veut attaquer la lésion chirurgicalement. Elle est ordinairement inoffensive dans les séances de lithotritie où il arrive souvent d'écraser les sommets de ces tumeurs. On emploiera le lithotriteur ordinaire : avec cet instrument, on saisira plus facilement un fongus pédiculé, implanté sur la partie postérieure du trigone, ou sur le bas-fond de la vessie.

Quel que soit le procédé que l'on voudra employer, il faudra toujours manœuvrer les instruments avec une délicatesse et un soin extrêmes.

Nous avons cru devoir décrire ces procédés qui ont eu quelques succès entre les mains de Civiale, mais pour notre part, suivant l'exemple de M. Caudmont, nous laissons presque toujours de côté le traitement chirurgical.

II. — CANCER DE LA VESSIE.

Le cancer de la vessie peut être ou primitif ou consécutif au cancer d'un organe voisin : ses débuts sont insidieux : c'est une affection à marche excessivement lente, et qui tend toujours à progresser. Comme dans les autres régions, il présente deux périodes dans son évolution : une période de crudité et une période de ramollissement ou d'ulcération.

Diagnostic. — Le diagnostic du cancer vésical doit se faire par les symptômes, car introduire une sonde pour reconnaître un cancer, outre qu'il est difficile de distinguer ainsi un cancer d'un fongus, c'est, en second lieu, occasionner des douleurs atroces au malade.

Le cancer est presque toujours loin de l'orifice et du trigone.

Les malades souffrent généralement moins, en urinant, dans le cancer que dans le fongus. L'urine présente une fétidité extraordinaire : l'hématurie est abondante et fréquente dans le cancer : on trouve des débris de matière cancéreuse dans le sang et dans l'urine : ces débris ressemblent dans certains cas à de la boue. Enfin le malade présente la teinte de la cachexie cancéreuse.

Traitement. — Le traitement doit être complétement palliatif. Le cathétérisme ne sera employé que dans les cas de rétention : on insistera sur les opiacés, les injections hypodermiques de morphine : quelquefois des injections d'eau tiède ou désinfectantes, mais il faut être très-réservé pour ce dernier moyen. — moins on touchera à un cancer, plus on aura de chance de soulager le malade et de ne pas faire progresser la maladie (1).

(1) J'ai vu dernièrement un malade atteint de cancer vésical, auquel on faisait tous les jours deux injections d'eau tiède ; il souffrait beaucoup. Je supprimai tout traitement chirurgical, me contentant de prescrire 5 capsules de Delpech par jour : depuis ce temps le malade souffre beaucoup moins.

CHAPITRE PREMIER

ANALYSE DE L'URINE.

Ayant établi en principe qu'aucune opération ne devait être pratiquée sur les voies-urinaires sans l'examen préalable de l'urine, et arrivant à l'étude des troubles fonctionnels de la miction, j'ai cru utile de placer en tête de ce chapitre, un résumé succinct de la manière d'analyser ce liquide.

Je ne donnerai ici qu'un résumé d'analyse d'urine et je renvoie pour les détails au travail complet que j'ai publié sur ce sujet (1) :

Noter le moment où l'urine a été émise et le moment de l'analyse.

L'urine à analyser est secouée dans la bouteille qui la contient, puis versée dans une éprouvette graduée en centimètres cubes. — On remarque, si, en enlevant le bouchon, il y a dégagement d'acide carbonique.

On remarque si l'urine mousse : on constate son odeur, sa couleur, sa transparence, sa densité et sa réaction. On peut de même constater de suite les principes anormaux suivants :

Albumine. — Urine d'abord acidifiée, puis traitée par la chaleur, puis par l'acide azotique ; trouble.

Sucre. — Réaction de Bouchardat, avec de la chaux éteinte : réaction de Mohr avec la potasse.

(1) Delefosse, *Procédés pratiques pour l'analyse des urines, des dépôts et des calculs urinaires,* 2ᵉ édit. Paris, 1877.

Bile. — Réaction avec l'acide nitreux.

Sang. — Réaction avec un mélange de parties égales d'essence de térébenthine et de teinture de gayac.

Puis on laisse reposer quelques heures.

On note combien le dépôt (s'il y en a), occupe de centimètres cubes et on a le rapport du dépôt à la quantité d'urine donnée.

Le liquide surnageant, le dépôt est placé dans un vase à part et on s'occupe de son analyse — (il est évident que rien n'empêche de commencer par celle du dépôt). On note de nouveau la coloration, la transparence. On s'assure de nouveau de la réaction du liquide transvasé, s'il est alcalin, on ajoute une goutte d'acide acétique et l'on recherche l'albumine.

Il faut, s'il y a de l'albumine, en débarrasser le liquide, avant de faire l'analyse des principes normaux.

Filtrer le liquide.

Analyse de l'urée, — procédé d'Esbach ;

Analyse de l'acide urique ;

Analyse du chlorure de sodium ;

Analyse des phosphates,

Analyse des sulfates ;

Analyse quantitative du sucre et de l'albumine, si le liquide en contient, d'après l'analyse qualitative.

S'occuper ensuite du dépôt : s'assurer de la réaction ; juger quel dépôt d'après la réaction, l'étudier aux points de vue chimique et microscopique.

Si le dépôt est formé d'acide urique, d'urates, de phosphates, en calculer la quantité d'après les procédés indiqués au dosage des principes normaux et ajouter le chiffre obtenu à celui déjà trouvé dans l'analyse du liquide surnageant.

Tableau d'une analyse.

	URINE NORMALE. Pour 1000 grammes.	URINE ANALYSÉE. Pour 1000 grammes.
Densité	1018	
Réaction	Acide.	
Eau	985^{gr},70 à 987^{gr},00	
Matières solides	31 ,30 à 35 ,00	
Urée	17 ,50 à 18 ,30	
Acide urique	0 ,31 à 0 ,38	
Albumine	»	
Glycose	»	
Bile	»	
Sang	»	
Chlorure de sodium	5 ,00 à 5 ,55	
Acide phosphorique total	1 ,00 à 1 ,60	
Acide phosphorique des phosphates alcalins	0 ,25 à 0 ,33	
Acide phosphorique des phosphates terreux	0 ,36 à 0 ,61	
Acide sulfurique	0 ,93 à 1 ,40	
Ammoniaque	»	
Produits accidentels	»	
Dépôts urinaires	»	

CHAPITRE II

MALADIES ET MANUEL OPÉRATOIRE.

ARTICLE PREMIER

Rétention d'urine.

La rétention d'urine n'est pas par elle-même une maladie idiopathique, elle n'est que le symptôme, le résultat de différentes maladies qui peuvent atteindre les voies urinaires : ces maladies sont fort nombreuses ; des nosologistes ont porté à 59 le nombre des affections qui peuvent entraver le cours de l'urine.

On peut les résumer en disant que toute inflammation, toute lésion qui directement ou indirectement apporte obstacle à l'émission complète de l'urine est une cause de rétention.

Toute cause qui détruit, ou la faculté de se contracter, dont est douée la vessie, ou la liberté du canal de l'urèthre, produit la rétention d'urine.

Que faut-il entendre par rétention d'urine ? On doit dire, selon nous, qu'un malade est atteint de rétention d'urine quand, ayant la vessie pleine d'urine, il ne peut la vider naturellement : quand, ayant des besoins d'uriner, il ne peut les satisfaire physiologiquement.

En donnant cette définition, je ne m'occupe que des causes qui siégent dans la vessie ou dans l'urèthre, et qui constituent le genre de rétention le plus commun, le plus nécessaire à étudier pour le praticien : car l'urine toute formée, peut être arrêtée soit dans les reins, soit dans les uretères ; et alors nous avons les rétentions *rénale, urétérique.*

Il ne faut pas confondre la rétention d'urine avec la suppression de l'urine qui est due à une affection rénale, ni avec la stagnation de l'urine dans la vessie.

Quand la cause qui produit la rétention agit d'une manière permanente, il y a rétention *complète* d'urine ; quand, au contraire, l'urine peut sortir, mais en faible quantité et avec beaucoup de difficulté, il y a rétention *incomplète :* c'est la même cause produisant des effets à des degrés différents. — Nous laisserons de côté les mots de *strangurie, ischurie, dysurie,* qui ne servent qu'à embrouiller la question.

En résumé, un malade ne peut expulser une seule goutte d'urine, il y a *rétention d'urine complète ;*

Il en rejette quelques gouttes avec difficulté, il y a *rétention incomplète ;*

Si, après avoir uriné librement, il reste de l'urine dans

la vessie, nous avons affaire à une *stagnation d'urine* ;

Enfin si, sondant le malade, qui n'a pas uriné depuis longtemps, on n'amène aucune trace de liquide, il y a *suppression des urines* ; mais le liquide peut s'accumuler, dans les bassinets ou les uretères.

Revenir sur les causes et la pathogénie de la rétention d'urine, serait refaire le livre.

I. — RÉTENTION D'URINE, AVANT L'ARRIVÉE DE L'URINE DANS LA VESSIE.

Il peut advenir que, sous l'influence d'un gravier arrêté dans l'uretère, l'urine ne puisse arriver dans la vessie et s'accumule dans le bassinet et l'uretère lui-même.

J'ai vu, avec M. le Docteur Piogey, deux cas très-remarquables de rétention d'urine, due à cette cause :

Chez une femme, il y eut rétention d'urine pendant dix-sept jours ; aucun liquide ne venait par la sonde introduite dans la vessie : on fut obligé de faire des ponctions dans la région des reins avec l'aspirateur de M. Dieulafoy.

Chez un homme, il y eut deux périodes de rétention : une première de cent douze heures, et une seconde de quarante heures. — On ne fit pas de ponctions.

Dans les deux cas, l'anurie cessa après l'expulsion de graviers : ce qu'il y a de plus remarquable dans ces deux observations, c'est qu'il n'y eut pas de phénomènes urémiques : — la première malade rendit deux graviers, et conserve encore, depuis quatorze mois, les urines alcalines ; le deuxième malade rendit cinq graviers d'urate de soude gros comme un pois, et il se rétablit assez promptement ; les urines restèrent acides.

Traitement. — Quel traitement peut-on opposer à cette rétention : la ponction capillaire est encore le meilleur moyen de débarrasser le malade du liquide qu'il ne peut expulser : chez le deuxième malade, l'expulsion des graviers eut lieu sous l'influence d'un lavement composé

d'éther et d'assa fœtida et d'une boisson à l'acide benzoïque.

Il n'est pas nécessaire, pour que cette rétention d'urine
se produise, que l'obstacle soit situé dans les deux uretères. Un gravier engagé dans un seul amène non-seulement l'arrêt du liquide dans l'uretère où il est logé,
mais aussi dans l'uretère libre, par irritation sympathique.

Ces rétentions d'urine sont souvent suivies de polyurie,
qu'il est très-difficile de guérir.

II. — RÉTENTION D'URINE; L'URINE ÉTANT DANS LA VESSIE.

C'est le genre de rétention que l'on est appelé à combattre
le plus souvent : elle peut être due, comme nous l'avons
vu, soit à une affection du canal, soit à une affection de la
vessie : elle peut arriver subitement comme dans le cas
de spasme du col, ou progressivement quand elle a pour
cause soit un retrécissement, soit un engorgement de la
prostate, soit une atonie progressive de la vessie, soit une
contracture du col.

Diagnostic. — Le diagnostic est généralement facile :
la vessie distendue par le liquide forme un globe volumineux au-dessus des pubis, et donne à la percussion une
matité caractéristique : le doigt introduit dans le rectum
fait reconnaître à la base de la prostate une fluctuation
caractéristique : enfin les commémoratifs vous mettent
sur la voie, le malade n'ayant pas uriné depuis un certain
nombre d'heures.

Mais, si la maladie se révèle le plus souvent avec netteté, il y a des cas où le diagnostic est difficile.

Un premier point très-important, c'est de ne pas confondre la rétention d'urine avec la miction par regorgement. Appelé auprès d'un malade, on demande s'il a
uriné, et comme il rend quelques gouttes, les assistants
répondent affirmativement ; aussi faut-il toujours examiner l'hypogastre quand on est auprès d'une personne
atteinte d'une affection qui peut faire craindre un acci-

dent de cette nature. Cette remarque offre surtout de l'intérêt quand on est appelé près d'une malade récemment accouchée.

Il y a, pour le chirurgien, deux sortes de diagnostic à faire pour la rétention d'urine : d'abord le diagnostic de la rétention en elle-même ; puis celui de la cause qui l'a produite.

Le diagnostic de la rétention en elle-même se fait : 1° par la *palpation*; 2° par la *percussion*; 3° par le *cathétérisme.*

1° *Palpation.* — Nous avons vu que dans la rétention d'urine, la vessie dépassait le pubis, d'une hauteur plus ou moins considérable ; mais si la vessie est hypertrophiée, si sa capacité très-diminuée ne peut contenir que quelques cuillerées de liquide, il sera difficile d'employer la palpation comme moyen de diagnostic : quelquefois même il est difficile de savoir si la vessie est hypertrophiée, ou si elle est seulement distendue, au moyen de la palpation, quand on voit un malade pour la première fois.

Civiale et Philipps ont cité le cas d'une rétention avec peu d'urine dans la vessie, à cause de la grande irritabilité de cet organe qui ne se laissait pas distendre.

La palpation rectale n'est pas toujours facile par suite de l'engorgement sénil de la prostate et surtout parce que la vessie en se dilatant monte plutôt qu'elle ne descend. Dans les cas ordinaires, on a sous doigt une tumeur fluctuante au-dessus de la prostate. M. Guyon signale avec raison l'erreur que l'on peut commettre entre un engorgement monstrueux de la prostate et la vessie distendue, au moment où l'on pratique le toucher rectal dans le cas de rétention.

2° *Percussion.* — Nous donnerons, d'après Valleix (1), les diagnostics différentiels des principales maladies avec lesquelles la confusion serait possible.

1° Diagnostic de la rétention et de l'ascite.

____

(1) Valleix, *Guide du médecin praticien.* 5ᵉ édition. Paris, 1866.

RÉTENTION.	ASCITE.
1° Niveau du liquide formant une courbure à convexité supérieure ; ton clair des intestins autour de cette ligne.	1° Niveau du liquide formant une courbure à concavité supérieure, ton clair des intestins en dedans de cette ligne.
2° Par le changement de position du malade, le rapport de la matité et de la sonorité ne changent pas notablement.	2° Par le changement de position du malade, on fait varier le niveau du liquide : la matité se porte sur les parties déclives et la sonorité gagne les parties supérieures.
3° Fluctuation limitée, moins facile à produire.	3° Fluctuation d'un flanc à l'autre très-facile à produire.
4° Antécédents de la rétention.	4° Antécédents de l'ascite.

2° Diagnostic de la rétention et de l'hydrométrie.

L'évacuation urinaire est parfois difficile dans l'hydrométrie et la tumeur occupe la même position.

1° Tumeur plus molle, plus facile à déprimer.	1° Tumeur plus ferme, plus résistante.
2° Par le toucher vaginal, on constate l'état normal de l'utérus.	2° Par le toucher vaginal, on constate l'ascension du col et la pesanteur de l'utérus.
3° Par le toucher rectal, on constate le volume normal du corps de l'utérus.	3° Par le toucher rectal, on constate l'augmentation considérable de volume du corps de l'utérus.

3° Diagnostic de la rétention et des kystes séreux de l'ovaire.

RÉTENTION.	KYSTES SÉREUX.
1° La tumeur a commencé sur la ligne médiane.	1° La douleur a commencé dans un des flancs, souvent avec douleur aiguë.
2° La matité reste circonscrite à égale distance de la ligne médiane.	2° La matité se prolonge dans la fosse iliaque, sonorité parfois nulle du côté malade, mais existant sur tout le reste du pourtour.
3° Col de l'utérus sur la ligne médiane.	3° Col de l'utérus refoulé du côté opposé à la tumeur.

Dans les tumeurs utérines, l'émission spontanée de l'urine est habituellement facile et naturelle.

Lorsqu'une tumeur comprime le col vésical, on peut la reconnaître par le toucher rectal : c'est ainsi qu'on a vu la rétention d'urine produite par une tumeur hydatique occupant le cul-de-sac recto-vésical (1). Le kyste fut pris pour la saillie de la vessie distendue, et ponctionné, mais sans que la tumeur hypogastrique fût modifiée. La mort étant survenue, on constata l'existence du kyste.

On peut se trouver en présence d'un malade plongé dans le coma ou le délire, sans pouvoir obtenir de renseignements sur ses antécédents : il faut alors examiner consciencieusement tous les organes. M. Horion rapporte d'après Aran, le cas d'un jeune homme qui présentait un peu d'œdème des membres et de la face avec légère céphalalgie et quelques autres symptômes aussi légers d'urémie chronique ; on porte un diagnostic favorable : tout à coup le malade est près du délire et succombe rapidement. L'autopsie montre les reins complétement détruits, remplis d'un liquide aqueux et mesurant 20 centimètres dans leur diamètre vertical : la rétention dépendait du rein.

3° *Cathétérisme.* — Le cathétérisme est le meilleur moyen de diagnostiquer la rétention d'urine, quand il est praticable.

Quelques règles générales peuvent être posées, relativement à l'instrument à employer.

1° Quand on est appelé auprès d'un malade pris d'une rétention d'urine et qui est soigné par vous, d'une affection des voies urinaires, que par conséquent vous connaissez, il faut prendre la sonde qui vous paraîtra devoir passer la plus facilement d'après la cause de la rétention.

2° Quand le malade ne vous est pas connu, ou que vous n'avez jamais examiné auparavant ses organes urinaires, il faut entreprendre le cathétérisme avec une sonde métallique. Vous pourrez dans ce cas vous rendre plus facilement compte des obstacles.

(1) *Lancet*, 1864.

3° Quand, dans le même cas, d'autres chirurgiens ont déjà essayé avant vous le cathétérisme, il faut commencer par vous servir d'une bougie en cire pour étudier le canal. Par ce moyen, on évite d'abord de tomber dans les fausses routes faites par d'autres, et ensuite on ne peut vous les imputer, les diagnostiquant.

Le choix de l'instrument fait, s'il s'agit d'une sonde, il faut vous assurer qu'elle n'est pas bouchée. — Un exemple montre que ce conseil n'est pas inutile : il s'agit d'une sage-femme qui sonda une accouchée avec une sonde bouchée ; la malade resta trois jours sans uriner ; la vessie vidée donna 3 litres et demi d'urine ; — quatre jours après, elle succombait aux suites d'une péritonite.

Le malade sera placé comme il est indiqué pour la lithotritie, c'est-à-dire couché et ayant un coussin sous le bassin, de manière à permettre au chirurgien d'abaisser le pavillon entre les jambes autant qu'il le jugera nécessaire : le chirurgien peut être obligé d'employer dans cette circonstance tout son savoir, toute sa dextérité, toute sa patience ; il faut donc prendre d'abord toutes les précautions qui pourront lui rendre la tâche plus facile : il pratiquera le cathétérisme en suivant les indications données dans ce livre pour chaque genre d'instruments ; et ce n'est qu'en suivant ces règles, qu'en agissant avec la plus grande douceur, qu'il pourra faire cette opération qui, dans certains cas, est la plus difficile de toutes celles de la chirurgie.

Quant au diagnostic de la rétention, il a été fait dans le corps de l'ouvrage pour chaque état morbide atteignant soit le canal, soit la vessie ; nous n'avons donc pas à y revenir.

Quand on est appelé auprès d'un malade pris d'une rétention d'urine, l'âge et les commémoratifs peuvent déjà mettre sur la voie du diagnostic : « Deux maladies principales gênent chez l'homme l'émission de l'urine : le rétrécissement de l'urèthre et l'engorgement hypertrophique de la prostate.

« Et pour porter les choses à l'extrême, si vous êtes réclamé près d'un malade pris de rétention d'urine, vous pouvez être presque assuré qu'il s'agit d'un rétrécissement de l'urèthre, si le sujet est jeune, et au contraire d'une hypertrophie de la prostate, si le malade a dépassé soixante ans. » (A. Richard.)

Il est évident que la cause principale de la rétention réside généralement dans une affection du canal ou de la vessie : affection qui est arrivée progressivement à supprimer l'émission ; mais il faut faire jouer, dans toutes ces circonstances, un rôle important à la contracture du col et au spasme : en effet, comme nous l'avons déjà dit, la rétention d'urine arrive généralement subitement ; un malade sort de chez lui, urinant quelquefois difficilement, souvent facilement : il s'expose au froid, à l'humidité, et il est pris tout à coup de rétention d'urine ; — faut-il attribuer cet accident à une inflammation subite du canal, qui gonfle les parois ; peut-on supposer que l'engorgement sénil s'est accru en quelques heures au point de faire obstacle à l'émission ? Quand on voit les efforts faits par le malade pour uriner, on se rend bien compte qu'il s'agit de vaincre un obstacle plus puissant. D'un autre côté, comment expliquer que le canal ne laisse parfaitement passer l'urine quand on a pu introduire une bougie très-fine jusque dans la vessie : c'est qu'il y a là un spasme, une contraction exagérée des sphincters de la vessie : ces sphincters, par suite de l'altération produite depuis longtemps par un état morbide du canal, sont bien plus sous l'influence de la contraction, et il suffit de la plus légère irritation pour qu'ils amènent la rétention d'urine : donc, en admettant comme vraie la proposition d'A. Richard, il faut savoir qu'une autre cause, passagère il est vrai, mais plus grave, vient presque toujours compliquer les causes de rétention.

Il en est de même pour des malades pris de rétention d'urine, ne pouvant plus passer une sonde qu'ils ont l'habitude d'introduire journellement.

Une autre cause générale de rétention consiste dans

tout ce qui peut exciter le col de la vessie et irriter ses sphincters. Il n'est pas rare de rencontrer une rétention d'urine chez un individu auquel un vésicatoire a été posé; aussi faut-il toujours questionner le malade dans ce sens avant toute introduction d'instrument; la bière, les asperges, produisent les mêmes effets : les commémoratifs sont donc aussi très-utiles pour expliquer la rétention.

Traitement. — Le traitement peut être *médical* ou *chirurgical.*

1° *Traitement médical.* — Il joue un rôle très-important dans cette circonstance : car il est impossible de passer une sonde dans le canal d'un malade dont les sphincters vésicaux sont contracturés; il faut avant tout songer à un traitement palliatif : c'est ce genre de traitement qui convient le mieux chez les individus nerveux, qui n'ont aucune lésion de l'urèthre.

Les différents agents dont l'emploi a été conseillé ont été classés en :

1° Plantes diurétiques et autres, eaux minérales;

2° Antispasmodiques (intra et extra);

3° Antiphlogistiques;

4° Topiques, cataplasmes, lavements, sinapismes, bains;

5° Électricité;

6° Emploi du froid et du chaud;

7° Petits moyens (grains de sel dans la fosse naviculaire, bruit de l'eau qui tombe);

8° Massage, frictions.

Nous nous occuperons surtout de ceux qui sont le plus employés et dont les effets excellents ont été indiqués par les différents auteurs.

Règle générale, les tisanes doivent être prises modérément, car elles augmentent beaucoup la distension de la vessie et les douleurs quand elles n'ont pas réussi à amener l'évacuation de l'urine : le bouillon surtout passe rapidement dans la vessie; il faut donc en être très-sobre.

Les bains ont aussi l'inconvénient d'augmenter le contenu de la vessie : cependant ils rendent plus de services que les boissons.

Parmi les plantes, je signalerai celles qui m'ont le mieux réussi :

Oignon, en frictions sur le bas-ventre, fait céder la rétention d'urine des nouveau-nés ; en infusion pendant vingt-quatre heures ;

Uva ursi, en infusion ;

Carotte, à l'exemple de Martin-Langer, nous ne la donnons qu'avec l'atonie vésicale, et non dans l'inflammation des organes ;

La poussière de lycopode ;

La mauve ;

Le cassis, en décoction, une poignée ;

Le plantain, en infusion et mieux en décoction, 30 à 90 centigrammes pour un litre d'eau ;

Le seigle ergoté, par paquets de 60 centigrammes, un par jour. C'est un médicament que M. Caudmont emploie souvent.

Langenbeck de Berlin vient de préconiser les injections hypodermiques d'ergot de seigle dans les cas d'atonie : on fait une injection sous-cutanée avec 12 centigrammes d'ergotine de Bonjean en solution.

Les eaux minérales ne rendent pas de grands services dans ces circonstances : il faut même les éviter ou ne les donner qu'avec grande discrétion ; car sous l'influence de la rétention, une néphrite peut se déclarer et les eaux minérales ne pourront que l'aggraver.

Le lait réussit quelquefois, mais surtout pour calmer la soif et dans les affections rénales.

Il faut songer que l'on peut rester sept ou huit heures avant de faire uriner le malade, à partir du moment où on l'a vu ; on doit donc s'occuper non-seulement de la rétention en elle-même, mais aussi d'éviter les complications et diminuer les douleurs. Les gargarismes à l'eau de Vichy, l'emploi de la glace en petits morceaux, la mastication de grains de café calmeront la soif du malade.

Les antiphlogistiques et les antispasmodiques sont surtout employés dans ces circonstances : ils consistent en bains prolongés, cataplasmes sur le ventre et au périnée, affusions d'eau chaude sur le scrotum, le périnée et les cuisses, lavements laudanisés, suppositoires belladonnés ; injections hypodermiques de morphine ; les saignées locales ou générales ; les balsamiques, tels que la térébenthine, le baume de Tolu, et surtout le baume de copahu, quand on soupçonne un certain état d'irritation du liquide urinaire, soulagent beaucoup le malade.

Le liniment suivant a été recommandé :

Baume tranquille..............		30 gr.	
Extrait de belladone..........	} āā	3	40
— de jusquiame.			
Chloroforme..................		8	
Laudanum de Sydenham		6	
M. s. a.			

En frictions et en onctions sur le bas-ventre, le périnée, la partie supérieure et interne des cuisses, la racine de la verge.

L'électricité rend aussi quelques services, mais à la condition qu'elle soit maniée par des personnes exercées à ces manipulations, et que l'état du malade permette plusieurs applications.

M. Pajot, dans son cours, indique un moyen réussissant quelquefois chez les femmes qui ne peuvent uriner après l'accouchement. Il consiste à faire prendre à la femme une position convenable pour uriner, puis de faire tomber un filet d'eau continu dans un vase métallique et sonore. Le bruit particulier produit par ce filet d'eau ferait aussitôt cesser la rétention d'urine.

On peut aussi placer au méat un grain de poivre, ou de sel, ou un petit animal capable d'exercer avec ses pattes et par ses mouvements désordonnés une irritation ou un simple chatouillement sur la muqueuse uréthrale vers l'extrémité externe du canal.

2° *Traitement chirurgical.* — C'est celui qu'il faut employer de préférence quand la rétention est produite par une lésion organique du canal. Le chirurgien doit avoir un arsenal assez complet pour parer à tous les cas : je rejette complétement de la chirurgie des voies urinaires, ces instruments improvisés qui ont pu réussir quelquefois, mais qui sont désastreux généralement : d'abord, s'il est déjà difficile de faire le cathétérisme avec une sonde ordinaire ou un instrument établi dans le but voulu et déterminé, à plus forte raison, a-t-on moins de chance de réussir avec des instruments fabriqués à la hâte : on augmente les douleurs du patient, on s'expose à laisser une partie de la composition de l'instrument dans le canal ; ensuite, on n'est jamais assez éloigné de sa maison, pour ne pas avoir le temps d'aller chercher les instruments voulus. Un chirurgien et même tout médecin doit être muni de quelques sondes qui lui serviront à se rendre maître de la rétention, et je trouve qu'un homme qui exerce la médecine est aussi coupable de ne pas posséder quelques sondes appropriées aux cas généraux, que de ne pas avoir de forceps : les rétentions d'urine à la ville et à la campagne sont plus communes que les accouchements difficiles.

Le diagnostic de la cause de la rétention ayant été fait, il faut se guider dans le cathétérisme sur cette lésion organique ; l'instrument ne sera pas le même à employer quand il s'agira d'un engorgement sénil de la prostate ou d'un rétrécissement : ici, plus encore que dans toute autre circonstance, toute manœuvre inutile est dangereuse ; il faut faire vite, mais en allant doucement, et comme le dit parfaitement Civiale : « il importe bien de se rappeler que le désir de soulager promptement des souffrances aiguës ne doit jamais faire fermer les yeux sur les conséquences probables et même seulement possibles d'un procédé expéditif, mais non en harmonie avec l'état des organes ou l'aptitude du chirurgien. »

L'application des moyens à employer pour combattre la rétention d'urine varie suivant les lésions organiques, et souvent la difficulté de les distinguer est extrême.

Afin d'exposer avec plus de clarté la conduite à tenir

dans chacune d'elles, je crois nécessaire de passer en revue rapidement les différents états qui peuvent se présenter comme cause de la rétention d'urine.

A. *Rétrécissements organiques*. — L'opération, dans ce cas, est difficile et sérieuse : M. Caudmont se sert habituellement d'une bougie en cire ou en gomme élastique, d'un petit calibre, d'autant plus fine que le rétrécissement est plus considérable : il faut faire placer les malades dans toutes les positions, même debout, appuyés contre un meuble ; on maintient la verge soutenue, et l'on conduit l'instrument jusqu'à l'obstacle ; là on attend un peu, et pressant dans la direction de l'axe du canal, on cherche à passer. Il emploie aussi le stylet droit d'Amussat. M. Basset (1) a parfaitement résumé la pratique de M. Caudmont.

Quand le rétrécissement est situé à l'extrémité du bulbe, si la manœuvre indiquée plus haut ne réussit pas, on emploie la bougie tortillée, qui, dans ce cas, rend de très-grands services.

Enfin, si, le rétrécissement siégeant au fond du bulbe, il existe en avant de lui un cul-de-sac assez prononcé dans lequel viendra butter la pointe des instruments flexibles, M. Caudmont se sert d'une petite sonde coudée métallique, en ayant soin de diriger le bec vers la paroi supérieure, lorsqu'il arrive en avant de l'endroit malade.

En employant ces diverses méthodes, M. Caudmont a toujours réussi, sinon à franchir les rétrécissements, du moins à faire uriner ses malades.

Dans d'autres cas, il emploie le procédé suivant : le malade étant debout et appuyé, il introduit très-doucement jusqu'au rétrécissement une bougie en cire n° 5 ou 6 de l'ancienne filière, touche le rétrécissement et attend là quelques secondes : puis recommandant au malade de faire des efforts pour uriner, il retire tout doucement son instrument et derrière lui suit un jet d'urine.

Il faut être très-sobre de manœuvres dans les cas de

____

(1) Basset, *Rétention d'urine*. Thèse.

fausse route préexistante : les antiphlogistiques aident beaucoup dans ce genre de rétention : Civiale insistait sur le traitement médical associé à l'introduction de petites bougies filiformes.

B. *Contusions, rupture de l'urèthre.* — Nous nous sommes déjà occupé du cathétérisme dans ce cas.

C. *Affections prostatiques.* — S'il existe une valvule contre laquelle viennent butter les instruments, il suffit de se servir d'une sonde coudée, ou si l'on n'a qu'une sonde courte, lorsqu'on sera arrivé dans la portion prostatique, d'exagérer le mouvement de bascule, par lequel pénètre l'algalie dans la vessie, de manière à faire suivre au bec la paroi supérieure du canal, tandis qu'à l'état sain la sonde courte suit les différents axes de l'urèthre pour arriver dans le réservoir urinaire.

Quand on connaît le canal, le meilleur instrument à employer est la sonde en gomme à grande courbure et à bout olivaire.

D'une manière générale, M. Caudmont rejette la pratique des sondes à demeure, et il préfère sonder le malade plusieurs fois par jour.

Cependant il y a des cas où le cathétérisme a été si difficile, qu'il y a crainte de ne pouvoir réussir une deuxième fois : il vaut mieux alors laisser la sonde à demeure, quelle que soit sa composition.

Lorsque l'on sera parvenu dans la vessie avec une sonde il ne faudra pas évacuer le liquide complétement en une seule fois, mais, comme nous l'avons dit, en rendant le jet intermittent.

Lorsque les traitements médical et chirurgical ont échoué, il ne reste plus à faire que la *ponction*, la *boutonnière* ou l'*urétrothomie externe* dans le cas de rétrécissement infranchissable.

Ces deux dernières opérations ayant déjà été traitées, nous ne nous occuperons ici que de la ponction vésicale.

Ponction vésicale. — La ponction de la vessie peut se faire soit par le périnée, soit par le rectum, soit par l'hypogastre.

28.

Nous ne décrirons que pour mémoire les ponctions par le périnée et par le rectum qui sont actuellement généralement abandonnées : c'est la ponction hypogastrique que l'on emploie le plus souvent.

a'. *Ponction par le périnée* (fig. 131). — Dans cette opéra-

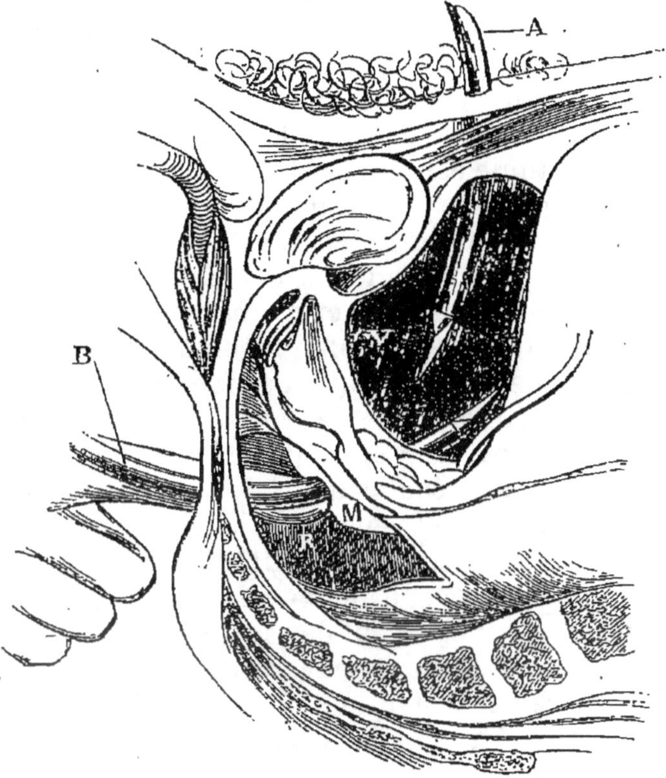

Fig. 131. — Ponction de la vessie.

A, trocart; B, trocart; M, point de la ponction; R, rectum; V, vessie.

tion, on fait parvenir le trocart dans la vessie, non pas sur la ligne médiane, mais sur un côté de la prostate et sans léser cette glande : on arrive dans ce cas sur le bas-fond : il n'y a pas à craindre de percer le péritoine. Le malade est placé comme pour l'opération de la taille : le chirurgien détermine d'abord le point de la peau où devra se faire la ponction : pour cela, il se place entre les jambes du patient, tire une ligne qui, partant de la tubérosité ischiatique, va aboutir sur le raphé médian à un centimètre ou un demi-centimètre en avant de l'anus : il en prend le milieu : ce point déterminé, il introduit l'indicateur de la main gauche dans le rectum, de manière à guider le trocart et l'empêcher d'être porté trop en arrière. D'autres chirurgiens regardent cette précaution comme inutile, et emploient la main gauche à tendre la peau du périnée : de la main droite, il saisit un trocart droit, à poinçon-cannelé, long de 12 centimètres, et dont la canule est percée d'un œil latéral correspondant à la cannelure de la flamme.

Le chirurgien enfonce lentement le trocart en partant du point indiqué et en dirigeant la pointe un peu obliquement de bas en haut et d'arrière en avant, comme s'il voulait rencontrer le plan médian du corps à 8 centimètres au-dessus du point de ponction. L'urine coulant par la cannelure indique qu'on est dans la vessie.

b. Ponction par le rectum (fig. 131). — Cette ponction est plus facile à exécuter que la précédente, elle expose moins à des lésions sérieuses ; mais l'impossibilité de laisser une canule à demeure l'a fait abandonner.

Elle repose sur ce principe anatomique, que, quand la vessie est pleine, le cul-de-sac péritonéal postérieur, quoique retenu par l'aponévrose prostato-péritonéale, s'élève légèrement et que l'on peut atteindre la vessie dans un espace triangulaire situé entre la base de la prostate et les vésicules séminales.

Le malade étant placé comme pour l'opération de la taille, le chirurgien introduit le doigt indicateur de la main gauche dans le rectum et suit la prostate depuis sa pointe jusqu'à sa base : avec la face palmaire du doigt, il sent la fluctuation vésicale au-dessus de cette base : glissant alors sur le doigt un trocart courbe, dont la convexité est en arrière, il en applique l'extrémité sur le bas-fond de la vessie, immédiatement en arrière de la prostate : il fait alors la ponction en dirigeant l'instrument en haut et en arrière, dans la direction d'une ligne qui

irait du bas-fond de cet organe à 3 ou 4 centimètres au-
dessous de l'ombilic.

c. *Ponction par l'hypogastre.* — Le malade étant placé
comme pour le cathétérisme, le chirurgien se met à la
droite du malade : il tend la peau de la main gauche,
puis de la main droite il tient le trocart courbe sur la
ligne médiane à 2 centimètres au-dessus du bord supérieur de la symphyse du pubis : la convexité du trocart
est dirigée en bas. La ponction est faite par un coup sec.

On peut se servir d'un trocart droit : il faut alors diriger l'instrument en bas et en arrière : l'urine s'étant
écoulée, on attache la canule avec des lacets ; on peut la
laisser jusqu'à ce que le trajet soit organisé pour empêcher l'infiltration ; — cependant quelques chirurgiens
(Adolphe Richard entre autres) veulent que l'on remplace séance tenante la canule par une sonde, la rétraction de la plaie suffisant pour éviter l'infiltration.

M. Leasure (1) a signalé un exemple de ponction de la
vessie à travers la symphyse du pubis, ponction qui a été
couronnée de succès.

Il est évident que l'opération en elle-même est très-
simple, qu'il n'y a pas de parties véritablement importantes à traverser, qu'il n'y a pas de danger de blesser des
organes voisins, comme dans les ponctions par le rectum ;
qu'il n'y a pas de possibilité de blesser le péritoine,
comme dans l'opération sus-pubienne : cette ponction
pourrait être utile dans le cas de vessie racornie.

d. *Procédé de M. Voillemier.* — Le 14 octobre 1863,
M. Voillemier essaya pour la première fois une ponction
sous-pubienne qui me paraît appelée à remplacer dans les
cas de vessie hypertrophiée et de petite capacité la ponction *sus-pubienne.* Nous ne pouvons mieux faire que de
copier textuellement le manuel opératoire qu'il a décrit (2).

« Le malade est couché sur le dos, les membres infé-

(1) Leasure, *Gazette médicale*, 1855.
(2) Voillemier, *De la ponction sous-pubienne de la vessie.* (*Bull. de
l'Acad. de méd.* Paris, 1863-64, t. XXIX, p. 124.)

rieurs légèrement écartés. On lui place sous le bassin

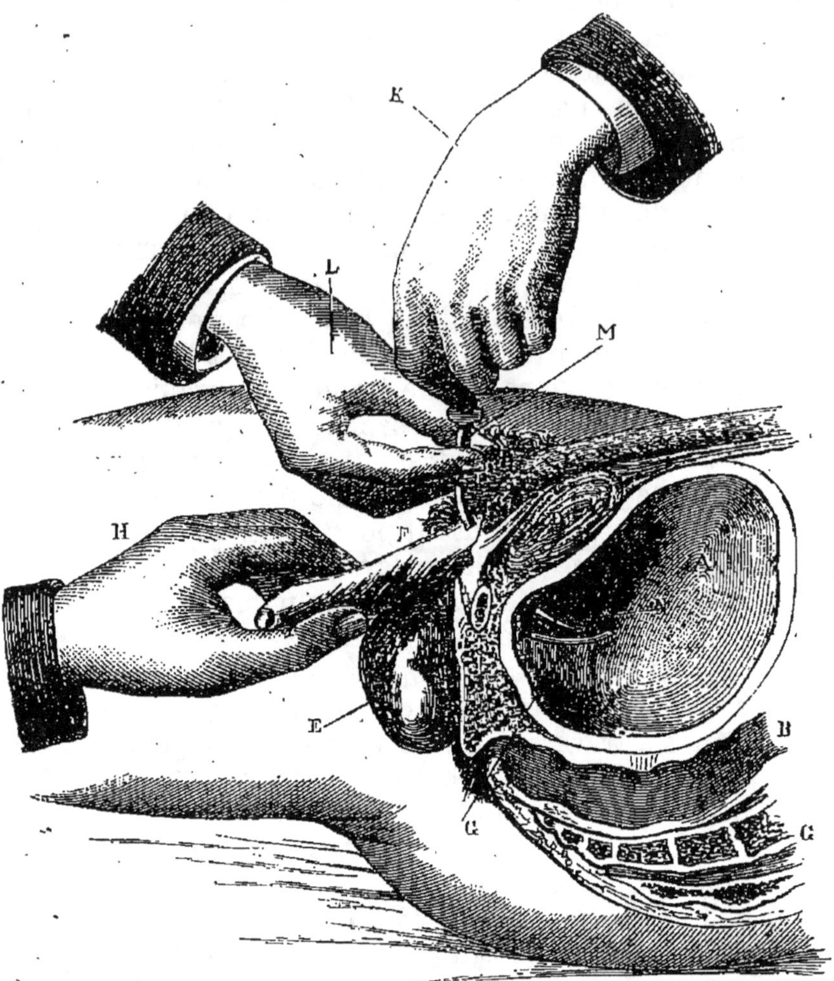

Fig. 132. — Ponction de la vessie.

A, corps de la vessie ouverte vu de côté; B, rectum divisé d'avant en arrière
sur la ligne médiane; C, sternum et coccyx; D, pubis ouvert dans sa symphyse;
E, bourses; F, corps de la verge; G, petite bougie passée dans l'urèthre, dont elle
indique l'ouverture dans la vessie; H, main gauche de l'aide tirant la verge en bas
un peu en arrière; K, main gauche du chirurgien armée du trocart, qu'elle enfonce
au-dessus du pubis; L, main droite soutenant le trocart et le dirigeant sous le pubis; M, trocart; N, pointe du trocart pénétrant dans la vessie un peu au-dessus de
l'urèthre.

deux alèzes pliées en plusieurs doubles, de façon à ramener le pubis en avant. Cette précaution est nécessaire, surtout quand le malade a de l'embonpoint, parce que la saillie de l'abdomen gênerait singulièrement la main de l'opérateur. Un aide, debout à la gauche du lit, saisit la verge avec la main gauche, et la tire en bas et en arrière pour tendre le ligament suspenseur et le rendre plus saillant. Je me tiens également debout de l'autre côté du lit. Avec l'indicateur de la main droite, je cherche la corde dure que le ligament suspenseur de la verge forme sous la peau. Alors, saisissant avec la main gauche un trocart un peu plus courbe que celui du frère Côme, je le pointe sur le ligament suspenseur, dans l'endroit marqué par l'indicateur droit, et je l'enfonce jusque dans la vessie en lui faisant décrire une courbe allongée, de manière à contourner le pubis. Pendant ce mouvement, qui doit être opéré doucement, je soutiens et dirige l'instrument avec le pouce et l'indicateur de la main droite appuyés sur les côtés de la canule, afin de prévenir toute échappée. Ce temps de l'opération exige une certaine attention. Si l'on ne se rend pas bien compte du plan incliné que présente la face antérieure du pubis et de la position assez profonde de son bord inférieur, on s'expose à basculer trop tôt le trocart, dont la pointe irait butter contre les os. Il est d'autant plus facile de commettre cette faute, qu'on est plus préoccupé de la crainte d'enfoncer l'instrument trop profondément et de léser le corps de la verge. Averti que je suis arrivé dans la vessie par un défaut de résistance et la sortie des urines, je retire le mandrin, et je fixe la canule au moyen de quatre cordons dont deux sont passés en arrière des cuisses et deux en avant. Je les croise en 8 de chiffre et je les attache autour du corps.

e. *Ponction capillaire*. — L'invention de M. Dieulafoy est appelée à rendre de grands services dans les cas de rétention d'urine : le moment n'est pas loin où les ponctions capillaires seront seules employées, à moins que la canule ne soit destinée à donner passage à une sonde pour faire le cathétérisme rétrograde : cette question des ponctions capillaires de la vessie a été déjà l'objet de nombreuses études; et sans admettre, comme quelques auteurs, l'innocuité complète des piqûres, nous sommes convaincu que son emploi réalise un grand progrès dans la thérapeutique de la rétention d'urine : nous nous sommes déjà occupé de cette question intéressante d'un rétrécissement devenant perméable après l'évacuation de l'urine : cette ponction capillaire est donc utile dans cette circonstance, de même dans les cas de spasme cédant à l'impulsion du liquide par un moyen artificiel.

Ces ponctions sont généralement inoffensives : j'ai cité l'histoire d'un malade qui eut une infiltration d'urine dans le bas-ventre par suite de rupture du canal un jour après une ponction capillaire, et aucun accident ne survint. Cependant il faut faire quelques réserves, car j'ai vu, d'autre part, des ponctions répétées amener des abcès sous-cutanés, et une fois un peu d'infiltration.

Le choix de l'emplacement de la piqûre est moins rigoureuse que dans les méthodes précédentes : la lésion du péritoine atteint n'a pas paru, jusqu'à présent, être appréciable ; on peut donc ponctionner sur toute la partie de l'abdomen correspondant à la face antérieure de la vessie, ce qui est important par suite de la quantité de ponctions que l'on peut être appelé à faire.

L'aiguille n° 1 des appareils aspirateurs suffit généralement. Quand la vessie dépassera de beaucoup les pubis, on pourra enfoncer le trocart perpendiculairement à l'axe du corps ; obliquement de bas en haut et d'arrière en avant dans le cas de vessie raccornie. L'aiguille sera enfoncée à une profondeur variable, suivant la hauteur à laquelle la ponction sera faite, suivant l'embonpoint de l'individu, de façon que la vessie en se rétractant ait toujours dans sa cavité l'extrémité de la canule : pendant l'aspiration, on évitera tout tiraillement sur l'aiguille pour éviter la suppuration qu'une goutte d'urine introduite dans le trajet de la ponction pourrait amener ; il faut retirer l'aiguille, l'aspiration étant maintenue. Les ponctions subséquentes pourront être faites à un demi-centimètre l'une de l'autre, de manière à pouvoir en grouper un nombre assez considérable dans un espace de 5 centimètres de diamètre.

Il peut arriver que la ponction capillaire sous-pubienne ne puisse se faire, la vessie étant trop racornie, je crois que dans ces circonstances on pourrait la faire par le procédé indiqué par M. Voillemier; on aurait alors toutes les chances voulues pour réussir, puisque l'on pourrait atteindre la vessie à la hauteur de son trigone, c'est-à-dire vers son point le plus déclive, en évitant l'inflammation des tissus prostatiques et l'hémorrhagie qui peuvent se produire dans ce manuel opératoire.

M. Van Brabandt indique la canule du trocart capillaire comme pouvant servir de moyen de diagnostic d'un calcul vésical quand l'exploration avec une sonde introduite par l'urèthre n'a donné aucun résultat et que cependant on a des doutes et des présomptions. « Aucun point du bas-fond de ce réservoir ne peut échapper aux investigations de la canule. Dans les cas douteux, nous conseillons de joindre au cathétérisme uréthral l'exploration de la vessie au moyen d'un stylet ou d'une canule introduite par l'hypogastre. Nous sommes assuré qu'en combinant ces moyens de diagnostic aussi inoffensifs l'un que l'autre, aucune pierre vésicale n'échappera aux recherches des chirurgiens (1). »

Sans accepter de tout point l'avis de notre confrère, nous croyons que ce moyen peut être utile dans certains cas rares où il a été impossible de trouver le calcul existant dans la vessie : c'est malheureusement un procédé difficile à faire accepter à un malade.

Terminons ce qui a rapport à la rétention d'urine par une communication orale de M. Caudmont. Toutes les fois qu'un individu, ayant eu une rétention d'urine, ne peut pas uriner seul, lorsque les symptômes inflammatoires sont passés, il faut le faire marcher : si au bout d'un certain temps, ce moyen n'a pas réussi, il est rare

____

(1) Van Brabandt, *Annales de la Société de médecine de Gand.*

que les autres puissent réussir pour ramener la miction normale.

ARTICLE II

Stagnation de l'urine dans la vessie.

Civiale regarde la stagnation de l'urine comme la conséquence de l'atonie ou de la paralysie de la vessie : quand la vessie a perdu toute contractilité et que l'urine n'est pas expulsée malgré la liberté complète du canal, il y a stagnation ; quand, au contraire, la vessie ayant conservé toute son élasticité, il y a un obstacle organique qui s'oppose à la sortie de l'urine, il y a rétention.

Cependant ces deux états morbides ne sont pas aussi distincts que le veut Civiale ; car la paralysie et l'inertie de la vessie sont rarement symptomatiques d'une affection générale. Cette perte d'élasticité est ordinairement due à une distention extraordinaire des fibres vésicales sous l'influence d'une rétention passagère complète ou incomplète et permanente.

Civiale distingue la stagnation de l'urine dans la vessie, celle-ci étant, soit à parois amincies, soit à parois hypertrophiées.

Diagnostic. — Dans les deux cas, le diagnostic se fait soit par les symptômes et la palpation, soit surtout par le cathétérisme. Dans le cas de parois amincies, la vessie distendue ne forme pas, au-dessus du pubis, une tumeur dure arrondie, résistante ; on sent, à travers les téguments de l'abdomen, un empâtement formé par un liquide peu ou point comprimé, et qui semble à peine ramassé. La vessie est molle, lâche, incapable de réaction : elle cède, principalement vers les points où elle rencontre le moins de résistance (Civiale).

Ce diagnostic devient plus difficile quand l'individu a de l'embonpoint : un symptôme plus caractéristique consiste dans les envies fréquentes d'uriner, la miction n'occasionnant aucune douleur.

Le cathétérisme est un moyen facile et sûr d'éclairer le chirurgien : le malade, étant debout, on le fait uriner; puis on introduit une sonde dans la vessie, et il s'écoule une nouvelle quantité d'urine. Lorsque le malade est debout ou agenouillé, le jet est encore assez fort; mais si l'on sonde le malade couché, les choses se passent autrement : le jet est d'abord assez fort, puis il se ralentit, s'arrête et s'écoule en bavant; il faut presser sur l'hypogastre pour faire sortir le liquide.

Civiale recommande aussi comme moyen de diagnostic les injections d'eau froide : à la première injection, le liquide tombe en bavant; aux injections suivantes, l'eau est chassée par les seules contractions de la vessie, sans que le sujet pousse et sans qu'il soit nécessaire d'appuyer sur le ventre. Ces contractions vésicales, provoquées par l'injection, surtout à une basse température, s'établissent d'autant plus vite et avec d'autant plus de force que l'atonie de la vessie est moins avancée.

Traitement. — Le traitement consiste dans des sondages et des injections, concurremment avec la thérapeutique des causes qui ont occasionné la stagnation.

Quelquefois, l'atonie de la vessie, et par suite la stagnation de l'urine est améliorée par le passage des sondes, par l'hydrothérapie, par les lavements froids. — Ce traitement réussit souvent seul dans les cas légers, où il n'y a aucune complication. Mais quand la maladie a été négligée, que les symptômes se sont aggravés, il y a un peu de rétention d'urine et il faut un traitement plus énergique pour se rendre maître de la situation : les sondages seront renouvelés de plus en plus fréquemment à mesure que le canal les supportera plus facilement et avec des instruments de plus en plus gros; il faut être très-prudent au début et pour la fréquence des passages et pour le volume de l'instrument ; la sonde est introduite avec lenteur; on laisse couler l'urine, puis on retire l'algalie aussi très-doucement. Dans les cas où l'inaction de la vessie n'est que le dernier terme d'une inertie progressive, il faut laisser couler l'urine très-lentement, par portion, et s'arrêter avant la fin, lorsque le globe vésical est rentré dans l'excavation pelvienne. Au bout de quelques heures, lorsque le ventre grossit, que de nouveau les besoins se reproduisent, et que le malade s'est déjà présenté plusieurs fois sans pouvoir les satisfaire, on vide de rechef la vessie, toujours avec les mêmes ménagements et sans laisser la sonde en permanence : on arrive ainsi à sonder le malade quatre à cinq fois par jour et même à pouvoir laisser une sonde à demeure ; cependant il faut être très-sobre de l'emploi de ce dernier moyen ; à ces sondages répétés, on ajoute quelques injections d'eau fraîche, des lavements et des bains froids, avec l'usage des balsamiques, et de l'acide chlorhydrique, si l'urine est de mauvaise nature. — Les injections continues d'eau froide peuvent aussi rendre des services. — Chopart, Desault, Hœmmering, Civiale, ont recommandé avec raison que la sonde à demeure ne fût pas bouchée.

ARTICLE III

Incontinence d'urine.

Diagnostic. — Dans le diagnostic de l'incontinence, il faut, comme pour la rétention d'urine, rechercher d'abord le diagnostic de l'incontinence, puis le diagnostic des causes qui l'ont amenée En effet, dans le premier cas, il ne faut pas confondre l'incontinence vraie avec la rétention d'urine compliquée de regorgement.

M. Caudmont a démontré que, chez l'enfant, l'incontinence d'urine est plutôt une rétention avec regorgement : « L'incontinence d'urine qui se présente si souvent dans le premier âge chez l'un et l'autre sexe, reconnaît pour cause, dans la plupart des cas, non point une occlusion imparfaite de la vessie, mais une distension prolongée de cet organe, par suite d'un état atonique de ses parois. Quand on sonde ces petits malades, on trouve dans le réservoir urinaire une quantité considérable de liquide, et pour faire cesser leur infirmité, il suffit de réveiller la contractilité de l'organe. »

M. Mercier a donné le diagnostic suivant de l'incontinence par regorgement et de l'incontinence vraie.

<table>
<tr><td>

INCONTINENCE PAR REGORGEMENT.

1° Comme symptôme précurseur, souvent envies fréquentes d'uriner avec difficulté d'y résister ; le malade n'est qu'à moitié calmé après, et le besoin se réveille à la moindre pression.

2° L'urine peut s'écouler presque continuellement, mais la vessie reste toujours plus ou moins distendue.

3° Presque toujours des signes de cystite se manifestent.

4° Comme antécédents on a souvent d'autres symptômes graves.

5° Quand le cathétérisme est possible, il évacue assez d'urine et le malade est soulagé pour un temps.

</td><td>

INCONTINENCE VRAIE.

1° Même symptôme précurseur possible ; mais après la miction, le malade menacé d'incontinence est complétement soulagé.

2° L'urine peut s'écouler presque continuellement et la vessie est presque toujours vide, ce que constatent les signes physiques.

3° Pas de cystite.

4° Ordinairement primitive.

5° Le cathétérisme n'évacue pas d'urine ou seulement très-peu. L'écoulement spontané recommence presque aussitôt.

</td></tr>
</table>

Traitement. — Pour les enfants, nous venons de voir que la cause résidant existant dans une atonie vésicale, il faut réveiller par tous les moyens possibles, la contractilité musculaire du réservoir urinaire, et empêcher que la vessie ne se remplisse outre mesure.

Chez les vieillards, il faut essayer de pallier plutôt que de guérir cette infirmité.

Une foule de moyens ont été indiqués dans les deux cas.

Pour les enfants, on doit vider ou leur faire vider souvent leur vessie, tonifier leur constitution, et agir directement sur l'organe : Trousseau (1) insistait sur la belladone.

(1) Trousseau, *Clinique médicale de l'Hôtel-Dieu.* 5e édition. Paris, 1877.

On a encore indiqué les moyens suivants pour guérir l'incontinence d'urine existant idiopathiquement, sans lésion anatomique :

1° Chez les jeunes gens, urinant souvent pendant le jour sans besoin particulier et souffrant par suite d'incontinence nocturne d'urine, application d'un anneau en caoutchouc sur la racine du membre viril : cet anneau, en comprimant la verge, provoque, à chaque érection, une douleur qui porte d'abord les malades à retenir leur urine plus longtemps pendant le jour et amène finalement la guérison de leur infirmité. En même temps, administration du fer à l'intérieur et bains de sel marin matin et soir ;

2° Teinture de belladone, deux ou trois gouttes, trois fois par jour. Continuer ce moyen quelque temps après guérison complète ;

3° Herbe de belladone ; disposer en même temps le lit de manière que les pieds étant un peu soulevés, l'urine se rende plutôt vers le fond de la vessie ;

4° Avant le coucher, aller à la selle, puis application d'un lavement de 150 centimètres cubes d'eau froide à retenir toute la nuit ;

5° Pilules de créosote et de rhubarbe, ou pilules d'acide benzoïque et de glycérine.

Dans cinq cas d'incontinence nocturne d'urine qui avaient résisté à d'autres traitements, le Dr Vicchietti (1) a obtenu la guérison en administrant le soir dans une petite quantité d'eau 45 grammes d'hydrate de chloral, en même temps qu'il prescrivait l'abstinence des boissons. L'hydrate de chloral aurait, pour effet, selon lui, de faire cesser l'irritabilité extrême de la vessie et par suite l'incontinence.

Lallemand a conseillé les bains aromatiques.

Les moxas, les vésicatoires, la teinture de cantharide, ont fait cesser quelques incontinences.

Quelques succès ont été donnés par la noix vomique.

______

(1) Vicchietti, *Union médicale.*

> Extrait de noix vomique..... 4 centigr.
> Oxyde noir de fer............ 4   —
> Faites 24 pilules. — Trois par jour (Mondière).

Quant au traitement de l'incontinence chez les vieillards, il suffit de voir la quantité de remèdes préconisés pour juger de notre impuissance à cet égard : les indiquer serait répéter tout ce que nous avons dit concernant la thérapeutique des maladies des voies urinaires ; dans bien des cas, on est malheureusement impuissant à soulager les malades de cette infirmité. « Si les besoins fréquents d'uriner ne dépendent pas d'une cause guérissable par les médicaments, telle que l'irritabilité ou l'inflammation de la muqueuse vésicale, mais d'une source organique dont la nature a été indiquée, un récipient approprié (utile souvent aussi dans le dernier cas) est le principal remède, et doit être porté d'une manière constante (Thompson).

En résumé, nous voyons que le traitement variera suivant la cause de l'incontinence : si elle est due à une expulsion involontaire par le muscle vésical, il faut insister sur les calmants ; si au contraire elle est due à une atonie, il faut insister sur les toniques, les sondages répétés, et des remèdes internes tels que le seigle ergoté, la strychnine, l'atropine ; si elle a pour cause un manque d'occlusion du col, les malades atteints d'incontinence d'urine, ont besoin d'un *urinal*, consistant en un tube élastique, dans lequel s'engage le pénis, et par lequel l'urine s'écoule dans une bouteille plate fixée à une cuisse ou dans la chaussure : de tous les moyens inventés, dans cette circonstance, c'est même encore le meilleur.

ARTICLE IV

Hématurie.

Diagnostic. — Le diagnostic de l'hématurie ou du

moins de la cause de l'hématurie et de l'organe d'où vient le sang est excessivement difficile, malgré les descriptions qui ont été données jusqu'à ce jour ; c'est plutôt une affaire d'intuition, de concordance de symptômes que que de diagnostic bien établi. Civiale lui-même, dans son chapitre consacré à l'hématurie, renseigne peu à cet égard : il est le premier qui ait parlé de l'hématurie consécutive à la surdistension vésicale ; mais toutes les fois qu'on est appelé auprès d'un malade pour une hématurie, il est certain que ce n'est pas pour une hématurie suite de surdistension, car dans ce cas on est appelé pour une rétention d'urine.

Traitement. — Dans le cas d'hématurie, ce qu'il y a de mieux à faire, c'est d'éviter de sonder les malades, et mieux encore, de ne rien faire du tout : il peut arriver que cette hématurie soit produite par un cancer de la vessie, et alors si on sonde les malades, il en résulte des douleurs atroces consécutives et durant longtemps.

Une hématurie assez fréquente est celle consécutive à une congestion de la muqueuse vésicale, sous l'influence rhumatismale, de même qu'il y a des congestions de la muqueuse oculaire, du larynx, etc., dans les mêmes conditions : ici encore, le mieux est de ne rien faire.

Dans les cas d'hématurie, suite de rétention, il vaut mieux aussi n'employer aucun traitement, car elles sont salutaires, en ce sens qu'elles peuvent empêcher une inflammation rénale.

Il est bien entendu qu'il s'agit ici de ne rien faire contre l'hématurie en elle-même, mais non contre la cause qui la produit, quand cette cause peut être traitée, par exemple, l'affection calculeuse.

SIXIÈME PARTIE

OPÉRATIONS PRATIQUÉES CHEZ LA FEMME.

CHAPITRE PREMIER

CONSIDÉRATIONS ANATOMIQUES.

ARTICLE PREMIER

Canal de l'urèthre.

Amussat a considéré avec juste raison le canal de l'urèthre, chez la femme, comme analogue au col de la vessie chez l'homme, c'est-à-dire le canal de l'urèthre moins la portion spongieuse.

DIVISION. — Le canal de l'urèthre, chez la femme, forme un tout unique qui ne peut pas être divisé comme chez l'homme. Ce canal comprend un tube terminé par deux méats : le méat externe est très-intéressant à étudier au point de vue du cathétérisme ; il est situé sur la ligne médiane entre la base du vestibule en haut et le vagin en bas. Il a une forme circulaire.

A sa partie inférieure se trouve un tubercule saillant qui a été signalé par Blandin, puis par Velpeau : ces chirurgiens, ainsi que M. Sappey, attribuent ce renflement à la terminaison de la colonne antérieure du vagin ; Larcher le croit dû à un renflement de la membrane externe du canal urinaire lui-même. Quelle que soit sa provenance, nous verrons qu'il joue un grand rôle dans le cathétérisme, la femme étant couverte. M. Sappey veut que le méat ne soit pas placé immédiatement au-devant de ce tubercule; il admet au-devant de ce tubercule une petite surface de 6 millimètres. Ce n'est donc pas le tubercule lui-même qu'il faut chercher dans le cathétérisme, mais la surface ou la dépression plus ou moins lisse qui le précède; nous verrons, quand il s'agira du cathétérisme, que nous ne partageons pas cet avis, car une éminence est plus facilement sentie qu'une surface lisse très-petite. Ce tubercule est même quelquefois difficile à reconnaître; aussi faut-il, comme le dit M. Richet, ramener le doigt de bas en haut, de la fourchette à l'orifice vaginal, car lorsqu'on veut le chercher de haut en bas, il arrive fréquemment qu'on le manque.

Ce méat est peu dilatable.

Le méat interne a une forme ellipsoïdale; il occupe la partie la plus déclive du bas-fond vésical, la femme étant debout; il est plus grand comme diamètre que le méat externe, et en même temps plus dilatable.

DIRECTION. — La direction du canal varie suivant beaucoup de circonstances : à l'état physiologique, il est dirigé de haut en bas et d'arrière en avant, en décrivant une légère courbe à concavité antérieure regardant en haut et en avant : M. Sappey dit qu'il forme avec la verticale un angle de 45° : « La direction de l'urèthre chez la femme, écrit M. Richet, est celle des portions musculeuse et prostatique chez l'homme. » Dans l'état de grossesse et de plénitude de la vessie, le canal devient plus courbe et en même temps plus oblique : « Dans les derniers mois de la gestation, il forme avec la verticale un angle de 25 à 30°. »

LONGUEUR. — Tous les auteurs sont d'accord pour attribuer au canal une longueur moyenne de 3 centimètres.

DIAMÈTRE. — Le calibre du canal n'est pas le même dans toute sa longueur; comme il est très-dilatable, on ne peut donner de mesures précises : M. Sappey indique une moyenne de 7 millimètres de diamètre : ce calibre est rétréci au méat, puis il va en augmentant jusqu'à

1 centimètre du méat interne, où il se rétrécit de nouveau.

DILATABILITÉ. — Le canal est excessivement dilatable : nous verrons quel parti on en peut tirer : l'introduction des sondes du calibre de 14 à 15 millimètres est facile, et il serait possible d'augmenter encore la progression, s'il n'y avait pas un arrêt produit par le peu de dilatabilité du méat externe.

STRUCTURE. — Cette structure est très-importante à étudier ; M. Richet, n'admettant dans la composition de l'enveloppe du canal qu'une membrane muqueuse et qu'une membrane fibreuse, nie la contractilité de ce canal. Cependant elle est patente, et les femmes, comme les hommes, peuvent être atteintes de contracture. C'est qu'en effet, il existe une couche de fibres musculaires dans le canal de l'urèthre. Larcher avait déjà décrit des fibres musculaires entourant l'urèthre à la manière du muscle de Wilson. M. Sappey admet aussi des fibres musculaires, et voici comment il le décrit. « La tunique musculaire ou externe peut être elle-même décomposée en deux couches bien distinctes : l'une longitudinale, l'autre circulaire. La couche longitudinale est la plus interne ; elle fait suite aux faisceaux longitudinaux de la couche plexiforme de la vessie et ne comprend dans sa composition que des fibres musculaires lisses. La couche circulaire fait suite au sphincter de la vessie et s'étend comme la précédente jusqu'au méat urinaire. Mais les fibres qui la constituent diffèrent beaucoup de celles du sphincter : ce sont des fibres striées. La couche circulaire en s'ajoutant à la couche longitudinale donne une épaisseur de 3 à 4 millimètres. Ce conduit est donc éminemment contractile. »

RAPPORTS. — L'urèthre de la femme est creusé dans la paroi supérieure du vagin, surtout dans la partie antérieure. Mais au fur et à mesure que l'on se rapproche de la vessie, il s'en éloigne de manière à laisser entre les deux conduits un espace rempli par du tissu cellulaire et des veines qui deviennent souvent variqueuses ; au-

dessus de lui se trouvent les tendons des fibres longitudinales antérieures de la vessie, et du tissu cellulaire :
d'après Lisfranc, ce tissu prêterait assez pour qu'on puisse
éloigner le canal du bord inférieur de la symphyse et se
créer un espace suffisant pour arriver directement au
méat interne et faire la taille qu'il appelle *taille vestibulaire*.

ARTICLE II

Vessie.

Chez la femme la vessie est plus élevée que chez
l'homme au-dessus du périnée, mais le méat interne et
la face antérieure de la vessie sont placés beaucoup plus
bas que chez l'homme et ils débordent inférieurement la
symphyse, en sorte que l'on peut pénétrer directement
dans la vessie avec un instrument plongé au-dessous de
la symphyse pubienne.

La vessie chez la femme est plus volumineuse que
chez l'homme ; elle a la forme d'une gourde ; le bas-fond
est moins considérable ; nous avons vu qu'il peut y avoir
deux bas-fonds, soit dans le sens vertical, soit dans le
sens horizontal, ce qui est très-intéressant pour la recherche des calculs et la lithotritie.

La vessie repose en partie sur le vagin, en partie sur
l'utérus par sa paroi postérieure. La vessie adhère au
col utérin dans une étendue de 14 millimètres. Elle adhère
au vagin par toute la surface extérieure du trigone vésical et une partie des parois vésicales en dehors et au delà du
trigone, c'est-à-dire à peu près par tout son bas-fond
et par toute la largeur de la paroi antérieure du vagin,
dans un espace de forme à peu près quadrilatère et dans
une étendue de 27 à 30 millimètres en trois sens (Dubois).

Lorsque la vessie est vide, la face antérieure de l'utérus s'infléchit sur elle et forme une courbe légère à concavité inférieure et antérieure.

Lorsqu'elle se remplit, cette face se redresse et se dirige tour à tour en avant et en haut.

CHAPITRE II

EXPLORATION DE L'URÈTHRE.

L'exploration du canal chez la femme se fait avec les mêmes instruments que ceux employés pour l'exploration de l'urèthre chez l'homme.

ARTICLE PREMIER

Cathétérisme chez la femme.

Pour sonder la femme, le drap levé, on place la malade, couchée sur le dos, le bassin légèrement élevé, les cuisses fléchies et écartées : l'opérateur se place à droite, écarte les lèvres de la main gauche, découvre le méat et introduit la sonde de la main droite.

Cette opération qui paraît si simple au premier abord a cependant dérouté des chirurgiens, même les plus habiles ; d'un autre côté, il n'est pas toujours possible de faire écarter les jambes à la malade : une phlegmatia alba dolens des deux cuisses, une obésité énorme, une ascite, une hydropisie, peuvent mettre obstacle à cet écartement.

Jusqu'à Chopart, on avait l'habitude de découvrir la femme pour la sonder ; ce n'est que depuis lui, depuis Blandin qui désigna le tubercule du méat comme point de repère, depuis Velpeau, que l'on a essayé de sonder les femmes sous le drap.

Actuellement on sonde plus souvent la femme, le drap étant rabattu : d'ailleurs c'est à ce genre d'opération que doivent s'exercer les élèves ; le procédé est très-fa-

cile avec un peu d'habitude : il faut réserver la méthode
de nos pères pour les cas difficiles et malheureusement
assez fréquents où des états pathologiques ont changé la
position du méat urinaire.

Cette opération, quoique très-facile et très-élémen-
taire, est quelquefois très-douloureuse pour la femme :
il faut donc l'exécuter avec la plus grande douceur.

Nous donnerons ici *in extenso* les préceptes formulés
par Larcher, qui sont ceux que nous mettons en pratique :

« Quelle que soit la position de la femme, pourvu que
l'algalie puisse arriver jusqu'à l'urèthre, si le canal est
libre, rien s'oppose à ce que le cathétérisme puisse être
appliqué. Cependant la position horizontale sur le dos,
qui est celle dans laquelle se trouvent ordinairement les
malades, est à la fois la plus commode pour la femme et
le chirurgien. Nous le supposons donc, ce que nous dirons s'appliquera facilement à toutes les autres.

« Le chirurgien peut être indifféremment placé à la
droite ou à la gauche de la malade. Si nous le supposons
de cette dernière manière, un doigt de la main gauche,
l'indicateur de préférence, porté de la fourchette vers la
paroi antérieure du vagin, appuyant sa pulpe d'avant
en arrière et de bas en haut, dans une étendue d'un
demi-pouce environ, sur la partie moyenne, reconnaîtra
le tubercule uréthral. Si on le juge nécessaire, l'indicateur
ou le médius de l'autre main, avec laquelle on tient la
sonde, porté immédiatement en avant et au-dessus du
tubercule, donnera la sensation du creux formé par
l'orifice de l'urèthre. Avec un peu d'exercice, on rend cette
précaution inutile. Le doigt de la main gauche repousse
légèrement en arrière et en haut la paroi du vagin, qui
tend par le premier mouvement à refouler, un peu en
arrière aussi, la paroi inférieure de l'urèthre, et, par le
second, à donner à l'ouverture plus d'étendue transversalement. Le bec de la sonde, glissant d'avant en arrière
sur la pulpe du doigt, un peu de bas en haut, rencontre
une sorte d'arrêt dans la paroi supérieure de l'urèthre;

de plus, la fente transversale étant plus large, une déviation légère de côté n'empêchera pas l'instrument de pénétrer dans l'orifice. Une fois la sonde à l'orifice de l'urèthre, le doigt qui est à l'entrée du vagin, s'enfonçant un peu, si c'est possible, sans jamais rien déchirer, le long de la paroi antérieure de ce conduit, on reconnaît la direction, et par conséquent celle de l'urèthre. L'algalie, poussée par l'autre main simultanément, j'oserai dire, s'avance sûrement dans la direction connue. Je pourrais rapporter plusieurs cas observés tant sur des malades que dans les amphithéâtres d'anatomie, et dans lesquels en poussant la sonde, comme le recommandent les livres, d'avant en arrière et un peu de bas en haut, on heurtait presque à angle droit contre la paroi supérieure du canal. Ces cas se rencontrent chez des personnes à chaire molle et sans élasticité. La paroi supérieure de l'urèthre, déprimée, coiffe, pour ainsi dire le bec de la sonde ; et on aurait beau pousser, tourner, on risquerait de faire fausse route, mais la sonde n'avancerait pas. Ce n'est qu'en suivant la direction de l'urèthre, qu'on arrive facilement dans la vessie : si l'instrument dans le trajet rencontre un obstacle, le doigt qui n'a pas quitté l'entrée du vagin, s'avance, et apprécie quelle en peut être la nature. Les cas dans lesquels l'instrument doit être dirigé de bas en haut sont à beaucoup près les plus nombreux, il est vrai, mais on doit être prévenu de la possibilité des autres, et par conséquent se garder de toujours, aussitôt la sonde entrée dans l'urèthre, pousser l'instrument en haut et en avant.

« Nous avons supposé en commençant que le doigt de la main gauche pouvait être porté de la fourchette vers le vagin ; mais quand un appareil, ou l'impossibilité d'écarter les cuisses y mettent obstacle, il doit se glisser pour gagner l'entrée du vagin, en évitant le clitoris, au-dessus des nymphes. Ainsi donc, le chirurgien, placé au côté gauche de la femme, qui est couchée sur le dos, porte l'indicateur de la main gauche à la partie inférieure et moyenne de la partie antérieure du vagin ; avec la pulpe du doigt reconnaît le tubercule uréthral, qu'il ramène un peu en arrière, et en le pressant très-légèrement de bas en haut ; présente à l'orifice de l'urèthre l'extrémité de l'instrument tenu de la main droite ; s'assure de la direction de la paroi antérieure du vagin et de l'urèthre, et poussant l'algalie, légèrement enduite d'un corps glissant, la fait pénétrer dans la vessie. »

« L'instrument que l'on trouve dans les trousses pour sonder les femmes, me semble au moins inutile, et je pense qu'il peut y être remplacé avantageusement par une sonde d'homme ordinaire, qui n'aurait que huit pouces. »

Nous nous sommes étendus longuement sur le procédé que nous croyons le meilleur : il nous a paru utile de donner succinctement les idées des chirurgiens actuels. M. A. Guérin (1) donne les indications suivantes :

« La malade étant couchée sur le dos et ses cuisses étant écartées, le chirurgien éloigne les petites lèvres avec le pouce et le médius de la main gauche portés en pronation au-dessus de la vulve, et, de la main droite, il introduit dans le méat une sonde de femme qu'il tient comme une plume à écrire, en tournant sa concavité en haut. Une légère pression de haut en bas d'abord, puis d'avant en arrière, suffit pour que cet instrument parvienne dans la vessie.

« Lorsque, par pudeur, la malade ne veut pas se laisser découvrir, le cathétérisme peut encore être pratiqué : le chirurgien écartant les petites lèvres, comme nous venons de le dire, porte l'indicateur sur la petite languette qui recouvre le méat urinaire, et, l'ayant reconnue, il retire son doigt 5 millimètres plus haut et place la sonde immédiatement au-dessous. On réussit facilément en opérant ainsi, sans avoir besoin, comme le conseillent quelques chirurgiens, de toucher au clitoris.

« Je repousse également le procédé qui consiste à introduire un doigt dans le vagin et à glisser la sonde

____

(1) Guérin, *Éléments de chirurgie*, 5e édition. Paris, 1876.

sur sa face palmaire tournée en avant ; parce qu'une pareille opération peut produire une excitation qui ne devrait point être pardonnée par les femmes dont la pudeur est alarmée par le premier procédé que nous avons décrit. »

M. Corre (1) donne les conseils suivants :

« Le chirurgien n'oubliera pas :

« 1° Que le méat se trouve en avant et au-dessus de l'entrée du vagin, et qu'il présente à la partie inférieure un tubercule très-important à reconnaître, si on est obligé d'exécuter le cathétérisme sous le drap : une fois ce tubercule senti avec l'indicateur de la main gauche, il suffit de glisser la sonde sur la pulpe de ce doigt, d'en porter le bec en haut et en avant pour pénétrer sans difficulté dans la vessie. Le meilleur moyen de reconnaître le tubercule sans être exposé de s'égarer, c'est de ramener le doigt de bas en haut, de la fourchette à l'orifice vaginal, car, lorsque l'on veut le chercher de haut en bas, il arrive fréquemment qu'on le manque. » (Richet).

« 2° Que la *courbure du canal augmente*, quand la vessie est très-distendue ou repoussée en haut par l'utérus gravide ;

« 3° Que la *courbure du canal diminue*, quand la vessie est attirée en bas par l'utérus dévié (rétroversion) ;

« 4° Que la *courbure du canal se fait en sens inverse* dans certains cas, dans la cystocèle vaginale, par exemple. Pareille direction se produit après l'accouchement : l'urèthre, entraîné avec la vessie par l'utérus, se ferme, se raccourcit en se tordant et en se repliant sur lui-même : c'est une cause fréquente de rétention d'urine chez les nouvelles accouchées (Mattéi). »

Ajoutons que chez les femmes âgées le méat est très-souvent situé en arrière ; de même chez les nouvelles accouchées, le canal se rapproche davantage du pubis. — Dans ces cas, aussitôt que le bec du cathéter est en-

____

(1) Corre, *Pratique de la chirurgie d'urgence*. Paris, 1872.

tré dans le méat urinaire, le pavillon doit être abaissé, afin que le canal n'échappe pas de nouveau à l'instrument. Philipps recommande dans ce cas la sonde à grande courbure.

Des ulcérations chancreuses peuvent avoir rendu très-difficile la recherche du méat ; enfin, autour du méat, on peut prendre pour l'ouverture uréthrale l'ouverture béante et exagérée de lacunes muqueuses.

ARTICLE II

Fixation de la sonde.

Il est rare que l'on soit obligé de laisser une sonde à demeure chez la femme.

Dans ce cas, on se servira avec avantage du procédé imaginé par M. Bouisson : il consiste à attacher au pa-

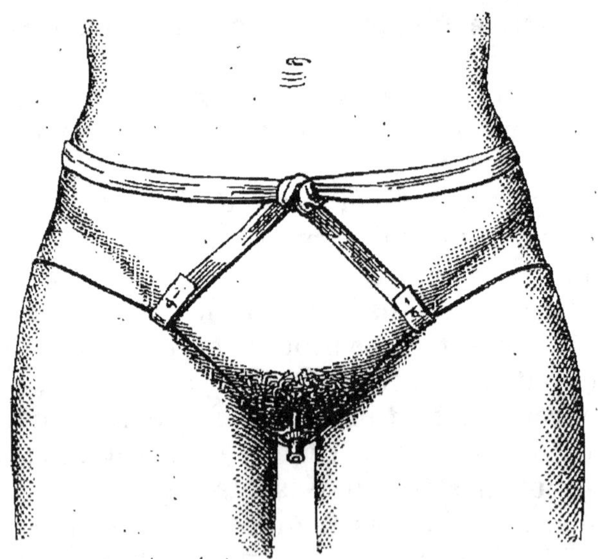

Fig. 133. — Manière d'attacher la sonde.

villon de la sonde, par une de leurs extrémités, deux longs rubans de coton ; l'un entoure d'avant en arrière la

cuisse droite, l'autre la cuisse gauche, et les deux autres extrémités sont ramenées sur le pavillon de la sonde.
On fixe les fils par des bandes de toile, réunies sur le
milieu d'une ceinture qui passe au-dessus des hanches
(fig. 133).

ARTICLE III

Dilatation du canal de l'urèthre.

La dilatation, d'abord essayée modérément, devint
bientôt d'un usage habituel pour faire l'exploration vésicale. Malheureusement je crains que quelques chirurgiens n'aient dépassé le but ; je me suis déjà étendu sur
ce sujet à propos de la lithotritie chez la femme. Cette dilatation faite dans de certaines mesures peut être très-
utile.

Sans remonter à Marianus Sanctus, nous analyserons
les travaux modernes.

M. Simonin, de Nancy, dans un travail publié en 1872,
indique qu'il a dilaté le canal, une fois pour l'extraction
de calculs ; une fois pour s'assurer, au moment de la lithotritie, si la vessie contenait un corps étranger, et une
autre fois, pour l'examen de l'urèthre, à l'occasion d'un
polype de ce canal. Il conseille d'employer le chloroforme, sans cela on provoquerait de trop violentes douleurs, et de ne pas user légèrement de ce nouveau mode
d'exploration.

M. Reliquet a rapporté des cas de dilatation pour
l'extraction de calculs.

M. Simon d'Heidelberg cite plusieurs observations de
dilatation du canal pour permettre le curage de la vessie atteinte de végétation : elles doivent engager les praticiens à pratiquer la dilatation dans les cas de diagnostic douteux.

MANUEL OPÉRATOIRE. — La malade est chloroformée et
placée comme pour l'opération de la taille chez l'homme.
La dilatation peut se faire avec divers instruments ; les

dilatateurs préconisés, soit pour la dilatation du col de l'utérus, soit pour la lithotritie périnéale, peuvent être utilisés : les meilleurs seront ceux qui amèneront l'élargissement progressif et sans que le corps qui élargit touche la muqueuse du canal ; dans ce cas les dilatateurs de Guyon, de Caudmont que nous avons indiqués, sont les meilleurs.

M. Simon se sert de dilatateurs au nombre de 7 dont le tuyau mesure 6 centimètres et demi et l'obturateur 8 centimètres et demi : ils sont en caoutchouc durci, le plus petit le n° 1, celui par lequel commence la dilatation, a un diamètre de 9 millimètres, et comprend un cathéter 27 de la filière Charrière ; le n° 7, le plus gros, a 2 centimètres ; après le n° 1 chaque dilatateur augmente de 2 millimètres.

On peut faire de petites incisions au méat qui est l'endroit le plus étroit et le moins dilatable de tout le canal et qui empêcherait l'introduction de gros dilatateurs : ces incisions sont sans inconvénient, à la condition de ne pas être très-profondes. Cependant il y a à craindre leur déchirure par l'introduction des gros calibres ; il faut donc être très-prudent.

On introduit successivement les mandrins : en résumé l'opération se fait comme dans la dilatation du col vésical chez l'homme.

L'avantage que le spéculum peut avoir sur le dilatateur à mandrin, c'est que dans le premier cas, l'obturateur retiré, le cylindre reste en place, maintient le canal ouvert et permet de faire une espèce d'exploration comme avec l'endoscope ; mais j'avoue que cette exploration m'a toujours semblé peu nette et pour ma part, dans trois circonstances différentes, je n'ai pas pu voir assez pour porter un diagnostic : la dilatation doit avoir autant pour but de permettre l'introduction d'explorateurs assez gros, comme le doigt, par exemple, que de livrer passage à des corps peu volumineux que l'on veut extraire.

La vessie se rétractant après l'écoulement de l'urine,

on comprend que l'index puisse toucher la plus grande partie de la muqueuse vésicale.

Pour donner plus de longueur à l'index quand on l'introduit comme explorateur, on peut, à l'exemple de Simon, introduire en même temps le médius dans le vagin, de manière à loger le bord inférieur du méat urinaire dans la fourchette qui sépare l'index du médius. On peut s'aider en même temps de la main gauche, qui déprime la paroi abdominale.

INDICATIONS. — 1° *Pour diagnostiquer des corps étrangers*. — Il peut arriver que, malgré l'examen le plus minutieux, on ne découvre pas une pierre peu volumineuse, ou de petits corps étrangers : le diagnostic peut être douteux entre un calcul et les croûtes calcaires qui tapissent les parois vésicales : nous avons vu combien ce diagnostic était difficile chez l'homme : dans ces cas l'introduction du doigt est très-utile : la pulpe de l'index peut parcourir la surface de la muqueuse, reconnaître les colonnes, les diverticulum, les fongosités.

2° *Pour extraire des corps étrangers* . — Tout calcul ou corps étranger ne dépassant pas 2 centimètres pourra être extrait après avoir dilaté le canal : on aura la possibilité d'introduire une tenette assez forte pour briser une pierre qui n'aurait pu être extraite que par la taille. Cependant il y a ici une question qui doit être mise en avant : quand il s'agit de broyer ou d'extraire un corps étranger, on n'opère pas dans une vessie à sec, et nous tombons, avec la dilatation, dans les inconvénients signalés pour la lithotritie périnéale : l'extraction des corps étrangers chez la femme et la lithotritie sont assez faciles pour diminuer beaucoup les avantages que peuvent présenter la dilatation du canal.

3° *Pour porter quelques topiques sur la muqueuse vésicale*. — Le chirurgien Heath profite de la dilatation pour introduire dans la cavité vésicale un pinceau chargé d'une solution concentrée de nitrate d'argent (1 sur 4 d'eau distillée) et on badigeonne la muqueuse qu'on peut atteindre. Cette opération doit être faite pendant l'anesthésie, car elle est très-douloureuse. »

4° Pour diagnostiquer les pseudoplasmes. — Cette dilatation permet d'introduire le doigt pour s'assurer du diagnostic et les instruments pour les détruire.

En résumé, cette dilatation, bonne dans quelques circonstances, doit être faite dans des cas bien déterminés, et pas poussée au delà de 2 centimètres ; peu utile pour le diagnostic et l'extraction des corps étrangers, quand le tact des doigts est dévoloppé, elle devient d'un grand succès pour cautériser la muqueuse vésicale dans les cas de catarrhe chronique très-avancé et pour diagnostiquer et traiter les pseudoplasmes.

CHAPITRE III

MALADIES ET MANUEL OPÉRATOIRE.

ARTICLE PREMIER

Contracture du col.

La contracture simple de nature nerveuse et surtout la contracture rhumatismale atteignent souvent le col de la vessie chez la femme.

Traitement. — Le traitement est le même que chez l'homme, des passages de sondes, répétés tous les deux ou trois jours ; une introduction lente et modérée des instruments, une augmentation progressive des numéros, des bains de siége, des cataplasmes, des injections vaginales au lieu de lavements, des modificateurs de l'urine, tels que les balsamiques. Cette affection m'a paru, d'après mes observations, plus rebelle chez la femme que chez l'homme ; quelquefois au lieu de sondes, il vaut mieux employer des bougies en cire et quand le canal est excessivement sensible, une bougie exploratrice.

Comme cette affection se rencontre presque toujours chez les femmes nerveuses, lascives ou rhumatisantes, il faut insister sur le traitement général approprié.

ARTICLE II

Prolapsus de l'urèthre.

Le prolapsus de la muqueuse uréthrale forme une petite tumeur rougeâtre, saillante en dehors du méat urinaire, se distinguant de l'excroissance fongueuse de l'urèthre par sa forme régulière, sa réductibilité, son ouverture centrale (Courty).

Traitement. — Divers procédés ont été employés pour guérir cette affection.

Courty a réussi dans un cas pareil en faisant une excision circulaire de la muqueuse herniée, et introduisant tous les huit jours, dans le canal de l'urèthre, trois semaines de suite, pendant trois ou quatre secondes chaque fois, un crayon de nitrate d'argent fondu. Séguin, dans une autre circonstance, introduisit dans l'urèthre une sonde de femme et fit la ligature de la tumeur sur cet instrument; huit jours après la malade fut rétablie.

Colombat guérit une femme atteinte de la même maladie en cautérisant avec une solution concentrée de nitrate d'argent tout le trajet du canal, au moyen d'une petite éponge fixée sur un petit cylindre ayant un de ses côtés à jour.

Ce prolapsus se rencontre souvent chez les petites filles.

ARTICLE III

Polypes de l'urèthre.

C'est une hyperplasie papillaire et vasculaire : ils forment à l'entrée du méat des saillies rouges arrondies fort variables en volume.

A développement égal d'ailleurs, dit A. Richard, ils

provoquent des symptômes très-différents chez les femmes, restent méconnus indéfiniment, ou au contraire provoquent de vives douleurs, gênent la miction, sujets à des hémorrhagies inquiétantes, et pris par les médecins pour des cancers; pour lui, ces tumeurs partent toujours de la demi-circonférence inférieure de l'urèthre, dont elles respectent l'auvent supérieur.

Courty les a observés à tous les âges et dans toutes les conditions sociales.

Traitement. — Le traitement est très-simple, mais il peut différer suivant que l'excroissance est superficielle ou profonde, pédiculée ou sessile.

On peut faire l'ablation ou la destruction de la tumeur. A. Richard donne comme principe de ne jamais chercher à les guérir par l'excision radicale : il faudrait pour cela enlever la paroi inférieure de l'urèthre dans toute l'étendue de l'implantation; on doit seulement enlever la muqueuse à l'aide d'une pince à griffes et de ciseaux courbes; contre l'hémorrhagie, il conseille l'eau de Pagliari, et rejette le perchlorure de fer. M. Courty admet au contraire la cautérisation consécutive avec l'acide azotique, le nitrate d'argent ou le perchlorure de fer à 30 degrés. Il recommande d'atteindre l'excroissance même située à une certaine profondeur à l'aide d'un petit cautère rougi à la lampe à alcool (lampe à souder), en ayant soin de protéger la paroi opposée de l'urèthre, à l'aide d'une curette de Récamier. Après l'opération, on fait prendre à la femme un bain de siége frais, ou faire sur la vulve des fomentations froides et astringentes.

ARTICLE IV

Fistule vésico-vaginale.

Traitement. — Depuis l'importation en France de la *méthode américaine* inventée par Marion Sims, cette opération est devenue courante, et compte de nombreux succès; nous la décrirons aussi brièvement et aussi

complétement que possible, en ajoutant les perfectionnements qui y ont été apportés.

1° *Préparations à l'opération.* — Avant d'opérer la malade, on lui fera prendre des bains fréquents ; on lui fera
faire des lotions, des fomentations aux organes sexuels,
pour diminuer l'inflammation produite par le contact de
l'urine ; la constitution sera relevée par des toniques et
des ferrugineux ; le canal de l'urèthre, s'il est obstrué,
doit être d'abord remis à son calibre normal ; de même
pour le vagin. On choisira pour faire l'opération le cinquième jour au moins, le dixième jour au plus après les
règles.

2° *Position de la malade.* — Sims préfère le décubitus
latéral gauche, Bozeman place la malade dans la pronation sur les coudes et sur les genoux. Courty préfère
la position de la taille et surtout celle de M. Simon, dans
laquelle les tubérosités sciatiques sont élevées ; on a
comme avantages, de pouvoir chloroformer la malade,
d'éviter l'arrivée du sang dans la vessie, et l'éloignement
de la fistule, mais il a l'inconvénient de ne pas empêcher
la chute de la muqueuse vésicale.

Le chirurgien opère sur un plan oblique de haut en bas
et d'avant en arrière.

On prend ordinairement pour spéculum, celui de Sims
à bec de canne. On doit avoir tous les instruments nécessaires à l'avivement et à la suture. Le spéculum a sa surface convexe répondant au sacrum.

3° *Avivement.* — On abaisse l'utérus en saisissant le col
avec des pinces. On avive les bords de la fistule en exci-
sant très-superficiellement, mais dans une assez grande
étendue (7 à 10 mill.), la partie du vagin qui avoisine la
solution de continuité ; cet avivement ne doit pas porter
sur la muqueuse vésicale, mais seulement sur la muqueuse vaginale ; on commence par la lèvre postérieure
pour être moins gêné par le sang. Pour faire cet avivement on soulève la muqueuse soit avec le tenaculum de
Sims, soit avec des érignes, soit avec des pinces à dents
de souris ; cette muqueuse est excisée avec des ciseaux

courbes; on arrête l'hémorrhagie, et on affronte les surfaces presque à sec.

4° *Affrontement et suture.* — Quelques principes peuvent être posés:

1° Les fils employés ne doivent pas pénétrer jusque dans la vessie;

2° L'affrontement doit porter sur la plus grande hauteur possible de surface saignante;

3° Les bords de la fistule doivent remonter vers la vessie, et y faire une petite crête saillante, défavorable à la pénétration de l'urine.

Il vaut mieux se servir de fils métalliques et surtout de fer. On les enfonce à 1 centimètre du bord de la plaie; on les fait cheminer dans les tissus obliquement de manière à ce qu'ils restent toujours entre le vagin et la vessie; on les repique de même dans l'autre bord et on les fait ressortir à 1 centimètre plus loin. Ces fils peuvent être placés, soit au moyen d'aiguilles, soit par l'intermédiaire d'une anse de fil de soie, soit à l'aide de l'aiguille tubulée de Startin; ils sont placés à une distance de 5 millimètres les uns des autres, et bien perpendiculairement à la direction des lèvres de la plaie.

Une fois les fils en place, on les serre généralement en les rapprochant d'abord avec une petite plaque fendue, qui fait l'office de fourche fixant les fils au point où leur torsion doit s'arrêter; puis on les tord avec un bec de canne, et on coupe avec des ciseaux.

5° *Suites de l'opération.* — Les soins consécutifs se réduisent à peu de chose : des injections vaginales deux fois par jour, de la glace sur l'hypogastre en cas d'hémorrhagie ; dans le cas de ténesme vésical une potion opiacée ; pas d'aliments solides dans les huit premiers jours.

On laissera une sonde à demeure dans la vessie. Sims a inventé une sonde spéciale appelée *sonde sigmoïde.* On enlève les fils du cinquième au dixième jour.

FIN.

TABLE DES MATIÈRES

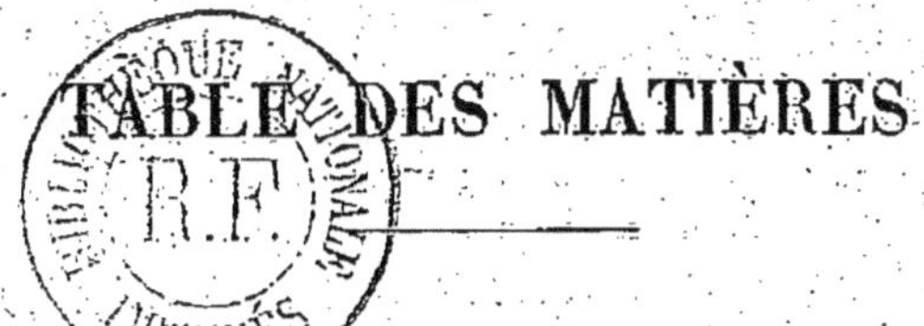

TROISIÈME PARTIE.

QUATRIÈME PARTIE.

CINQUIÈME PARTIE.

SIXIÈME PARTIE.

CORBEIL. — Typ. et stér. de CRÉTÉ.